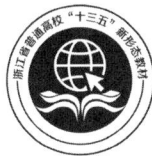

浙江省普通高校"十三五"新形态教材

高等院校数字化融媒体特色教材

浙江省高等学校精品在线开放课程配套教材

孕产期保健

主　编 ◎ 盛少琴

副主编 ◎ 刘佳俐　赵　蕾　刘英超

ZHEJIANG UNIVERSITY PRESS
浙江大学出版社
·杭州·

图书在版编目(CIP)数据

孕产期保健/盛少琴主编. —杭州:浙江大学出版社,2023.5
ISBN 978-7-308-23560-0

Ⅰ.①孕… Ⅱ.①盛… Ⅲ.①围产期—妇幼保健
Ⅳ.①R714.7

中国国家版本馆 CIP 数据核字(2023)第 038580 号

孕产期保健

YUNCHANQI BAOJIAN

主　编　盛少琴

副主编　刘佳俐　赵　蕾　刘英超

策划编辑　阮海潮(1020497465@qq.com)
责任编辑　阮海潮
责任校对　王元新
封面设计　续设计
出版发行　浙江大学出版社
　　　　　(杭州市天目山路 148 号　邮政编码 310007)
　　　　　(网址．http：//www.zjupress.com)
排　　版　杭州星云光电图文制作有限公司
印　　刷　浙江嘉报设计印刷有限公司
开　　本　787mm×1092mm　1/16
印　　张　20.75
字　　数　518 千
版 印 次　2023 年 5 月第 1 版　2023 年 5 月第 1 次印刷
书　　号　ISBN 978-7-308-23560-0
定　　价　65.00 元

《孕产期保健》
编委会

主　编　盛少琴

副主编　刘佳俐　赵　蕾　刘英超

编　委（按姓氏拼音字母排序）

董沈怡（杭州师范大学）

范梦梦（浙江中医药大学）

韩梦南（浙江中医药大学）

胡凤英（浙江中医药大学）

刘佳俐（浙江中医药大学）

刘英超（浙江中医药大学）

潘弘毅（浙江中医药大学）

盛少琴（浙江中医药大学）

邬元曦（浙江中医药大学）

徐　晶（浙江中医药大学）

俞蕾媛（浙江大学医学院附属妇产科医院）

赵　蕾（浙江中医药大学）

周先韦（浙江中医药大学）

前　言

随着我国人口结构老龄化的压力不断加大,为了进一步优化生育政策,2021年8月20日全国人大常委会会议表决通过了关于修改人口与计划生育法的决定,提倡适龄婚育、优生优育,一对夫妻可以生育三个子女,并指出医疗卫生机构应当对育龄妇女开展孕产期保健服务。孕产期保健以保障母儿安全为目的。基于此,我们编写了这本《孕产期保健》。本教材围绕着产科学基础、生理产科学、病理产科学和胎儿医学来编写,涵盖了妊娠期、分娩期及产褥期全过程中孕产妇、胚胎及胎儿所发生的生理和病理变化,并对病理改变进行预防、诊断和处理,为孕育健康后代提供专业指导。

本教材作为浙江省第二批高等学校精品在线开放课程“孕产期保健”的配套教材而编写,采取案例分析＋问题思考＋知识拓展的体例,以一个个鲜活的临床案例为导入,将该案例由表及里、由点到面进行层层剖析,培养读者的思维习惯,最后附有相关问题,以激发读者进一步学习和深度思考,巩固所学。依托“互联网＋”,全书配有34个教学微课视频和4部微电影,读者只要扫描二维码,就可以在线学习,将线上、线下课程有机结合,提高学习效率。为了提高阅读效果,彩图以二维码的形式印刷于黑白图旁。

本教材可作为临床医学专业、助产专业、妇幼保健专业的专业课以及公选课的教材,也可以作为妇幼保健工作者的继续教育教材,还可作为普及孕产期保健知识的读物。

本教材的编写,感谢各位参编老师的辛勤付出,感谢浙江中医药大学的大力支持。由于初次编写互联网同步教材,难免存在疏漏之处,真诚期望使用本教材的师生、妇幼保健工作人员以及社会人士予以批评指正,促使我们不断提高、进步!

盛少琴

2023 年 3 月

目　录

第一章 绪 论

产科学（obstetrics）是研究女性在妊娠期、分娩期及产褥期全过程中孕产妇、胚胎及胎儿所发生的生理和病理变化，并对病理改变进行预防、诊断和处理的医学学科。

第一节 世界产科学发展

古罗马医学家、解剖学家和实验生理学家盖仑（Claudius Galen）在他的解剖生理学巨著《论身体各部分的功用》（*On the Usefulness of the Parts*）中详细描述了生殖器官构造和功能，为产科解剖生理学奠定了基础。

16 世纪，瑞士苏黎世的雅各布·鲁夫（Jacob Rueff）在其著作《人类生育的概念》（*De Conceptu Et Generatione Hominis*）中叙述了产钳牵拉死胎和对足先露的胎位进行内外联合旋转矫正的技术。法国产科学家弗朗西斯·莫里亚克（Francois Mauriceau）开创了臀位分娩法。

产钳助产始于 16 世纪，由钱伯伦家族（Chamberlen family）首创，这种产钳符合胎儿头部的曲线。18 世纪苏格兰产科医师威廉·斯梅利（William Smellie）在钱式产钳的基础上添加了产道曲线，并把产钳的两叶分开，用可以脱离的"活动扣"连接。1848 年，英国产科医师詹姆斯·杨·辛普森（James Young Simpson）再次对产钳结构进行改造，发明了辛普森产钳，这是目前世界上最常用的助产器械。1877 年，法国产科医师斯特凡·塔尼耶（Stephane Tarnier）对产钳做了进一步改进，其最大特点在于具有"第三曲线"，即沿着产妇盆腔的轴线方向牵拉胎儿头部，使之顺利娩出。

剖宫产手术起源于 16 世纪的法国，由军医安布罗斯·帕雷（Ambroise Pare）提出。直至 19 世纪末产科医师一直采用子宫上部竖切剖宫产，而术后往往存在切口愈合不良。下段剖宫产手术开创于 20 世纪初，由于其具有出血少、术后切口愈合好的优势，被产科医师沿用至今。

第二节 中国产科学发展

从汉代开始，在中国妇产科已经成为医学的独立分支，称为"女科"。西汉早期的锦书中就有《胎产书》，内容包括胎儿发育、孕期保健、产后保健等。《黄帝内经》有 30 多条经文论及妇女生理、病理、病种、诊断、治疗及方药等。张仲景的《金匮要略》把妇产科疾病分为妊娠病、产后病和杂病三类，这种分类方法与现代医学如出一辙。宋代有许多产科专著问世，如杨子建的《十产论》、朱端章的《卫生家宝产科备要》、李师圣的《产论》、郭稽中的《产育宝庆集》、陆子正的《胎产经验方》等。这些著作内容偏向理论，很少涉及操作实践，因为在封建社会分娩时不得有男性在场，分娩主要靠接生婆。在无菌术、抗生素问世前，产褥感染率高，孕产妇及新生儿死亡率高。

1911年,中国第一间产科病房建立,实现了从家中分娩到医院分娩的转变,从此产科开始得到快速发展。1929年,杨崇瑞在北平成立国立第一助产学校,西式接生方法开始推广。1930年,我国正式提出了产褥感染的概念及诊断标准。1987年,北京医科大学妇儿保健中心建立,大力推崇产前检查,很大程度上降低了围产儿死亡率。随着时代的发展、医学模式的转变,促进妇女儿童健康对于构建和谐社会具有战略性的意义。在这样的新形势下,产科被赋予了特殊的使命。这对每一个妇产科医师提出了更高的要求。

第三节　孕产期保健

孕产妇死亡率和围产儿死亡率是衡量妇女儿童健康水平的指标,是衡量国家经济社会发展状况的标准。孕产期保健以保障母儿安全为目的,由各级医疗保健机构为孕前至产后42天的妇女及胎儿、婴儿提供全程的医疗保健服务,即孕前、孕期、分娩期及产褥期各阶段的保健,包括孕期检查、产前诊断、高危妊娠监护以及孕产妇心理保健等,能有效指导孕产妇健康,使其安全地度过孕产期,保障妇幼生命安全。

为贯彻落实《中华人民共和国母婴保健法》及实施办法,适应新形势下孕产期保健管理要求与工作需要,进一步规范孕产期保健工作,卫生部在2011年6月23日发布了《孕产期保健工作管理办法》和《孕产期保健工作规范》。

一、孕前保健

孕前保健以提高人口素质、减少出生缺陷和先天残疾的发生为宗旨,为计划妊娠夫妇提供健康咨询和指导,通常在孕前6个月时为宜。

(一)询问病史

全面了解夫妇双方的基本信息和健康状况,根据具体问题提供相应的建议,内容包括年龄、工作环境、职业、既往疾病史、是否近亲结婚、家族遗传病史、月经史、婚育史、工作、习惯及嗜好等。

(二)医学检查

孕前医学检查重点在于筛查是否存在影响妊娠及子代健康的疾病,内容包括一般情况(生命体征、身高、体重、重要脏器的系统检查),双方生殖系统检查,辅助检查(血常规、血型、尿常规、血糖、肝肾功能、甲状腺功能、生殖道分泌物检查、乙型肝炎病毒、丙型肝炎病毒、梅毒螺旋体、HIV筛查等)

(三)综合评估

根据询问病史、医学检查结果对咨询夫妇提出相关建议。不存在妊娠症者,可予一般孕前指导,如处于疾病急性期、存在重要脏器损伤或目前正服用可能影响妊娠的药物等可暂缓妊娠,如患有严重疾病且妊娠会使原有疾病加重者,则不建议妊娠并提供避孕指导。

二、孕期保健

孕期保健是指从确定妊娠之日开始至临产前为孕妇及胎儿提供的系列保健服务。孕期保健直接关系到母体及胎儿的健康,是孕产期保健最重要的阶段。按照妊娠的不同阶段分为妊娠早期保健、妊娠中期保健及妊娠晚期保健。内容包括健康教育与咨询指导、全身体格检查、产科检查及辅助检查。

孕期检查次数:孕期应当至少检查 5 次,其中,孕早期至少进行 1 次,孕中期至少 2 次(建议分别在孕 16～20 周、孕 21～24 周各进行 1 次),孕晚期至少 2 次(其中至少在孕 36 周后进行 1 次),发现异常者应当酌情增加检查次数。

(一)妊娠早期保健

妊娠早期是指 13^{+6} 周之前的妊娠。妊娠早期保健的主要目的是确认妊娠,筛查孕期危险因素,提供疾病预防知识,告知出生缺陷产前筛查及产前诊断的意义和最佳时间等。

(二)妊娠中期保健

妊娠中期是指妊娠 $14\sim27^{+6}$ 周。妊娠中期保健的主要目的是检测胎儿生长发育、进行产前筛查和产前诊断,并提供相应指导。

(三)妊娠晚期保健

妊娠晚期是指妊娠 28 周以后。妊娠晚期保健的主要目的是评估胎儿生长发育,进行骨盆测量,预测分娩方式,指导孕妇自我监测胎动,提供营养、分娩前心理准备、临产先兆、婴儿喂养及新生儿护理等方面的指导。

(四)分娩期保健

分娩期应当对孕产妇的健康情况进行全面了解和动态评估,加强对孕产妇与胎儿的全产程监护,积极预防和处理分娩期并发症,及时诊治妊娠合并症。

(五)产褥期保健

产褥期是指胎盘娩出至产妇除乳腺外全身各部位恢复至正常非孕状态的时间,通常为 6 周。产褥期保健包括产妇保健和新生儿/婴儿保健。内容包括产后病情监测,母儿健康评估,同时应进行母乳喂养、产褥期保健、新生儿保健及产后避孕指导。在产后 3～7 天、28 天分别进行产后访视,了解产妇产褥复旧情况、新生儿喂养情况等。若出现母婴异常情况,应当适当增加访视次数或指导及时就医。

第二章　孕前保健

第一节　女性生殖器解剖与生理

一、外生殖器

外生殖器（external genitalia）指生殖器外露部分，又称外阴，前为耻骨联合，后为会阴。外生殖器包括阴阜、大阴唇、小阴唇、阴蒂和阴道前庭（图 2-1）。

1. 阴阜

阴阜（mons pubis）为耻骨联合前面隆起的脂肪垫。青春期发育后，出现倒三角分布的阴毛，色泽及疏密因种族、个体而有差异。

2. 大阴唇

大阴唇（labium majus）为两股内侧一对纵行隆起的皮肤皱褶，自阴阜至会阴。组织疏松，血供丰富，外伤后易形成血肿。青春期后出现阴毛，并色素沉着，内含皮脂腺、汗腺。

3. 小阴唇

小阴唇（labium minus）为大阴唇内侧一对皮肤皱褶，富含神经末梢，无毛，分为前后叶，前叶形成阴蒂包皮，后叶形成阴蒂系带。大、小阴唇后端汇合，形成阴唇系带。

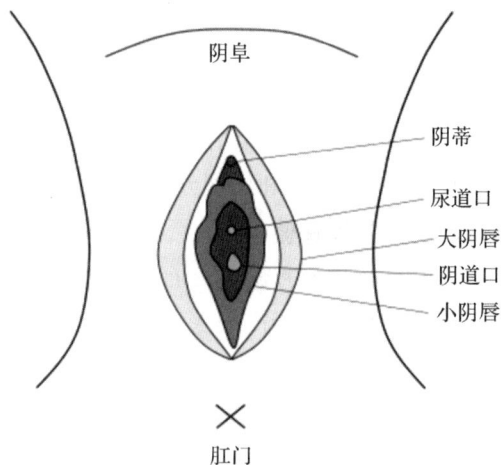

图 2-1　女性外生殖器解剖

4. 阴蒂

阴蒂（clitoris）位于两小阴唇顶端下方，与男性阴茎同源，性兴奋时勃起。分为阴蒂头（富含神经末梢，对性刺激敏感）、阴蒂体、阴蒂脚。

5. 阴道前庭

阴道前庭（vaginal vestibule）为阴蒂、小阴唇、阴唇系带构成的菱形区域，包含尿道外口、阴道口、前庭球、前庭大腺。

尿道外口（external orifice of urethra）位于前庭前部，阴蒂头后下方，后壁有一对尿道旁腺。

阴道口（vaginal orifice）位于尿道外口后方的前庭后部，周缘覆有一层较薄的黏膜皱襞，为处女膜，内含结缔组织、血管及神经末梢。大多处女膜中有一孔，大小不一。初次性生活、外伤可致处女膜破裂,产后仅留处女膜痕。处女膜发育异常可有筛孔处女膜、纵隔处女膜及处女膜闭锁。

前庭球(vaginal bulb),又称球海绵体,由具有勃起性的静脉丛组成,位于前庭两侧,前端与阴蒂相连,后端与前庭大腺相邻,表面覆盖球海绵体肌。

前庭大腺(major vestibular gland),又称巴氏腺,开口于小阴唇与处女膜之间的沟内,左右各一,可分泌黏液,正常情况下不可触及,若腺管口闭塞可形成前庭大腺囊肿,合并感染形成脓肿。

二、内生殖器

内生殖器(internal genitalia)位于真骨盆内,包括阴道、子宫、输卵管和卵巢,后两者合称为子宫附件(图 2-2)。

(一)阴道

阴道(vagina)是性交器官,是经血排出、胎儿娩出的通道。

阴道上宽下窄,前壁长 7～9cm,邻膀胱及尿道;后壁长 10～12cm,贴近直肠,上端包绕子宫颈阴道部,下端开口于阴道前庭后部。子宫颈与阴道间圆周状隐窝为阴道穹隆,分前后左右,其中后穹

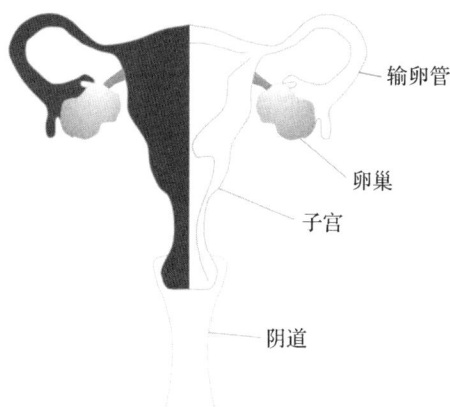

图 2-2 女性内生殖器解剖

隆最深,与盆腔最低点的直肠子宫陷凹紧贴,可作为穿刺路径。

阴道自内向外由黏膜、肌层、纤维组织膜构成,黏膜层为复层鳞状上皮,无腺体,有横行皱襞,富有延展性。阴道上 1/3 黏膜受性激素影响呈周期性变化。肌层由内环外纵两层平滑肌构成,与纤维组织膜紧密相连。阴道壁富有静脉丛,损伤后易形成血肿。

(二)子宫

子宫(uterus)是产生月经和孕育胚胎、胎儿的器官。子宫是呈倒置梨形的空腔器官,重50～70g,长 7～8cm,宽 4～5cm,厚 2～3cm,容量约 5ml。子宫分为子宫体和子宫颈。

1. 子宫体

子宫体(corpus uteri)位于子宫上部较宽部分,顶部为子宫底,宫底两侧为子宫角,宫体下端与子宫颈相连处狭窄,为子宫峡部,非孕期长 1cm,妊娠末期可达 7～10cm,形成子宫下段,成为软产道的一部分,也是剖宫产常用切口部位。子宫壁由内向外分为内膜层、肌层和浆膜层。内膜表面 2/3 为功能层,受卵巢激素影响发生周期性变化。近肌层 1/3 为基底层,不受性激素影响,不发生周期性变化,但其完整性对内膜修复至关重要。肌层分为 3 层,平滑肌纤维呈内环外纵中交叉排列,有利于子宫收缩。浆膜层为脏腹膜,在子宫前面返折形成膀胱子宫陷凹,在子宫后面返折形成直肠子宫陷凹。

2. 子宫颈

成年女性子宫颈(cervix uteri)长 2.5～3.0cm,上 2/3 为子宫颈阴道上部,与主韧带相连,下 1/3 伸入阴道内,为子宫颈阴道下部。宫颈管黏膜为单层柱状上皮,黏膜腺体可分泌碱性黏液形成黏液栓。黏液栓的性质受性激素影响呈周期性变化,成为上生殖道感染的机

械屏障。宫颈阴道部由复层鳞状上皮覆盖。宫颈鳞状上皮与柱状上皮交界部位（移行带或转化区）是子宫颈癌好发部位。

原始鳞-柱交接部位于宫颈外口。女性青春期受雌激素影响，子宫颈发育增大，原始鳞-柱交接部外移至子宫颈阴道部，柱状上皮暴露于子宫颈阴道部，形成柱状上皮异位。在阴道酸性环境或致病微生物的影响下，外移的柱状上皮化生为鳞状上皮，形成新的鳞-柱交接部，新旧鳞-柱交接部之间即为移行带（转化区）。成熟部分鳞状上皮对致癌物的刺激相对不敏感，而未成熟的化生鳞状上皮代谢活跃，容易发生异常增生，为子宫颈癌好发部位。

3. 子宫韧带

子宫韧带有 4 对，包括阔韧带、圆韧带、主韧带和宫骶韧带（图 2-3）。

（1）阔韧带（broad ligament）：位于子宫两侧呈翼状的双层腹膜皱襞，限制子宫向两侧倾斜。内含血管、神经、淋巴管；子宫动、静脉和输尿管从阔韧带基底部穿过。宫体两侧的阔韧带又称宫旁组织。其上外 1/3 包绕卵巢动、静脉，形成骨盆漏斗韧带或卵巢悬韧带。宫角与卵巢相连处增厚的阔韧带，称为卵巢固有韧带或卵巢韧带。

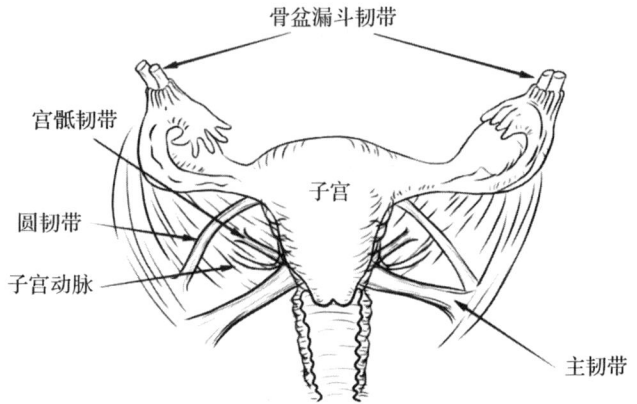

图 2-3　内生殖器部分解剖

（2）圆韧带（round ligament）：起自子宫角前面、输卵管近端稍下方，止于大阴唇前端，维持子宫前倾位置，长 12～14cm。

（3）主韧带（cardinal ligament）：横行于宫颈两侧与骨盆侧壁之间，为坚韧的平滑肌和结缔组织纤维束，组成宫颈周围环，起到固定子宫颈、防止子宫脱垂作用。

（4）宫骶韧带（uterosacral ligament）：起自宫体和宫颈交界后上侧，止于第 2、3 骶椎前面筋膜，内含支配膀胱的神经。由坚韧的平滑肌和结缔组织纤维束组成，短厚有力，与主韧带形成宫颈周围环，维持子宫前倾位置。

（三）输卵管

输卵管（fallopian tube）为卵子与精子结合的场所及运送受精卵的管道，全长 8～14cm，位于阔韧带上缘，内侧起于子宫角，外侧游离，分为四个部分。

（1）间质部（interstitial portion）：潜行于子宫壁内，最窄，长 1cm。

（2）峡部（isthmic portion）：间质部外侧，细而直，管腔较窄，长 2～3cm。

（3）壶腹部（ampullar portion）：峡部外侧，宽大，皱襞多，为受精部位，长 5～8cm。

（4）伞部（fimbria portion）：最外侧端，开口于腹腔，发挥"拾卵"作用，长 1～1.5cm。

输卵管管壁自外向内分为三层：①浆膜层，为腹膜的一部分；②平滑肌层，有收缩能力，协助输卵管蠕动；③黏膜层，为单层高柱状上皮，内有纤毛协助运送受精卵。

（四）卵巢

卵巢（ovary）为一对扁卵圆形、灰白色的性腺，具有产生和排出卵子，分泌甾体激素的生理功能,由卵巢固有韧带和骨盆漏斗韧带悬于子宫和盆壁之间。育龄女性的卵巢大小约$4cm×3cm×1cm$,重 $5～6g$,绝经后萎缩。卵巢表面无腹膜,为单层立方上皮,称为生发上皮,下方有一层致密纤维组织,为卵巢白膜。卵巢实质分皮质和髓质。皮质位于卵巢周围,由卵泡和结缔组织构成,是卵巢的主体。髓质位于中央,由疏松结缔组织构成,内含丰富的血管、神经、淋巴管。

三、血管、淋巴和神经

(一)动脉

1.卵巢动脉

卵巢动脉起自腹主动脉,跨过输尿管和髂总动脉,经骨盆漏斗韧带向内横行穿过卵巢系膜,经卵巢门入卵巢,有分支供应输卵管,末梢与子宫动脉上行卵巢支相吻合。

2.子宫动脉

子宫动脉为髂内动脉前干分支,在腹膜后沿骨盆侧壁向下向前前行,经阔韧带基底部达宫颈内口约 $2cm$ 处,横跨输尿管至子宫侧缘。

3.阴道动脉

阴道动脉为髂内动脉前干分支,供应阴道中下段前后壁、膀胱顶、膀胱颈。

4.阴部内动脉

阴部内动脉为髂内动脉前干终支,经梨状肌下孔出盆腔,环绕坐骨棘,达坐骨肛门窝,分为痔下动脉、会阴动脉、阴唇动脉、阴蒂动脉 4 支。

(二)静脉

与同名动脉伴行,但数目比动脉多,形成静脉丛,相互吻合,盆腔静脉感染易蔓延。左侧盆腔静脉曲张较多。

(三)淋巴

1.外生殖器淋巴

外生殖器淋巴分为深浅两部分。

(1)腹股沟浅淋巴结:上组沿腹股沟韧带排列,收纳外阴、阴道下段、会阴及肛门部淋巴;下组位于大隐静脉末端周围,收纳会阴及下肢的淋巴。输出大部分汇入腹股沟深淋巴结,少数汇入髂外淋巴结。

(2)腹股沟深淋巴结:位于股静脉内侧,收纳阴蒂、腹股沟浅淋巴,汇入髂外及闭孔等淋巴结。

2.盆腔淋巴

盆腔淋巴分为 3 组。

(1)髂淋巴组:由闭孔、髂内、髂外、髂总淋巴结组成。

(2)骶前淋巴组:位于骶骨前面。

(3)腰淋巴组:位于腹主动脉旁,亦称腹主动脉旁淋巴组。

阴道淋巴下段汇入腹股沟浅淋巴结,上段与宫颈淋巴回流相同,大部分汇入髂内及闭孔淋巴结,小部分汇入髂外淋巴结,经髂总淋巴结汇入腰淋巴结或骶前淋巴结。子宫底、输卵管、卵巢淋巴汇入腰淋巴结或髂内外淋巴结。宫体前后壁淋巴可分别回流至膀胱淋巴结和直肠淋巴结。宫体两侧淋巴汇入腹股沟浅淋巴结。

(四)神经

生殖器由躯体神经和自主神经共同支配。

1.外生殖器的神经支配

外生殖器主要由阴部神经支配,内含感觉和运动神经纤维,走行同阴部内动脉。在坐骨结节内侧下方分为会阴神经、阴蒂背神经、肛门神经,分布于会阴、阴唇和肛门周围。

2.内生殖器的神经支配

内生殖器由交感和副交感神经支配。交感神经由腹主动脉前神经丛分出,分为卵巢神经丛(分布于卵巢和输卵管)和骶前神经丛(分布于子宫及膀胱上部)。骨盆神经丛中含有来自第Ⅱ、Ⅲ、Ⅳ神经的副交感神经及向心传导的感觉纤维。

四、骨盆

女性骨盆是胎儿娩出时必经的骨性通道,其大小、形状直接影响分娩过程,其中坐骨棘和骶棘韧带宽度是判断中骨盆是否狭窄的重要指标。

(一)骨盆的组成

1.骨盆的骨骼

骨盆由骶骨(os sacrum)、尾骨(os coccyx)、左右两块髋骨(os coxae)组成。髋骨又由耻骨(os pubis)、坐骨(os ischium)、髂骨(os ilium)组成。骶骨由5～6块骶椎融合而成,其上缘向前凸起,称为骶岬,是产科骨盆内测量对角径的标记点。尾骨由4～5块尾椎合成。

2.骨盆的关节

骨盆的关节包括耻骨联合(pubic symphysis)、骶髂关节(sacroiliac joint)及骶尾关节(sacrococcygeal joint)。耻骨之间纤维软骨连接形成耻骨联合。妊娠期在大量的雌激素和孕激素作用下可松动,有利于胎儿娩出。髂骨与骶骨相连形成骶髂关节。骶骨与尾骨相连形成骶尾关节,有一定活动度,分娩时可加大出口前后径。

3.骨盆的韧带

骶、尾骨与坐骨结节之间有骶结节韧带(sacrosciatic ligaments)连接。骶、尾骨与坐骨棘之间有骶棘韧带(sacrospinous ligament)连接,其宽度是判断中骨盆是否狭窄的重要指标。

(二)骨盆类型

骨盆分为4种类型(图2-4)。

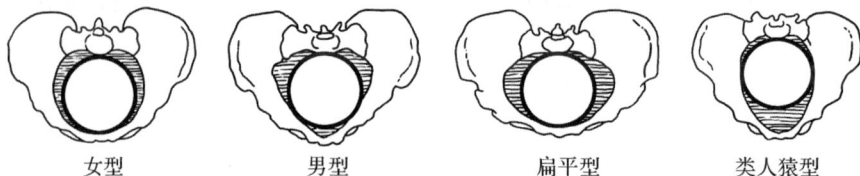

图2-4　骨盆的4种类型

1.女型

女型(gynecoid type)骨盆入口呈横椭圆,耻骨弓较宽,坐骨棘间径≥10cm。

2. 扁平型

扁平型(platypelloid type)骨盆入口呈扁椭圆,耻骨弓宽,骶骨短,骨盆浅。

3. 类人猿型

类人猿型(anthropoid type)骨盆入口呈长椭圆,两侧壁稍内聚,坐骨棘突出,耻骨弓较窄,骨盆深。

4. 男型

男型(android type)骨盆入口略呈三角形,两侧壁内聚,坐骨棘突出,耻骨弓较窄,坐骨切迹窄呈高弓形,骶骨较直而前倾,骨盆腔呈漏斗形。

(三)骨盆底

骨盆底(pelvic floor)由肌肉和筋膜构成,封闭骨盆出口,其功能是维持盆腔脏器正常位置。前方为耻骨联合和耻骨弓,后方为尾骨尖,两侧为耻骨降支、坐骨升支和坐骨结节。坐骨结节前缘的连线将骨盆底分为前后两个三角区:尿生殖三角和肛门三角。骨盆底由外向内分为3层。

1. 外层

外层位于外生殖器及会阴皮肤、皮下组织的下面,由会阴浅筋膜及3对肌肉、1块括约肌组成。此层肌肉的肌腱汇合于阴道外口与肛门之间,形成中心腱,包括球海绵体肌、坐骨海绵体肌、会阴浅横肌、肛门外括约肌。

2. 中层

中层是由上下两层坚韧的筋膜及其间的一对会阴深横肌和尿道括约肌组成的泌尿生殖膈,其中有尿道、阴道穿过。

3. 内层

内层是由肛提肌(levator ani muscle)及其内、外各覆一层筋膜组成的盆膈(pelvic diaphragm),最为坚韧,有尿道、阴道及直肠穿过。肛提肌是一对四边形薄扁肌,向下、向内合成漏斗形,每侧肛提肌自前内向后外由3部分组成。

(1)耻尾肌:起自耻骨降支内侧,绕过阴道、直肠,向后止于尾骨,小部分肌纤维止于直肠、阴道周围,为肛提肌的主要部分,分娩过程中易受损而致产后膀胱、直肠膨出。

(2)髂尾肌:起自腱弓后部,向中间及向后走行,与耻尾肌汇合,绕肛门两侧,止于尾骨。

(3)坐尾肌:起自两侧坐骨棘,止于尾骨与骶骨。

(4)会阴(perineum):广义指封闭骨盆出口的所有软组织,前为耻骨联合下缘,后为尾骨尖,两侧为耻骨降支、坐骨升支、坐骨结节和骶结节韧带。狭义的会阴即会阴体,位于阴道口和肛门之间的楔形软组织,厚3～4cm。会阴伸展性大,有利于分娩,需保护会阴,避免发生裂伤。

五、邻近器官

1. 尿道

女性尿道(urethra)短而直,长4～5cm,直径约0.6cm,与阴道相邻,易感染。

2. 膀胱

膀胱(urinary bladder)是囊状肌性器官,分为顶、体、底和颈4部分,成人膀胱容量为350～500ml。排空时位于子宫和耻骨联合之间,充盈时凸向盆腹腔;膀胱底与宫颈及阴道前壁相邻。若盆底肌和筋膜受损,膀胱、尿道可与子宫、阴道前壁一并脱出。

3. 输尿管

输尿管(ureter)起自肾盂,在腹膜后沿腰大肌前面偏中线侧下行,在骶髂关节处跨髂外动脉入盆腔,沿髂内动脉下行,达阔韧带基底部,在宫颈外侧约 2.0cm 穿过子宫动脉,于宫颈阴道上部外侧 1.5～2.0cm 处穿过输尿管隧道进入膀胱,全长 30cm,最细 3～4mm,最粗 7～8mm。在高位卵巢血管结扎术、子宫动脉结扎术及打开输尿管隧道手术时应避免损伤。

4. 直肠

直肠(rectum)全长 10～14cm,直肠前壁与阴道后壁相连,若盆底肌和筋膜受损,常与阴道后壁一并膨出。肛管长 2～3cm,阴道分娩时注意保护会阴,以免损伤。

5. 阑尾

阑尾(vermiform appendix)位于右髂窝内,邻近右侧输卵管及卵巢,妇女患阑尾炎时可累及右侧附件。妊娠期,随着孕周增加,阑尾位置出现相应变化。

【课堂小结】

外生殖器	①阴阜;②大阴唇;③小阴唇;④阴蒂;⑤阴道前庭;⑥尿道外口;⑦阴道口;⑧前庭球(球海绵体);⑨前庭大腺（巴氏腺）
内生殖器	①阴道;②子宫;③输卵管;④卵巢
骨盆	①女型骨盆;②扁平型骨盆;③类人猿型骨盆;④男型骨盆
血管、淋巴及神经邻近器官	①盆腔静脉的数目多于动脉;②女性生殖器按各自的径线回流;③女性生殖器由自主神经和躯体神经共同支配;④邻近器官包括尿道、膀胱、输尿管、直肠、阑尾

【课后思考】

1. 子宫有哪几对韧带?

2. 输卵管分为哪几部分?

3. 盆底内层有哪些肌肉?

【视频资源】

学习笔记:

2-1　女性内外
生殖器官解剖

_____

_____

_____

第二节　妇女一生各阶段的生理特点

【案例 2-1】

　　小朱,女,16 岁,因"阴道不规则出血 10 天"至妇科门诊就诊。自诉初潮 13 岁,平时月经不规律,5~15 天/20~40 天。10 天前月经来潮,量时多时少,色暗红,有痛经,不剧可忍,余无明显不适,未经治疗,至今月经未净,情绪紧张。

讨论

1. 首先应追问其哪方面的病史?
2. 为明确诊断,接下来应做什么检查?

　　随着下丘脑-垂体-卵巢(hypothalamic-pituitary-ovarian,HPO)轴功能的发育、成熟和衰退,女性一生各阶段具备不同的生理特点,其中以生殖系统的变化最显著。根据年龄和生理特点,女性的一生可分为 7 个阶段,即胎儿期、新生儿期、儿童期、青春期、性成熟期、绝经过渡期和绝经后期(图 2-5)。

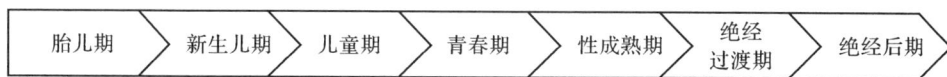

胎儿期	新生儿期	儿童期	青春期	性成熟期	绝经过渡期	绝经后期

图 2-5　女性一生各时期

一、胎儿期

　　受精卵形成至出生称为胎儿期(fetal period),共约 266 天(从母亲的末次月经算起约为 280 天)。在这一时期,胎儿在母体内生长,易受到母体各因素的影响。

　　受精卵由父系和母系来源的各 23 条染色体组成,其中 1 对性染色体决定胎儿性别,即 XX 合子发育为女性,XY 合子发育为男性。若胚胎细胞内无 Y 染色体或 Y 染色体上缺少睾丸决定因子基因时,未分化性腺向卵巢方向转化。

二、新生儿期

　　胎儿出生至出生后 4 周内称为新生儿期(neonatal period)。在这一时期,新生儿脱离母体,生存环境和方式发生巨大改变,但各系统发育还未完善,生存能力相对低下,易发生各种疾病。

　　因受到母体女性激素影响,女性新生儿外阴及乳房较丰满,可出现少量泌乳;出生后血液中女性激素水平下降,可出现少量阴道流血。此为生理现象,出生后 7~10 天即可自然消退。

三、儿童期

　　从出生 4 周到 12 岁左右称为儿童期(childhood),可分为儿童早期(8 岁之前)与儿童后期(约 8 岁以后)。

　　儿童早期的 HPO 轴处于抑制状态,生殖系统只随着身体增长按比例地增长,生殖器为幼稚型。生殖系统发育特征(表 2-1)决定了阴道对感染和创伤的抵抗力弱,易发生炎症。

　　女性儿童后期的 HPO 轴抑制状态解除,性激素开始少量分泌,生殖器出现雌激素作用的表现,虽仍未成熟,但开始显现女性特征。

表 2-1　女性儿童期及青春期生殖系统发育特征

	儿童前期	儿童后期	青春期
外阴	大阴唇平,小阴唇薄而细	阴阜逐渐饱满,阴毛稀疏,大小阴唇逐渐丰满	阴阜脂肪堆积,阴毛倒三角形分布,大、小阴唇逐渐肥厚并有色素沉着
阴道	阴道狭长,黏膜薄,皱襞少,pH 中性或碱性	阴道增长,黏膜变厚	阴道增长变宽,伸展性提高,黏膜周期性变化,pH 转为酸性
子宫	小,肌层薄,宫颈长,宫体与宫颈之比为 1∶2	生理性增长,宫体增长速度快于宫颈,两者长度之比变为 1∶1	宫颈、宫体明显增长,宫体与宫颈之比为 2∶1
附件	输卵管弯而细;卵巢长而窄,卵泡仅发育到窦前期即萎缩、退化	卵巢开始增大,变为扁卵圆形,卵泡有一定发育并分泌性激素,但仍达不到成熟阶段	输卵管增长增粗,弯曲度减小,出现分泌作用,纤毛形成;卵巢体积增大,皮质内有不同发育阶段的卵泡
位置	子宫、输卵管及卵巢位于腹腔	逐渐向骨盆腔内下降	位于盆腔

四、青春期

儿童期至性成熟期过渡的一段快速生长时期称为青春期(adolescence or puberty),是生殖器、内分泌、体格、心理逐渐发育至成熟的阶段,一般为 10～19 岁。

女性青春期发育顺序一般为乳房萌发、肾上腺功能初现、生长加速、月经初潮,各阶段有重叠,共需约 4.5 年。①乳房萌发一般 10 岁开始,约 3.5 年发育成熟。②肾上腺雄激素分泌增加引起阴毛、腋毛先后发育,提示下丘脑-垂体-肾上腺雄性激素轴功能逐渐完善。③由于雌激素、生长激素和胰岛素样生长因子-Ⅰ分泌增加,11～12 岁女性体格生长呈直线加速,月经初潮后生长减缓。④女性第一次月经来潮称月经初潮,是青春期最重要的标志,平均晚于乳房发育 2.5 年,但此时 HPO 轴仍未完全成熟,月经周期常不规律,经 5～7 年建立规律的周期性排卵后,月经才逐渐正常。

女性第一性征的变化特点是在促性腺激素作用下,卵巢增大,卵泡开始发育和分泌雌激素,生殖器从幼稚型变为成人型(表 2-1),此时虽已初步具有生育能力,但整个生殖系统的功能尚未完善。第二性征是除生殖器以外,女性其他特有的性征,包括音调变高、乳房发育、胸和肩部的皮下脂肪增多、阴毛及腋毛分布、骨盆增大变宽等,呈现出女性特征。

青春期女性心理变化波动大,性意识萌发,精神和心理变化较大,在这个时期应做好积极的引导,做好性教育,促进女性建立正确的价值观和世界观。

【案例分析 2-1】

1. 需追问该患者是否有性生活(必要时检测血、尿人绒毛膜促性腺激素排除妊娠)。

2. 可进行体格检查观察其第二性征发育情况、经腹部 B 超排除器质性病变等,若有贫血及时纠正。该患者 16 岁,尚属青春期,现为初潮后 3 年。青春期女性虽有月经来潮,但此时神经中枢对雌激素的正反馈机制尚未成熟,即使卵泡发育成熟也不能排卵,故月经周期常不规律,经 5～7 年发育成熟后可建立规律月经。另外,青春期女性心理波动大,需安抚其情绪。

五、性成熟期

卵巢功能成熟并有周期性性激素分泌及排卵的时期称为性成熟期(sexual maturity)，又称为生育期，一般自 18 岁左右开始，持续 30 年左右。

此期是女性卵巢生殖功能与内分泌功能最旺盛的时期，卵巢功能成熟并分泌性激素，已建立规律的周期性排卵，造成子宫内膜周期性脱落及出血，即形成月经。规律月经是生殖功能成熟的标志。月经史书写格式如图 2-6 所示。

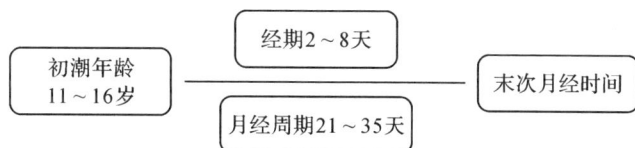

图 2-6　月经史书写格式

此时期在为生育做好准备的同时，也是各种女性相关疾病的高发时期，要注意定期检查，预防疾病。

月经(menstruation)是子宫内膜随着卵巢周期性变化发生的周期性脱落及出血，呈暗红色，包括血液、子宫内膜、宫颈黏液、脱落的阴道上皮，一般不凝固，若出现血凝块，提示出血量多、出血快。经量，即一次月经的总失血量，为 20～60ml，超过 80ml 为月经过多。

月经初潮(menarche)是指月经第一次来潮，可在 11～16 岁发生，多为 13～14 岁。近年来，因遗传、营养、外源性激素、环境等变化，初潮出现的年龄有提前的趋势，若超过 16 岁月经尚未来潮，应当引起重视。

经期(menstrual period)是每次月经持续时间，一般为 2～8 天，平均 4～6 天。

月经周期(menstrual cycle)是指两次月经第 1 日之间的时间间隔，一般为 21～35 天，平均 28 天，主要依靠 HPO 轴调节，此外，抑制素-激活素-卵泡抑制素系统及其他内分泌腺也参与月经调节。

六、绝经过渡期

从开始出现绝经趋势直至最后一次月经的时期称为绝经过渡期(menopausal transition period)。可始于 40 岁，短则 1～2 年，长则 10～20 年。

此时期卵巢功能逐渐衰退，导致月经不规律。我国妇女平均 49.5 岁时卵巢功能衰竭，月经永久性停止，即为绝经。

围绝经期为卵巢功能开始衰退至绝经后 1 年内，俗称"更年期"。由于雌激素水平降低，可出现潮热、出汗等血管舒缩症状和失眠、易怒等神经精神症状，称为绝经综合征。绝经激素治疗(menopausal hormone therapy，MHT)可以有效缓解上述症状，改善生活质量，预防老年慢性疾病的发生。

七、绝经后期

绝经后的生命时期称为绝经后期(postmenopausal period)。

在早期阶段，卵巢间质仍能分泌少量雄激素，在外周转化为雌酮，是循环中的主要雌激素来源。60 岁以后，机体逐渐老化，卵巢功能完全衰竭，雌激素水平低落，导致女性器官功能发生一系列变化及病变：泌尿生殖道萎缩，易发生反复泌尿生殖系统感染；心脑血管疾病、骨质疏松发病风险显著增加；盆底支持组织功能减弱，易患尿失禁和子宫脱垂；妇科恶性肿瘤如子宫颈癌、子宫内膜癌、卵巢癌、外阴癌和乳腺癌等，常好发于老年女性。应做好宣教工作，定期体检，及时就诊，做到早发现、早处理、早治疗。

【课堂小结】

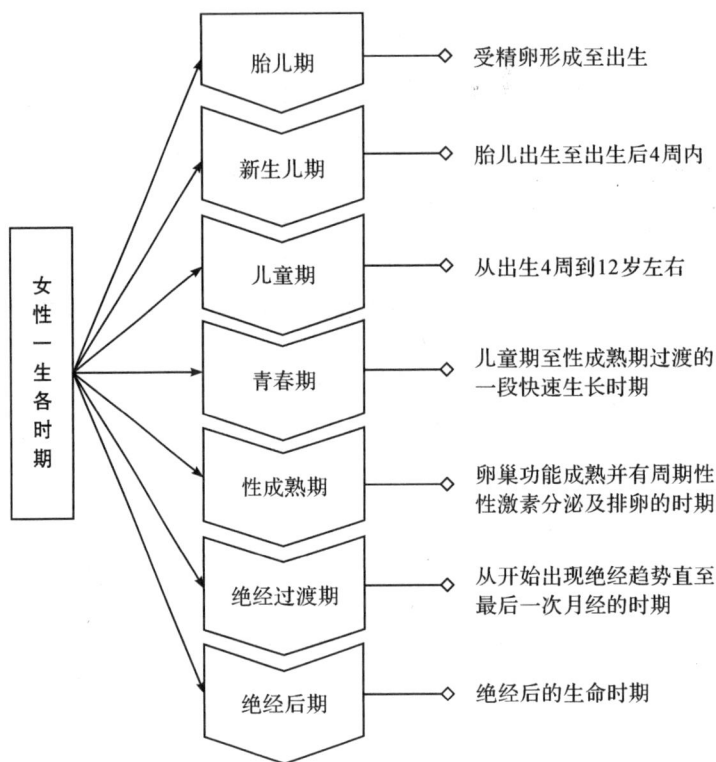

女性一生各时期

- 胎儿期 ——◇ 受精卵形成至出生
- 新生儿期 ——◇ 胎儿出生至出生后4周内
- 儿童期 ——◇ 从出生4周到12岁左右
- 青春期 ——◇ 儿童期至性成熟期过渡的一段快速生长时期
- 性成熟期 ——◇ 卵巢功能成熟并有周期性性激素分泌及排卵的时期
- 绝经过渡期 ——◇ 从开始出现绝经趋势直至最后一次月经的时期
- 绝经后期 ——◇ 绝经后的生命时期

【课后思考】

1. 女性一生分为哪几个生理阶段？
2. 青春期最重要的标志是什么？
3. "绝经过渡期即围绝经期"这一说法是否正确？请简述理由。

【视频资源】

2-2　女性一生各阶段的生理特点

学习笔记：

_____

_____

_____

第三节　卵巢功能及周期性变化

一、卵巢的功能

卵巢为女性的性腺,主要表现为生殖功能(产生卵子并排卵)和内分泌功能(分泌女性激素),在女性一生各阶段有较大的差异。

二、卵巢的周期性变化

卵泡自胚胎形成即开始自主发育,且不依赖于促性腺激素,经过增殖及闭锁,至青春期只剩下约 30 万个,但一生中只有 400～500 个卵泡可以发育成熟并排卵。自青春期至绝经前,卵巢在形态和功能上都会发生周期性变化,即卵巢周期(ovarian cycle),主要包括卵泡期、排卵、黄体期。

1. 卵泡期

在卵泡刺激素(follicle-stimulating hormone,FSH)的作用下,生育期女性每月募集 3～11 个卵泡,经过选择,其余卵泡则逐渐退化、闭锁,只有一个优势卵泡完全成熟,形成排卵前卵泡(preovulatory follicle),又称格拉夫卵泡(Graafian follicle),向卵巢表面突出。

2. 排卵

排卵(ovulation)是卵细胞和它周围的卵冠丘复合体(oocyte corona cumulus complex,OCCC)一起从卵巢排出的过程,多发生在下次月经来潮前 14 天。黄体生成素(luteinizing hormone,LH)峰是即将排卵的可靠指标,出现于卵泡破裂前 36h。卵子排出后,经输卵管拾取、蠕动,逐渐移动至宫腔。

3. 黄体期

排卵后,卵泡腔塌陷,由卵泡内膜、颗粒细胞、卵泡外膜构成黄体(corpus luteum),分泌雌、孕激素,其功能与体积在排卵后 7～8 天达到峰值。若卵子未受精,则排卵后 9～10 天黄体开始退化形成白体(corpus albicans),黄体功能限于 14 天,衰退后月经来潮,新的卵泡开始发育;若卵子受精,则黄体在人绒毛膜促性腺激素(human chorionic gonadotropin,hCG)的作用下形成妊娠黄体,作用维持至妊娠第 3 个月末。

三、卵巢性激素的生理作用

卵巢主要合成和分泌雌激素(estrogen)和孕激素(progesterone)及少量雄激素(androgen),均为甾体激素,主要在肝内代谢,经肾脏排出体外。卵巢性激素的生理作用见表 2-2。此外,还分泌一些多肽激素(抑制素、激活素、卵泡抑制素)、细胞因子和生长因子,调节卵泡的生长发育。

排卵期前,卵泡膜细胞和颗粒细胞分泌雌激素,排卵后黄体细胞分泌大量的孕激素及雌激素。雄激素主要由卵巢间质细胞和门细胞产生。

表 2-2　卵巢性激素的生理作用

	雌激素	孕激素	雄激素
子宫肌	促进作用,如细胞增生、增加血运、增加其对缩宫素的敏感性	抑制作用,如抑制收缩、降低敏感性	雄激素过多会对雌激素产生拮抗作用:减缓子宫及其内膜的生长和增殖、抑制阴道上皮的增生和角化,与性欲有关
子宫内膜	使内膜增殖	使增殖期内膜转化为分化期	
宫颈	宫口松弛扩张,黏液分泌增加、稀薄、有弹性	宫口闭合,黏液分泌减少、黏稠	
输卵管	促进肌层发育、上皮分泌,促进收缩	抑制收缩	
阴道上皮	增生角化、黏膜变厚、维持酸性环境	加快细胞脱落	
下丘脑	正负反馈调节,控制促性腺激素分泌	月经中期增强雌激素正反馈作用,黄体期负反馈调节	
第二性征	促进乳腺腺管增生,乳头乳晕着色	促进乳腺腺泡发育	促进阴毛、腋毛的生长
代谢	促进水钠潴留、促进高密度脂蛋白合成、抑制低密度脂蛋白合成、降低胆固醇、维持和促进骨基质代谢	促进水钠排泄、兴奋体温调节中枢、排卵后基础体温升高 0.3～0.5℃	促进水钠潴留、蛋白合成、肌肉生长、骨髓红细胞增生、调节骨代谢

四、子宫内膜的周期性变化

在卵巢周期的调节下,女性生殖器出现周期性变化,如子宫内膜、阴道黏膜、输卵管、乳房等,其中以子宫内膜最为显著(图 2-7)。

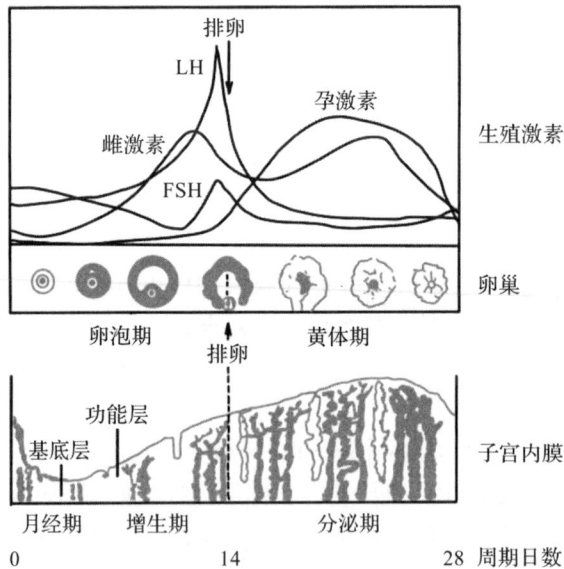

图 2-7　卵巢及子宫内膜周期性变化和激素水平的关系

子宫内膜的功能层随着卵巢周期而发生周期性变化(以月经周期 28 天为例,见表 2-3)。

表 2-3　子宫内膜的周期性变化

月经周期	子宫内膜		卵巢周期
第 1～4 天	月经期	雌、孕激素撤退,功能层崩解脱落期,即月经来潮	卵泡期
第 5～14 天	增殖期 （proliferative phase）	在卵泡分泌的雌激素作用下,内膜表面上皮、腺体、间质、血管均呈增殖性变化,厚度从 0.5mm 增生至 3～5mm	
第 15～28 天	分泌期 （secretory phase）	黄体分泌的雌、孕激素使内膜继续增厚且松软,出现分泌现象,有利于受精卵着床发育	黄体期

【课堂小结】

1. 卵巢为女性的性腺,其生殖功能为产生卵子并排卵,内分泌功能为分泌女性激素。

2. 卵巢在形态和功能上都会发生周期性变化,即卵巢周期,主要包括卵泡期、排卵、黄体期。

3. 排卵是卵细胞和它周围的卵冠丘复合体一起从卵巢排出的过程,多发生在下次月经来潮前 14 日。

4. 在卵巢分泌的雌、孕激素作用下,子宫内膜的功能层随着卵巢周期而发生周期性变化,包括月经期、增殖期和分泌期。

【课后思考】

1. 排卵后若卵子未受精,请问一般于排卵后多久会月经来潮?

2. 在妇科手术中不慎损伤卵巢,请问哪些功能会受到影响?

3. 卵巢合成和分泌的甾体激素有哪些? 各有哪些生理作用?

【视频资源】

2-3　卵巢周期

学习笔记:

_____

_____

_____

第四节　TORCH 筛查与妊娠时机选择

【案例 2-2】

　　小钱,女,27 岁,0-0-0-0。平素月经规则,周期 28 天,经期 5 天,量中,无痛经。今经净后第 5 天。近期有生育计划,因其姐感染弓形虫,故来我院门诊咨询,查 TORCH 抗体检测示弓形虫抗体 IgG(＋)、IgM(－),巨细胞病毒抗体 IgG(＋)、IgM(＋),其余均为阴性。

> **讨论**
> 　　1.请分析该患者的检验结果。
> 　　2.该患者近期可以准备妊娠吗？请简述你的建议及理由。

　　TORCH 是以下数种导致孕妇无/轻症状患病,可引起胎儿和新生儿感染,甚至导致新生儿出生缺陷的病原体微生物的简称(图 2-8)。

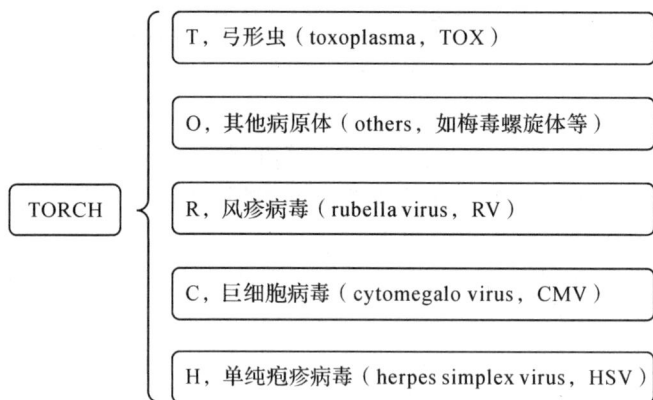

```
                ┌─ T，弓形虫（toxoplasma，TOX）

                ├─ O，其他病原体（others，如梅毒螺旋体等）

TORCH ─────────┤─ R，风疹病毒（rubella virus，RV）

                ├─ C，巨细胞病毒（cytomegalo virus，CMV）

                └─ H，单纯疱疹病毒（herpes simplex virus，HSV）
```

图 2-8　TORCH 分类

　　TORCH 综合征是由 TORCH 感染所致的围产儿症状和体征,可能导致流产、早产、死胎、先天畸形、远期并发症等,感染时胎龄越小,先天畸形发生率越高、程度越严重。

一、高危因素

　　以下情况需警惕 TORCH 感染:母亲有 TORCH 感染史、不良妊娠史、宠物接触史、食用生食史、孕期发热或上呼吸道感染症状、风疹患者接触史,父母某方曾患皮疹或疱疹史,超声影像学发现宫内发育异常。

二、母儿传播途径

　　(1)孕期宫内感染:病原体通过血液进入胎盘,也可通过生殖道进入羊膜腔或沿胎膜外进入胎盘。
　　(2)产时通过产道感染。
　　(3)出生后通过母亲的乳汁、唾液和血液等感染。

三、筛查与诊断

　　可通过病原学检查(母血、尿、羊水、胎盘、乳汁,新生儿血、尿)、血清学检查辅助诊断(表 2-4),影像学检查可发现胎儿发育异常,但缺乏特异性。
　　推荐育龄期妇女(尤其是有 TORCH 感染风险的孕妇)进行孕前筛查,但不能仅凭血清学结果建议孕妇终止妊娠。宫内感染首选诊断方法为妊娠 21 周后且距孕妇首次感染 6 周以后,检测羊水中特异性 DNA 或 RNA。

表 2-4 TORCH 血清学筛查

	IgG(−)	IgG(＋)
IgM(−)	未感染,可以怀孕	既往感染,可以怀孕,必要时复查
IgM(＋)	急性感染/假阳性/长期携带,复查	感染,需治疗,推迟备孕

四、治疗原则

(1)妊娠早期根据胎儿受累风险,必要时行治疗性流产;妊娠中晚期需进行多方面综合评估,确诊胎儿宫内感染伴胎儿严重畸形者,应终止妊娠。

(2)根据病原微生物选择相应的药物治疗。

(3)产道病原体检测阴性、无剖宫产指征者,尽量选择阴道分娩;产道病原体检测阳性、产前治疗无明显好转者,根据胎儿畸形程度,必要时选择剖宫产。

(4)乳头感染、巨细胞病毒感染者不宜哺乳。

(5)母婴定期复查。

五、各病原体感染途径、临床表现与治疗方式

(一)弓形虫

弓形虫又称为弓形体,是一种人畜共患寄生虫。孕妇多因接触带有虫卵的宠物排泄物或生食带有包囊的肉、蛋、奶、蔬果等感染。

感染弓形虫的孕妇大多出现淋巴结炎,表现为淋巴结无痛性肿大。孕早期宫内感染对胎儿危害性极大,感染率随孕周增加而增加。新生儿刚出生时无明显症状,可逐渐出现肝脾肿大、血液系统异常、脑积水或小头畸形等神经系统严重功能障碍、视网膜脉络炎等,远期并发症发生率高。

治疗上,孕早期急性感染弓形虫的孕妇,首选乙酰螺旋霉素(口服,每日 3g,连用 7～10日),该药无致畸作用,一定程度上可降低垂直传播率。妊娠 18 周后感染的孕妇或怀疑胎儿感染者可以联合应用乙胺嘧啶、磺胺嘧啶,用药的同时补充甲酰四氢叶酸。

(二)风疹病毒

风疹病毒属被膜病毒科,为 RNA 病毒,主要通过直接传播和呼吸道传播。

感染风疹病毒的孕妇可出现低热、咳嗽、咽痛等上呼吸道感染症状,面颊部及全身相继出现浅红色斑丘疹,耳后及枕部淋巴结肿大,数日后自行消退。孕早期影响胎儿器官发生,感染率随孕周增加而减少,妊娠 20 周后感染一般不会导致出生缺陷。先天性风疹综合征可包括感觉神经性耳聋(最常见)、先天性白内障、先天性心脏病、中枢神经系统病变等,远期后遗症有糖尿病、性早熟和进行性全脑炎等。

治疗上尚无特效药物。生育期妇女若风疹病毒抗体阴性,建议备孕前 1～3 个月接种风疹疫苗,但妊娠前 1 个月和妊娠期禁止接种。

(三)巨细胞病毒

巨细胞病毒属疱疹病毒科,为双链 DNA 病毒,主要通过呼吸道、唾液、尿液、血液和性接触传播。

感染巨细胞病毒的孕妇多无明显症状,可出现上呼吸道感染及单核细胞增多症。原发感染孕妇中 30%～40% 可发生宫内感染,复发感染孕妇宫内感染率仅为 0.15%～2.0%。大多数宫内感染儿出生时无症状,有症状者主要表现为胎儿生长受限、小头畸形、颅内钙化、血液系统异常,远期可发生神经系统发育异常、智力发育迟缓等后遗症,是 TORCH 中危害胎儿最常见、最严重的病毒。

治疗上尚无特效药物。产妇乳汁中检测出巨细胞病毒,应停止哺乳,改人工喂养。

(四)单纯疱疹病毒

单纯疱疹病毒是人疱疹病毒的 DNA 病毒,分为 Ⅰ、Ⅱ 型,生殖道感染主要为 Ⅱ 型,孕妇感染主要通过性接触传播,母婴间主要通过产时产道传播。

感染单纯疱疹病毒的孕妇大部分会有生殖器及肛门皮肤散在或簇集小水疱,破溃后形成糜烂或溃疡,自觉疼痛,常伴腹股沟淋巴结肿痛、发热、头痛、乏力等全身症状。孕早、中期感染多数不会导致流产或死胎,而孕晚期可能导致早产和胎儿生长受限。新生儿感染表现形式多样,可局限在皮肤、眼或口,可导致脑炎等中枢神经系统疾病,也可出现播散性疾病,幸存者中可出现严重发育障碍和中枢神经系统后遗症。

治疗上主要应用阿昔洛韦或伐昔洛韦:原发生殖器疱疹,予阿昔洛韦(口服,每次400mg,每日 3 次,连用 7～10 日)或伐昔洛韦(口服,每次 1g,每日 2 次,连用 7～10 日)。复发性生殖器疱疹,予阿昔洛韦(口服,每次 400mg,每日 3 次,连用 5 日;或每次 800mg,每日 2次,连用 5 日)或伐昔洛韦(口服,每次 500mg,每日 2 次,连用 3 日;或每次 1g,每日 1 次,连用 5 日)。有活动性感染或前驱症状的孕妇,自妊娠 36 周起直至分娩,予阿昔洛韦(口服,每次 400mg,每日 3 次)或伐昔洛韦(口服,每次 500mg,每日 2 次)。孕早期可能导致暂时性中性粒细胞减少,未发现对胎儿的其他副作用。妊娠 36 周起使用可降低分娩期单纯疱疹病毒大量排放及剖宫产率。哺乳期该药物乳汁中浓度很低。有感染史的孕妇,建议妊娠 35～36周定量检测血清 IgG、IgM 抗体,分娩前应对可疑病变进行病毒培养或聚合酶链反应(PCR)检测。有生殖道活动性疱疹或前驱症状者,建议剖宫产分娩,分娩时应避免有创操作,乳房若没有活动性损伤可以哺乳,但应严格洗手。

【案例分析 2-2】

1. 该患者弓形虫抗体 IgG(+)、IgM(-),提示既往弓形虫感染,可以妊娠,若有免疫缺陷,需注意检测。

2. 该患者巨细胞病毒抗体 IgG(+)、IgM(+),需动态检测抗体水平或 IgG 抗体亲和力,若 IgG 出现四倍增高,提示急性感染,先进行治疗,暂缓妊娠;若 IgG 抗体水平无改变、IgG 抗体高亲和力,提示为既往感染,为 IgM 假阳性或持续阳性,可以妊娠。

3. 风疹病毒抗体均为阴性,建议接种风疹病毒疫苗,接种后需避孕 1～3 个月。

综上所述,患者仍需动态检测巨细胞病毒抗体水平或 IgG 抗体亲和力,同时建议接种风疹病毒疫苗后避孕 1～3 个月,暂不能准备妊娠。

【课堂小结】

临床表现	孕妇感染后大多无明显症状或症状轻微。原发感染的孕妇可通过宫内、产道、出生后感染胎儿，感染时胎龄越小，先天畸形发生率越高，畸形越严重。
辅助检查	可通过病原学检查、血清学检查辅助诊断，影像学检查可发现胎儿发育异常，但缺乏特异性。
治疗方式	必要时行治疗性流产。根据病原微生物选择相应的药物治疗。产道病原体检测阴性、无剖宫产指征者，尽量阴道分娩。母婴定期复查。

【课后思考】

1. TORCH 代表的病原体分别是什么?

2. TORCH 感染时如何选择分娩方式?

3. TORCH 感染时什么情况下不能哺乳?

【知识拓展】

TORCH 的特点

TORCH 的特点见表 2-5。

表 2-5　TORCH 的特点

	弓形虫	风疹病毒	巨细胞病毒	单纯疱疹病毒
感染途径	接触有虫卵的宠物排泄物、生食带有包囊的食物	直接传播、呼吸道传播	呼吸道、唾液、尿液、血液和性接触传播	性接触传播、产时产道传播
孕妇	淋巴结炎,表现为淋巴结无痛性肿大	上呼吸道感染、皮肤浅红色斑丘疹、耳后及枕部淋巴结肿大,数日后自行消退	上呼吸道感染及单核细胞增多症	生殖器及肛门皮肤散在或簇集小水疱,破溃后疼痛,常伴腹股沟淋巴结肿痛、发热、头痛、乏力等全身症状
胎儿及新生儿	刚出生时无明显症状,逐渐出现肝脾肿大、血液系统异常、神经系统严重功能障碍等	孕早期影响胎儿器官发生,出现耳部、眼部、心脏、中枢神经系统病变等	出生时无症状,少数出现胎儿生长受限、血液系统异常等,远期可发生神经系统发育异常	表现多样,局限在皮肤、眼或口,也可出现播散性疾病,造成中枢神经系统病变
治疗	乙酰螺旋霉素,或联合应用乙胺嘧啶、磺胺嘧啶,同时补充甲酰四氢叶酸	尚无特效药物。建议备孕前1~3个月接种风疹疫苗	尚无特效药物	阿昔洛韦或伐昔洛韦

第五节 孕前准备

随着产前保健和产前诊断水平的不断提高,新生儿死亡率大幅度降低,但出生缺陷、早产和低出生体重的发生率仍然居高不下。因此,仅仅依靠单纯的二级预防产前保健来预防不良妊娠结局,效果可能并不显著,孕前保健(pre-conception care,PCC)的概念由此正式提出。

孕前保健是通过孕前评估育龄男女双方在生理、心理和社会行为等方面存在的、可引起不良妊娠结局发生的各种危险因素,采取相关预防和干预措施,维护和促进双方的健康状况,降低不良妊娠结局的发生风险,进而提高出生人口素质。

同时,随着孕前保健的开展,人们逐渐认识到男性在优生优育中起着关键作用,因此开始鼓励男性参与孕前保健服务,接受孕前相关检查和指导,以保证受精卵质量,从而更好地孕育下一代。从本质上来看,孕前保健是一种全人群预防策略,是针对所有育龄男女开展的一项公共卫生服务。

孕前保健通常由健康教育、健康检查、风险评估和优生指导三部分组成。孕前保健是婚前保健的延续,是孕产期保健的前移。

一、健康教育

孕前健康教育通过系统化的信息传播,提高育龄妇女和配偶的生育健康知识水平,降低不良妊娠结局风险。孕前健康教育内容主要包括生育基本知识、计划妊娠、均衡营养、生活行为方式、心理健康、药物使用等方面,通过合理避孕的方法减少意外妊娠率,通过孕前优生保健提高计划妊娠率。

遵循普遍性指导和个体化指导相结合的原则,对计划妊娠的夫妇进行孕前健康教育及指导,主要内容包括:

(1)有准备、有计划地妊娠,尽量避免高龄妊娠。

(2)合理营养,控制体重增加。

(3)补充叶酸 0.4～0.8mg/d,或含叶酸的复合维生素。既往生育过神经管畸形(neural tube defects,NTDs)儿的孕妇,则需每天补充叶酸 4mg。

(4)有遗传病、慢性疾病和传染病而准备妊娠的妇女,应予以评估并指导。

(5)合理用药,避免使用可能影响胎儿正常发育的药物。

(6)避免接触生活及职业环境中的有毒有害物质(如放射线、高温、铅、汞、苯、砷、农药等),避免密切接触宠物。

(7)改变不良的生活习惯(如吸烟、酗酒、吸毒等)及生活方式;避免高强度的工作、高噪声环境和家庭暴力。

(8)保持心理健康,解除精神压力,预防孕期及产后心理问题的发生。

(9)合理选择运动方式。

二、健康检查

孕前健康检查通常包括常规保健和临床检查两部分,相较于产检的优势在于,孕前可进行一些特殊检查及实践锻炼,且不对胎儿造成影响。同时,孕前检查可以更早地发现风险并进行评估,而孕期保健发现问题往往只能采取流产或引产等措施,这在一定程度上损害了育龄妇女的身体健康。

(一)常规保健

1. 评估孕前高危因素

(1)询问计划妊娠夫妇的健康状况。

(2)评估既往慢性疾病史、家族史和遗传病史,不宜妊娠者应及时告之。

(3)详细了解不良孕产史和前次分娩史,是否为瘢痕子宫。

(4)生活方式、饮食营养、职业状况及工作环境、运动(劳动)情况、家庭暴力、人际关系等。

2. 体格检查

(1)全面体格检查,包括心肺听诊。

(2)测量血压、体重,计算体重指数(body mass index,BMI)。

(3)常规妇科检查。

(二)临床检查

1. 必查项目

包括以下项目:①血常规;②尿常规;③血型(ABO 和 Rh 血型);④肝功能;⑤肾功能;⑥空腹血糖水平;⑦HBsAg 筛查;⑧梅毒血清抗体筛查;⑨HIV 筛查;⑩地中海贫血筛查(主要包括广东、广西、海南、湖南、湖北、四川、重庆等地区)。

2. 备查项目

包括以下项目:①子宫颈细胞学检查(1 年内未查者);②TORCH 筛查;③阴道分泌物检查(常规检查及淋球菌、沙眼衣原体检查);④甲状腺功能检测;⑤75g 口服葡萄糖耐量试验(oral glucose tolerance test,OGTT),针对高危妇女;⑥血脂水平检查;⑦妇科超声检查;⑧心电图检查;⑨胸部 X 线检查。

三、风险评估和优生指导

风险评估和优生指导指根据孕前保健检查结果,对计划妊娠的夫妇所存在的遗传风险、生殖风险、慢性病风险、感染风险、营养风险、行为风险进行评估,对妊娠前身体准备、心理准备、健康检查、妊娠时间和存在风险等与计划妊娠的夫妇进行充分交流,提供妊娠咨询的合理化建议,让其知情选择最佳应对方法,并通过转诊服务与其他专科医疗服务相结合。

第三章　孕期健康安全监护

第一节　受精及受精卵发育、输送与着床

获能的精子与次级卵母细胞相遇于输卵管,结合形成受精卵的过程称为受精(fertilization)。受精多数在排卵后数小时内发生,一般不超过 24h。晚期囊胚种植于子宫内膜的过程称受精卵着床(implantation)。

一、受精卵形成

精液射入阴道后,精子离开精液经子宫颈管、子宫腔进入输卵管腔,在此过程中精子顶体表面糖蛋白被生殖道分泌物中的 α、β 淀粉酶降解,同时顶体膜结构中胆固醇与磷脂比率和膜电位发生变化,降低顶体膜的稳定性,此过程称为精子获能(capacitation),需 7h 左右。卵子(次级卵母细胞)从卵巢排出,经输卵管伞进入输卵管,在输卵管内与获能的精子相遇,精子头部顶体外膜破裂,释放出顶体酶(含顶体素、玻璃酸酶、酯酶等),溶解卵子外围的放射冠和透明带,称为顶体反应(acrosome reaction)。借助酶的作用,精子穿过放射冠和透明带。只有发生顶体反应的精子才能与次级卵母细胞融合。精子头部与卵子表面接触,卵子细胞质内的皮质颗粒释放溶酶体酶,引起透明带结构改变,精子受体分子变性,阻止其他精子进入透明带,这一过程称为透明带反应(zona reaction),穿过透明带的精子外膜与卵子胞膜接触并融合,精子进入卵子内。随后,卵子迅即完成第二次减数分裂形成卵原核,卵原核与精原核融合,核膜消失,染色体相互混合,形成二倍体的受精卵(zygote),完成受精过程。

受精后 30h,受精卵借助输卵管蠕动和输卵管上皮纤毛推动向宫腔方向移动,同时开始有丝分裂,即卵裂(cleavage),形成多个子细胞,称为分裂球(blastomere),受精后 50h 为 8 细胞阶段,至受精后 72h 分裂为 16 个细胞的实心胚,称为桑椹胚(morula),随后细胞继续分裂并在细胞间隙集聚来自宫腔的液体形成早期囊胚(early blastocyst),受精后第 4 日早期囊胚进入宫腔,受精后第 5～6 日早期囊胚透明带消失,总体积迅速增大,继续分裂发育,形成晚期囊胚(late blastocyst)。

二、受精卵着床

大约在受精 6～7 天后胚胎植入子宫内膜的过程称着床。受精卵着床经过定位(apposition)、黏附(adhesion)和侵入(invasion)3 个过程。①定位:透明带消失,晚期囊胚以其内细胞团端接触子宫内膜;②黏附:晚期囊胚黏附在子宫内膜,囊胚表面滋养细胞分化为两层,外层为合体滋养细胞,内层为细胞滋养细胞;③侵入:滋养细胞穿透侵入子宫内膜、内 1/3 肌层及血管,囊胚完全埋入子宫内膜中且被内膜覆盖。

受精卵着床必须具备的条件有:①透明带消失;②囊胚细胞滋养细胞分化出合体滋养细胞;③囊胚和子宫内膜同步发育且功能协调;④体内分泌足量的雌激素和孕酮。成功着床需要由黄体分泌的雌、孕激素支持的子宫内膜具有容受性。子宫内膜的容受性仅在月经周期第20~24日才具有,也即窗口期,子宫仅在极短的窗口期允许受精卵着床。

【课堂小结】

1.受精过程需精子获能和发生顶体反应。

2.囊胚表面滋养细胞和子宫内膜同步发育且功能协调是受精卵着床重要条件。

3.受精卵形成并着床是胚胎早期发育的两个重要过程,任何干扰该过程的因素均可导致不孕或早期流产。

【课后思考】

1.请问精子和卵子常在什么部位结合形成受精卵?

2.请问受精卵着床必须具备的条件有哪些?

【视频资源】

3-1 受精及受精卵的发育、输送和着床

学习笔记:

_____

_____

_____

第二节 确定诊断

【案例3-1】

小张,女,30岁,刚结婚的她沉浸在喜庆快乐中。最近,早晨起床,她总是感到干呕,胃口也比原先差了些,感到有些疲倦。虽然平时"大姨妈"要延后7~8天,但仔细算算,上次月经已经是两个月前的事了。

讨论

1.从上述症状,我们需要考虑小张有可能是哪些情况?

2.小张接下来应该怎么办?

3.作为医生,你觉得小张需要做哪些检查?

妊娠期从末次月经的第一日开始计算,约为280天(40周)。临床上分为3个时期:妊娠未达14周称为早期妊娠(first rimester),第14~27[+6]周称为中期妊娠(second trimester),

第 28 周及其后称为晚期妊娠（third trimester）。

生育期、有性生活史的健康妇女，如平时月经周期规则，一旦月经过期，特别是延期 10 日以上，应考虑到妊娠。早期妊娠的诊断主要是确定妊娠、胎数、孕龄，排除异位妊娠、妊娠滋养细胞疾病等病理情况。

一、症状与体征

1. 停经史

有性生活史的育龄期女性，以往月经规律，月经延期，特别是延期 10 天以上，应考虑到妊娠可能。

2. 早孕反应

早孕反应（morning sickness）为在停经 6 周左右出现头晕、畏寒、恶心、晨起呕吐、乏力、嗜睡、食欲缺乏、流涎、喜食酸物、厌恶油腻等症状，部分患者有情绪改变。早孕反应多在停经 12 周左右自行消失。

3. 尿频

由于前倾增大的子宫在盆腔内压迫膀胱，表现为尿频。妊娠 12 周后，子宫增大超出盆腔，尿频症状自然消失。

4. 乳房变化

部分女性乳房胀痛。检查乳房体积逐渐增大，有明显的静脉显露，乳头增大，乳头乳晕着色加深。乳晕周围皮脂腺增生出现深褐色结节，称为蒙氏结节（Montgomery's tubercles）。

5. 妇科检查

阴道黏膜和宫颈阴道部充血呈紫蓝色。妊娠 6～8 周时，双合诊检查子宫峡部极软，感觉宫颈与宫体之间似不相连，称为黑加征（Hegar sign）。子宫逐渐增大变软，呈球形。妊娠 8 周时，子宫为非孕时的 2 倍，12 周时子宫为非孕时的 3 倍，宫底超出盆腔，可在耻骨联合上方触及。

6. 其他

部分患者出现雌激素增多的表现，如蜘蛛痣、肝掌、皮肤色素沉着（面部、腹白线、乳晕等）。部分患者出现不伴有子宫出血的子宫收缩痛或不适、腹胀、便秘等。

二、辅助检查

1. 妊娠试验（pregnancy test）

临床上多采用早早孕试纸法检测受检者尿液，结果阳性结合临床表现可诊断妊娠。外周血检测人绒毛膜促性腺激素（hCG），定量了解妊娠情况（图 3-1）。hCG 是一种糖蛋白激素，由 α 及 β 亚单位组成，主要由妊娠滋养细胞产生，妊娠、妊娠滋养细胞疾病、生殖细胞肿瘤及其他恶性肿瘤，如肺、肾上腺及肝脏肿瘤均可产生 hCG。

受精卵着床时，即排卵后的第 6 日受精卵滋养层形成时开始产生 hCG，约 1 天后能测到外周血 hCG，以后每 1.7～2 天上升 1 倍，在排卵后 14 天约达 100U/L，妊娠 8～10 周达峰值（50000～100000U/L），以后迅速下降，在妊娠中晚期，hCG 仅为高峰时的 10%。

项目名称	结果	提示	单位	参考值
β-hCG 人绒毛膜促性腺激素	45023.0		U/L	非妊振：<5
E₂ 雌二醇	3252.0		pmol/L	滤泡期：45.4～854.0 排卵期：151.0～1461.0 黄体期：81.9～1251.0 绝经期：18.4～505.0
Prog 孕酮	103.20		nmol/L	滤泡期：0.18～2.84 排卵期：0.35～38.1 黄体期：5.82～75.90 绝经期：0.40

罗氏E602 化学发光分析：

图 3-1　hCG、雌二醇、孕酮临床化验单

2.超声检查

子宫附件超声检查的主要目的是确定宫内妊娠、胎数及评估孕龄,同时排除异位妊娠、妊娠滋养细胞疾病、盆腔肿块等疾病。若为多胎,可通过胚囊数目和形态判断绒毛膜性。宫内早孕超声检查报告示例如图 3-2 所示。

检查部位：子宫附件、盆腔(经阴道)

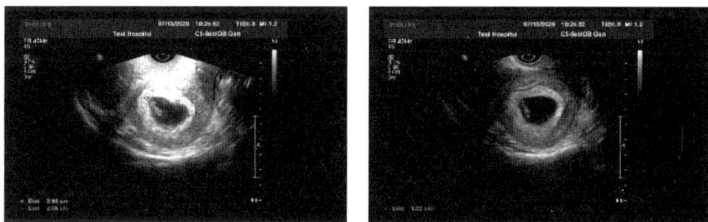

超声描述：
子宫后位,饱满,宫内见一孕囊,大小约2.9*2.1cm,形态规整,与宫壁间未见液性暗区,囊内可见卵黄囊、胚芽,芽长约1.0cm,原始心搏可及。
两附件区未见明显异常回声包块。
盆腔内未见游离液性暗区。

超声诊断：
宫内早孕

图 3-2　宫内早孕超声检查报告

以往月经规律,当停经 35 天时,宫腔内见到圆形或椭圆形妊娠囊(gestational sac,GS),妊娠 6 周时,可见到胚芽和原始心管搏动,妊娠 11～13^{+6} 周测量胎儿头臀长度(crown-rump length,CRL)能较准确地估计孕周,矫正预产期。

【案例分析 3-1】

1.育龄期的小张,超过了平时月经周期,出现恶心、乏力等早孕反应,首先考虑与妊娠相关的情况。

2.小张需要确认自己是否怀孕,可以自己用验孕棒检测尿液,如果尿妊娠试验阳性,再去医院进一步检查是否宫内妊娠。

3.可以进行血 hCG、子宫附件超声检查。

【课堂小结】

1. 妊娠的主要症状为停经和早孕反应。

2. 妊娠试验可通过检测血、尿人绒毛膜促性腺激素(hCG)来判断。

3. 妊娠早期通过子宫附件超声来确定宫内妊娠。

【课后思考】

1. 早孕反应有哪些？

2. 什么是诊断宫内妊娠的"金标准"？

3. 2020 年 9 月 5 日，小张来到妇产科就诊，医生为小张做了子宫附件超声检查，提示"宫内早孕，胚芽长约 0.5cm，可见原始心管搏动"。小张的末次月经为 2020 年 7 月 5 日，请问胚胎大小与实际孕周相符合吗？请准确估计小张的预产期。

【视频资源】

3-2　妊娠诊断

学习笔记：

_____

_____

_____

第三节　胎儿生理特点及健康评估

> **【案例 3-2】**
>
> 　　王女士，29 岁，初产妇，0-0-0-0。因"停经 37 周，自觉胎动减少 1 天"来产科门诊就诊。孕期定期产检，各项指标未见异常。患者 1 天前无明显诱因自觉胎动减少，无腹痛腹胀，无阴道流血等不适。予血压、体重检查，结果如下：血压 120/72 mmHg，体重 62kg，心率 77 次/min。
>
> 　　**讨论**
>
> 　　1. 请问需要与王女士进一步沟通，询问哪些病史？
>
> 　　2. 作为产科医生，您需要为王女士进行哪些检查？

　　孕周从末次月经第 1 日开始计算，通常比排卵或受精时间提前 2 周，比着床提前 3 周。妊娠全过程约为 280 天，即 40 周。妊娠 10 周内的人胚称为胚胎，是器官分化、形成时期。自妊娠 11 周起称为胎儿，是生长、成熟的时期。胎儿在妊娠 24 周后出生可能存活，但生存力极差，28 周后生存力逐渐增加，37～42 周为足月成熟儿。

一、胎儿生理特点

(一)循环系统

胎儿营养供给和代谢产物排出,均需经胎盘传输由母体完成。由于胎儿期肺循环阻力高及胎盘脐带循环的存在,胎儿期心血管循环系统不同于新生儿期。

1.胎儿血液循环特点

(1)来自胎盘的血液进入胎儿体内后分为3支:一支直接入肝,一支与门静脉汇合入肝,此两支血液经肝静脉入下腔静脉;另一支经静脉导管直接入下腔静脉。下腔静脉血是混合血,有来自脐静脉含氧量较高的血液,也有来自胎儿身体下半部含氧量较低的血液。

(2)卵圆孔位于左右心房之间,其开口正对下腔静脉入口,下腔静脉进入右心房的血液绝大部分经卵圆孔进入左心房。上腔静脉进入右心房的血液流向右心室,随后进入肺动脉。

(3)肺循环阻力较大,肺动脉血液绝大部分经动脉导管流入主动脉,仅部分血液经肺静脉进入左心房。左心房血液进入左心室,继而进入主动脉直至全身,然后经腹下动脉再经脐动脉进入胎盘,与母血进行气体及物质交换。

胎儿体内无纯动脉血,而是动静脉混合血。进入肝、心、头部及上肢的血液含氧量较高及营养较丰富以适应需要。注入肺及身体下半部的血液含氧量及营养相对较少。

2.新生儿血液循环特点

胎儿出生后,胎盘脐带循环中断,肺开始呼吸,肺循环阻力降低,新生儿血液循环逐渐发生改变。

(1)脐静脉闭锁为肝圆韧带,脐静脉的末支静脉导管闭锁为静脉韧带。

(2)脐动脉闭锁,与相连的闭锁的腹下动脉成为腹下韧带。

(3)动脉导管位于肺动脉与主动脉弓之间,出生后2~3个月完全闭锁为动脉韧带。

(4)出生后左心房压力增高,卵圆孔开始关闭,多在生后6个月完全关闭。

(二)血液系统

1.红细胞生成

早在受精第3周,卵黄囊开始造血,以后肝、骨髓、脾逐渐具有造血功能。妊娠足月时,骨髓产生90%红细胞。至妊娠32周红细胞生成素大量产生,故妊娠32周后出生的新生儿红细胞计数均增多,约为$6.0 \times 10^{12}/L$。胎儿红细胞生命周期短,约90日,需不断生成红细胞。

2.血红蛋白生成

妊娠前半期均为胎儿血红蛋白,至妊娠最后4~6周,成人血红蛋白增多,至临产时胎儿血红蛋白仅占25%。

3.白细胞生成

妊娠8周以后,胎儿血液循环出现粒细胞。妊娠12周,胸腺、脾产生淋巴细胞,成为体内抗体主要来源。妊娠足月时白细胞计数可高达$(15 \sim 20) \times 10^9 L$。

(三)呼吸系统

胎儿期胎盘代替肺功能,母儿血液在胎盘进行气体交换,但出生前胎儿已具备呼吸道(包括气管直至肺泡)、肺循环及呼吸肌。妊娠11周超声检查可见胎儿胸壁运动,妊娠16周时出现能使羊水进出呼吸道的呼吸运动。新生儿出生后肺泡扩张,开始具备呼吸功能,出生时胎肺不成熟可导致呼吸窘迫综合征,影响新生儿存活力。

胎儿肺成熟包括肺组织结构成熟和功能成熟,后者系肺泡Ⅱ型细胞内的板层小体能合成肺表面活性物质,包括卵磷脂(lecithin)和磷脂酰甘油(phosphatidyl glycerol)。表面活性物质能降低肺泡表面张力,有助于肺泡扩张。通过检测羊水中卵磷脂及磷脂酰甘油值,可以判断胎肺成熟度。糖皮质激素可刺激肺表面活性物质的产生。

(四)神经系统

胎儿大脑随妊娠进展逐渐发育长大,胚胎期脊髓已长满椎管,随后生长变缓。妊娠6个月脑脊髓和脑干神经根的髓鞘开始形成,但主要发生在出生后1年内。

妊娠中期胎儿内、外及中耳已形成,妊娠24～26周胎儿已能听见一些声音。妊娠28周胎儿眼开始出现对光反应,对形象及色彩的视觉出生后才逐渐形成。

(五)消化系统

1. 胃肠道

妊娠16周胃肠功能基本建立,胎儿能吞咽羊水,吸收水分、氨基酸、葡萄糖及其他可溶性营养物质。

2. 肝脏

胎儿肝内缺乏许多酶,不能结合因红细胞破坏产生的大量游离胆红素。胆红素经胆道排入小肠氧化成胆绿素。胆绿素的降解产物导致胎粪呈黑绿色。

(六)泌尿系统

妊娠11～14周胎儿肾已有排尿功能,妊娠14周胎儿膀胱内已有尿液。胎儿通过排尿参与羊水的循环。

(七)内分泌系统

甲状腺于妊娠第6周开始发育,妊娠10～12周已能合成甲状腺激素。甲状腺素对胎儿各组织器官的正常发育均有作用,尤其是大脑的发育。从妊娠12周开始胎儿甲状腺对碘的蓄积高于母亲甲状腺,因此,孕期补碘要慎重。

胎儿肾上腺发育良好,胎儿肾上腺皮质主要由胎儿带组成,能产生大量甾体激素,与胎儿肝脏、胎盘、母体共同完成雌三醇的合成。妊娠12周胎儿胰腺开始分泌胰岛素。

(八)生殖系统及性腺分化发育

性腺发育决定于胎儿的基因型和性染色体,而最终性别表型取决于性染色体和占优势的生化和激素环境。在两个X染色体作用下,未分化性腺的皮质更倾向于分化成女性胎儿,在胎儿第10周,分化出卵巢结构,而在男性胎儿,由于Y染色体编码的性决定区(sex-determining region of the Y chromosome,SRY)蛋白能够诱导未分化性腺向睾丸分化并产生雄激素。除SRY蛋白和雄激素外,抗米勒管激素(anti-Müllerian hormone,AMH)对于男性发育也至关重要,在三种物质缺乏的环境中,生殖器倾向于向女性发育,之后,女性生殖器发育成熟主要受雌激素影响。

二、胎儿健康评估

评估胎儿健康包括确定是否为高危儿和监测胎儿宫内状况。

(一)确定是否为高危儿

高危儿包括：①孕龄＜37周或≥42周；②出生体重＜2500g；③小于孕龄儿或大于孕龄儿；④生后1分钟内Apgar评分0～3分；⑤产时感染；⑥高危妊娠产妇的新生儿；⑦手术产儿；⑧新生儿的兄姐有严重的新生儿病史或新生儿期死亡等。

(二)胎儿宫内状况的监测

1.妊娠早期

妇科检查确定子宫大小及是否与妊娠周数相符；超声检查最早在妊娠第6周即可见妊娠囊和原始心管搏动；有条件时，妊娠11～13^{+6}周超声测量胎儿颈项透明层(nuchal translucency，NT)厚度和胎儿发育情况(图3-3)。

检查部位：胎儿及附属物|胎儿颈部透明层测定

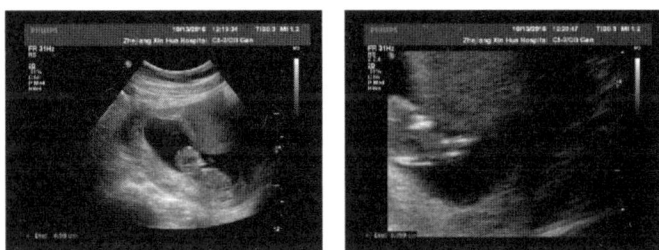

超声描述：

胎儿NT厚约0.1cm。
胎位：不定
头臀长径：5.6cm
胎盘：后壁为主。Gr:0级
羊水：较大深度约3.1cm
胎心率：165次/分
胎心：规则
胎动：可及

本次检查仅是孕期常规检查，未作系统检查，仅对上述检查内容负责！

超声诊断：

宫内孕单活胎

图3-3　胎儿NT检查超声报告

2.妊娠中期

每次产前检查测量宫底高度，协助判断胎儿大小及是否与妊娠周数相符。超声检查胎儿生长状况并筛查胎儿结构有无异常(图3-4)。每次产前检查时听取胎心率。

3.妊娠晚期

(1)每次产前检查测量宫底高度并听取胎心率。超声检查不仅能判断胎儿生长状况，且能判定胎位、胎盘位置、羊水量和胎盘成熟度。

(2)胎动监测是孕妇自我评价胎儿宫内状况的简便经济的有效方法。一般妊娠20周开始自觉胎动，胎动夜间和下午较为活跃。胎动常在胎儿睡眠周期消失，持续20～40min。妊娠28周以后，胎动计数＜10次/2h或减少50%者提示有胎儿缺氧可能。

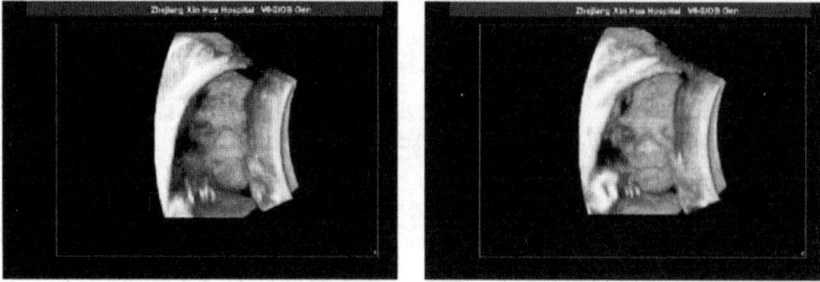

检查部位：其他彩超

超声描述：

胎位：ROA
胎心：154次/分　　　　　　胎动：可及
双顶径：5.8cm　　股骨长：3.8cm
上唇未见明显连续性中断，四腔心可见
胃泡可见，双肾可见，膀胱可见
脊柱：曲度正常
胎盘：后壁为主，　　　Gr：0级
羊水：4~5cm
胎儿脐动脉 S/D：2.4　RI：0.58

告知：
目前超声检查尚无法检查出所有的胎儿畸形

超声诊断：

宫内孕单活胎

图 3-4　胎儿三维超声报告

（3）电子胎心监护（electronic fetal monitoring，EFM）是评估产前胎儿健康状况使用最广泛的非侵入性方法，是评估胎儿低氧血症的有效工具，是产前检查和产时监护不可缺少的辅助检查手段。其优点是能连续观察并记录胎心率（fetal heart rate，FHR）的动态变化，同时描记子宫收缩和胎动情况，反映三者间的关系。基于理论模式和大量临床试验，对于大多数孕妇建议妊娠 32 周后开始行无应激试验（none-stress test，NST），如可提前监测到伴有多种合并症的高危孕妇（如慢性高血压合并胎儿生长受限等）。EFM 的评价指标见表 3-1，其中基线变异是最重要的评价指标。

表 3-1　电子胎心监护的评价指标

名称	定　　义
胎心率基线	指任何 10min 内胎心率平均水平（除外胎心加速、减速和显著变异的部分），至少观察 2min 的图形，该图形可以是不连续的。 ①正常胎心率基线：110~160 次/min； ②胎儿心动过速：胎心率基线>160 次/min； ③胎儿心动过缓：胎心率基线<110 次/min。
基线变异	指胎心率自波峰到波谷的振幅改变。 按照振幅波动程度分为： ①变异消失：振幅波动完全消失； ②微小变异：振幅波动≤5 次/min； ③中等变异（正常变异）：振幅波动 6~25 次/min； ④显著变异：振幅波动>25 次/min。

续表

名称	定　义
加速	指基线胎心率突然显著增加,开始到波峰时间<30s。 从胎心率开始加速至恢复到基线胎心率水平的时间为加速时间。
	妊娠≥32 周胎心加速标准: 胎心加速≥15 次/min,持续时间≥15s,但不超过 2min。 妊娠<32 周胎心加速标准: 胎心加速≥10 次/min,持续时间≥10s,但不超过 2min。
	延长加速:胎心加速持续 2~10min。 若胎心加速≥10min,则考虑胎心率基线变化。
早期减速	指伴随宫缩出现的减速,通常是对称性地、缓慢地下降到最低点再恢复到基线。 减速的开始到胎心率最低点的时间≥30s,减速的最低点常与宫缩的峰值同时出现;一般来说,减速的开始、最低值及恢复与宫缩的起始、峰值及结束同步。
晚期减速	指伴随宫缩出现的减速,通常是对称性地、缓慢地下降到最低点再恢复到基线。 减速的开始到胎心率最低点的时间≥30s,减速的最低点通常晚于宫缩峰值;一般来说,减速的开始、最低值及恢复分别延后于宫缩的起始、峰值及结束。
变异减速	指突发的显著的胎心率急速下降。减速的开始到最低点的时间<30s,胎心率下降≥15 次/min,持续时间≥15s,但<2min。 当变异减速伴随宫缩时,减速的起始、深度和持续时间与宫缩之间无固定规律。典型的变异减速是先有一初始加速的肩峰,紧接一快速的减速,之后快速恢复到正常基线伴有一继发性加速(双肩峰)。
延长减速	指明显的低于基线的胎心率下降。 减速程度≥15 次/min,持续时间≥2 分,但不超过 10min。
	若胎心减速≥10min,则考虑胎心率基线变化。
反复性减速	指 20min 观察时间内,≥50%的宫缩均伴发减速。
间歇性减速	指 20min 观察时间内,<50%的宫缩伴发减速。
正弦波形	胎心率基线呈现平滑的类似正弦波样摆动,频率固定,3~5 次/min,持续≥20min。
宫缩	正常宫缩:观察 30min,10min 内有 5 次或者 5 次以下宫缩。
	宫缩过频:观察 30min,10min 内有 5 次以上宫缩。 当宫缩过频时应记录有无伴随胎心率变化。

电子胎心监护可提示各种胎心率变化情况,举例如图 3-5 至图 3-10 所示。

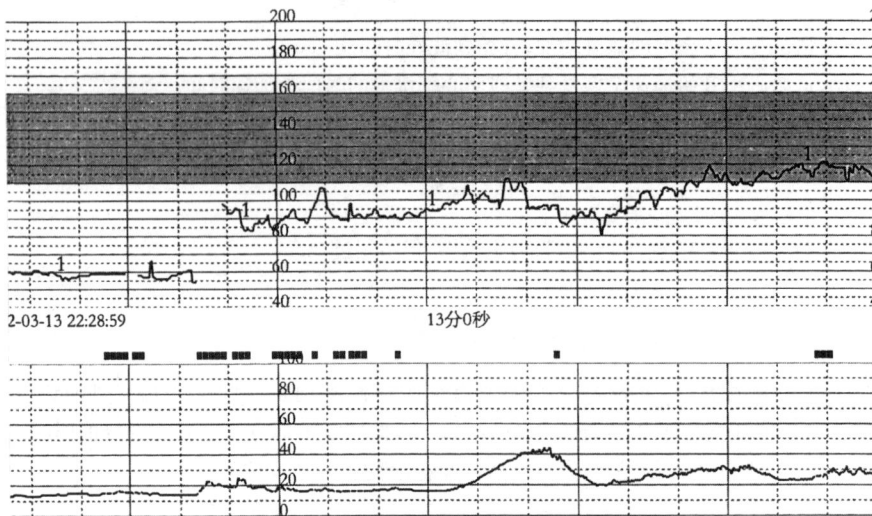

图 3-5　电子胎心监护提示胎心率过低

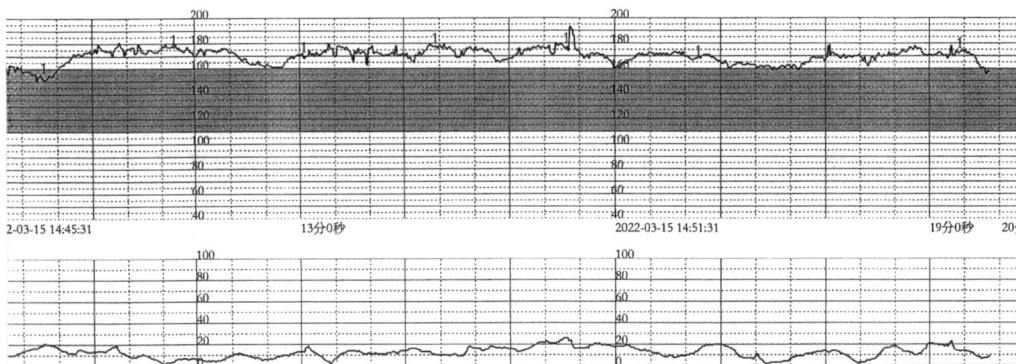

图 3-6　电子胎心监护提示胎心率过高

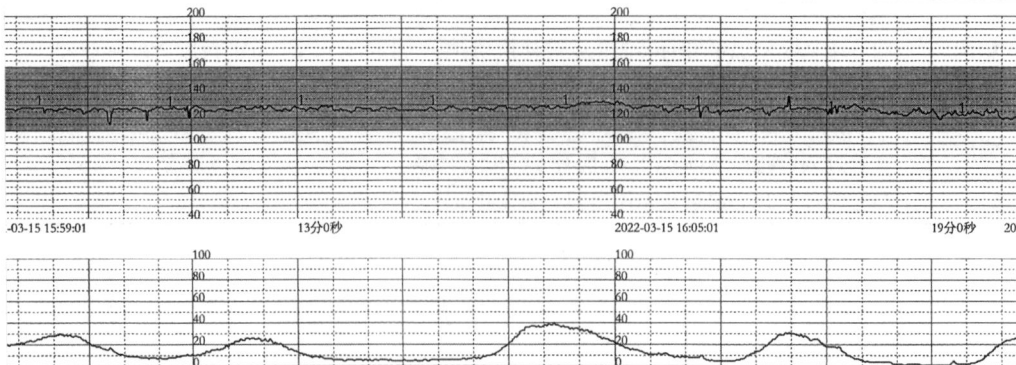

图 3-7　电子胎心监护提示微小变异

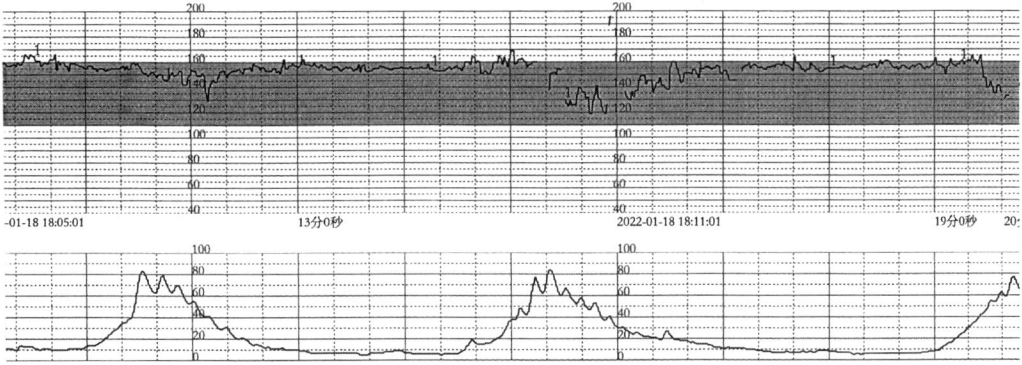

图 3-8 电子胎心监护提示早期减速

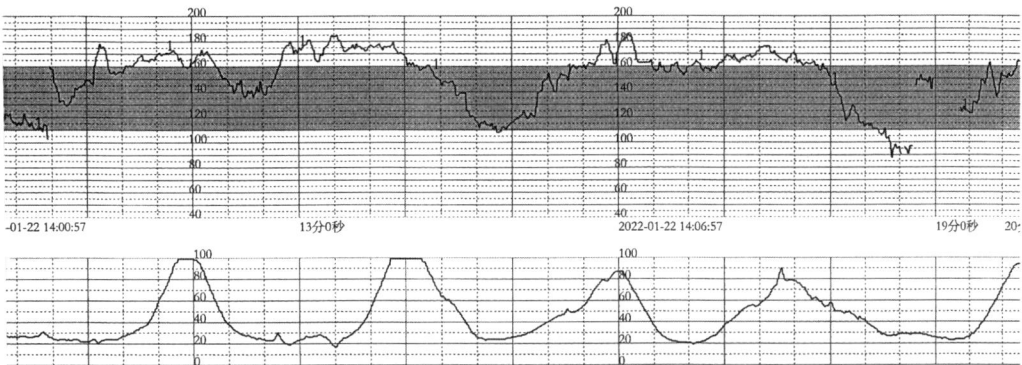

图 3-9 电子胎心监护提示晚期减速

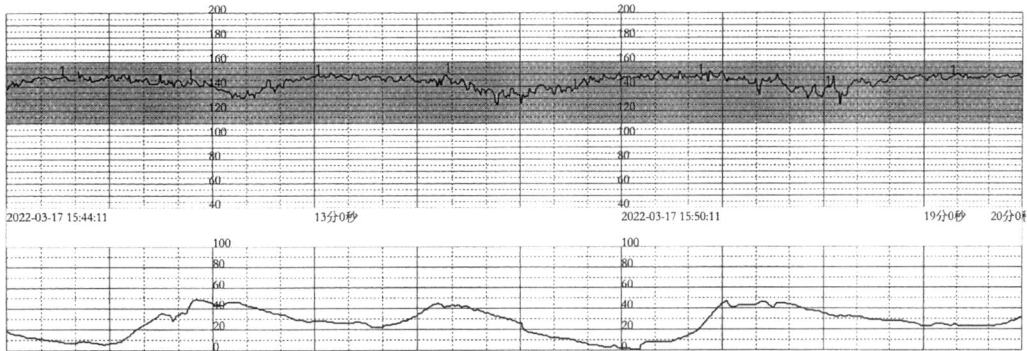

图 3-10 电子胎心监护提示减速

（4）预测胎儿宫内储备能力：①无应激试验（NST），用于产前监护。②缩宫素激惹试验（oxytocin challenge test，OCT），OCT 的原理为用缩宫素诱导宫缩并用电子胎心监护仪记录胎心率的变化。OCT 可用于产前监护及引产时胎盘功能的评价。

（5）NST 的判读：参照 2007 年加拿大妇产科医师学会（Society of Obstetricians and Gynecologists of Canada，SOGC）指南，见表 3-2。NST 图形举例如图 3-11 至图 3-13 所示。需要注意的是，NST 结果的假阳性率较高，异常 NST 需要复查，延长监护时间，必要时行生物物理评分（biophysical profile，BPP）。

表 3-2　　NST 的结果判读及处理

参数		正常 NST	不典型 NST	异常 NST
胎心率基线		110~160 次/min	100~110 次/min;>160 次/min,<30min	胎心过缓:<100 次/min;胎心过速:>160 次/min,超过30min
基线变异		6~25 次/min(中度变异);≤5 次/min(变异缺失及小变异),持续<40min	≤5 次/min,持续 40~80min 内	≤5 次/min,持续≥80min;≥25 次/min,持续>10min;正弦波形
减速		无减速或偶发变异减速,持续<30s	变异减速,持续 30~60s 内	变异减速,持续时间≥60s,晚期减速
加速	≥32 周	40min 内 2 次或 2 次以上加速超过 15 次/min,持续 15s	40~80min 内 2 次以下加速超过 15 次/min,持续 15s	大于 80min 2 次以下加速超过 15 次/min,持续 15s
	<32 周	40min 内 2 次或 2 次以上加速超过 10 次/min,持续 10s	40~80min 内 2 次以下加速超过 10 次/min,持续 10s	大于 80min 2 次以下加速超过 10 次/min,持续 10s
处理		继续随访或进一步评估	需要进一步评估	复查;全面评估胎儿状况;生物物理评分;及时终止妊娠

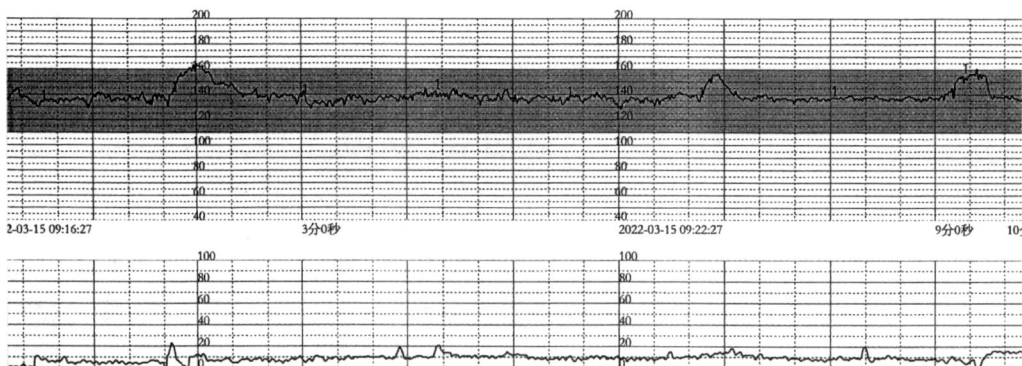

图 3-11　正常 NST 图形 1

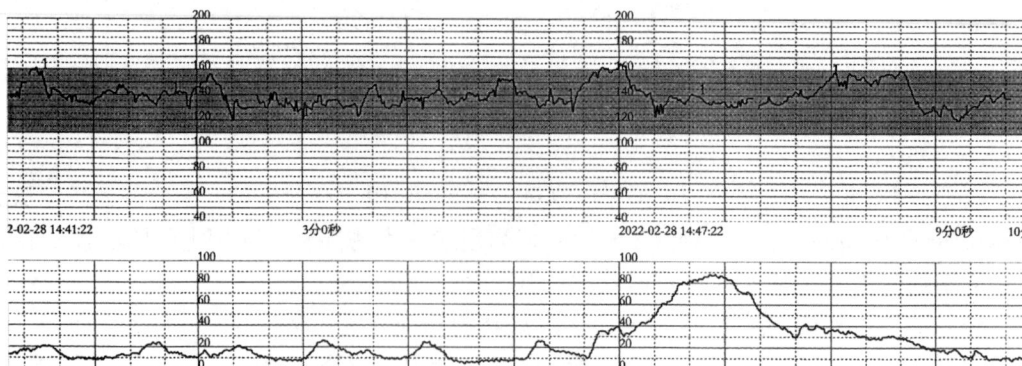

图 3-12　正常 NST 图形 2

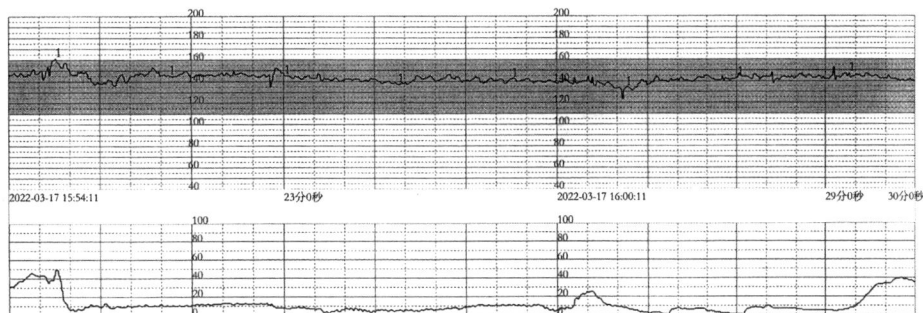

图 3-13　不典型 NST 图形

（6）OCT 的判读：OCT 图形的判读主要基于是否出现晚期减速和变异减速，见表 3-3。OCT 图形举例如图 3-14 至图 3-16 所示。

表 3-3　OCT 的判读

①阴性	没有晚期减速或重度变异减速
②可疑	有下述任一种表现： ·间断出现晚期减速或重度变异减速； ·宫缩过频（>5 次/10min）； ·宫缩伴胎心减速，时间>90s； ·出现无法解释的监护图形。
③阳性	≥50％的宫缩伴随晚期减速

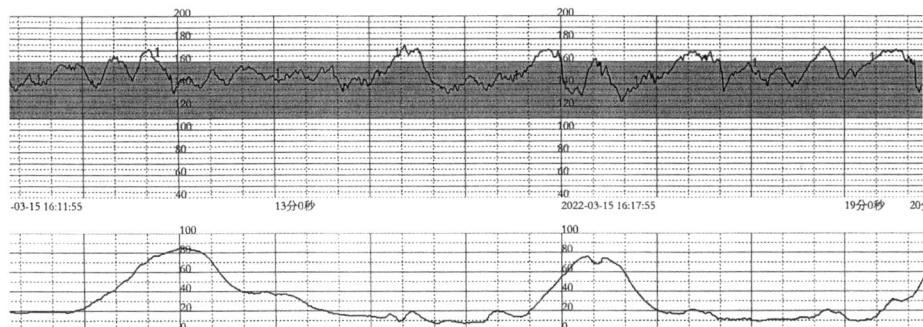

图 3-14　OCT 阴性图形

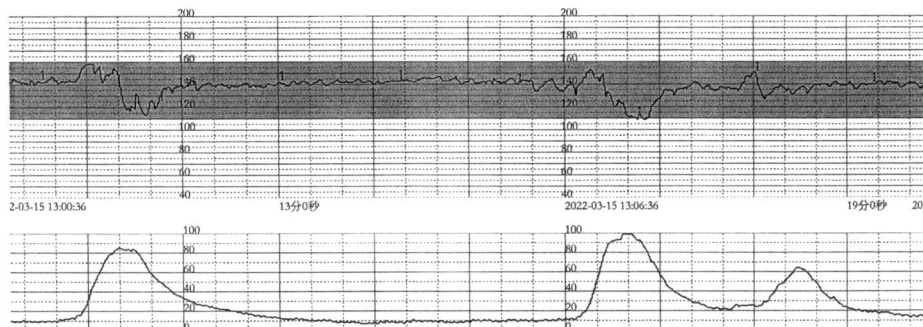

图 3-15　OCT 可疑图形

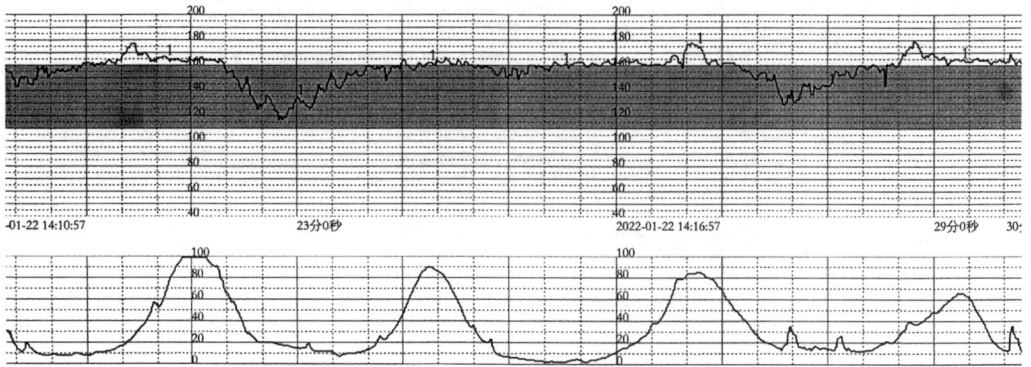

图 3-16　OCT 阳性图形

（7）产时胎心监护图形的判读：产程中，为了避免不必要的产时剖宫产，推荐采用产时胎心监护图形的三级判读系统（3-tier classification system）。该判读系统参照 2009 年美国妇产科医师学会（American College of Obstetricians and Gynecologists，ACOG）指南及 2015 年中华医学会围产医学分会制定的《电子胎心监护应用专家共识》，见表 3-4。

表 3-4　三级电子胎心监护判读标准

类别	判读标准	处理
Ⅰ类电子胎心监护	需同时满足下列条件： ①胎心率基线 110～160 次/min； ②基线变异为中度变异； ③无晚期减速及变异减速； ④存在或者缺乏早期减速； ⑤存在或者缺乏加速。	提示胎儿酸碱平衡正常，可常规监护，不需采取特殊措施。
Ⅱ类电子胎心监护	除了第Ⅰ类和第Ⅲ类电子胎心监护图形外的其他情况均归为Ⅱ类。	尚不能说明存在胎儿酸碱平衡紊乱，但是应该综合考虑临床情况、持续胎心监护、采取其他评估方法来判定胎儿有无缺氧，可能需要宫内复苏来改善胎儿状况。
Ⅲ类电子胎心监护	有两种情况： 1.胎心率基线无变异并且存在下面任何一种情况： ①复发性晚期减速； ②复发性变异减速； ③胎心过缓（胎心率基线<110 次/min）。 2.正弦波形	提示胎儿存在酸碱平衡失调，即胎儿缺氧，应该立即采取相应措施纠正胎儿缺氧，包括改变孕妇体位、吸氧、停止缩宫素使用、抑制宫缩、纠正孕妇低血压等措施。 如果这些措施均不奏效，应该紧急终止妊娠。

（8）胎儿生物物理评分（BPP）是综合电子胎心监护及超声检查所示某些生理活动，以判断胎儿有无急、慢性缺氧的一种产前监护方法，可供临床参考。常用的是 Manning 评分法（表 3-5）。但由于 BPP 评分较费时，且受诸多主观因素的影响，故临床应用日趋减少。

（9）彩色多普勒超声胎儿血流监测：应用该技术监测胎儿血流动力学，可以对有高危因

表 3-5　Manning 评分法

指标	2 分(正常)	0 分(异常)
NST(20min)	≥2 次胎动,FHR 加速,振幅≥15 次/min,持续≥15s	<2 次胎动,FHR 加速,振幅<15 次/min,持续<15s
FBM(30min)	≥1 次,持续≥30s	无或持续<30s
FM(30min)	≥3 次躯干和肢体活动(连续出现计一次)	≤2 次躯干和肢体活动
FT	≥1 次躯干伸展后恢复到屈曲,手指摊开合拢	无活动,肢体完全伸展,伸展缓慢,部分恢复到屈曲
AFV	最大羊水池垂直直径>2cm	无或最大羊水池垂直直径≤2cm

注:NST:无应激试验;FBM:胎儿呼吸运动;FM:胎动;FT:胎儿张力;AFV:羊水最大暗区垂直深度

素的胎儿状况做出客观判断,为临床选择适宜的终止妊娠时机提供有力的证据。常用的指标包括脐动脉和胎儿大脑中动脉的 S/D 比值、RI 值(阻力指数)、PI 值(搏动指数)、脐静脉和静脉导管的血流波形等。其中,S/D 比值为收缩期峰值流速(S)/舒张末期流速(D),RI 值为[S−D]/S,PI 值为[S−D]/平均流速。不同孕周的 S/D 比值、PI 值与 RI 值不同。较公认的判断胎儿血流异常的标准如下:①脐动脉血流指数大于各孕周的第 95 百分位数或超过平均值 2 个标准差,预示胎儿缺氧;②脐动脉的舒张末期血流频谱消失或倒置,预示胎儿缺氧严重;③胎儿大脑中动脉的 S/D 比值降低,提示血流在胎儿体内重新分布,预示胎儿缺氧;④出现脐静脉或静脉导管搏动、静脉导管血流 α 波反向均预示胎儿处于濒死状态。

(三)胎肺成熟度的监测

(1)孕周:妊娠满 34 周(经妊娠早期超声核对)胎儿肺发育基本成熟。

(2)卵磷脂/鞘磷脂(lecithin/sphingomyelin,L/S)比值:若羊水 L/S≥2,提示胎儿肺成熟。也可用羊水振荡试验(泡沫试验)(foam stability test)间接估计 L/S 比值。

(3)磷脂酰甘油(phosphatidyl glycerol,PG):PG 阳性,提示胎肺成熟。

【案例分析 3-2】

1. 王女士自诉孕期顺利,未见明显异常,作为医生,需要进一步围绕可能导致胎儿缺氧的病因询问病史,包括母体血液含氧量不足、母胎间血氧运输及交换障碍、胎儿自身因素异常等,常见疾病如先天性心脏病、贫血、妊娠期高血压、肾病、糖尿病、宫内感染、血型不合、脐带异常等。

此外,要注意询问王女士胎动减少的具体情况,如有胎动计数<10 次/2h,或减少 50%,往往提示胎儿有缺氧的情况,临床常见胎动消失 24h 后胎心消失。

2. 除了生命体征的检测,需要为王女士测量宫底高度、腹围,听取胎心率,进行电子胎心监护并判读,超声检查判断胎儿生长状况,判定胎位、胎盘位置、羊水量和胎盘成熟度,了解脐动脉血流情况;必要时进行胎儿生物物理评分,综合评估胎儿宫内状况。

【课堂小结】

1. 胎儿在妊娠 24 周后出生可能存活,但生存力极差;28 周后生存力逐渐增加;37~42 周为足月成熟儿。

2.胎儿体内无纯动脉血,来自胎盘的血液进入右心房后绝大部分经卵圆孔进入左心房。胎儿肺循环阻力较大,肺动脉血绝大部分经动脉导管流入主动脉。

3.肺表面活性物质的形成决定肺成熟度,与新生儿出生后生存能力密切相关。

4.监测胎儿宫内状况的手段包括胎动监测、电子胎心监护和彩色多普勒超声胎儿血流监测等。

5.电子胎心监护通过连续观察胎心及其与胎动和宫缩间的关系,评估胎儿宫内安危情况,其中基线变异是较为重要的评价指标。

6.胎儿生理特点。

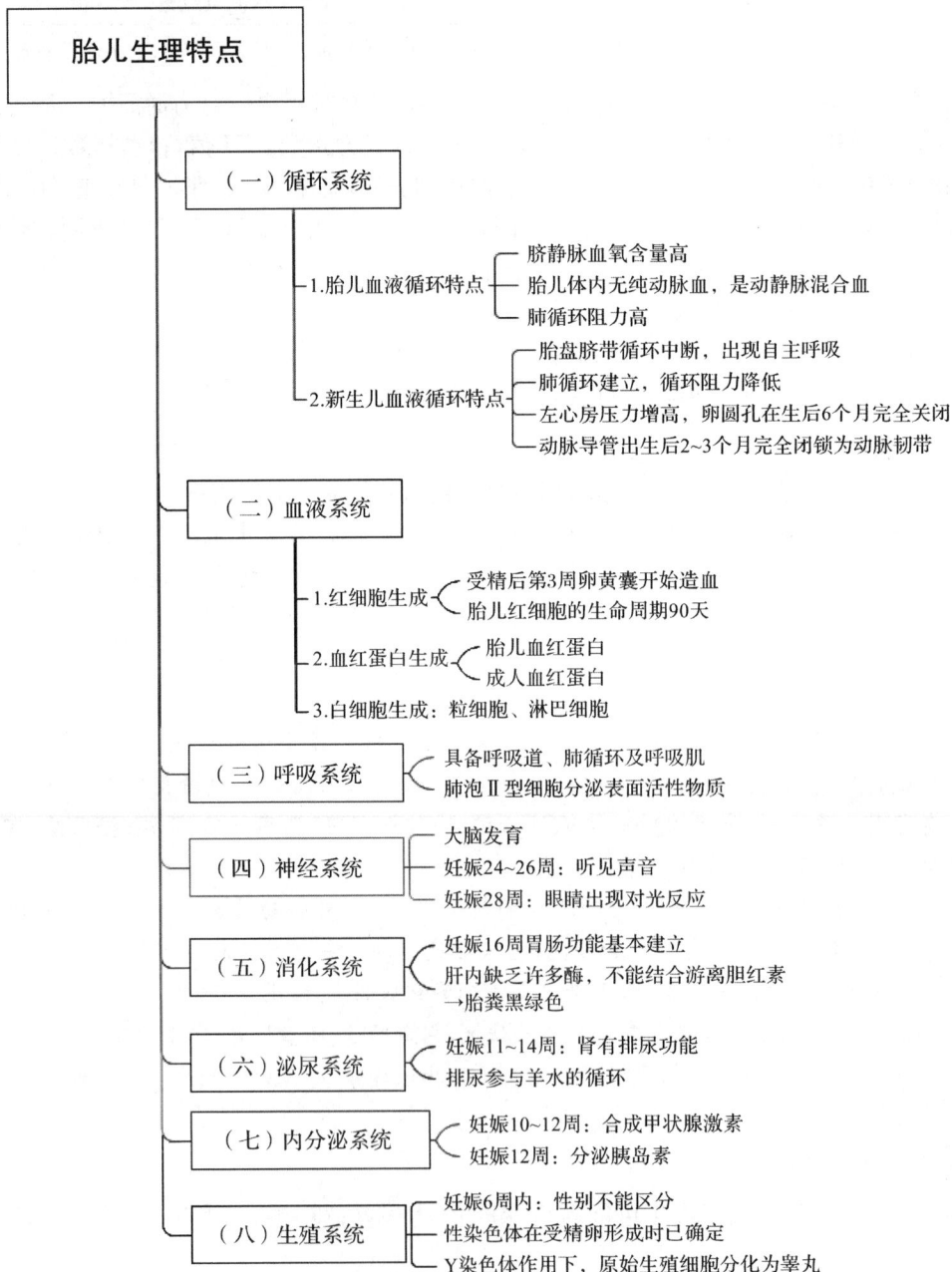

```
胎儿生理特点
│
├─ （一）循环系统
│     ├─1.胎儿血液循环特点 ─┬─ 脐静脉血氧含量高
│     │                      ├─ 胎儿体内无纯动脉血,是动静脉混合血
│     │                      └─ 肺循环阻力高
│     └─2.新生儿血液循环特点 ─┬─ 胎盘脐带循环中断，出现自主呼吸
│                             ├─ 肺循环建立，循环阻力降低
│                             ├─ 左心房压力增高，卵圆孔在生后6个月完全关闭
│                             └─ 动脉导管出生后2~3个月完全闭锁为动脉韧带
│
├─ （二）血液系统
│     ├─1.红细胞生成 ─┬─ 受精后第3周卵黄囊开始造血
│     │               └─ 胎儿红细胞的生命周期90天
│     ├─2.血红蛋白生成 ─┬─ 胎儿血红蛋白
│     │                 └─ 成人血红蛋白
│     └─3.白细胞生成：粒细胞、淋巴细胞
│
├─ （三）呼吸系统 ─┬─ 具备呼吸道、肺循环及呼吸肌
│                 └─ 肺泡Ⅱ型细胞分泌表面活性物质
│
├─ （四）神经系统 ─┬─ 大脑发育
│                 ├─ 妊娠24~26周：听见声音
│                 └─ 妊娠28周：眼睛出现对光反应
│
├─ （五）消化系统 ─┬─ 妊娠16周胃肠功能基本建立
│                 └─ 肝内缺乏许多酶，不能结合游离胆红素
│                    →胎粪黑绿色
│
├─ （六）泌尿系统 ─┬─ 妊娠11~14周：肾有排尿功能
│                 └─ 排尿参与羊水的循环
│
├─ （七）内分泌系统 ─┬─ 妊娠10~12周：合成甲状腺激素
│                   └─ 妊娠12周：分泌胰岛素
│
└─ （八）生殖系统 ─┬─ 妊娠6周内：性别不能区分
                  ├─ 性染色体在受精卵形成时已确定
                  └─ Y染色体作用下，原始生殖细胞分化为睾丸
```

7.胎儿健康评估方法。

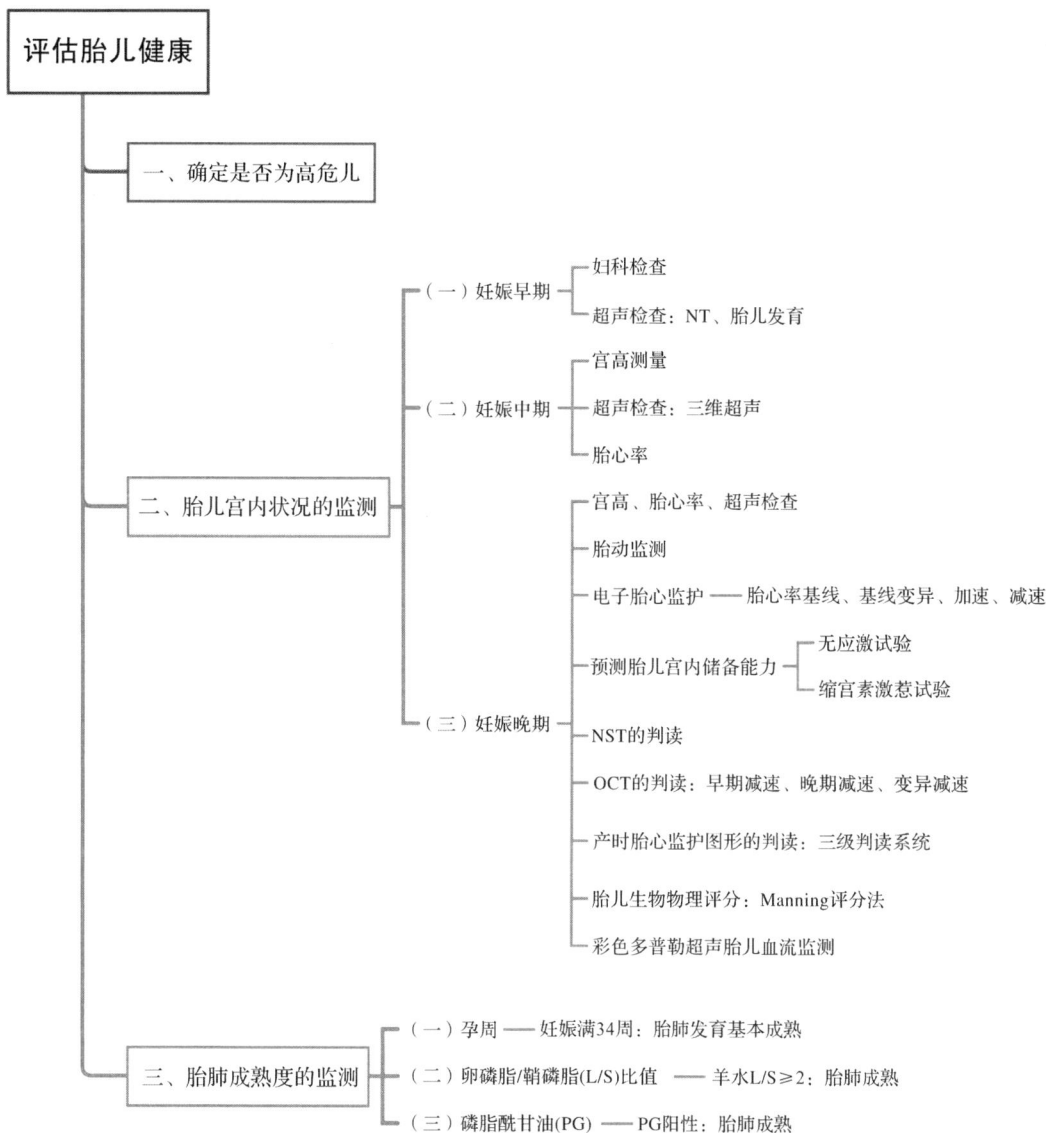

```
评估胎儿健康
├─ 一、确定是否为高危儿
├─ 二、胎儿宫内状况的监测
│   ├─（一）妊娠早期
│   │   ├─ 妇科检查
│   │   └─ 超声检查：NT、胎儿发育
│   ├─（二）妊娠中期
│   │   ├─ 宫高测量
│   │   ├─ 超声检查：三维超声
│   │   └─ 胎心率
│   └─（三）妊娠晚期
│       ├─ 宫高、胎心率、超声检查
│       ├─ 胎动监测
│       ├─ 电子胎心监护 ── 胎心率基线、基线变异、加速、减速
│       ├─ 预测胎儿宫内储备能力 ── 无应激试验
│       │                        缩宫素激惹试验
│       ├─ NST的判读
│       ├─ OCT的判读：早期减速、晚期减速、变异减速
│       ├─ 产时胎心监护图形的判读：三级判读系统
│       ├─ 胎儿生物物理评分：Manning评分法
│       └─ 彩色多普勒超声胎儿血流监测
└─ 三、胎肺成熟度的监测
    ├─（一）孕周 ── 妊娠满34周：胎肺发育基本成熟
    ├─（二）卵磷脂/鞘磷脂(L/S)比值 ── 羊水L/S≥2：胎肺成熟
    └─（三）磷脂酰甘油(PG) ── PG阳性：胎肺成熟
```

【课后思考】

1.胎儿的血液循环系统在出生前后有哪些变化？各有什么特点？

2.预测胎儿宫内储备能力的方法有哪些？

3.如何进行胎心监护图形判读？有哪些注意事项？

第四节　产前检查

【案例3-3】

兰兰,25岁,初产妇,目前停经12周,来产科就诊。停经2个月时查B超提示"宫内早孕",现无明显恶心呕吐等早孕反应,无腹痛,无阴道流血等不适。

讨论

作为接诊医师,请询问病史,做出评估及诊疗计划。

通过规范的产前检查能够及早防治妊娠并发症或合并症,及时发现胎儿异常,评估孕妇及胎儿的安危,确定分娩时机和分娩方式,保障母儿安全,是降低孕产妇和围产儿并发症的发生率及死亡率、减少出生缺陷的重要措施。

一、产前检查的时间、次数及孕周

合理的产前检查时间及次数不仅能保证孕期保健的质量,也能节省医疗卫生资源。针对发展中国家无合并症的孕妇,世界卫生组织(2016年)建议产前检查次数至少8次,分别为妊娠<12周、20周、26周、30周、34周、36周、38周和40周。根据我国《孕前和孕期保健指南(2018年)》,目前推荐的产前检查孕周分别是:妊娠6~13^{+6},14~19^{+6}周,20~24周,25~28周,29~32周,33~36周,37~41周(每周1次)。有高危因素者,可酌情增加次数。

二、产前检查的内容

产前检查的内容包括详细询问病史、全面体格检查、产科检查、必要的辅助检查和健康教育指导。

(一)病史

1.年龄

<18岁或≥35岁妊娠为高危因素,≥35岁妊娠者为高龄孕妇。

2.职业

从事接触有毒物质或放射线等工作的孕妇,其母儿不良结局的风险增加,建议计划妊娠前或妊娠后调换工作岗位。

3.本次妊娠的经过

了解妊娠早期有无早孕反应、病毒感染及用药史;胎动开始时间和胎动变化;饮食、睡眠和运动情况;有无阴道流血、头痛、眼花、心悸、气短、下肢水肿等症状。

4.推算及核对预产期(expected date of confinement,EDC)

推算方法是按末次月经(last menstrual period,LMP)第1日算起,月份减3或加9,日数加7。有条件者应根据妊娠早期超声检查的报告来核对预产期,尤其对记不清末次月经日期或于哺乳期无月经来潮而受孕者,应采用超声检查来协助推算预产期。若根据末次月经推算的孕周与妊娠早期超声检查推算的孕周时间间隔超过5日,应根据妊娠早期超声检查结果校正预产期;妊娠早期超声检测胎儿头臀长(CRL)是估计孕周最准确的指标。

5.月经史及既往孕产史

询问初潮年龄、月经周期。经产妇应了解有无难产史、死胎死产史、分娩方式、新生儿情况以及有无产后出血史,了解末次分娩或流产的时间及转归。

6.既往史及手术史

了解有无高血压、心脏病、结核病、糖尿病、血液病、肝肾疾病等,注意其发病时间及治疗情况,并了解做过何种手术。

7.家族史

询问家族有无结核病、高血压、糖尿病、双胎妊娠及其他与遗传相关的疾病。

8.丈夫健康状况

着重询问健康状况,有无遗传性疾病等。

(二)体格检查

观察发育、营养及精神状态;注意步态及身高,身材矮小(<145cm)者常伴有骨盆狭窄;注意检查心脏有无病变;检查脊柱及下肢有无畸形;检查乳房情况;测量血压、体重和身高,计算体重指数(BMI),注意有无水肿。

$$BMI=体重(kg)/[身高(m)]^2$$

(三)产科检查

产科检查包括腹部检查、骨盆测量和阴道检查等。

1.腹部检查

孕妇排尿后仰卧,头部稍垫高,露出腹部,双腿略屈曲稍分开,使腹肌放松。检查者站在孕妇右侧进行检查。

(1)视诊:注意腹形及大小。腹部有无妊娠纹、手术瘢痕及水肿等。

(2)触诊:妊娠中晚期,应采用四步触诊法(four maneuvers of Leopold)检查子宫大小、胎产式、胎先露、胎方位以及胎先露部是否衔接,具体方法见表3-6和图3-17。在做前3步手法时,检查者面向孕妇头侧,做第4步手法时,检查者应面向孕妇足端。用软尺测量子宫高度(耻骨联合上缘至子宫底的距离)。不同孕周的子宫高度和子宫长度见表3-7。子宫高度异常者,需做进一步的检查,如重新核对预产期、超声检查结果等。若腹部向下悬垂(悬垂腹),要考虑可能伴有骨盆狭窄。

表3-6 四步触诊法

第1步手法	检查者两手置子宫底部,了解子宫外形并测得宫底高度,估计胎儿大小与孕周数是否相符。然后以两手指腹相对轻推,判断宫底部的胎儿部分,胎头硬而圆且有浮球感,胎臀软而宽且形状不规则
第2步手法	检查者左右手分别置于腹部左右侧,一手固定,另一手轻轻深按检查。触及平坦饱满者为胎背,可变形的高低不平部分是胎儿肢体,有时感到胎儿肢体活动
第3步手法	检查者右手拇指与其余4指分开,置于耻骨联合上方握住胎先露部,进一步查清是胎头还是胎臀,左右推动以确定是否衔接。若胎先露部仍浮动,表示尚未入盆。若已衔接,则胎先露部不能推动
第4步手法	检查者左右手分别置于胎先露部的两侧,向骨盆入口方向向下深按,再次核对胎先露部的诊断是否正确,并确定胎先露部入盆的程度

目的:检查子宫大小、胎产式、胎先露、胎方位以及胎先露部是否衔接

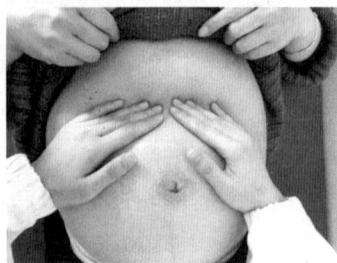
（1）第一步

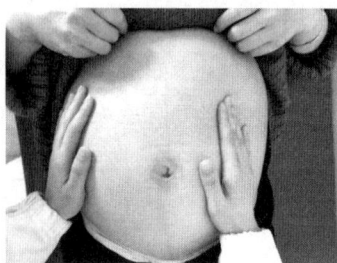
（2）第二步

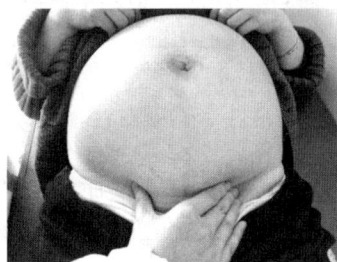
（3）第三步

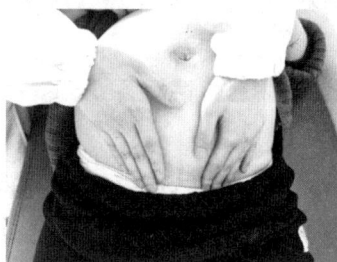
（4）第四步

图 3-17　四步触诊法

表 3-7　不同孕周的子宫高度和子宫长度

妊娠周数	手测宫底高度	尺测耻上子宫长度(cm)
妊娠 12 周末	耻骨联合上 2～3 横指	
妊娠 16 周末	耻骨联合与脐之间	
妊娠 20 周末	脐下 1 横指	18(15.3～21.4)
妊娠 24 周末	脐上 1 横指	24(22.0～25.1)
妊娠 28 周末	脐上 3 横指	26(22.4～29.0)
妊娠 32 周末	脐与剑突之间	29(25.3～32.0)
妊娠 36 周末	剑突下 2 横指	32(29.8～34.5)
妊娠 40 周末	脐与剑突之间或略高	33(30.0～35.3)

（3）听诊：胎心在靠近胎背上方的孕妇腹壁上听得最清楚。枕先露时，胎心在脐右（左）下方；臀先露时，胎心在脐右（左）上方；肩先露时，胎心在靠近脐部下方听得最清楚（图 3-18）。

2.骨盆测量

（1）骨盆内测量（internal pelvimetry）：阴道分娩前或产时，需要确定骨产道情况时，可进行如表 3-8 所示骨盆内测量。

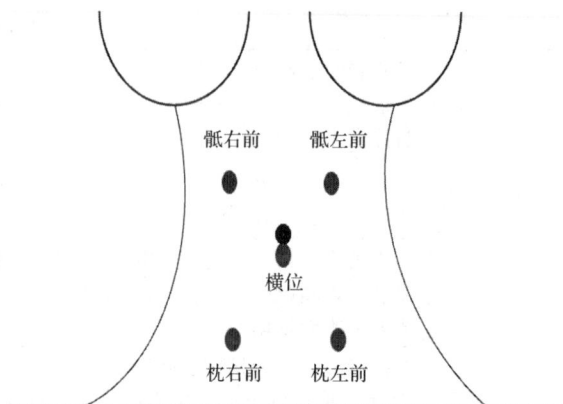

图 3-18　不同胎方位胎心音听诊部位

表 3-8　骨盆内测量

名称	定义	检测方法	含义
①对角径（diagonal conjugate，DC）	耻骨联合下缘至骶岬前缘中点的距离	检查者将一手的示、中指伸入阴道，用中指尖触到骶岬上缘中点，示指上缘紧贴耻骨联合下缘，另一手示指固定标记此接触点，抽出阴道内的手指，测量中指尖到此接触点距离即为对角径	正常值为 12.5～13cm，此值减少 1.5～2.0cm 为骨盆入口前后径长度，又称真结合径（conjugate vera）
②坐骨棘间径（interspinous diameter）	测量两坐骨棘间的距离	测量方法是一手示、中指放入阴道内，分别触及两侧坐骨棘，估计其间的距离	正常值约为 10cm
③坐骨切迹宽度（incisura ischiadica）	其宽度为坐骨棘与骶骨下部间的距离，即骶棘韧带宽度	将阴道内的示指置于韧带上移动	代表中骨盆后矢状径，若能容纳 3 横指（5.5～6.0cm）为正常，否则属中骨盆狭窄
④出口后矢状径（posterior sagittal diameter of outlet）	为坐骨结节间径中点至骶骨尖端的长度	检查者右手示指戴指套伸入孕妇肛门向骶骨方向，拇指置于孕妇体外骶尾部，两指共同找到骶骨尖端，将骨盆出口测量器一端放在坐骨结节间径的中点，另一端放在骶骨尖端处，测量器标出的数字即为出口后矢状径值	正常值为 8～9cm

（2）骨盆外测量：骨盆外测量包括测量髂棘间径（正常值为 23～26cm）、髂嵴间径（正常值 25～28cm）、骶耻外径（正常值为 18～20cm）、坐骨结节间径或称出口横径（transverse outlet，TO）。已有充分的证据表明测量髂棘间径、髂嵴间径、骶耻外径并不能预测产时头盆不称，无须常规测量，但怀疑骨盆出口狭窄时，可测量坐骨结节间径和耻骨弓角度（angle of pubic arch）。

①测量坐骨结节间径的方法：孕妇取仰卧位，两腿弯曲，双手紧抱双膝，测量两坐骨结节内侧缘的距离，正常值为 8.5～9.5cm。若出口后矢状径值与坐骨结节间径值之和大于15cm，表明骨盆出口狭窄不明显。

②测量耻骨弓角度的方法：用左右手拇指指尖斜着对拢，放置在耻骨联合下缘，左右两拇指平放在耻骨降支上，测量两拇指间角度，为耻骨弓角度，正常值为 90°，小于 80°为异常。此角度反映骨盆出口横径的宽度。

3.阴道检查

妊娠期可行阴道检查，特别是有阴道流血和阴道分泌物异常时。分娩前阴道检查可协助确定骨盆大小、宫颈容受和宫颈口开大程度，进行宫颈 Bishop 评分。

4.辅助检查及健康教育

每次产前检查应进行相应的辅助检查，参照我国《孕前和孕期保健指南（2018 年）》，不同的孕周推荐宣教相应的孕期保健内容。每次产前检查包括常规保健内容、辅助检查项目（分为必查项目和备查项目）及健康教育及指导，其中常规保健内容、健康教育及指导和辅助检查中的必查项目适用于所有的孕妇，有条件的医院或有指征时可开展表 3-9 中备查项目。

表 3-9 产前检查的方案和内容

检查次数	常规保健内容	必查项目	备查项目	健康教育及指导
第 1 次检查 6～13⁺⁶周	1. 建立孕期保健手册；2. 确定孕周，推算预产期；3. 评估孕期高危因素；4. 血压、体重与体重指数；5. 妇科检查；6. 胎心率(妊娠 12 周左右)。	1. 血常规；2. 尿常规；3. 血型(ABO 和 Rh)；4. 空腹血糖、肝肾功能；5. 乙型肝炎表面抗原、梅毒血清抗原、HIV 筛查；6. 地中海贫血筛查；7. 早孕期超声检查(确定宫内妊娠和孕周)。	1. HCV 筛查；2. 抗 D 滴度(Rh 阴性者)；3. 75g OGTT(高危妇女)；4. 甲状腺功能筛查；5. 血清铁蛋白(血红蛋白<110g/L 者)；6. 宫颈细胞学检查(孕前 12 个月未检查者)；7. 宫颈分泌物检测淋球菌和沙眼衣原体；8. 细菌性阴道病的检测；9. 早孕期非整倍体母体血清学筛查(10～13⁺⁶周)；10. 妊娠 11～13⁺⁶周超声检查测量胎儿颈项透明层厚度；11. 妊娠 10～13⁺⁶周绒毛活检；12. 心电图。	1. 流产的认识和预防；2. 营养和生活方式指导；3. 避免接触有毒有害物质和宠物；慎用药物；4. 孕期疫苗的接种；5. 改变不良生活方式；避免高强度的工作、高噪声环境和家庭暴力；6. 保持心理健康；7. 补充叶酸 0.4～0.8mg/d 至 3 个月,有条件者可继续服用含叶酸的复合维生素。
第 2 次检查 14～19⁺⁶周	1. 分析首次产前检查的结果；2. 血压、体重；3. 宫底高度；4. 胎心率。	无。	1. 无创产前检测(non-invasive prenatal testing, NIPT)(12～22⁺⁶周)；2. 中孕期非整倍体母体血清学筛查(15～20周)；3. 羊膜腔穿刺检查胎儿染色体(16～22 周)。	1. 中孕期胎儿非整倍体筛查的意义；2. 非贫血孕妇,如血清铁蛋白<30μg/L,应补充元素铁 60mg/d；诊断明确的缺铁性贫血孕妇,应补充元素铁 100～200mg/d；3. 开始常规补充钙剂0.6～1.5g/d。
第 3 次检查 20～24周	1. 血压、体重；2. 宫底高度；3. 胎心率。	1. 胎儿系统超声筛查(20～24周)；2. 血常规；3. 尿常规。	阴道超声测量宫颈长度(早产高危)。	1. 早产的认识和预防；2. 营养和生活方式的指导；3. 胎儿系统超声筛查的意义。

续表

检查次数	常规保健内容	必查项目	备查项目	健康教育及指导
第 4 次检查 25～28 周	1.血压、体重； 2.宫底高度； 3.胎心率。	1.75g OGTT； 2.血常规； 3.尿常规。	1.抗 D 滴度复查（Rh 阴性者）； 2.宫颈阴道分泌物胎儿纤维粘连蛋白（fFN）检测（宫颈长度为 20～30mm 者）。	1.早产的认识和预防； 2.营养和生活方式的指导； 3.妊娠期糖尿病筛查的意义。
第 5 次检查 29～32 周	1.血压、体重； 2.宫底高度； 3.胎心率； 4.胎位。	1.产科超声检查； 2.血常规； 3.尿常规。	无。	1.分娩方式指导； 2.开始注意胎动； 3.母乳喂养指导； 4.新生儿护理指导。
第 6 次检查 33～36 周	1.血压、体重； 2.宫底高度； 3.胎心率； 4.胎位。	尿常规。	1.B 族链球菌（GBS）筛查（35～37 周）； 2.肝功能、血清胆汁酸检测（32～34 周,怀疑妊娠肝内胆汁淤积症的孕妇）； 3.NST 检查（孕 32 周以后）； 4.心电图复查（高危者）。	1.分娩前生活方式的指导； 2.分娩相关知识； 3.新生儿疾病筛查； 4.抑郁症的预防。
第 7～11 次检查 37～41 周	1.血压、体重； 2.宫底高度； 3.胎心率； 4.胎位。	1.产科超声检查； 2.NST 检查（每周 1 次）。	宫颈检查（Bishop 评分）。	1.分娩相关知识； 2.新生儿免疫接种； 3.产褥期指导； 4.胎儿宫内情况的监护； 5.超过 41 周,住院并引产。

【案例分析3-3】

　　兰兰目前停经12周,属于早孕期,需要着重了解患者的月经史、婚育史、末次月经以及妊娠后病情演变等病史,包括有无用药、有毒有害物质接触史等。根据早孕期的超声检查核对孕周,推算预产期。

　　对患者进行体格检查,包括血压、体重与体重指数、妇科检查、胎心率听诊等,参照孕期保健指南选择辅助检查,包括超声检查测量胎儿颈项透明层厚度等,根据检查结果进行评估是否有高危因素。

　　给予健康教育、营养和生活方式指导,保持心理健康,嘱继续服用含叶酸的复合维生素,预约下次产检时间,一般为4周后,如有腹痛等不适及时就诊。

【课堂小结】

　　1.推荐的产前检查孕周分别是:妊娠 $6\sim13^{+6}$ 周,$14\sim19^{+6}$ 周,20～24 周,25～28 周,29～32 周,33～36 周,37～41 周(每周 1 次)。

2.产前检查的内容包括详细询问病史、全面体格检查、产科检查及必要的辅助检查。

3.妊娠中晚期,采用四步触诊法检查子宫大小、胎产式、胎先露、胎方位以及胎先露部是否衔接。

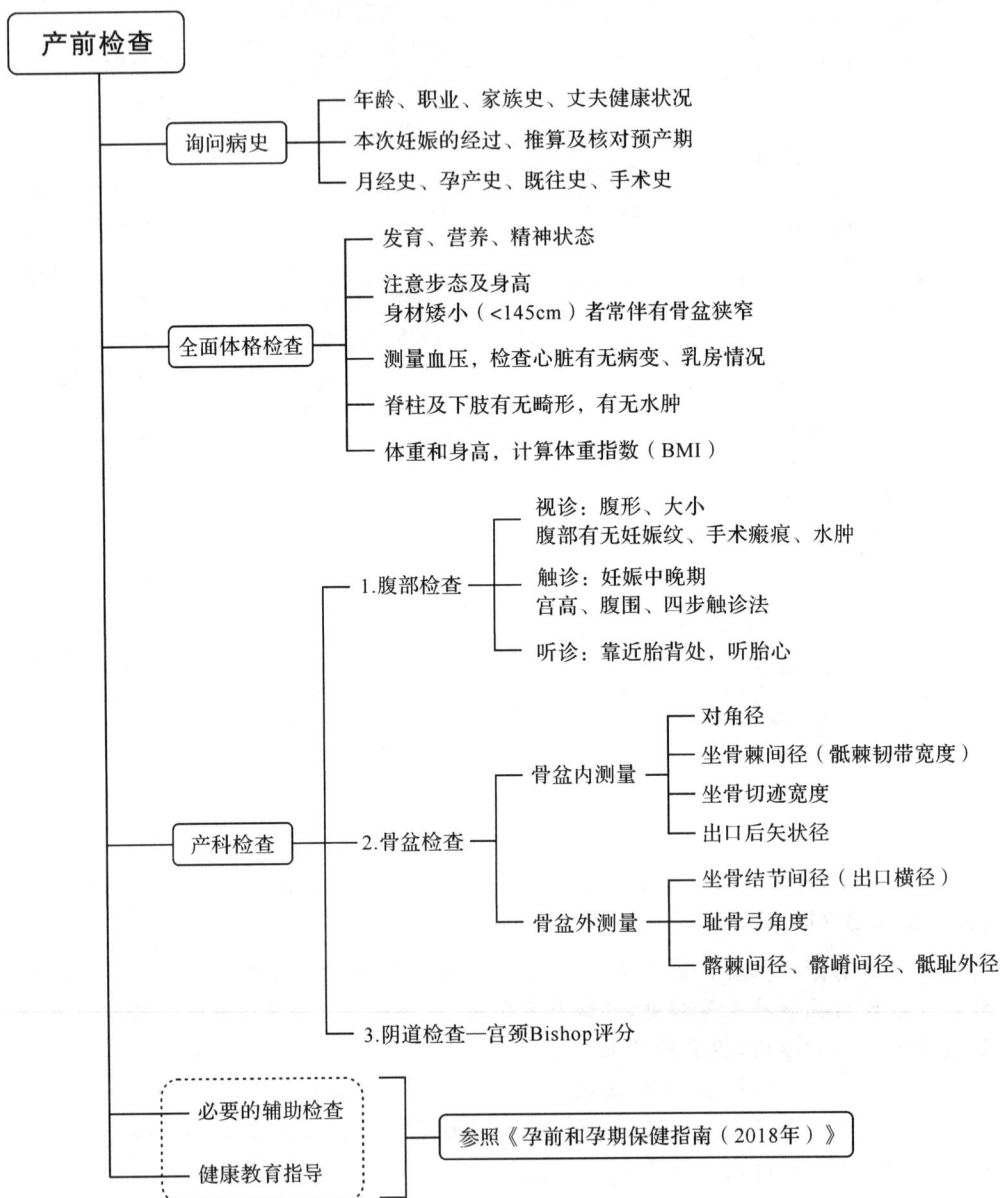

【课后思考】

1.我国对围产期是怎么定义的?

2.如何根据不同的胎方位来进行胎心音听诊?

3.孕妇妊娠足月后,在产检时有哪些注意事项?需要进行哪些健康教育指导?

【视频资源】

3-3　产前检查

学习笔记：

_____

_____

_____

_____

【知识拓展】

助产专业术语解释

(一)胎姿势

胎姿势(fetal attitude)指胎儿在子宫内的姿势。正常胎姿势为胎头俯屈，颏部贴近胸壁，脊柱略前弯，四肢屈曲交叉于胸腹前，其体积及体表面积均明显缩小，整个胎体成为头端小、臀端大的椭圆形。

(二)胎产式

胎产式(fetal lie)指胎体纵轴与母体纵轴的关系。胎体纵轴与母体纵轴平行者，称为纵产式(longitudinal lie)，占足月妊娠分娩总数的99.75%［图3-18(A)］；胎体纵轴与母体纵轴垂直者，称为横产式(transverse lie)，仅占足月分娩总数的0.25%［图3-18(B)］；胎体纵轴与母体纵轴交叉者，称为斜产式。斜产式是暂时的，在分娩过程中多转为纵产式，偶尔转成横产式。

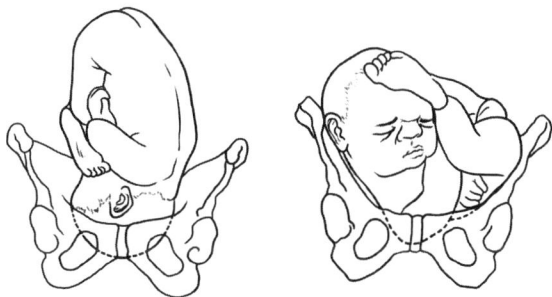

(A) 纵产式　　　　(B) 横产式

图 3-18　胎产式

(三)胎先露

胎先露(fetal presentation)指最先进入骨盆入口的胎儿部分。纵产式有头先露和臀先露，横产式为肩先露。根据胎头屈伸程度，头先露分为枕先露、前囟先露、额先露及面先露。臀先露分为单臀先露、完全臀先露、不完全臀先露，不完全臀先露又可以分为单足先露、双足先露等。横产式时最先进入骨盆的是胎儿肩部，为肩先露。偶见胎儿头先露或臀先露与胎手或胎足同时入盆，称为复合先露。

(四)胎方位

胎方位(fetal position)指胎儿先露部的指示点与母体骨盆的关系。枕先露以枕骨、面先露以颏骨、臀先露以骶骨、肩先露以肩胛骨为指示点。每个指示点与母体骨盆入口左、右、前、后、横的不同位置构成不同胎位。头先露、臀先露各有6种胎方位，肩先露有4种胎方位。如枕先露时，胎头枕骨位于母体骨盆的左前方，为枕左前位。

第五节　妊娠期母体的变化及常见症状处理

一、生殖系统的变化

(一)子宫

妊娠期子宫的重要功能是孕育胚胎和胎儿，是妊娠期及分娩后变化最大的器官，在分娩过程中起重要作用。

1. 子宫大小

随妊娠进展，胎儿、胎盘及羊水的形成与发育，子宫体逐渐增大变软。至妊娠足月时子宫体积达 35cm×25cm×22cm，容量约 5000ml，是非孕期的 500～1000 倍，重量约 1100g，增加近 20 倍。

妊娠早期子宫略呈球形且不对称，受精卵着床部位的子宫壁明显突出。妊娠 12 周后，增大的子宫逐渐超出盆腔，在耻骨联合上方可触及。妊娠晚期子宫轻度右旋，与乙状结肠占据在盆腔左侧有关。

子宫增大主要是由于肌细胞肥大、延长，也有少量肌细胞数目增加及结缔组织增生。子宫肌细胞由非孕时长 20μm、宽 2μm 至妊娠足月时长 500μm、宽 10μm，细胞质内富含有收缩功能的肌动蛋白和肌球蛋白，为临产后子宫收缩提供物质基础。子宫肌壁厚度非孕时约 1cm，至妊娠中期逐渐增厚达 2.0～2.5cm，至妊娠末期又逐渐变薄为 1.0～1.5cm。

妊娠早期子宫增大主要受雌激素影响，孕激素作用尚不确切，妊娠 12 周以后子宫增大系因宫腔内压力增加所致。子宫各部位增长速度：宫底于妊娠后期增长最快，宫体含肌纤维最多，子宫下段次之，子宫颈最少，以适应临产后子宫收缩力由宫底向下逐渐递减，利于胎儿娩出。

自妊娠早期开始，子宫可出现不规律无痛性收缩。其特点为稀发、不规律和不对称，随妊娠进展而逐渐增加，但宫缩时宫腔内压力通常为 5～25mmHg，持续时间不足 30s，不伴子宫颈扩张，这种生理性无痛性宫缩称为 Braxton Hicks 收缩。

2. 子宫血流量

妊娠期子宫血管扩张、增粗，子宫血流量增加，以适应胎儿-胎盘循环需要。子宫血流量在妊娠早期为 50ml/min，主要供应子宫肌层和蜕膜。妊娠足月时子宫血流量为 450～

650ml/min,80％～85％供应胎盘。子宫螺旋血管行走于子宫肌纤维之间,子宫收缩时血管被紧压,子宫血流量明显减少。过强宫缩可致胎儿宫内缺氧。另一方面,有效的子宫收缩也是产后使子宫胎盘剥离面迅速止血的主要机制。

3.子宫内膜

受精卵着床后,在孕激素、雌激素作用下,子宫内膜腺体增大,腺上皮细胞内糖原增加,结缔组织细胞肥大,血管充血,此时子宫内膜称为蜕膜(decidua)。蜕膜分为底蜕膜、包蜕膜和真蜕膜(表3-10)。

表3-10 蜕膜分类

蜕膜分类	简 述
底蜕膜(basal decidua)	囊胚着床部位的子宫内膜,与叶状绒毛膜相贴,以后发育成胎盘母体部分
包蜕膜(capsular decidua)	覆盖在囊胚表面的蜕膜,随囊胚发育逐渐突向宫腔
真蜕膜(true decidua)	底蜕膜及包蜕膜以外覆盖子宫腔其他部分的蜕膜,妊娠14～16周羊膜腔明显增大,包蜕膜和真蜕膜相贴近,宫腔消失

4.子宫峡部

子宫峡部是位于子宫体与子宫颈之间最狭窄的组织结构。非孕时长约1cm,妊娠后子宫峡部变软,逐渐伸展拉长变薄,扩展成宫腔的一部分,临产后伸展至7～10cm,成为产道的一部分,称为子宫下段。

5.子宫颈

在激素作用下,子宫颈充血、水肿,子宫颈管内腺体增生、肥大,使子宫颈自妊娠早期逐渐变软,呈紫蓝色。子宫颈主要成分为胶原丰富的结缔组织,不同时期这些结缔组织重新分布,使妊娠期子宫颈关闭维持至足月,分娩期子宫颈扩张以及产褥期子宫颈迅速复旧。妊娠期子宫颈黏液增多,形成黏稠的黏液栓,内富含免疫球蛋白及细胞因子,具有保护宫腔免受外来感染侵袭的作用。

(二)卵巢

妊娠期卵巢排卵和新卵泡发育均停止。妊娠6～7周前产生大量雌激素及孕激素,以维持妊娠。妊娠10周后黄体功能由胎盘取代,黄体开始萎缩。

(三)输卵管

妊娠期输卵管伸长,但肌层并不增厚。黏膜层上皮细胞稍扁平,在基质中可见蜕膜细胞。有时黏膜呈蜕膜样改变。

(四)阴道

妊娠期阴道黏膜变软,水肿充血呈紫蓝色(Chadwick征)。阴道壁皱襞增多,周围结缔组织变疏松,肌细胞肥大,伸展性增加,有利于分娩时胎儿通过。阴道脱落细胞及分泌物增多呈白色糊状。阴道上皮细胞糖原水平增加,乳酸含量增多,pH降低,不利于致病菌生长,有利于防止感染。

(五)外阴

妊娠期外阴充血,皮肤增厚,大小阴唇色素沉着,大阴唇内血管增多及结缔组织松软,伸展性增加,利于分娩时胎儿通过。妊娠时由于增大的子宫压迫,盆腔及下肢静脉血回流障碍,部分孕妇可有外阴或下肢静脉曲张,产后多自行消失。

二、乳房的变化

妊娠期胎盘分泌大量雌激素刺激乳腺腺管发育,分泌大量孕激素刺激乳腺腺泡发育。乳腺发育完善还需垂体催乳素、人胎盘生乳素、胰岛素及皮质醇等参与。妊娠早期乳房开始增大,充血明显。孕妇自觉乳房发胀是妊娠早期的常见表现。

随着乳腺腺泡增生导致乳腺增大并出现结节。乳头增大变黑,易勃起。乳晕颜色加深,其外围皮脂腺肥大形成散在结节状隆起,称蒙氏结节。妊娠末期,尤其在接近分娩期时挤压乳房,可有少量淡黄色稀薄液体溢出称为初乳。妊娠期间乳腺充分发育,为泌乳做准备,但并无乳汁分泌,可能与大量雌、孕激素抑制乳汁生成有关。产后胎盘娩出,雌、孕激素水平迅速下降,新生儿吸吮乳头,乳汁开始分泌。

三、循环系统的变化

1.心脏

妊娠期增大的子宫使膈肌升高,心脏向左、上、前方移位,心脏沿纵轴顺时针方向扭转,加之血流量增加及血流速度加快,心浊音界稍扩大,心尖搏动左移 $1\sim2cm$。部分孕妇可闻及心尖区 $I\sim II$ 级柔和吹风样收缩期杂音、第一心音分裂及第三心音,产后逐渐消失。

心电图因心脏左移出现电轴左偏约 $15°$。心脏容量至妊娠末期增加约 10%。心率于妊娠晚期休息时每分钟增加 $10\sim15$ 次。

2.心排血量

心排血量增加是妊娠期循环系统最重要的改变,为子宫、胎盘、乳房提供足够血液。临产后在第二产程心排血量也显著增加。有基础心脏病的孕妇易在妊娠期和分娩期发生心衰。

妊娠期,伴随着外周血管阻力下降,心率增加及血容量增加,心排血量自妊娠 10 周逐渐增加,至妊娠 $32\sim34$ 周达高峰,持续至分娩。左侧卧位心排血量较未孕时约增加 30%。

3.血压

妊娠早期及中期血压偏低,妊娠 $24\sim26$ 周后血压轻度升高。一般收缩压无变化,舒张压因受外周血管扩张、血液稀释及胎盘形成动静脉短路而轻度降低,使脉压稍增大。

孕妇体位影响血压,妊娠晚期仰卧位时增大子宫压迫下腔静脉,回心血量减少、心排血量减少使血压下降,形成仰卧位低血压综合征(supine hypotensive syndrome)。侧卧位能解除子宫压迫,使下腔静脉血流通畅,改善血液回流。因此,妊娠中、晚期鼓励孕妇侧卧位休息。

妊娠期下肢静脉压显著升高,加之增大子宫压迫下腔静脉,导致下肢水肿、静脉曲张和痔疮的发生率增加,同时也增加深部静脉血栓(deep venous thrombosis,DVT)的发生风险。孕妇于妊娠后期常有踝部及小腿下半部轻度水肿,经休息后消退,属正常现象。若下肢水肿明显,经休息后不消退,应想到妊娠期高血压病、合并肾脏疾病或其他合并症,查明病因后及时给予治疗。低于下肢静脉曲张的孕妇应尽量避免长时间站立,可穿有压力梯度的弹力袜,晚间睡眠时应适当垫高下肢以利静脉回流。分娩时应防止外阴部曲张的静脉破裂。

四、血液的改变

(一)血容量

妊娠期血容量增加,是为了适应子宫胎盘及各组织器官增加的血流量,对维持胎儿生长发育极为重要,也是对妊娠和分娩期出血的一种保护机制。血容量于妊娠 6~8 周开始增加,至妊娠 32~34 周达高峰,增加 40%~45%,平均增加约 1450ml,其中血浆平均增加 1000ml,红细胞平均增加 450ml,血浆量增加多于红细胞增加,出现生理性血液稀释。维持此水平直至分娩。

(二)血液成分

1. 红细胞

妊娠期骨髓造血增加,网织红细胞轻度增多。由于血液稀释,红细胞计数约为 3.6×10^{12}/L(非孕妇女约为 4.2×10^{12}/L),血红蛋白约为 110g/L(非孕妇女约为 130g/L),血细胞比容从未孕时 0.38~0.47 降至 0.31~0.34。

2. 白细胞

妊娠期白细胞计数轻度增加,一般为 $(5 \sim 12) \times 10^9$/L,有时可达 15×10^9/L。临产和产褥期白细胞计数也显著增加,一般为 $(14 \sim 16) \times 10^9$/L,有时可达 25×10^9/L。主要为中性粒细胞增多,淋巴细胞增加不明显,单核细胞及嗜酸性粒细胞几乎无改变。

产后 1~2 周内白细胞水平恢复正常。

3. 血小板

目前对于妊娠期血小板计数的变化尚不明确。妊娠期由于血小板破坏增加、血液稀释或免疫因素等,可导致妊娠期血小板减少,部分孕妇在妊娠晚期会进展为妊娠期血小板减少症(gestational thrombocytopenia)。虽然血小板数量下降,但血小板功能增强以维持止血。

血小板计数多在产后 1~2 周恢复正常。

4. 凝血因子

妊娠期血液处于高凝状态,为防止围产期出血做好准备。凝血因子 Ⅱ、Ⅴ、Ⅶ、Ⅷ、Ⅸ、Ⅹ 增加,仅凝血因子 Ⅺ 及 Ⅻ 降低。妊娠晚期凝血酶原时间(prothrombin time,PT)及活化部分凝血活酶时间(activated partial thromboplastin time,APTT)轻度缩短,凝血时间无明显改变。血浆纤维蛋白原含量比非孕妇女约增加 50%,于妊娠末期平均达 4.5g/L(非孕妇女平均为 3g/L)。

妊娠期静脉血液淤滞、血管壁损伤均导致妊娠期血液处于高凝状态,使妊娠期女性发生血管栓塞性疾病的风险较非孕妇女增加 5~6 倍。这些生理性变化使产后胎盘剥离面血管内迅速形成血栓,是预防产后出血的另一重要机制。

产后 2 周凝血因子水平恢复正常。

5. 血浆蛋白

由于血液稀释,血浆蛋白自妊娠早期开始降低,至妊娠中期达 60～65g/L,主要是白蛋白减少,约为 35g/L,以后持续此水平直至分娩。

五、泌尿系统的变化

妊娠期肾脏略增大。肾血浆流量(renal plasma flow,RPF)及肾小球滤过率(glomerular filtration rate,GFR)于妊娠早期均增加,整个妊娠期维持高水平。与非孕时相比,RPF 约增加 35%,GFR 约增加 50%,致代谢产物尿素、肌酐等排泄增多,其血清浓度低于非孕期。RPF 与 GFR 均受体位影响,孕妇仰卧位时尿量增加,故夜尿量多于日尿量。妊娠期 GFR 增加,而肾小管对葡萄糖重吸收能力未相应增加,约 15% 的孕妇饭后出现生理性糖尿,应注意与糖尿病鉴别。

妊娠期由于受增大子宫的压迫,输尿管内压力增高,加之孕激素影响,泌尿系统平滑肌张力降低。输尿管增粗且蠕动减弱,尿流缓慢,肾盂及输尿管自妊娠中期轻度扩张,且右侧输尿管常受右旋妊娠子宫的压迫,可致肾盂积水。孕妇易患急性肾盂肾炎,以右侧居多。

妊娠早期膀胱受增大子宫的压迫,可出现尿频,子宫长出盆腔后症状缓解。妊娠晚期,胎头入盆后,膀胱受压,膀胱、尿道压力增加,部分孕妇可出现尿频及尿失禁。

六、呼吸系统的变化

妊娠期肋膈角增宽、肋骨向外扩展,胸廓横径及前后径加宽使周径加大,膈肌上升使胸腔纵径缩短,但胸腔总体积不变,肺活量不受影响。孕妇耗氧量于妊娠中期增加 10%～20%,肺通气量增加约 40%,过度通气使动脉血 PO_2 增高达 92mmHg,PCO_2 降至 32mmHg,有利于供给孕妇及胎儿所需的氧,通过胎盘排出胎儿血中的二氧化碳。呼吸次数于妊娠期变化不大,每分钟不超过 20 次,但呼吸较深大。

受雌激素影响,上呼吸道(鼻、咽、气管)黏膜增厚,轻度充血、水肿,易发生上呼吸道感染。

七、消化系统的变化

妊娠早期出现恶心、晨起呕吐者,可给予维生素 B_6 10～20g/次,每日 3 次口服。若是妊娠剧吐,则按该病处理。

受雌激素影响,齿龈肥厚,容易充血、水肿、出血。少数孕妇牙龈出现血管灶性扩张,即妊娠龈瘤,分娩后自然消失。孕激素使胃贲门括约肌松弛,胃内酸性内容物逆流至食管下部产生胃烧灼感,而胃排空时间并不延长。胆囊排空时间延长,胆汁稍黏稠使胆汁淤积,易诱发胆囊炎及胆石症。

妊娠期增大的子宫可使胃、肠管向上及两侧移位,这些部位发生病变时,体征往往有变异,如阑尾炎可表现为右侧腹中部或上部疼痛。

妊娠期间肠蠕动及肠张力减弱,加之孕妇运动量减少,容易发生便秘,而增大的妊娠子宫压迫和腹压增高,使痔静脉回流受阻和压力增高导致痔静脉曲张,故痔疮在妊娠晚期多见或明显加重。应养成每日按时排便的良好习惯,并多吃纤维素含量高的新鲜蔬菜和水果,必要时使用缓泻剂或乳果糖,慎用开塞露、甘油栓,但禁用硫酸镁,也不应灌肠,以免引起流产或早产。

八、内分泌系统的变化

1. 垂体

妊娠期垂体增大,尤其在妊娠末期,腺垂体增大明显。嗜酸细胞肥大增多,形成"妊娠细胞"。

(1)促性腺激素(gonadotropin,Gn):妊娠黄体及胎盘分泌的大量雌、孕激素,对下丘脑及腺垂体的负反馈作用,使 FSH 及 LH 分泌减少,故妊娠期间卵巢内的卵泡不再发育成熟,也无排卵。

(2)催乳素(prolactin,PRL):PRL 于妊娠 7 周开始增多,随妊娠进展逐渐增加,妊娠足月分娩前达高峰(约 $150\mu g/L$),为非孕妇女的 10 倍。催乳素促进乳腺发育,为产后泌乳做准备。

2. 肾上腺皮质

妊娠期促肾上腺皮质激素(adreno corticotrophic hormone,ACTH)分泌增加,受妊娠期雌激素大量分泌的影响,中层束状带分泌糖皮质醇增多 3 倍,进入血液循环后约 75% 与球蛋白结合,15% 与白蛋白结合,具有活性作用的游离糖皮质醇仅为 10%,故孕妇无肾上腺皮质功能亢进表现。

妊娠期外层球状带分泌的醛固酮增多 4 倍,具有活性作用的游离醛固酮仅为 30%~40%,不致引起过多的水钠潴留。

内层网状带分泌睾酮略增加,一些孕妇阴毛、腋毛增多增粗。

3. 甲状腺

妊娠期受促甲状腺激素(thyroid-stimulating hormone,TSH)和 hCG 的作用,甲状腺呈中度增大。TSH 在妊娠早期短暂降低,至妊娠早期末回升至孕前水平,之后保持稳定。妊娠早期甲状腺素结合球蛋白(thyroxine-binding globulin,TBG)水平上升,约 20 周达高峰,此后维持近基线水平的两倍。TBG 的升高使血清中甲状腺素(thyroxine,T_4)和三碘甲状腺原氨酸(triiodothyronine,T_3)增加,但并不影响具有重要生理功能的游离 T_4 和 T_3。妊娠 6~9 周血清中总 T_4 开始迅速增加,至 18 周达到高峰。游离 T_4 轻度升高,并与 hCG 一起达高峰,然后降至正常水平。母体 T_4 可少量穿过胎盘以维持胎儿甲状腺功能。

妊娠 10~12 周之前胎儿甲状腺不能聚集碘。近 20 周时胎儿在垂体分泌的 TSH 作用下合成和分泌甲状腺素,在此之前胎儿的任何需求都依赖母体供给。出生时,脐血中 30% 的 T_4 来自母体。孕妇与胎儿体内的 TSH 均不能通过胎盘,各自负责自身甲状腺功能的调节。

4. 甲状旁腺

妊娠早期孕妇血清甲状旁腺素水平降低。随妊娠期血容量和肾小球滤过率的增加以及钙的胎儿运输,导致孕妇钙浓度缓慢降低,造成甲状旁腺素在妊娠中晚期逐渐升高,有利于为胎儿提供钙。

九、皮肤的变化

妊娠期促黑素细胞刺激激素(melanocyte-stimulating hormone,MSH)分泌增多,加之

大量雌、孕激素有黑色素细胞刺激效应,使黑色素增加,导致孕妇乳头、乳晕、腹白线、外阴等处出现色素沉着。色素沉着于颧颊部并累及眶周、前额、上唇和鼻部,边缘较明显,呈蝶状褐色斑,称为妊娠黄褐斑(chloasma gravidarum),产后自行消退。

妊娠期间肾上腺皮质分泌的糖皮质激素增多,该激素分解弹力纤维蛋白,使弹力纤维变性,加之子宫增大使孕妇腹壁皮肤张力加大,皮肤弹力纤维断裂,多呈紫色或淡红色不规律平行略凹陷的条纹,称为妊娠纹(striae gravidarum),见于初产妇。旧妊娠纹呈银色光亮,见于经产妇。

十、新陈代谢的变化

1. 基础代谢率

妊娠早期基础代谢率稍下降,于妊娠中期渐增高,至妊娠晚期可增高 15%～20%。妊娠期额外需要的总能量约 80000kcal,或每日约增加 300kcal。

2. 体重

妊娠期体重增加主要来自子宫及内容物、乳房、增加的血容量、组织间液以及少量母体脂肪和蛋白贮存。妊娠期间体重平均增加 12.5kg。

3. 碳水化合物代谢

妊娠期胰腺分泌胰岛素增多,胎盘产生的胰岛素酶、激素等拮抗胰岛素致其分泌相对不足。孕妇空腹血糖值略低,餐后高血糖和高胰岛素血症有利于对胎儿葡萄糖的供给。妊娠期糖代谢的特点和变化可致妊娠期糖尿病的发生。

4. 脂肪代谢

妊娠期能量消耗增多,母体脂肪积存多,糖原储备减少。当能量消耗过多时,体内动用大量脂肪,使血中酮体增加,易发生酮血症。

5. 蛋白质代谢

孕妇对蛋白质的需要量明显增加,呈正氮平衡。妊娠期体内需储备足够的蛋白质,除供给胎儿生长发育及子宫、乳房增大的需要外,还为分娩期消耗做准备。若蛋白质储备不足,血浆蛋白减少,组织间液增加,出现水肿。

6. 矿物质代谢

妊娠期总钾、钠储存增加,但由于血容量增加,血清中钾、钠浓度与非孕期相近。妊娠期血清磷无明显变化,血清镁浓度下降。胎儿生长发育需要大量钙,足月妊娠胎儿骨骼储存约 30g 钙,其中 80% 在妊娠最后 3 个月内积累;因此,妊娠中、晚期应注意加强饮食中钙的摄入,并注意补充钙剂。部分孕妇因缺钙表现为下肢肌肉痉挛,应补充钙剂 600～1500mg/d。

妊娠期孕妇约需要 1000mg 的铁,其中 300mg 转运至胎盘、胎儿,500mg 用于母体红细胞生成,200mg 通过各种生理途径(主要为胃肠道)排泄。孕期铁的需求主要在妊娠晚期,约 6～7mg/d,多数孕妇铁的储存量不能满足需要,仅靠饮食补充明显不足,应适时补充铁剂,非贫血孕妇,如血清铁蛋白 $<30\mu g/L$,应补充元素铁 60mg;诊断明确的缺铁性贫血孕妇,应补充元素铁 100～200mg/d。

十一、骨骼、关节及韧带的变化

妊娠期间骨质通常无改变,仅在妊娠次数过多、过密又不注意补充维生素 D 及钙时,引起骨质疏松。部分孕妇自觉腰骶部及肢体疼痛不适,可能与胎盘分泌松弛素(relaxin)使骨盆韧带及椎骨间关节、韧带松弛有关。

部分孕妇耻骨联合松弛、分离致明显疼痛、活动受限,产后往往消失。妊娠晚期孕妇重心前移,为保持身体平衡,孕妇头部与肩部向后仰,腰部向前挺形成典型的孕妇姿势,常出现轻微腰背痛。若腰背痛明显,应及时查找原因,按病因治疗。必要时卧床休息、局部热敷及药物治疗。

【案例分析3-4】

妊娠期母体各器官和系统会发生一系列生理变化,会有一些不适,我们可以采取一些适当的处理来缓解这些不适。

1. 妊娠期因胃贲门括约肌松弛导致胃食管反流,出现"烧心感",建议可以通过饭后散步适当运动来减轻不适。

2. 妊娠子宫的增大或妊娠期便秘会使痔静脉回流受阻,引起直肠静脉压升高,导致痔疮。建议多吃蔬菜,少吃辛辣刺激的食物,建立良好的饮食、排便习惯,保持大便通畅,必要时使用缓泻剂或乳果糖,还可通过温水坐浴,缓解痔疮引起的疼痛和肿胀感。

3. 妊娠期由于关节韧带松弛,增大的子宫向前突使躯体重心后移,腰椎向前突使背伸肌处于持续紧张状态,常出现轻微腰背痛。建议孕妇可使用托腹带减轻对脊柱的压力。休息时,腰背部垫枕头可缓解疼痛。若腰背痛明显,应及时就诊,查找原因及治疗。

【课堂小结】

1. 妊娠期母体各系统和器官会发生一系列生理变化,变化最大的器官是子宫,主要表现为体积增大、血流量增加和子宫下段形成,以利于容受妊娠物并为分娩做准备。

2. 妊娠期血容量及心排血量均明显增加,有基础心脏病者易在妊娠期和分娩期发生心力衰竭。

3. 妊娠期常见症状以消化系统多见,还可见贫血、腰背痛、下肢及外阴静脉曲张、痔疮等症状,治疗以对症处理为主。

4. 妊娠期母体变化(见下页)。

【课后思考】

1. 什么是子宫峡部?

2. 怀孕后可能会出现哪些常见症状?

3. 兰兰在怀孕后定期产检,发现血红蛋白下降,请问可能是什么原因导致贫血?

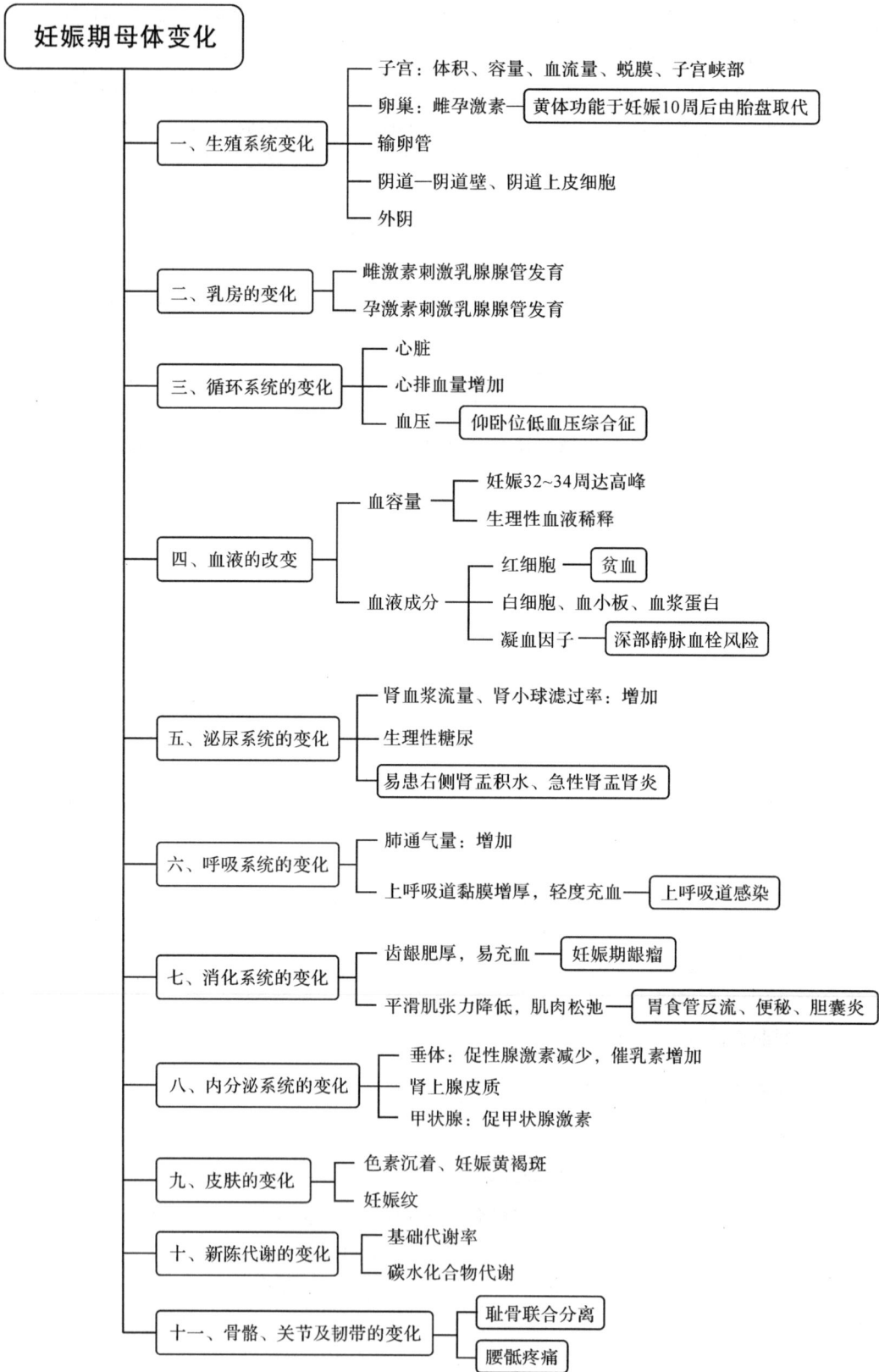

妊娠期母体变化

一、生殖系统变化
- 子宫：体积、容量、血流量、蜕膜、子宫峡部
- 卵巢：雌孕激素——黄体功能于妊娠10周后由胎盘取代
- 输卵管
- 阴道——阴道壁、阴道上皮细胞
- 外阴

二、乳房的变化
- 雌激素刺激乳腺腺管发育
- 孕激素刺激乳腺腺管发育

三、循环系统的变化
- 心脏
- 心排血量增加
- 血压——仰卧位低血压综合征

四、血液的改变
- 血容量
  - 妊娠32~34周达高峰
  - 生理性血液稀释
- 血液成分
  - 红细胞——贫血
  - 白细胞、血小板、血浆蛋白
  - 凝血因子——深部静脉血栓风险

五、泌尿系统的变化
- 肾血浆流量、肾小球滤过率：增加
- 生理性糖尿
- 易患右侧肾盂积水、急性肾盂肾炎

六、呼吸系统的变化
- 肺通气量：增加
- 上呼吸道黏膜增厚，轻度充血——上呼吸道感染

七、消化系统的变化
- 齿龈肥厚，易充血——妊娠期龈瘤
- 平滑肌张力降低，肌肉松弛——胃食管反流、便秘、胆囊炎

八、内分泌系统的变化
- 垂体：促性腺激素减少，催乳素增加
- 肾上腺皮质
- 甲状腺：促甲状腺激素

九、皮肤的变化
- 色素沉着、妊娠黄褐斑
- 妊娠纹

十、新陈代谢的变化
- 基础代谢率
- 碳水化合物代谢

十一、骨骼、关节及韧带的变化
- 耻骨联合分离
- 腰骶疼痛

第六节 孕期营养和体重管理

【案例3-5】

30岁的小张已经有两个月"大姨妈"没来了,去医院就诊后,做了子宫超声和血hCG等检查,医生恭喜她怀孕了。小张的先生和妈妈得知这个消息后都非常高兴,时不时地买来许多水果和保健品,让小张一定要加强营养。小张一直是个丰满的女生,她觉得自己在怀孕前的体重就偏重了,如果怀孕后体重增加太多,会不会对宝宝不好。带着疑问,她到妇产科门诊前来咨询。

讨论

1.孕妇的营养问题一直是大家关注的重点,作为医生,你觉得需要对小张进行哪些健康宣教?

2.请问小张在孕期需要把体重的增长控制在什么范围?

一、孕期营养的重要性

妊娠期是生命早期1000天机遇窗口的起始阶段,营养作为最重要的环境因素,对母子双方的近期和远期健康都将产生至关重要的影响。孕期胎儿的生长发育、母体乳腺和子宫等生殖器官的发育以及为分娩后乳汁分泌进行必要的营养储备,都需要额外的营养。孕期营养不良不仅与流产、早产、难产、死胎、畸形胎儿、低出生体重、巨大胎儿、妊娠期贫血、子痫前期、妊娠期糖尿病、产后出血等相关,也会对子代出生后的成长和代谢产生不利的影响。因此指导孕妇合理摄入蛋白质、脂肪、碳水化合物、维生素和矿物质,膳食营养均衡,对改善母儿结局十分重要。

二、孕妇的营养需要

1.热能

孕期总热能的需要量增加,包括提供胎儿生长、胎盘、母体组织的增长、蛋白质和脂肪的贮存以及增加代谢所需要的热能。妊娠早期不需要额外增加能量,妊娠4个月后至分娩,在原基础上每日增加能量200kcal。我国居民的主要热能来源是主食,孕妇每日应摄入主食200～450g。

2.蛋白质

孕期对蛋白质的需要量增加,妊娠早期不需要额外增加蛋白质,孕中晚期胎儿生长加速,妊娠中期开始每日增加蛋白质15g。蛋白质的主要来源是动物性食品,如鱼、禽、蛋、瘦肉和奶制品等。

3.碳水化合物

碳水化合物是提供能量的主要物质,宜占总热量的50%～60%。孕早期,每日必须至少摄取含130g碳水化合物的食物。孕中晚期,每日增加大约35g的主粮类即可。

4.脂肪

脂肪占总能量的25%～30%,过多摄入会导致超重,易引起妊娠并发症,但长链不饱和脂肪酸已经证实对胎儿大脑和视网膜发育有帮助,所以适当多吃鱼类水产品尤其是深海鱼类、核桃等食物有一定的好处。

5.维生素

维生素为调节身体代谢及维持多种生理功能所必需,也是胎儿生长发育所必需,尤其在胚胎发育早期,供给不足或过量都可能增加胎儿畸形的发生风险,妊娠中晚期胎儿快速成长需要的维生素也增加,因此整个孕期都需要增加维生素的摄入。

6.无机盐和微量元素

无机盐中的钙、镁,微量元素如铁、锌、碘等是胎儿生长发育所必需的营养物质,缺乏易导致胎儿发育不良,早期缺乏还易发生胎儿畸形。孕期血容量增多,较容易发生生理性贫血,因此微量元素也是整个孕期都必须增加摄入的。

7.膳食纤维

膳食纤维虽然不被人体吸收,但其可降低糖、脂肪的吸收和减缓血糖的升高,预防和改善便秘和肠道功能,妊娠期应该多食含膳食纤维丰富的食物,如蔬菜、低糖水果和粗粮类。

三、孕妇膳食指南

根据2022年8月中国营养学会发布的《中国孕妇、乳母膳食指南(2022)》,建议孕妇在一般人群膳食指南的基础上,增加以下5条内容:①补充叶酸,常吃含铁丰富的食物,选用碘盐;②妊娠呕吐严重者,可少量多餐,保证摄入含必要量碳水化合物的食物;③妊娠中晚期适量增加奶、鱼、禽、蛋、瘦肉的摄入;④适量身体活动,维持孕期适宜增重;⑤禁烟酒,积极准备母乳喂养。

1.妊娠早期

(1)膳食清淡、适口:易于消化,并有利于降低妊娠反应。包括各种新鲜蔬菜和水果、大豆制品、鱼、禽、蛋以及各种谷类制品。

(2)少食多餐:进食的餐次、数量、种类及时间应根据孕妇的食欲和反应的轻重及时进行调整,少食多餐,保证进食量。

(3)保证摄入足量富含碳水化合物的食物:妊娠早期应保证每日至少摄入130g碳水化合物,首选易消化的粮谷类食物(200g左右的全麦粉或170～180g大米)。因妊娠反应严重而不能正常进食足够碳水化合物的孕妇应及时就医,避免对胎儿早期脑发育造成不良影响,可不必过分强调平衡膳食。

(4)多摄入富含叶酸的食物并补充叶酸:妊娠早期叶酸缺乏可增加胎儿发生神经管畸形及早产的危险。妇女应从计划妊娠开始多摄取富含叶酸的动物肝脏、深绿色蔬菜及豆类,并建议每日额外补充叶酸400～800μg。

(5)戒烟、禁酒:烟草中的尼古丁和烟雾中的氰化物、一氧化碳可导致胎儿缺氧和营养不良、发育迟缓。酒精亦可通过胎盘进入胎儿体内造成胎儿宫内发育不良、中枢神经系统发育异常等。

2.妊娠中晚期

(1)适当增加鱼、禽、蛋、瘦肉等优质蛋白质的来源,妊娠中期每日增加50g,孕晚期每日再增加 75g 左右。鱼类尤其是深海鱼类含有较多二十二碳六烯酸（docosahexaenoic acid, DHA），对胎儿大脑和视网膜发育有益，每周最好食用 2～3 次深海鱼类。

（2）适当增加奶类的摄入：奶类富含蛋白质，也是钙的良好来源。从妊娠中期开始，每日应至少摄入 500g 奶制品，并每日增加膳食钙摄入 200mg，使每日钙总量达到 1000mg。如孕期体重增长较快，可选用低脂奶。

（3）适当增加碘的摄入：孕期碘的推荐摄入量为 230μg/d，孕妇除坚持选用加碘盐外，每周还应摄入 1～2 次含碘丰富的海产品，如海带、紫菜等。

（4）常吃含铁丰富的食物：孕妇是缺铁性贫血的高发人群，给予胎儿铁储备的需要，孕中期开始要增加铁的摄入，每日增加 20～50g 红肉，每周吃 1～2 次动物内脏或血液。有指征时，如缺铁性贫血、铁缺乏，可额外补充铁剂。

（5）适量身体活动，维持体重的适宜增长，每日进行不少于 30min 的中等强度的身体活动，如散步、体操、游泳等，有利于体重适宜增长和自然分娩。

（6）禁烟戒酒，少吃刺激性食物。烟草和酒精对胚胎发育的各个阶段有明显的毒性作用，因此应禁烟、戒酒。

四、体重管理

1. 孕妇体重增长

孕妇体重增长可以影响母儿的近远期健康。近年来超重与肥胖孕妇的增加，孕妇体重增长过多增加了大于胎龄儿、难产、产伤、妊娠期糖尿病等的风险。孕妇体重增长不足与胎儿生长受限、早产儿、低出生体重等不良妊娠结局有关。因此要重视孕妇体重管理。2009年美国医学研究所（Institute of Medicine, IOM）发布了基于孕前不同体重指数的孕妇体重增长推荐（表 3-11），应当在第一次产检时确定孕前 BMI，提供个体化的孕妇增重、饮食和运动指导。

表 3-11　孕妇体重增长推荐

	BMI(kg/m²)	孕期总增重范围(kg)	孕中、晚期体重增长速度(kg/周)
低体重	<18.5	12.5～18.0	0.51
正常体重	18.5～24.9	11.5～16.0	0.42
超重	25.0～29.9	7.0～11.5	0.28
肥胖	≥30	5～9	0.22

2. 运动指导

指导孕妇运动是体重管理的另一项措施，且有诸多好处，通过运动能增加肌肉力量和促进机体新陈代谢；促进血液循环和胃肠蠕动，减少便秘；增强腹肌、腰背肌、盆底肌的能力；锻炼心肺功能，释放压力，促进睡眠。

【案例分析 3-5】

1.孕育生命是一个奇妙的历程,要以积极的心态适应孕期的变化,愉快地享受这一过程。合理的孕期膳食对母亲和胎儿都非常重要。一味地增加营养,可造成营养过剩,有妊娠期糖尿病、巨大儿等风险。我们要结合《孕期妇女膳食指南》,科学地指导安排孕期饮食,来促进母婴健康。体重增长是反映孕妇营养状况最实用的直观指标,与胎儿出生体重、妊娠并发症等妊娠结局密切相关。为保证胎儿正常生长发育、避免不良妊娠结局,应使孕期体重增长保持在适宜的范围。

2.我们要重视孕妇的体重管理,可以根据小张的孕前体重指数(BMI)提供个体化的孕妇增重指导,如果孕前 BMI 为 25.0～29.9kg/m²,建议孕期总增重范围为 7.0～11.5kg,孕中晚期每周可增长约 0.28kg;如果孕前 BMI≥30kg/m²,建议孕期总增重范围为 5～9kg,孕中晚期每周可增长约 0.22kg。

应从孕前开始,包括整个孕期对体重进行监测和管理,可每月测量 1 次,孕中晚期应每周测量体重,并根据体重增长速率调整能量摄入水平。体重增长不足者,可适当增加高能量密度的食物摄入。体重增长过多者,应在保证营养素供应的同时注意控制总能量的摄入,并适当增加身体活动。

【课堂小结】

1.孕期合理营养对胎儿正常生长发育和改善母儿结局非常重要。

2.孕期需要注意热能、蛋白质、碳水化合物、脂肪、维生素、无机盐、微量元素和膳食纤维的合理摄入。

3.合理的孕期体重增长,离不开个体化的饮食、运动指导。

【课后思考】

1.如何针对不同的体重指数,指导孕妇进行体重管理?

2.2016 年版《孕期妇女膳食指南》在一般人群膳食指南 6 条基本原则的基础上特别补充了 5 条原则,请问是哪 5 条?

【视频资源】

3-4　孕期保健

学习笔记:

_____

_____

_____

【知识拓展】

一、孕期如何进行适当的身体活动?

若无医学禁忌,多数活动和运动对孕妇都是安全的。孕中晚期每天应进行 30min 中等强度的身体活动。中等强度身体活动可明显加快心率,一般为运动后心率达到最大心率的50%～70%,主观感觉稍疲劳,但10min左右可恢复正常。

最大心率可用220减去年龄计算得到,如年龄30岁,最大心率(次/min)为220-30=190,活动后的心率以95～133次/min为宜。

根据个人喜好可选择一般的家务劳动、散步、慢步跳舞、步行上班、孕妇体操、游泳、骑车、瑜伽和凯格尔(Kegel)运动等形式。但孕期不适宜开展跳跃、震动、球类、登高(海拔2500m以上)、长途旅行、长时间站立、潜水、滑雪、骑马等具有一定风险的运动。

二、孕期妇女平衡膳食指导

孕期妇女平衡膳食指导见表3-12。

表3-12　孕期妇女平衡膳食指导

	孕中期	孕晚期	孕早期	备注
加碘食盐(g)	<6	<6	<6	
油(g)	25～30	25～30	25～30	
奶类(g)	300～500	300～500	300	
大豆/坚果(g)	20/10	20/10	15/10	
鱼禽蛋肉类(g)	150～200	200～250	130～180	
瘦畜禽肉(g)	50～75	75～100	40～65	早孕期每周1次,孕中晚期每周1～2次动物血或肝脏
鱼虾类(g)	50～75	75～100	40～65	
蛋类(g)	50	50	50	
蔬菜类(g)	300～500	300～500	300～500	每周至少1次海藻类蔬菜
水果类(g)	200～400	200～400	200～350	
谷薯类(g)	275～325	300～350	250～300	
全谷物和杂豆(g)	75～100	75～150	50～75	
薯类(g)	75～100	75～100	50～75	
水(ml)	1700～1900	1700～1900	1500～1700	

第七节　产科合理用药

【案例3-6】

王某某,29岁,"停经59天"妇科门诊咨询。自诉平时月经不规律,5天/30～40天,末次月经为2022年2月20日,经量同前。3月14日口服"紧急避孕药(左炔诺孕酮片)"1次;3月15日至30日因"皮肤过敏"服用"地氯雷他定分散片"5mg 每晚1次。4月15日自测尿妊娠试验阳性。4月20日阴道B超示宫内早孕,芽长0.5cm,可及心管搏动。生育史:0-0-0-0。

现来院咨询服用上述药物是否影响胎儿的发育,能否继续妊娠。

讨论

1.孕期应用"紧急避孕药、地氯雷他定分散片"是否影响胎儿发育?

2.患者能否继续妊娠?

妊娠期是一个特殊的生理过程,妊娠期女性与非孕女性一样会罹患各种疾病,同时还可能发生各种与妊娠相关的疾病,所以女性在妊娠期接受药物治疗也很普遍。妊娠期所使用药物大多可通过胎盘直接作用于胎儿,对胎儿产生不利影响。

临床应遵循"非必要不用药"的原则,尤其在妊娠早期。临床医师对妊娠期女性进行用药风险评估与咨询时,首先要考虑药物本身的治疗作用、不良反应,同时要注意胎龄、药物在母胎间的药动学特点、机体对药物的敏感性等因素,选择合适的药物、合适的治疗时机、合适的药物剂量,以确保用药的安全、合理和有效,避免致畸风险。

一、妊娠期用药的基本原则

(1)应有明确的用药指征,非必要不用药;

(2)尽量用一种药物,避免联合用药;

(3)尽量选择疗效确切、对胎儿相对安全的药物,避免使用比较新的、可能对胎儿产生不良影响的药物;

(4)妊娠早期尽量避免用药,能推迟至妊娠中晚期的尽量推迟;

(5)严控药物使用剂量及疗程,注意及时停药;

(6)已知药物对胎儿有影响,但临床又必须使用,要充分权衡利弊,明确告知孕妇,在征得同意后方可使用。

二、药物的妊娠安全性分类

美国食品药物管理局(FDA)根据药物对动物和人类具有不同程度的致畸危险,将其分为5类(表3-13)。

表3-13 药物的妊娠安全性分类(FDA,1979年)

分类	解释	孕期能否使用	备注
A	临床对照研究,未发现对胎儿有损害	如需要,可用	维生素类,不包括大剂量维生素
B	动物实验研究,未见对胎仔有损害,但临床研究未能证实或无临床验证资料	如需要,可用	青霉素、绝大多数头孢菌素
C	动物实验发现药物造成胎仔畸形或死亡,但无临床对照研究	如利大于害,可用	须谨慎权衡利弊
D	已证实药物对胎儿有危害	危及孕妇生命、又无可替代药物时	权衡利弊,药物的益处大于危害
X	对动物和人类均具有明显的致畸作用	害大于利,禁用	药物对胎儿的危险性超过了它的任何益处

该分类方法过于简化、笼统,存在一定局限性,且分级系统的药物信息更新较慢。2014年美国食品药品管理局(FDA)建议取消1979年孕期安全用药分类,提倡建立新的孕期用药新系统,新系统包括三个部分:风险概要、临床注意事项和数据。新系统要求:一旦有可用的新信息,必须更新;在药物被批准上市之后,除了动物实验外,还需要纳入针对人类数据的评估;同时需要纳入生殖相关不良事件发生率的信息,包括不良事件发生概率、剂量对胎儿的

影响、暴露时长对胎儿的影响、暴露时胎龄对胎儿的影响。

三、用药时的胎龄

妊娠期药物暴露时的胎龄与胎儿畸形的发生密切相关(表 3-14)。

表 3-14　药物暴露时的胎龄对胎儿的影响

受精后	分期	胚胎影响	备注
1～2 周	围着床期	"全或无效应",偶见染色体异常	全:胚胎早期死亡导致流产 无:胚胎继续发育,不出现异常
3～8 周	胚胎期	多发畸形,流产、死胎	致畸高度敏感期
9 周～足月	胎儿期	功能障碍	主要对生殖系统、神经系统的影响

【案例分析 3-6】

1.根据 FDA 药物妊娠安全分类,地氯雷他定分散片为 C 类。根据紧急避孕国际协作组指南,目前尚无任何证据表明紧急避孕药会对胎儿带来不良影响,故无须针对紧急避孕药的影响采取任何举措。

2.咨询者平素月经不规律,根据超声推算该患者现孕 50 天左右,该咨询者用药时期处于"全或无"时期。

建议:综上分析,该咨询者所用药物致畸风险较高,建议慎重考虑决定是否继续妊娠,如选择继续妊娠,须按时进行孕期产检。

【课堂小结】

1.妊娠期药物使用应遵循妊娠期用药的基本原则。

2.根据药物对动物和人类具有不同程度的致畸危险,可分为 A 类、B 类、C 类、D 类、X 类 5 类。

3.用药时的胎龄与胎儿畸形的发生密切相关。

【课后思考】

1.妊娠期用药的基本原则有哪些?

2.FDA 药物妊娠安全分类的依据是什么? 如何分类?

3.妊娠后药物的致畸高度敏感期是哪个阶段?

第四章　出生缺陷的防治

出生缺陷(birth defect)是指在婴儿出生前已经存在结构、功能或代谢异常。出生缺陷是导致新生儿死亡、儿童残疾的主要原因。发生出生缺陷的原因有遗传因素、环境因素及两者共同作用等。

减少出生缺陷,重在预防,其防治分为3级。

一级预防是孕前干预,预防出生缺陷儿发生,包括婚孕前保健、补充叶酸、遗传咨询、健康宣教等。

二级预防是产前干预,避免致死、严重出生缺陷儿出生,包括产前筛查、产前诊断、宫内治疗。

三级预防是产后干预,减少残疾儿发生,包括新生儿疾病筛查、诊断和治疗。

第一节　遗传咨询

一、遗传咨询的定义

遗传咨询是由从事医学遗传的专业人员或咨询医生,对咨询者提出的家族中遗传性疾病的相关问题进行解答,并给出医学建议。

二、遗传咨询的目的

减少遗传病儿的出生,降低遗传性疾病的发生率,防治出生缺陷。

三、遗传咨询的对象

(1)有遗传性疾病或出生缺陷的家族史或生育史。

(2)夫妇任一方有智力障碍或发育迟缓。

(3)不明原因的反复流产、死胎、死产等不良妊娠史。

(4)孕期有不良环境接触、暴露史或长期暴露于不良生活环境中。

(5)产前筛查、产前诊断或常见遗传病筛查发现异常。

(6)原因不明的不孕不育,原发性闭经或性发育异常者。

(7)孕妇年龄≥35岁。

(8)近亲结婚。

四、遗传咨询的原则

知情同意自主原则、非指令性原则、保护隐私原则、公平原则、咨询者教育与持续支持原则。

五、遗传咨询的程序

遗传咨询的程序如图 4-1 所示。

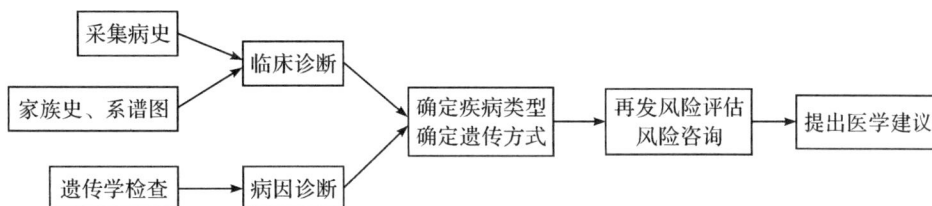

图 4-1　遗传咨询程序

六、人类遗传疾病的类型

遗传疾病是指遗传物质(染色体、基因)变异引起的结构、功能和代谢异常,具有家族性、遗传性、先天性、终身性等特点。常见遗传疾病类型见表 4-1。

表 4-1　常见遗传疾病类型

类型	原因	特点	常见疾病
染色体疾病	染色体数目异常	整倍体	二倍体、三倍体等
		非整倍体	21-三体、18-三体、13-三体、特纳综合征(Turner syndrome)、XXX 综合征等
	染色体结构异常	缺失、易位、倒立、镶嵌、等臂及环形染色体等	22q11.2 微缺失综合征、1p36 微缺失综合征、4p 部分单体综合征(Wolf-Hirschhorn syndrome)等
基因组疾病	基因组拷贝数变异	DNA 片段微缺失、微重复	猫叫综合征、腭心面综合征(velo-cardiofacial syndrome)、威廉姆斯综合征(Williams syndrome)
单基因遗传病(孟德尔遗传病)	单个位点或基因突变	常染色体显性遗传	并指、多指、软骨发育不全、亨廷顿病、马方综合征(Marfan syndrome)、多囊肾、强直性肌营养不良等
		常染色体隐性遗传	遗传性耳聋、苯丙酮尿症(phenylketonuria,PKU)、白化病、甲基丙二酸血症、脊髓性肌萎缩(spinal muscular atrophy,SMA)、地中海贫血等
		X-连锁显性遗传	抗维生素 D 佝偻病、雷特综合征(Rett syndrome)
		X-连锁隐性遗传	血友病、红绿色盲、进行性假肥大性肌营养不良(Duchenne muscular dystrophy,DMD)
		Y-连锁遗传	外耳道多毛症、AZF 缺失
多基因遗传病	多个基因或与环境因素协同影响	—	唇裂、无脑儿、高血压、糖尿病、先天性心脏病、精神分裂症、阿尔茨海默病等
线粒体遗传病	线粒体环 DNA 异常	—	神经性肌肉衰弱症、莱伯遗传性视神经病变(Leber hereditary optic neuropathy)等
体细胞遗传病	除生殖细胞外的体细胞内的基因变异	累加效应→疾病	癌症

【课堂小结】

1. 遗传咨询是指由从事医学遗传的专业人员对咨询对象就其提出的家族中遗传性疾病的相关问题进行解答,并提出医学建议的过程。

2. 遗传疾病是指遗传物质(染色体、基因)变异引起的结构、功能和代谢异常,具有家族性、遗传性、先天性、终身性等特点。

3. 常见的遗传疾病有染色体疾病、基因组疾病、单基因遗传病、多基因遗传病、线粒体遗传病、体细胞遗传病。

【课后思考】

1. 简述遗传咨询的定义。

2. 遗传咨询应遵循哪些伦理和道德原则?

3. 常见的遗传疾病有哪些?

第二节　产前筛查

> **案例 4-1**
>
> 李某某,女,31 岁,平素月经规则,5~6/28 天,既往无妊娠史。2 周前自测尿 hCG 阳性,1 周前外院查 B 超提示宫内早孕,孕周约 10^+ 周,见原始心管搏动。现"停经 12 周"门诊就诊,咨询产前筛查相关问题。
>
> **讨论**
>
> 建议的产前筛查方法是什么?

产前筛查(prenatal screening)是指通过经济、简便、易行和无创的检测方法,从普通孕妇人群中筛查出怀先天缺陷胎儿的高风险者,以采取进一步措施(产前诊断),从而最大限度减少缺陷胎儿的出生。

产前筛查不是确诊实验,若筛查结果呈阳性则提示患病的风险高,若筛查结果呈阴性则提示低风险。筛查结果阳性者需进一步进行产前诊断。目前产前筛查的疾病有非整倍体染色体异常、神经管畸形和胎儿结构异常。

一、非整倍体染色体异常

(一)高危因素

(1)单胎妊娠,孕妇年龄＞35 岁。

(2)双卵双胎妊娠,孕妇年龄＞31 岁。

(3)前胎常染色体三体史。

(4)前胎 X 染色体三体(47XXX 或 47XXY)者。

（5）夫妻中一方染色体畸形（如易位、倒置）。

（6）夫妻非整倍体异常。

（7）妊娠早期反复流产史。

（8）产前超声检查发现胎儿存在严重的结构畸形。

（二）非整倍体染色体异常的筛查

常用的筛查方法：以唐氏综合征（Down's syndrome，DS）为代表，21-三体综合征筛查方法见表 4-2。

表 4-2　21-三体综合征筛查

血清学筛查	妊娠早期联合筛查		NT＋妊娠相关血浆蛋白-A（pregnancy-associated plasma protein-A，PAPP-A）＋β-hCG
	妊娠中期筛查	三联筛查	甲胎蛋白（alpha fetoprotein，AFP）＋hCG/β-hCG＋游离雌三醇（unconjugated estriol，uE_3）
		四联筛查	AFP＋hCG/β-hCG＋uE_3＋抑制素 A（inhibin A）
	妊娠早、中期整合筛查	整合产前筛查	早期筛查＋中期四联筛查
		血清序贯筛查	早期血清学＋中期四联筛查
		逐步续贯试验	早筛高风险：＋绒毛穿刺取样（chorionic villus sampling，CVS）
			早筛低风险：＋中期四联筛查
超声遗传学标志物筛查	胎儿颈项透明层（nuchal translucency，NT）		
	其他软指标		
无创产前检测技术（NIPT）	孕妇血浆中胎儿来源的游离 DNA：二代测序和信息生物学		

1. 血清学筛查（图 4-2、图 4-3）

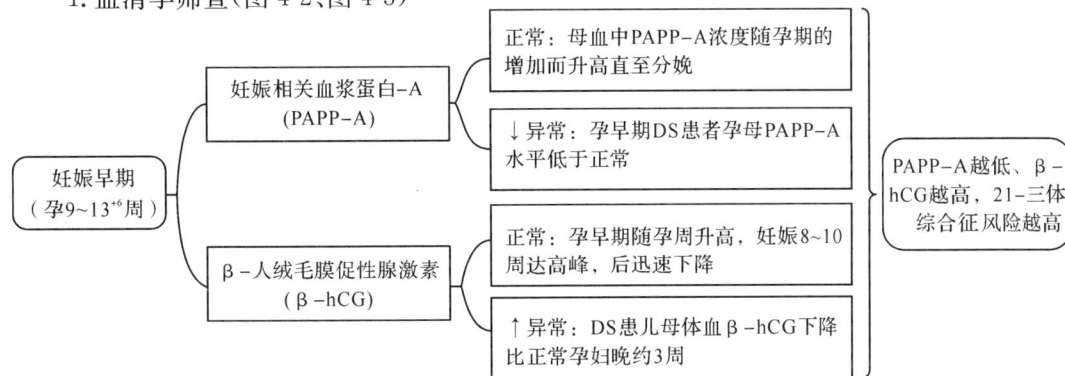

图 4-2　21-三体综合征妊娠早期筛查

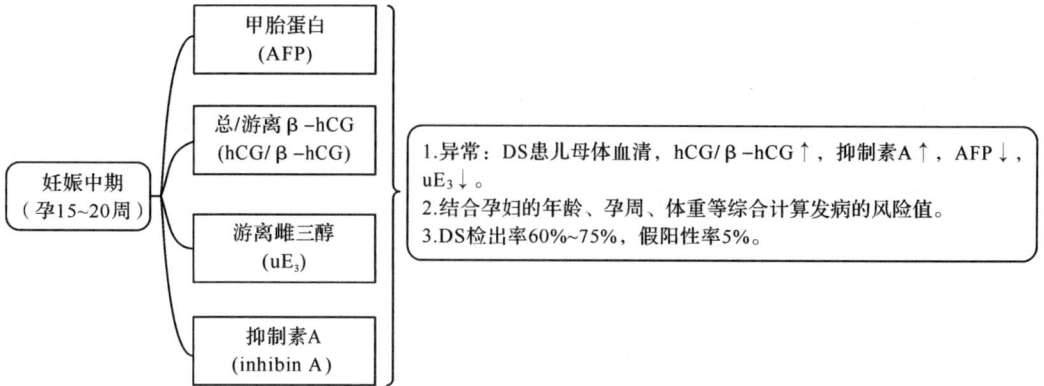

图 4-3　21-三体综合征妊娠中期筛查

2.超声遗传学标志物筛查

(1)妊娠早期:胎儿颈项透明层(NT)增厚、鼻骨缺失。

(2)妊娠中期:颈部皮肤皱褶增厚、肠管回声增强、肾盂扩张、四肢短小、长骨短缩、心室强光点等。

胎儿颈项透明层(NT)定义和检查方法如图 4-4 所示。

√NT 是指胎儿颈椎水平矢状面皮肤至皮下组织之间的厚度。

√检查时间:孕 $11\sim13^{+6}$ 周(胎儿头臀长 $45\sim84$mm)。

√正常二倍体胎儿 NT 厚度随孕周增加而增加。

√异常:NT 厚度超过正常范围的第 95 百分位数,或≥3.0mm。

√NT 异常者,直接进行产前诊断。

√在 DS 胎儿中,NT 厚度与孕妇年龄无关,是一项独立的筛查指标。

图 4-4　胎儿颈项透明层(NT)定义和检查方法

3.无创产前检测技术(NIPT)

无创产前检测技术是运用高通量测序技术对母体外周血浆中的胎儿游离 DNA 片段进行测序,结合生物信息分析,得出胎儿患染色体非整倍体(21-三体,18-三体,13-三体)的风险。

(1)检查时间:筛查最佳时间为妊娠 $12\sim22^{+6}$ 周。

(2)检查意义:21-三体、18-三体、13-三体筛查的检出率分别为 99%、97%、91%,假阳性率<1%。

二、神经管畸形筛查

(一)神经管畸形(neural tube defects,NTDs)高危因素

(1)神经管畸形家族史:是神经管缺陷的最主要因素。

(2)暴露在特定的环境中:妊娠 28 天内,暴露于某些环境因素中,如糖尿病未控制高血糖、高热、某些药物因素等。

(3)已知与神经管畸形有关的遗传综合征和结构畸形:如 Meckel-Gruber 综合征等。

(4)高危种族或群体和/或生活在高风险的区域:饮食中缺乏叶酸-维生素是神经管畸形的高发因素。

(二)神经管畸形筛查方法

神经管畸形筛查方法如图 4-5 所示。

√血清学筛查——甲胎蛋白(AFP)

★胎儿的神经管和腹壁缺陷使 AFP 渗漏到羊水中,使孕母血清 AFP 显著升高。

★筛查时间:妊娠 15～20 周。

★测定值以 ng/ml 表示,报告值是未受累人群的中位数的倍数(multiple of the median,MOM)。

★如以 2.0MOM 为 AFP 的正常值上限,筛查阳性率为 3%～5%,敏感性＞90%,阳性预测值 2%～6%。胎儿患病风险随 AFP 水平升高而增加。

★如血清 AFP 升高,需行超声检查,以确定胎龄、胎儿的数目,并排出死胎。

★影响结果的因素:孕龄、孕母体重、种族、糖尿病、死胎、多胎、胎儿畸形、胎盘异常等。

√超声筛查——妊娠中期超声诊断

★超声对神经管缺陷的诊断率几乎为 100%。

★检查时间:妊娠 18～24 周。

图 4-5　神经管畸形筛查方法

三、胎儿结构畸形筛查

胎儿结构畸形筛查方法如图 4-6 所示。

√筛查时间:妊娠 20～24 周。

√筛查对象:所有孕妇。

√检查目的:发现严重的结构畸形,如无脑儿、严重脑膨出、严重开放性脊椎裂、严重胸腹壁缺损并内脏外翻、先天性心脏病、致死性软骨发育不良等。

√检出率:50%～70%。

√漏诊的原因:

★母体影响因素:孕周、羊水、胎位、母体腹壁等;

★部分胎儿畸形的产前超声检出率极低,如房间隔缺损、室间隔缺损、耳畸形、指/趾异常等;

★技术缺陷:目前超声还不能发现部分胎儿畸形(如先天性巨结肠、甲状腺缺如等)。

图 4-6　胎儿结构畸形筛查方法

【案例分析 4-1】

患者,育龄期女性,停经 12 周,尿 hCG 阳性,B 超示宫内妊娠。结合病史、辅助检查,目前诊断:早期妊娠(孕 12 周)。为降低出生缺陷儿的发生,对所有孕妇均需进行产前筛查。

下一步需补充孕妇病史,包括孕妇基本信息、妊娠情况、既往史等,核对孕周,宣传讲解产前筛查相关知识。综合患者情况,现孕 12 周,建议进行妊娠早期联合筛查(NT＋PAPP-A＋β-hCG),如低风险,孕中期(15～20 周)再进行三联筛查(AFP＋hCG/β-hCG＋uE$_3$),妊娠 20～24 周行超声检查。如筛查结果为低风险,则定期进行常规产前检查。如血清学指标或超声指标异常,则需行产前诊断技术。

××省血清学产前筛查申请单如图 4-7 所示。

××省产前诊断中心　　　□□□□□□□□□□

采血医院_____　　　　　　　　　　　标本存放位置_____

标本编号_____　　**血清学产前筛查申请单**　　标本存放日期_____

孕妇信息：

姓　名：_____　　身份证号：□□□□□□□□□□□□□□□□□□

出生日期（公历）：_____年___月__日　　体重：_____kg　身高：_____cm

通讯地址：_____　联系电话：_____　邮编：_____

文化程度：_____　　职业：_____　　孕产史：_-_-_-_-_

妊娠信息：

月经：□规则　□不规则 末次月经：____年___月___日 末次月经推算孕周：___周___天

B超日期：_____年____月___日 □单胎 □双胎（□单绒毛膜性□双绒毛膜性）□其他____

1、双顶径____cm　　头臀长(CRL)_____mm　NT_____mm　NB□有 □无

2、（如双胎妊娠，需填写此行)双顶径____cm 头臀长(CRL)_____mm　NT___mm NB___mm

试管婴儿：□否 □是 辅助生殖方法：_____　　植入日期_____年____月___日

胰岛素依赖性糖尿病：□是 □否　　吸烟：□是 □否

不良孕产史：□NTD　 □自然流产　　□其他_____

筛查项目：

□早期筛查：　□Free β-hCG　　□PAPP–A　　　□NT

□孕中期筛查：□Free β-hCG　　□hAFP　　　　□uE₃

图 4-7　××省血清学产前筛查申请单

产前筛查知情同意书如图 4-8 所示。

知情同意书

　　经医生宣教，我们已了解产前筛查的目的和意义，即根据孕周选择测定孕妇血中 PAPP-A、Free β-hCG、hAFP 和 uE₃指标，结合孕妇的年龄、体重、孕周等进行综合风险评估，得出胎儿罹患 21-三体、18-三体和神经管缺陷的风险度，并不是确诊，是一种无创伤的筛查。但鉴于当今医学技术水平的限制和患者个体差异或有些已知和无法预知的原因，即使在医务人员已认真履行了工作职责和严格执行操作规程的情况下，该项检查仍有局限性，如中孕期筛查目标疾病的预期检出率为神经管缺陷：85%～90%；21-三体：60%～70%；18-三体：60%～70%。低风险报告或阴性的报告，只表明胎儿发生该种先天异常的机会很低，但并不能完全排除这种异常或其他异常的可能性。筛查结果如为高风险，则需要进一步检查以明确诊断。

　　孕妇方已充分了解该检查的性质、合理的预期目的、风险性和必要性。对其中的疑问已得到经治医生的解答。并同意筛查所采血液标本交由院方保管与处置或进行不损害孕妇利益的其他检测与研究，经本人及家属慎重考虑同意接受血清学产前筛查，并承诺如实提供产前筛查所需信息，也愿将本次妊娠的最终结局及时与医方沟通。为确认上述内容为双方意思的真实表达，医方已履行了告知义务，孕妇方已享有充分知情和选择的权利，签字生效。

孕妇签字：_____　　医生签字：_____　　　____年____月____日

图 4-8　产前筛查知情同意书

【课堂小结】

1.产前筛查不是确诊实验,筛查结果阳性提示患病的风险高,阴性提示低风险。筛查结

果阳性者需行产前诊断。目前产前筛查的疾病有非整倍体染色体异常、神经管畸形和胎儿结构异常。

2.早中孕期产前筛查流程如下：

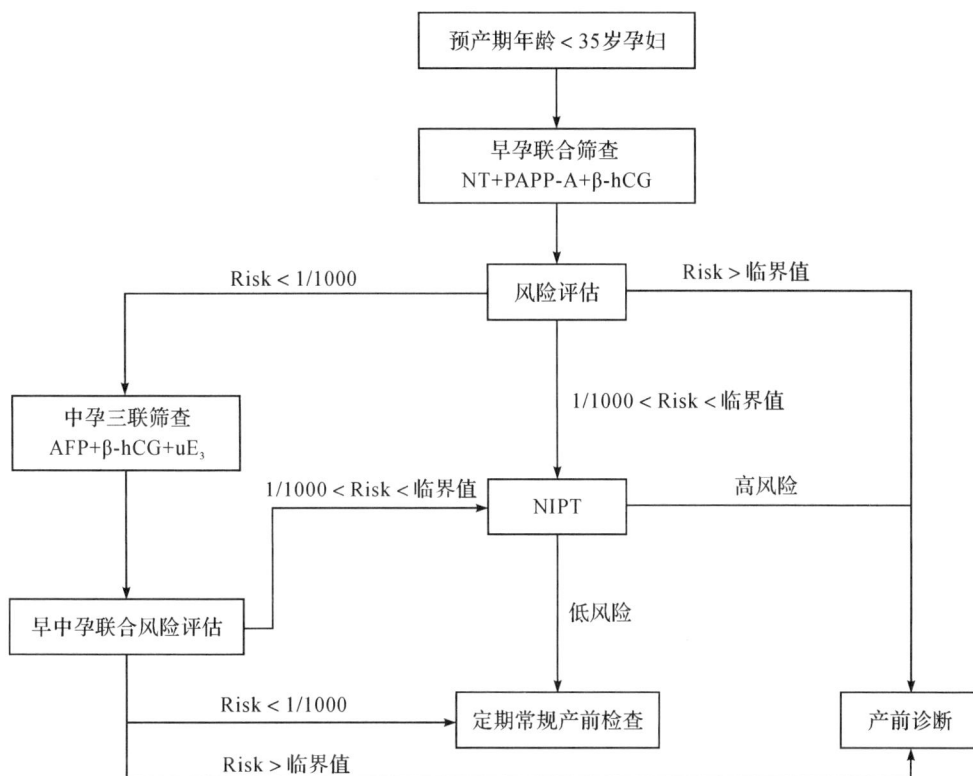

【课后思考】

1.唐氏综合征的筛查方法有哪些?

2.简述胎儿结构畸形筛查的方法及检查时间。

【知识拓展】

无创产前检测技术

无创产前检测技术又称无创产前 DNA 检测,其原理是运用高通量测序技术对母体外周血浆中的胎儿游离 DNA 片段进行测序,结合生物信息分析,得出胎儿患染色体非整倍体的风险。

优点:检出率高(99%),对 21-三体、18-三体、13-三体筛查的检出率分别为 99%、97%、91%,假阳性率低(<1%)。

缺点:不能筛查神经管缺陷。不是产前诊断方法,不能取代传统的产前诊断方法。

1.适用人群

①血清学筛查显示胎儿常见染色体非整倍体风险值介于高风险切割值与 1/1000 之间的孕妇;

②有介入性产前诊断禁忌证者(如先兆流产、发热、出血倾向、慢性病原体感染活动期、

孕妇 Rh 阴性血型等);

③孕 20^{+6} 周以上,错过血清学筛查最佳时间,但要求评估 21-三体、18-三体、13-三体综合征风险者。

2. 慎用人群

①早、中孕期产前筛查高风险;

②预产期年龄≥35 岁;

③重度肥胖(BMI>40kg/m²);

④通过体外受精-胚胎移植(in vitro fertilization and embryo transfer,IVF-ET)方式受孕;

⑤有染色体异常胎儿分娩史,除外夫妇染色体异常的情形;

⑥双胎及多胎妊娠;

⑦医师认为可能影响结果准确性的其他情形。

3. 不适用人群

①孕周<12 周;

②夫妇一方有明确染色体异常;

③1 年内接受过异体输血、移植手术、异体细胞治疗等;

④胎儿超声检查提示有结构异常须进行产前诊断;

⑤有基因遗传病家族史或提示胎儿罹患基因病高风险;

⑥孕期合并恶性肿瘤;

⑦医师认为有明显影响结果准确性的其他情形。

第三节　产前诊断

【案例 4-2】

梁某某,女,33 岁,1-0-0-1,2009 年剖宫产。因"停经 13⁺周"于 2019 年 6 月 27 日就诊。平素月经规律,周期 30 天,经期 6 天,末次月经 2019 年 3 月 27 日。4 月 22 日血 β-hCG 101.1U/L,5 月 20 日 B 超示宫内早孕(芽长约 1.2cm,原始心搏可及)。6 月 21 日 B 超示宫内孕单活胎,NT 8.5mm。

讨论

该患者首先考虑什么? 如何明确诊断?

产前诊断(prenatal diagnosis)又称宫内诊断或出生前诊断,是通过影像学检查、生物化学、细胞遗传学和分子生物学等检测手段,了解宫内胎儿的发育情况,对先天性和遗传学疾病做出诊断,为胎儿宫内治疗及选择性流产提供依据。

一、产前诊断的对象

(1)年龄≥35 周岁。

(2)产前筛查高危人群、胎儿发育异常或可疑结构异常。

（3）妊娠早期接触过可能导致胎儿先天缺陷的物质（如化学毒物、放射性、病毒等）。

（4）曾生育过染色体异常儿孕妇。

（5）夫妇一方患有先天性或遗传学疾病，或近亲婚配，或有遗传学家族史。

（6）有不明原因流产、死产或新生儿死亡等不良孕产史孕妇。

（7）孕妇可能为某种 X 连锁遗传病基因携带者。

（8）本次妊娠有羊水过多或过少、胎儿发育受限者。

（9）医师认为有必要进行产前诊断的其他情形。

二、产前诊断的疾病

（1）染色体病：染色体数目和结构异常。

（2）性连锁遗传病：以 X 连锁隐性遗传病居多，如血友病等。

（3）遗传性代谢缺陷病：常染色体隐性遗传病多见。

（4）先天性结构畸形。

三、产前诊断的方法

产前诊断的方法如图 4-9 所示。

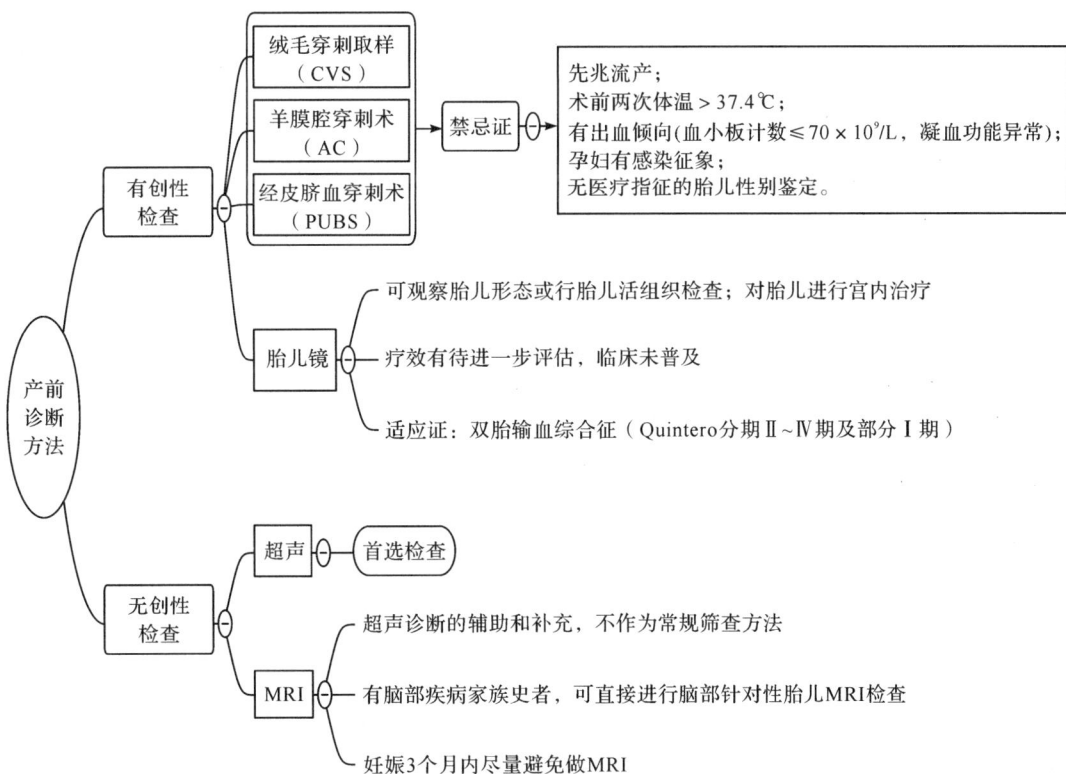

图 4-9　产前诊断方法

常用有创性/侵入性产前诊断方法比较见表 4-3。

表 4-3 常用有创性/侵入性产前诊断方法比较

产前诊断	孕周	操作方法	常见并发症	优点	缺点
绒毛穿刺取样（CVS）	10～14 周	超声引导下，获取绒毛组织	胎儿丢失率约 0.5%；出血、绒毛膜羊膜炎等	妊娠早期检查；结果快速（5～7 天）	胎盘嵌合体发生率 2%～3%；仅获得细胞，不能检测 AFP，不能诊断 NTDs；胎儿丢失率高于 AC
羊膜腔穿刺术（amniocentesis，AC）	16 周后	超声引导下，羊膜腔穿刺，获取羊水	胎儿丢失率<0.5%；出血、羊水渗漏率 1%～2%；绒毛膜羊膜炎和宫腔感染<0.1%；胎儿损伤很少	产前诊断的金标准；可用于细胞、染色体或 AFP 检测	15 周前穿刺，胎儿丢失率升高
经皮脐血穿刺术（percutaneous umbilical cord blood sampling，PUBS)	18 周后	超声引导下穿刺脐静脉，获取胎儿血	胎儿丢失率 1%～2%；脐带穿刺点出血 50%；脐带血肿 17%；胎儿心动过缓 3%～12%；羊水渗漏和胎膜早破 1%～2%；绒毛膜羊膜炎<1%；子宫感染罕见	诊断快速（2～3 天）；对绒毛及羊水培养出现的假嵌合体或培养失败进行校正或补救诊断	胎儿丢失率高于 CVS、AC

四、产前实验室诊断技术

产前实验室诊断技术的临床应用与优缺点见表 4-4。

表 4-4 产前实验室诊断技术的临床应用与优缺点

诊断技术	原理	临床应用	优点	缺点
染色体核型分析	对整组染色体的数目和结构异常进行诊断	覆盖 46 条染色体，是各类疑似胎儿染色体异常诊断的首选方法	临床遗传学诊断"金标准"	取材时限性；细胞培养时间长（7～14 天）；分辨率低；结果依赖阅片者的经验；不能检出 5Mb 以下的亚显微结构异常
荧光原位杂交技术（fluorescence in situ hybridization，FISH)	将荧光标记的探针与染色体目标位点结合	主要检测 13、18、21、X 和 Y 等染色体数目异常	可直接对未培养的细胞进行检测。检测时间短（24～48h)，检出率高	是对特定位点的检测，只能检查探针目标染色体异常；结果存在假阳性和假阴性，需与核型分析或其他检测技术结合

续表

诊断技术	原理	临床应用	优点	缺点
染色体微阵列分析(chromosomal microarray analysis,CMA)	待测样本 DNA 与正常对照样本 DNA 竞争性杂交	覆盖全基因组;可检测染色体不平衡的拷贝数变异	不需要细胞培养,可用于任何组织和细胞的检测	无法检出染色体平衡性重排(如染色体易位、倒位、插入);无法检测<10%的嵌合体
靶向基因测序(targeted gene sequencing)	针对 DNA 片段进行测序和分析	可检测已知与遗传疾病有关的一个或多个特定基因	当临床高度怀疑有遗传学改变,但染色体分析结果正常时,可采用该方法寻找特定的基因问题	
全外显子测序(whole exome sequencing,WES)	利用序列捕获技术将全基因组外显子区域 DNA 捕捉并富集,再进行高通量测序	临床上用于评估可能有遗传疾病,而针对相关表型已进行的特定基因检测(包括靶向基因测序)未能做出诊断的胎儿	罕见单基因遗传病的诊断	检查时间长(8~12 周);费用高;假阳性率和假阴性率高;发现不能确定临床意义的基因突变

【案例分析 4-2】

  育龄期女性,停经 13⁺周,B 超提示宫内孕单活胎,既往剖宫产 1 次,无流产史。孕 12⁺周查 NT 8.5mm,NT 厚度明显超过正常范围的第 95 百分位数,首先考虑胎儿非整倍体染色体异常,需进行产前诊断。

  患者现孕 13⁺周,可进行的侵入性产前诊断为绒毛穿刺取样。术前需详细告知孕妇及其家属检查的目的及风险,签署手术知情同意书,检查血常规、凝血功能等,排除手术禁忌证。如检查结果正常,定期常规产前检查;如结果异常,需进行遗传学咨询。

【课堂小结】

  1.产前诊断的疾病包括染色体病、性连锁遗传病、遗传性代谢缺陷病和先天性结构畸形。

  2.胎儿结构异常可通过影像学(超声、MRI)获得诊断。胎儿染色体和基因疾病可通过绒毛穿刺、羊膜腔穿刺、脐血穿刺等技术获得胎儿绒毛或细胞组织,进行相应检测分析做出诊断。

【课后思考】

  1.简述产前诊断的概念和适应证。

2.产前诊断的方法有哪些?

【知识拓展】

胚胎植入前遗传学诊断

胚胎植入前遗传学诊断(preimplantation genetic diagnosis,PGD)是在胚胎移植前,对胚胎进行遗传学检测,剔除遗传物质存在异常的胚胎,选择正常胚胎移植回母体子宫,从而防止遗传病患儿的妊娠和出生。

PGD主要针对事先已经明确病因的遗传性疾病患者,在胚胎种植前就对其进行相应遗传学诊断,从而避免非意愿性人工流产和遗传病的发生。主要包括单基因遗传病(如地中海贫血、进行性肌营养不良、遗传性耳聋等)和染色体病(如罗氏易位、相互易位、倒立、致病性微缺失或微重复等)。

植入后胚胎在孕期发育过程中可能受到有害物质、环境的影响,仍可能发生染色体等异常,故对所有继续妊娠病例均建议行产前诊断以确诊。

第五章 妊娠并发症

第一节 异位妊娠

【案例 5-1】

　　小王,女,30 岁,因"阴道不规则出血 20 天"于 5 月 15 日妇科就诊。自诉平时月经规律,5~7 天/28~30 天,末次月经为 3 月 19 日,经量同前。20 天前无明显诱因出现不规则少量阴道流血,量时多时少,无血块,血暗红,少于平时月经量,无明显腹痛等不适,自行口服益母草合剂调经,无明显好转。今日因阴道反复出血 20 天未净来院妇产科门诊,希望医生能够帮助调整月经周期。

　　3 年前行剖宫产术,育有一女,流产 2 次,放环 1 年,1-0-2-1。

讨论

1.请问可能的诊断是什么?

2.怎样明确诊断?

　　受精卵在子宫体腔以外着床称为异位妊娠(ectopic pregnancy),习称宫外孕。异位妊娠是妇产科最常见的急腹症之一。由于其发病率高,并有导致孕产妇死亡的危险,一直被视为具有高度危险性的妊娠早期并发症。异位妊娠受精卵的着床位置如图 5-1 所示。

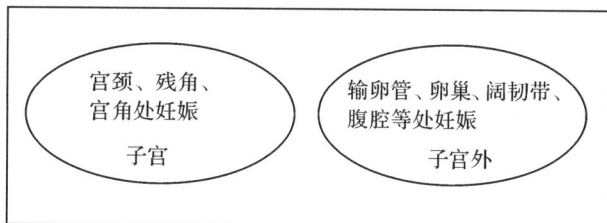

图 5-1　异位妊娠受精卵的着床位置

　　根据受精卵种植的部位不同,异位妊娠分为输卵管妊娠(tubal pregnancy)、宫颈妊娠(cervical pregnancy)、卵巢妊娠(ovarian pregnancy)、腹腔妊娠(abdominal pregnancy)、阔韧带妊娠(broad ligament pregnancy)等(图 5-2),其中以输卵管妊娠最常见(占 90%~95%)。左侧输卵管间质部妊娠如图 5-3 所示,右侧输卵管壶腹部妊娠如图 5-4 所示。

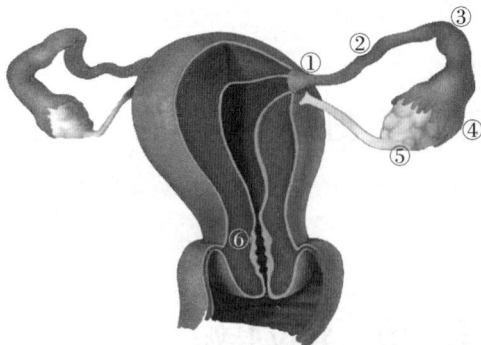

①输卵管间质部妊娠；②输卵管峡部妊娠；③输卵管壶腹部妊娠；
④输卵管伞部妊娠；⑤卵巢妊娠；⑥宫颈妊娠
图 5-2　异位妊娠的发生部位

左侧输卵管间
质部妊娠

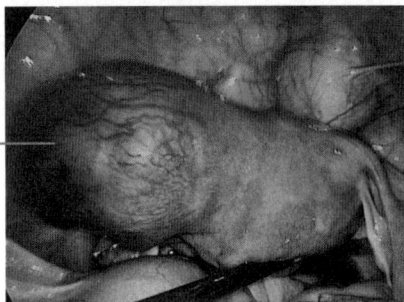

图 5-3　左侧输卵管间质部妊娠

腹腔内出血

右侧输卵管
壶腹部妊娠

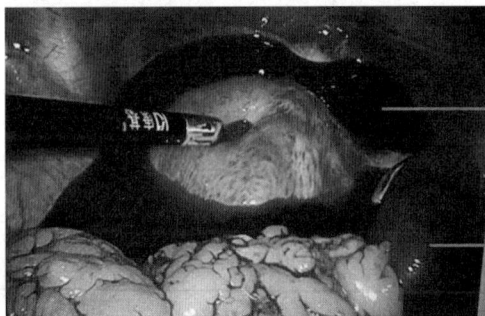

图 5-4　右侧输卵管壶腹部妊娠

一、输卵管妊娠的高危因素

（1）主要危险因素包括既往有异位妊娠病史、输卵管损伤或手术史、盆腔炎性疾病、辅助生殖技术助孕等。

既往有异位妊娠病史的女性复发风险增加，有过 1 次异位妊娠病史者，其重复异位妊娠概率约为 10%，有过 2 次以上异位妊娠病史者，则再发的风险增加至 25% 以上。

（2）次要危险因素包括吸烟史、年龄>35 岁。

使用宫内节育器的女性患异位妊娠的风险低于未使用宫内节育器者，然而一旦带环妊娠,则异位妊娠的发生率高达53%。

二、输卵管妊娠的临床表现

输卵管妊娠的临床表现与受精卵着床部位、是否流产或破裂以及出血量多少和时间长短等有关。在输卵管妊娠早期,若尚未发生流产或破裂,常无特殊的临床表现,缺乏特异性,其过程与早孕或先兆流产相似。

(1)典型症状:停经、腹痛与阴道流血,即异位妊娠三联征。

(2)其他症状:乳房胀痛、胃肠道症状、头晕、晕厥、肩部放射痛、泌尿系统症状、阴道组织物排出、肛门坠胀感及排便疼痛等。如出现腹腔内出血及剧烈腹痛,轻者可表现为晕厥,严重者出现失血性休克。

(3)常见体征:盆腔压痛、附件区压痛、腹部压痛、宫颈举痛。

(4)其他体征:面色苍白、腹胀、心动过速(>100次/min)或低血压(<100/60mmHg)。

【案例分析5-1】

1. 小王的主要症状是异常的阴道出血,育龄期女性出现异常阴道出血的临床表现,首先要检查妊娠试验,如果妊娠试验阳性,考虑妊娠相关的出血,如异位妊娠、各类流产、妊娠滋养细胞疾病等。如果妊娠试验阴性,通过妇科检查排除宫颈原因导致的出血后,可根据异常子宫出血PALM-COEIN病因分类系统排查相关器质性和非器质性病因,如排卵障碍性、医源性药物影响、子宫内膜息肉、子宫肌瘤等。

每个有性生活的育龄期妇女一旦出现腹痛或者阴道流血,无论是否有避孕措施均应进行妊娠试验筛查。

三、输卵管妊娠的诊断

输卵管妊娠可通过血hCG检测、经阴道超声检查、腹腔镜检查、经阴道后穹隆穿刺和诊断性刮宫来帮助诊断(图5-5)。

(1)腹腔镜不再是诊断异位妊娠的金标准。

(2)经阴道超声检查是对可疑异位妊娠患者的首选诊断方法(图5-6)。若阴道超声检查提示附件区含有卵黄囊和(或)胚芽的宫外孕囊,可明确诊断异位妊娠。同时应明确是否有宫内外复合妊娠。

(3)连续经阴道超声检查和(或)血hCG测定可辅助诊断。

(4)单独的血hCG水平无法明确妊娠部位;连续的血hCG测定有助于区分正常与异常妊娠(图5-7)。

(5)血清孕酮水平无法诊断异位妊娠。

(6)如果排除了正常宫内妊娠,可通过诊断性刮宫检查来鉴别早期宫内妊娠流产与异位妊娠。

(7)具有临床症状和体征的输卵管妊娠破裂患者,如果生命体征不稳定或合并急腹症,则需要紧急评估和治疗。

可疑异位妊娠

生命体征平稳

经阴道子宫附件超声

- 宫内见孕囊 → 宫内妊娠
- 宫外见孕囊 → 异位妊娠

疑似异位妊娠

血hCG>1500U/L，子宫内膜厚度<10mm → 异位妊娠

血hCG<3500U/L

- 间隔48h，血hCG上升>最低增幅值 → 异位妊娠
- 间隔48h，血hCG下降趋势 → 流产
- 间隔48h，血hCG上升<最低增幅值

血hCG≥3500U/L

诊断性刮宫
- 未见绒毛 → 术后12~24h复查hCG
  - 不降 ❶ → 异位妊娠 / 漏刮 / 宫内妊娠
  - 下降 ❷ → 宫内妊娠
- 见绒毛 → 宫内妊娠

附件区见病灶 → 异位妊娠

生命体征不稳定

- 后穹隆穿刺
- 腹腔穿刺

阳性 → 腹腔镜检查或剖腹探查

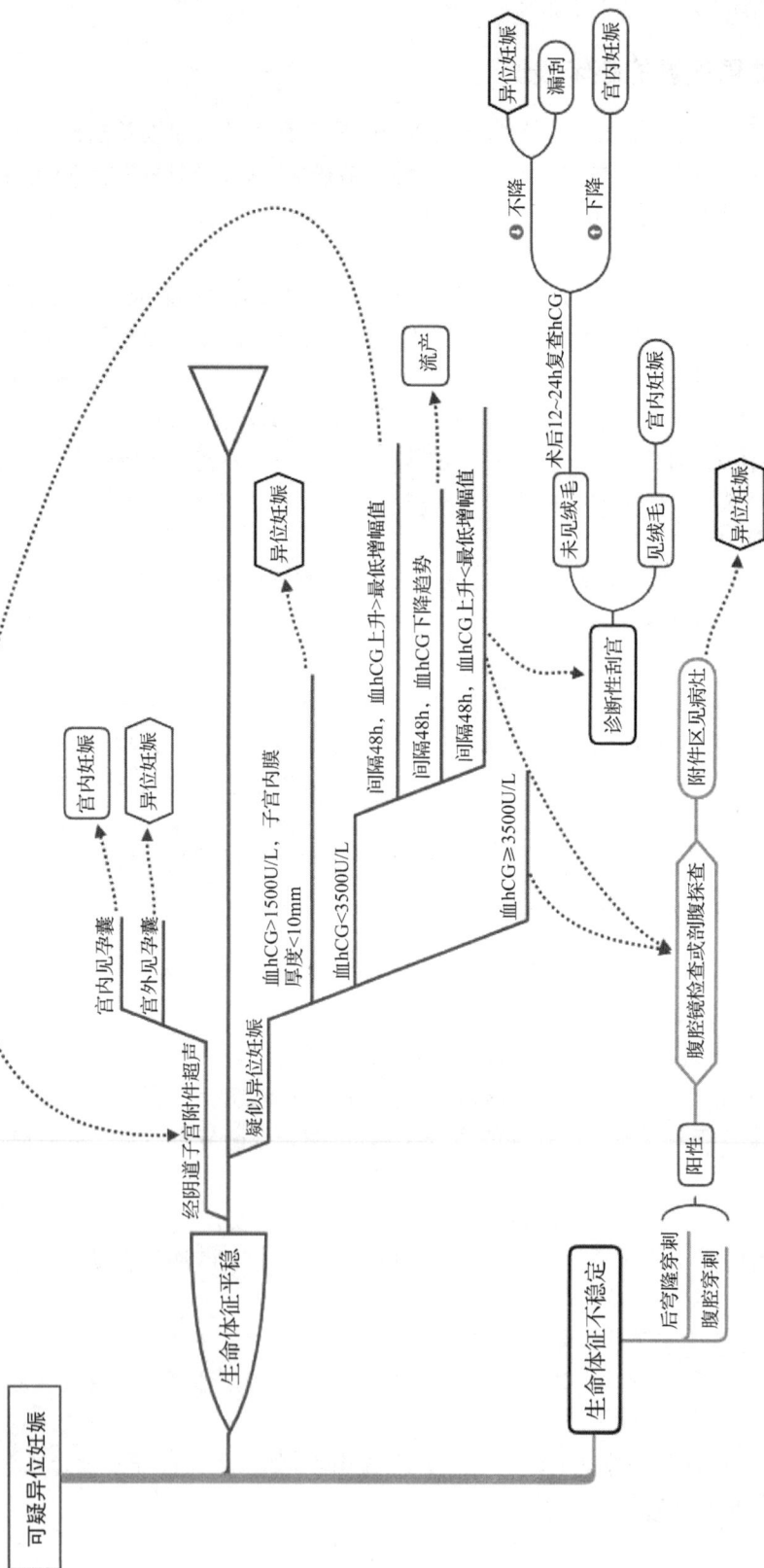

图 5-5　输卵管妊娠诊断流程

检查部位：子宫附件、盆腔(经阴道)

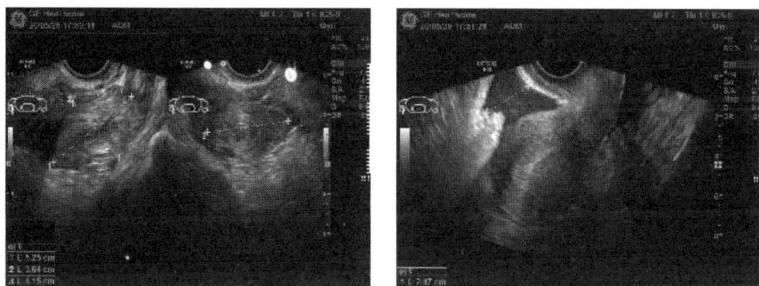

超声描述：

子宫前位，大小正常，宫腔线清，双层内膜厚约1.2cm，未及明显孕囊回声，宫区回声均匀。
于右侧卵巢旁探及不均质低回声团块，大小约5.3*3.6*4.2cm，形态不规则，CDFI示内可见血流信号。左卵巢大小正常，未见异常回声。
子宫前方及直肠凹内见游离液性暗区，前后径分别约2.5cm、2.0cm。

超声诊断：

右侧附件区不均质低回声团块，异位妊娠待排，请结合临床
盆腔积液

图 5-6　经阴道超声检查

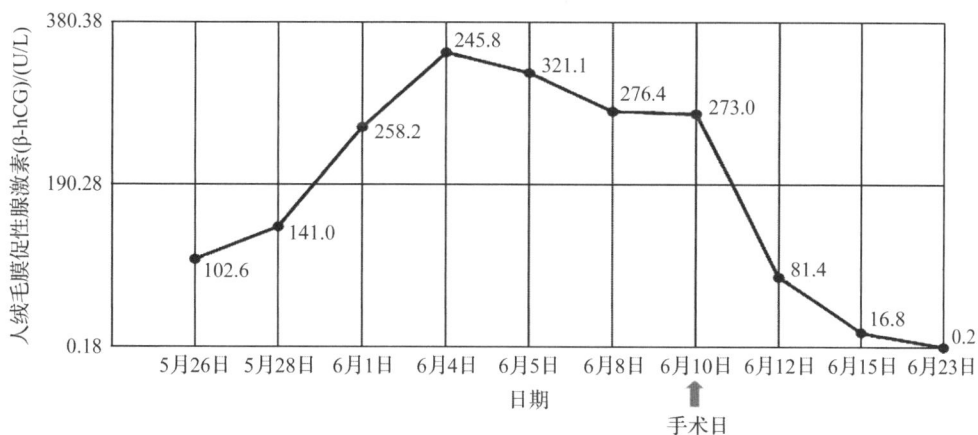

图 5-7　血 hCG 的连续测定

【案例分析 5-2】

2. 可通过血 hCG 测定结合经阴道超声检查来帮助诊断。

当血 hCG 值超过 3500U/L，而超声检查未发现宫内妊娠囊，则提示早期妊娠流产或异位妊娠，其中 50%～70% 的病例为异位妊娠。联合血 hCG 超声阈值 1500U/L 和子宫内膜厚度(10mm)作为鉴别异位妊娠和宫内妊娠的诊断界值，对异位妊娠具有较高的诊断价值。

> 如果临床检查结果提示为异常妊娠,推荐在第一次血 hCG 测定后间隔 48h(不短于 48h)重复血 hCG 测定。后续的血 hCG 测定,根据血 hCG 变化曲线相隔 2~7 天监测 1 次。异位妊娠时血 hCG 往往低于正常宫内妊娠,血 hCG 的倍增在 48h 内不足 66%。

四、输卵管妊娠的鉴别诊断

需与以下疾病相鉴别:早期妊娠流产、早孕合并黄体破裂、早孕合并卵巢囊肿破裂或扭转、早孕合并出血性输卵管炎、宫内外复合妊娠,以及急性阑尾炎等内、外科急腹症(表 5-1)。

表 5-1　异位妊娠的鉴别诊断

	输卵管妊娠	流产	早孕合并出血性输卵管炎	早孕合并黄体破裂	早孕合并卵巢囊肿蒂扭转	早孕合并急性阑尾炎
停经	多有	多有	多有	多有	多有	多有
腹痛	突然撕裂样剧痛,自下腹一侧向全腹扩散	下腹中央阵发性坠痛	持续性下腹部伴肛门坠胀感,腹痛始于腹部一侧	下腹一侧突发性疼痛	下腹一侧突发性疼痛	持续性疼痛,转移性右下腹痛
阴道流血	量少,暗红色,可有蜕膜管型排出	开始量少,后增多,鲜红色,可伴绒毛排出	无	无	无	无
休克	程度与外出血不呈正比	程度与外出血呈正比	无,或有轻度休克	无,或有轻度休克	无	无
体温	正常,有时低热	正常	升高	正常	稍高	升高
妇科检查	宫颈举痛,附件区有肿块	宫口稍开,子宫增大变软	宫颈举痛,后穹隆触痛,附件区压痛,可触及肿块	一侧附件压痛,无肿块触及	宫颈举痛,附件区肿块边界清晰,蒂部触痛明显	无肿块触及,麦氏点压痛、反跳痛
白细胞计数	正常或稍高	正常	升高	正常或稍高	稍高	升高
血红蛋白	下降	正常或稍低	正常或稍低	下降	正常	正常
超声	一侧附件区低回声,其内有妊娠囊	宫内可见妊娠囊	一侧或双侧附件区低回声	一侧附件区低回声	一侧附件区低回声,边缘清晰,有条索蒂	子宫附件区无异常回声
诊断学刮宫	未见绒毛、术后血 hCG 不降	可见绒毛、术后血 hCG 下降	无	无	无	无

五、输卵管妊娠的结局

(1)输卵管妊娠流产:多发生在妊娠 8~12 周内的输卵管壶腹部妊娠。

(2)输卵管妊娠破裂:峡部妊娠多在妊娠 6 周左右破裂;而间质部妊娠时,多持续到 3~4 个月才发生破裂,可致大量内出血及休克。

（3）继发性腹腔妊娠：输卵管妊娠流产或破裂后，囊胚掉入腹腔，如存活者，可重新种植于腹腔内脏器而继续生长，形成继发性腹腔妊娠，较少见。

（4）持续性异位妊娠：若手术（多见于保守手术）中未完全清除胚囊，或残留存活的滋养细胞而继续生长，致术后血 hCG 不降或反而上升，称为持续性异位妊娠。

六、输卵管妊娠的治疗

异位妊娠的治疗包括手术治疗、药物治疗和期待治疗。根据患者临床症状、腹腔内出血情况、血 hCG 水平测定、超声测定附件妊娠囊直径等制定相应治疗方案。

1. 期待治疗

纳入标准：无腹痛或合并轻微腹痛的病情稳定患者，超声未提示有明显的腹腔内出血，输卵管妊娠肿块平均直径不超过 30mm 且没有心管搏动，血 hCG 水平＜1000～2000 U/L，患者知情同意。

间隔为 2～7 天随访血 hCG 至非孕状态。如果随访期间患者出现明显腹痛，血 hCG 持续上升或血 hCG 水平大于 2000U/L，则需进一步治疗。

2. 药物治疗

最常用药物为甲氨蝶呤（methotrexate，MTX）肌注，适用于输卵管妊娠诊断明确或者临床高度疑似，排除了正常宫内妊娠的病情稳定患者，并且无 MTX 治疗的绝对禁忌证。

MTX 治疗的适应证：生命体征平稳；低血 hCG 水平（理想者低于 1500U/L）；输卵管妊娠未破裂；无明显腹腔内出血；输卵管肿块小于 35～40 mm、未见心管搏动；具备随访条件。MTX 单剂量方案如图 5-8 所示。

MTX 单剂量方案

▶第 1 天：单一剂量肌注 50mg/m^2。

▶肌注 MTX 后的第 4、7 天监测血 hCG。

• 如果血 hCG 下降超过 15%，每周随访血 hCG 直至正常水平。

• 如果血 hCG 下降小于 15%，再次肌注 50mg/m^{2}MTX，继续监测血 hCG。

• 如果 2 次 MTX 肌注后血 hCG 不降，考虑手术治疗。

• 如果血 hCG 在随访期间处于平台期或上升，考虑为持续性异位妊娠，应给予 MTX 治疗。

图 5-8　MTX 单剂量方案

3. 手术治疗

适应证：生命体征不稳定，输卵管妊娠破裂的症状（盆腔疼痛、腹腔内出血）。药物治疗绝对禁忌证或治疗失败需行手术治疗。腹腔镜手术是手术治疗的金标准术式。

根据患者的临床表现、生育期望以及输卵管损伤程度来决定行输卵管切除术或输卵管切开取胚术。对于另一侧输卵管正常的输卵管妊娠患者，输卵管切开取胚术和输卵管切除术两组间后续自然妊娠率、重复异位妊娠率无统计学差异。在输卵管损伤严重、手术部位有明显出血的情况下，输卵管切除术是首选手术方法。对于另一侧输卵管有损伤的有生育要求的患者可考虑行输卵管切开取胚术。

【课堂小结】

临床表现	①停经后腹痛、阴道流血；②症状；③体征。
诊断	①hCG；②B超；③腹腔镜检查；④阴道后穹隆穿刺；⑤诊断性刮宫。
治疗	①药物治疗；②手术治疗；③期待治疗。

【课后思考】

1. 异位妊娠最常见部位在哪里？

2. 异位妊娠的典型临床表现有哪些？

3. 异位妊娠需要与哪些疾病相鉴别？

4. 小李，女性，25 岁，因"停经 50 天，阴道流血 6 天，下腹痛半天"至妇产科就诊。诉平素月经周期不规则，周期 30～50 天，经期 4 天。本月口服紧急避孕药 1 次，6 天前无明显诱因出现阴道流血，少于平时月经量，色暗红。半天前无明显诱因突发撕裂样剧烈下腹疼痛，伴肛门坠胀感，头晕，无恶心呕吐，无晕厥，遂来院就诊。未婚，既往人工流产 2 次，0-0-2-0。查体：BP 92/61mmHg，P 102 次/min，眼睑稍苍白，下腹部平软，压痛、反跳痛阳性，移动性浊音可疑阳性。妇科检查：阴道少量暗红色积血，后穹隆饱满；宫颈举痛阳性；子宫略大；右附件区可触及一大小约 5cm×5cm×6cm 的囊性包块，边界不清，压痛明显。

请问：小李需要进一步检查哪些项目以明确诊断？最可能的诊断是什么？应该怎样治疗？

【视频资源】

5-1 异位妊娠　　5-2 异位妊娠案例　　5-3 异位妊娠案例　　5-4 异位妊娠案例
　　　　　　　　（药物保守治疗）　　　（保守手术治疗）　　　（根治性手术治疗）

【知识拓展】

剖宫产术后子宫瘢痕妊娠

剖宫产术后子宫瘢痕妊娠（cesarean scar pregnancy，CSP）是指受精卵着床于前次剖宫产子宫切口瘢痕处的一种异位妊娠，是一个限时定义，仅限于早孕期（<12 周）；孕 12 周以后的中孕期 CSP 则诊断为"宫内中孕，剖宫产术后子宫瘢痕妊娠，胎盘植入"，如并发胎盘前置，则诊断为"宫内中孕，剖宫产术后子宫瘢痕妊娠，胎盘植入，胎盘前置状态"，到了中晚孕期则为胎盘植入及前置胎盘，即形成所谓的凶险性前置胎盘（pernicious placenta previa）。

CSP 可以造成清宫手术中及术后难以控制的大出血、子宫破裂、周围器官损伤,甚至切除子宫等,严重威胁妇女的生殖健康,甚至生命。

早孕期无特异性临床表现,或仅有类似先兆流产的表现,如阴道少量流血、轻微下腹痛等。

首选超声检查来帮助诊断 CSP,特别是经阴道和经腹超声联合使用,不仅可以帮助定位妊娠囊,更有利于明确妊娠囊与子宫前壁下段肌层及膀胱的关系。当超声检查无法明确妊娠囊与子宫及其周围器官的关系时,可进行 MRI 检查。

早孕期 CSP 作为特殊类型的异位妊娠,诊治原则是:早诊断,早终止,早清除。如患者因自身原因坚决要求继续妊娠,应交代继续妊娠可能发生的风险和并发症,如前置胎盘、胎盘植入、子宫破裂等所致的产时或产后难以控制的大出血甚至子宫切除、危及生命等险恶结局,并签署知情同意书。终止妊娠时应尽可能遵循和选择终止早孕的基本原则和方法,以减小损伤,尽可能保留患者的生育能力。

治疗方法有药物治疗、手术治疗或两者的联合。子宫动脉栓塞术(uterine artery embolization,UAE)是用于辅助治疗 CSP 的重要手段,与药物治疗或手术治疗联合可更有效地处理 CSP。

第二节 流 产

【案例 5-2】

曹某,女性,已婚,30 岁,0-0-0-0,因"停经 58 天,阴道流血 10 天,加重伴腹痛 3h"至妇产科就诊。平素月经不规律,3~4 天/31~43 天,末次月经为 8 月 5 日。停经 49 天起见红,无腹痛等不适。血 hCG 136.2U/L,2 天后复查血 hCG 432.2U/L,孕酮(progesterone,P)68.441nmol/L,患者要求保胎,予"达芙通"10mg,一天 2 次口服,3h 前阴道流血量增多,鲜红色,伴有下腹隐痛不适,再次就诊。

讨论

1. 请问可能的诊断是什么?

2. 怎样明确诊断?

胚胎或胎儿尚未具有生存能力而妊娠终止者,称流产(abortion,miscarriage),包括人工流产(artificial abortion)和自然流产(spontaneous abortion,SA)。我国将孕周不足 28 周,胎儿体重不足 1000g 而妊娠终止者,称流产。发生在妊娠 12 周之前者,为早期流产,发生在 12 周之后者,称晚期流产。本节中的流产主要指自然流产。自然流产是妇产科最常见的妊娠并发症之一,发病率约 15%,多数为早期流产,约占 80%,包括生化妊娠、空孕囊、胚胎发育停止、胚胎或胎儿死亡以及胚胎及其附属物排出等表现(图 5-9)

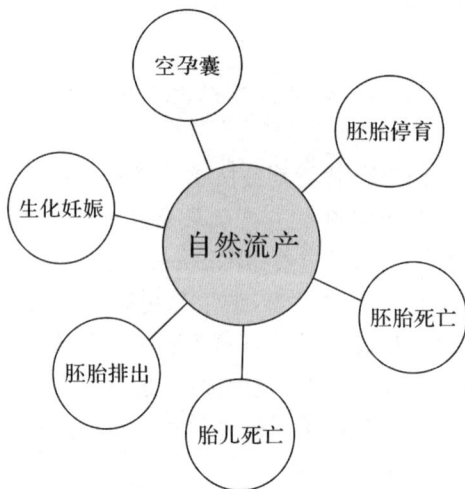

图 5-9　自然流产的各种表现

一、病因

(一)胚胎因素

早期流产最常见的原因是染色体数目和结构异常。染色体数目异常中多见的是非整倍体,最常见的是三体,其次是 X 单体。结构异常主要为平衡易位、倒置、缺失及嵌合体等。研究表明,胚胎染色体异常与母体年龄增加有关。

不推荐对仅有一次流产史的夫妇进行夫妇外周血染色体核型分析,推荐对复发性流产夫妇进行外周血及流产物染色体核型分析。

(二)母体因素

1.全身性疾病

孕妇全身性疾病,如严重感染、高热、慢性肝肾疾病、严重贫血、严重营养不良、高血压、易栓因素等,均可能导致流产。

2.生殖器异常

先天性解剖异常(包括子宫发育不良、纵隔子宫、双角子宫、单角子宫、弓形子宫、双子宫和先天性子宫颈机能不全等)和获得性解剖异常(包括 Asherman 综合征、子宫颈机能不全、子宫肌瘤等)均能影响胚胎发育而导致流产。

3.内分泌因素

多囊卵巢综合征、黄体功能不全、高催乳素血症、甲状腺功能异常、糖代谢异常等,均可导致流产。

4.免疫功能异常

免疫功能异常包括自身免疫和同种免疫功能异常。常见的自身免疫性疾病包括抗磷脂综合征、系统性红斑狼疮、类风湿关节炎、未分化结缔组织病、干燥综合征和系统性硬化症等。不明原因的流产与母胎免疫耐受失衡有关。

5.其他因素

母体躯体和心理受到强烈刺激,孕妇的不良习惯(酗酒、过量吸烟、过量饮咖啡、吸毒)、肥胖、高龄等。

(三)父亲因素

父方精子质量异常可能导致自然流产,有条件者可对患者的配偶进行 DNA 碎片的检测。

(四)环境因素

过多接触甲醛、甲苯、二甲苯、氨气、杀虫剂等化学物质,也有可能导致自然流产。

二、临床表现

自然流产的典型临床表现为妊娠后阴道流血和腹痛,早期流产因妊娠物排出前胚胎多已死亡,底蜕膜出血,多表现为先阴道流血,随后出现下腹痛。晚期流产多数因胎儿排出前尚有活性,故多表现为下腹痛,随后出现阴道流血。

根据流产发展的不同阶段,分为先兆流产、难免流产、不全流产、完全流产(图5-10)。

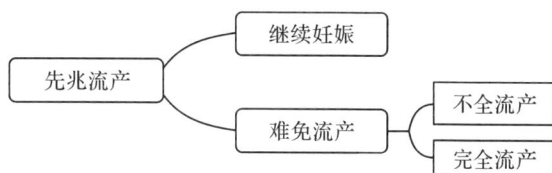

图 5-10　自然流产的临床过程

1. 先兆流产(threatened abortion)

出现少量阴道流血、轻微下腹痛或伴有腰酸、下腹胀,宫口未开,胎膜完整,子宫大小与孕周相符,B 超提示宫内孕活胎,或孕囊与宫壁之间见液性暗区。部分患者经治疗和休息后症状消失,可继续妊娠。另一部分患者未见好转或阴道流血增多、下腹痛加剧,则可发展为难免流产、稽留流产。

2. 难免流产(inevitable abortion)

难免流产指不可避免性流产,在先兆流产基础上进一步发展,阵发性腹痛剧烈,阴道流血增多,阴道流液,妇科检查可见宫口已开,有时宫颈口可见妊娠组织或羊膜囊,此时流产不可避免。超声提示胚胎无胎心,孕囊变形。

3. 不全流产(incomplete abortion)

流产继续发展,部分胚囊已排出宫腔外,部分残留于宫腔内,阴道流血多,腹痛剧烈,妇科检查可见宫颈扩张,宫颈口活动性流血或被组织物堵塞,子宫小于相应孕周。超声提示宫腔内不均质高回声团。

4. 完全流产(complete abortion)

妊娠组织已完全排出宫腔外,阴道流血渐止,腹痛逐渐缓解。妇科检查见宫口闭,子宫接近正常大小。超声提示子宫常大,宫腔内膜线状,宫腔内可有少许积血声像。

5. 三种特殊类型:稽留流产、复发性流产、流产并发感染

(1)稽留流产(missed abortion):胚胎或胎儿已死亡滞留在宫腔内,未及时排出。早孕反应、胎动消失,可无明显症状。妇科检查时宫颈口未开,子宫较停经月份小。多于超声检查时发现。超声提示宫内孕,未见卵黄囊或未见胎心,孕囊或胎儿小于停经月份。

(2)复发性流产(recurrent spontaneous abortion,RSA):与同一性伴侣连续发生 2 次及 2 次以上的自然流产。复发性流产随着流产次数的增加复发风险上升,研究显示曾有 3 次以上连续自然流产史的患者再次妊娠后胚胎丢失率可达 40%～80%。因此,建议对于复发性流产患

者进行全面而系统的病因筛查。早期复发性流产常为胚胎染色体异常、免疫功能异常、黄体功能不全、甲状腺功能低下等,晚期由于子宫解剖异常、自身免疫异常、血栓前状态等引起。

(3)流产合并感染(septic abortion):流产过程中,阴道流血时间过长、有组织残留宫腔内或不规范堕胎,有可能引起感染,严重者可致感染性休克。

【案例分析5-2】

1.曹某,育龄女性,主要症状是停经及阴道流血10天,加重伴腹痛,妊娠试验阳性,首先确定妊娠,考虑妊娠相关的出血,如各类流产、异位妊娠、妊娠滋养细胞疾病等,但不能排除阴道流血来自宫腔外,如宫颈疾病导致的宫颈出血、阴道裂伤、阴道肿瘤等导致的阴道出血,以及泌尿道疾病引起的尿路出血情况。

三、诊断

自然流产可通过病史、临床表现及相应的辅助检查来诊断。

流产诊断流程如图 5-11 所示。

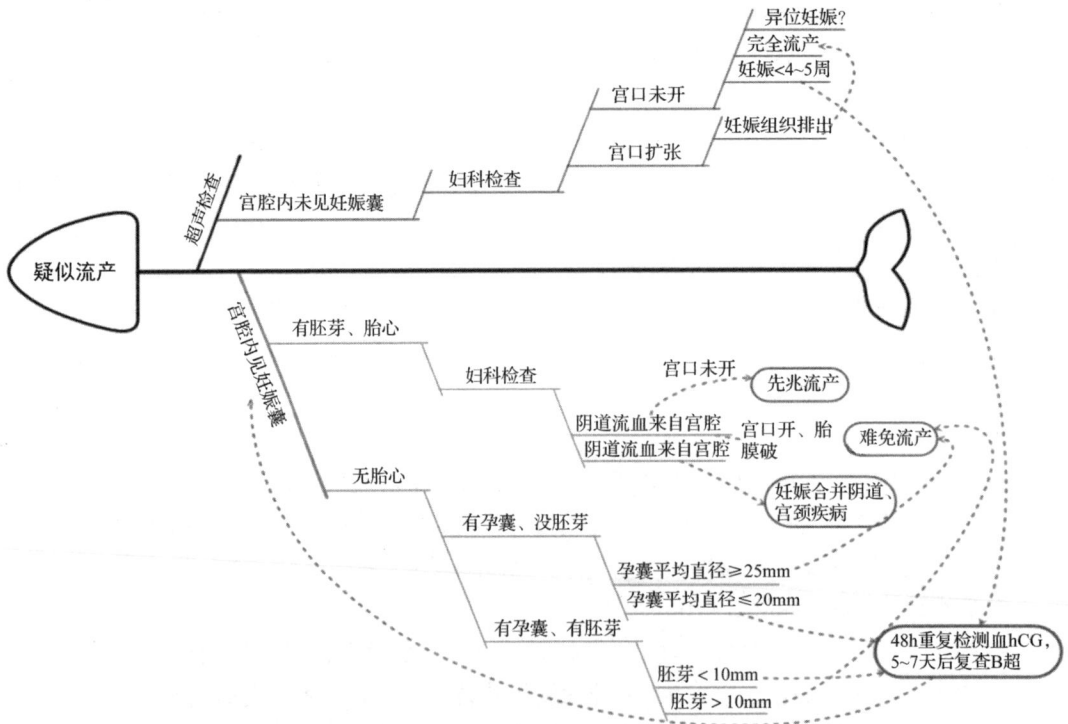

图 5-11 流产的病史询问流程

1.详细询问病史

包括患者的月经史、婚育史、家族史、手术史、有无内科合并症、有无传染病史、个人史、BMI 等(图 5-11)。

2.体格检查

重点是妇科检查,宫口紧闭还是松弛,是否有组织堵塞,子宫大小与孕周是否相符,压痛有无,附件情况。

3.实验室检查

人绒毛膜促性腺激素(hCG)于排卵后第 6 日受精卵滋养层形成时开始产生,每 1.7~2 天翻倍。若 48h 增长速度<66%,提示妊娠预后不佳。血孕酮(P)脉冲分泌,故波动大,预测意义不大,若孕 12 周内其水平低,则早期流产风险高。先兆流产,动态观察孕酮呈下降趋势,流产可能性大。

4.辅助检查

超声检查是判断早期妊娠结局的"金标准",孕囊平均直径≥25mm,未见胚芽,胚芽>7mm未见胎心者,预示胚胎发育不良,流产不可避免。

【案例分析 5-2】

2.通过妇科检查、血 hCG 检测结合经阴道超声检查来帮助诊断。

妇科检查可明确出血来源,若为宫腔内来源,则排除宫颈、阴道等疾病。B 超及动态检测血 hCG、P 可明确妊娠部位及胚胎活性等。若血 hCG 值超过 3500 U/L,而超声检查未发现宫内妊娠囊,则提示早期妊娠流产或异位妊娠。一般月经规律者,超声检查,妊娠 5 周时宫腔内可见妊娠囊,妊娠 6 周以上可见胎芽和心管搏动。若 B 超提示以下情况,说明胚胎停育:①胚芽长≥7mm,未见胎心搏动;②宫腔内妊娠囊平均直径≥25mm,未见胚芽;③宫腔内妊娠见孕囊未见卵黄囊,2 周后复查仍未见胚胎和胎心搏动;④宫腔内妊娠可见卵黄囊,11 天后仍未见胎心搏动。

四、鉴别诊断

各种流产所表现的流产经过不同,其处理原则也不同,故必须确定何种流产。另外需与异位妊娠相鉴别,通过 hCG 测定及超声检查可以鉴别(表 5-2)。

表 5-2　各型流产的临床表现

临床表现	先兆流产	难免流产	不全流产	完全流产
腹痛	轻微,休息可缓解	加剧	剧烈	减轻
阴道流血	少	增加	多	减少
宫口	闭	见妊娠组织	扩展	闭
妊娠产物	未排出	嵌顿于宫口	部分已排出宫腔,部分位于宫内或嵌顿宫颈口	全部排出
子宫大小	与孕周相符	与孕周相符或略小	较孕周小	正常大小

五、治疗

根据流产不同的临床类型,选择相应的治疗。流产治疗后 2 周恢复排卵,术后应予避孕指导。

1.先兆流产

适当休息,禁止性生活,黄体支持。优先推荐孕激素口服,必要时肌注黄体酮。用药直至临床症状消失,B超检查提示胚胎存活,可继续使用1～2周后停药。

2.难免流产

一旦确诊,尽早去除宫内妊娠物。早期难免流产应及时清宫术,妊娠物送病理检查,复发性流产患者推荐流产物染色体核型分析。晚期流产,孕周较大,静滴缩宫素,5%葡萄糖500ml＋缩宫素10～20单位,促进妊娠物排出,必要时行刮宫术清除宫腔内残留组织。

3.不全流产

尽快清除宫腔内残留妊娠物。阴道大量流血伴休克者,输血输液的同时快速清宫,术后预防感染。

4.完全流产

复查超声示宫腔内无残留,无感染症状者,无须特殊处理。

【课堂小结】

1.妊娠出血是流产主要临床表现。

2.早期流产半数以上与胚胎染色体异常有关。

3.临床表现、超声检查可以确诊流产,其中超声检查是判断早期妊娠结局的"金标准"。

4.按病情的发展阶段分为不同的临床类型,根据不同的类型选择相应的治疗方案。

5.诊断先兆流产者,予孕激素保胎治疗。

6.不能继续妊娠者,尽早清除宫内妊娠组织。

【课后思考】

1.流产的常见临床表现是什么?

2.先兆流产胚胎停止发育的诊断标准是什么?

3.先兆流产患者该如何进行医患沟通?

4.小李,女性,25岁,因"停经50天,阴道流血6天,下腹痛半天"至妇产科门诊就诊。平素月经周期不规律,周期30～50天,经期4天。本月口服紧急避孕药1次,6天前无明显诱因出现阴道流血,少于平时月经量,色暗红。半天前无明显诱因突发撕裂样剧烈下腹痛,伴肛门坠胀感,头晕,无恶心呕吐,无晕厥。未婚,既往人工流产2次,0-0-2-0。查体:BP 92/61mmHg,P 102次/min,眼睑稍苍白,下腹部平软,压痛、反跳痛阳性,移动性浊音可疑阳性。妇科检查:阴道少量暗红色积血,后穹隆饱满,宫颈举痛阳性,子宫略大,右附件区可触及一大小约5cm×5cm×6cm的囊性包块,边界不清,压痛明显。

请问小李需要进一步检查哪些项目以明确诊断? 最可能的诊断是什么? 应该怎样治疗?

【视频资源】

5-5　自然流产　　5-6　先兆流产案例

学习笔记:

_____

_____

_____

【知识拓展】

早期稽留流产与复发性流产管理

(一)早期稽留流产治疗

早期稽留流产是指胚胎或胎儿已死亡滞留在宫腔内,未及时排出,胚胎常常小于停经周数。目前,主要治疗方式有 3 种:期待治疗、药物治疗、手术治疗。

1. 期待治疗

等待胚胎组织自然排出,期待一般为 7～14 天,每周监测 B 超,若超过 14 天胚胎未排出,则采取其他治疗方法。临床研究显示期待治疗成功率近 80%。期待治疗禁忌证:①带器妊娠者;②瘢痕子宫、产前产后大出血史、胎盘植入残留史、多次宫腔操作史;③合并感染、中度以上贫血、凝血功能异常、肝肾功能不全、心肺功能不全等严重器质性疾病。

期待治疗前应向患者充分知情同意,包括各种治疗方法的特点和利弊、注意事项、复诊时间等。期待时间不超过 14 天,其间若出现阴道流血量多于月经量,则需转手术治疗。期待治疗期间出现体温升高、腹痛等感染征象,需抗感染 2～3 天,感染控制后行手术治疗。妊娠物排出后,判断完整性,建议妊娠组织送检,监测血 hCG 至阴性。

2. 药物治疗

用药物促使妊娠组织排出,避免手术对子宫的创伤。常用药物有:

①米索前列醇:阴道用药 $600\mu g$;若妊娠物未排出,则间隔 6h 重用药 1 次。或舌下含服 $400\mu g$;若妊娠物未排出,则间隔 3h 重复用药 1 次。

②米非司酮＋米索前列醇:米非司酮 200mg 口服,24～48h 后服用米索前列醇,剂量、方法同上。

如果药物治疗后 24h 仍然无阴道流血,可改手术治疗。若未见妊娠囊排出,一周后复查 B 超、血 hCG;若见妊娠囊排出,随访复查内容同常规药物流产。

3. 手术治疗

10 周内予负压吸引术,10 周以上者予钳刮术,避免刮匙反复搔刮宫腔。若凝血功能正常,术前可口服 3～5 天雌激素类药物,提高子宫肌层对缩宫素的敏感性。若一次不能刮干净,可 5～7 天后行二次清宫术。推荐术前使用抗生素预防感染。刮出组织建议送病理检查。

(二)复发性流产治疗及妊娠后监测管理

随着妊娠丢失次数增多,再次妊娠后流产的风险明显增加,特别是在发生 3 次及以上者,再次妊娠流产的风险可高达 80% 以上。2016 年,中华医学会妇产科学分会产科学组《复发性流产诊治的专家共识》推荐复发性流产患者进行全面系统的病因筛查,针对病因给予相应的处理,以期再次妊娠时获得良好的妊娠结局。

对于复发性流产合并自身免疫性疾病者,应联合风湿免疫科医生共同管理,应常规给予抗凝治疗,必要时给予免疫抑制剂。而对于不明原因同种免疫型的复发性流产,不推荐常规予泼尼松、淋巴细胞主动免疫治疗、G 脂肪乳、抗 TNF-α 制剂等免疫治疗及常规抗凝治疗。对于染色体异常的患者建议进行遗传咨询,可予辅助生殖技术解决生育问题。

复发性流产者妊娠后需严密监测,包括孕母和胚胎的监测。建议妊娠后检测血 hCG 水平,于孕 6～7 周时行首次超声检查,如异常应每隔 1～2 周定期复查。孕晚期加强胎儿宫内安全的监测,适时终止妊娠。

第三节　妊娠剧吐

【案例 5-3】

　　患者徐某,女性,38 岁,因"停经 67 天,恶心呕吐 14 天,加重 10 天"于 5 月 6 日就诊。自诉平时月经规则,5～7 天/33 天,末次月经为 3 月 15 日,经量同前。停经 47 天自测尿妊娠试验阳性,14 天前开始感恶心、呕吐,干呕为主,能正常饮食,近 10 天来恶心、呕吐症状明显加重,食后即吐,饮水也吐,不能进食,呕吐物为胃内容物,有时带血丝,无腹痛、腹泻,无畏寒、发热等不适,夜间呕吐加重,伴心慌、胸闷,不能入睡。

　　6 年前阴道分娩一女,人流 1 次,前次妊娠时有妊娠剧吐病史。

讨论

1.请问可能的诊断是什么?

2.怎样明确诊断?

恶心、呕吐、食欲减退是妊娠早期常见的症状,俗称早孕反应。早孕反应通常被认为是生理反应,无须特殊治疗,多在妊娠 12 周前后自然消失。妊娠剧吐(hyperemesis gravidarum, HG)是指严重持续的呕吐,甚至食后即吐、不能进食,并排除其他疾病引起的呕吐。妊娠剧吐不仅可引起失水、电解质紊乱、酮症甚至酸中毒,还会合并低出生体重儿、小于胎龄儿、早产等不良围产结局,严重威胁母儿健康。

一、病因

(一)精神心理因素

负性生活刺激,如恐惧妊娠、情绪紧张、焦虑的孕妇易发生妊娠剧吐。

(二)内分泌因素

(1)人绒毛膜促性腺激素(hCG):妊娠剧吐患者症状出现和消失时间,与孕妇 hCG 值上升和下降的时间相对应,葡萄胎、多胎妊娠妇女的血 hCG 值明显升高,剧烈呕吐的发生率也高。

(2)甲状腺功能:妊娠期甲状腺功能亢进与恶心呕吐之间存在关联。60% 的妊娠剧吐患者伴有一过性的甲状腺功能亢进,呕吐的程度与游离甲状腺激素显著相关。

(3)雌、孕激素:有研究表明,妊娠期间雌激素、孕激素水平高者比雌激素、孕激素水平低者发生妊娠剧吐的概率大。

(三)胃肠功能紊乱

妊娠期胆囊收缩素、硫化氢等产生增多,会导致胃肠功能紊乱。

二、高危因素

妊娠剧吐发病的高危因素包括胎盘质量增大、家族遗传史、既往妊娠剧吐病史、幽门螺杆菌感染、晕动病或偏头痛病史等。

三、临床表现

(一)主要症状

一般孕 5～6 周开始出现恶心、呕吐症状,多数出现在孕 9 周前,并随妊娠进展逐渐加重,8～9 周达高峰,发展为持续性呕吐,不能进食。

(二)伴有"三联征"

体重减轻超过孕前的 5%,脱水及电解质紊乱。出现明显消瘦、疲乏、口唇干裂、皮肤干燥、眼球凹陷及尿量减少等症状。

(三)意识改变、肝肾功能受损

极度严重者出现嗜睡、谵妄甚至昏迷等意识改变。当肝肾功能受损时,孕妇会出现黄疸,血胆红素、转氨酶、肌酐升高等症状。

(四)其他

严重呕吐致维生素 B_1 严重缺乏引起 Wernicke 脑病。

【案例分析5-3】

徐某的主要症状是妊娠后出现恶心、呕吐,且既往有妊娠剧吐病史,恶心、呕吐考虑妊娠引起的可能性大,呕吐物中带血丝,考虑频繁呕吐引起食管损伤导致。同时仍要考虑其他病因引起的恶心、呕吐症状,主要有:①胃肠道疾病,如胃肠炎、胆道疾病,该患者无不洁饮食史,无腹痛、腹泻,因此可基本排除;②泌尿道疾病;③生殖道疾病,如卵巢囊肿扭转、破裂等;④妊娠相关疾病,如妊娠合并肝炎;⑤代谢性疾病,如甲状腺功能亢进、糖尿病合并妊娠等;⑥神经失调,如假性脑瘤、前庭病变等;⑦药物性等。因此,我们在采集病史时,还需要补充询问相关病史,予以鉴别。

四、诊断

妊娠剧吐的诊断流程如图 5-12 所示。

(1)妊娠期排除其他病因引起的持续性呕吐。

(2)尿酮体阳性。

(3)体重下降超过孕前体重的 5%。

(4)伴或不伴有电解质、甲状腺功能、肝肾功能等的异常。

五、治疗

妊娠期恶心呕吐的治疗始于预防,应早诊断、早治疗。孕前服用复合维生素,能降低妊娠剧吐的发病率及严重程度。妊娠剧吐目前病因不明,且有自限性。临床治疗以对症支持治疗为主,包括非药物治疗、止吐药物治疗、肠内及肠外营养等。持续性恶心呕吐伴酮症的妊娠剧吐患者需要住院治疗。

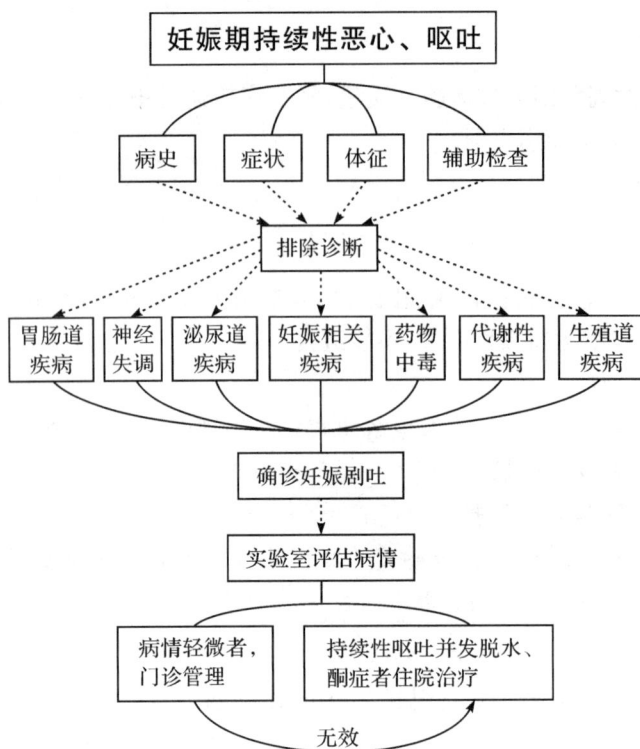

图 5-12　妊娠剧吐的诊断流程

1.非药物治疗

非药物治疗包括改变生活方式、饮食习惯,穴位按压、穴位针刺等。

(1)注意休息,避免接触易诱发呕吐的气味、食物或添加剂,避免早晨空腹,避免油腻、辛辣食物,少食多餐,宜清淡高蛋白饮食,保证基本能量的摄入。

(2)避免口服铁剂。

(3)内关穴行按压、针灸或电神经刺激可缓解症状。

(4)医护及家属应给患者积极的心理疏导。

2.纠正脱水、电解质紊乱

(1)呕吐严重者,暂予禁食,让胃肠道充分休息。

(2)每天静脉补液,每日静脉补液量≥3000ml ,保持每日尿量 1000ml 以上。静脉补液以葡萄糖、葡萄糖盐水、生理盐水、平衡液体为主,其中包括维生素 B_1 100mg,维生素 B_6 100mg、维生素 C 2~3g,连续补液至少 3 天。可予葡萄糖 4~5g＋胰岛素 1U＋10％ KCl 1.0~1.5g,配成极化液输注补充能量,但需先补充维生素 B_1,再输注葡萄糖,防止发生 Wernicke脑病。

(3)补钾 3~4g/d,严重低钾者可达到 6~8g,补钾的同时注意观察尿量。

(4)若常规治疗无效,不能维持正常体重者可考虑鼻胃管肠内营养。

(5)妊娠剧吐常引起酸碱失衡,多以代谢性酸中毒为主,必要时静滴碳酸氢钠。

3.止吐治疗

(1)维生素 B_6 或联合多西拉敏:该方案治疗妊娠期恶心、呕吐是安全有效的,美国妇产科医师学会(ACOG)和中华医学会妇产科学分会产科学组专家共识均推荐为一线的药物治疗方案。

(2)甲氧氯普胺:大样本研究证实,甲氧氯普胺在早孕期使用安全,但有可能出现锥体外系不良反应等风险。

(3)昂丹司琼:越来越多的研究将其应用于妊娠呕吐的治疗。目前证据多表明其在孕早期使用是安全的,或绝对风险较低,需权衡利弊使用。但昂丹司琼有增加心脏 QT 间期延长,诱发尖端扭转型室性心动过速的潜在风险,因此,FDA 建议单次剂量不应超过 16mg。对有心律失常高危因素的,如 QT 间期延长、心功能衰竭、低钾血症、低镁血症个人及家族史的患者在使用时应监测电解质及心电图。

(4)异丙嗪:其治疗妊娠呕吐是安全有效的,但使用时需注意其锥体外系反应等不良反应,一旦出现立即停药。

(5)糖皮质激素:甲泼尼龙能缓解妊娠剧吐的症状,目前最常用方案是甲泼尼龙,48mg/d,连续 3 日,口服或静脉注射。有研究证实胎儿唇腭裂与孕早期应用糖皮质激素有关,故 ACOG 建议应避免在孕 10 周前作为一线用药,且仅当标准方案治疗失败的情况下才慎重使用。

妊娠剧吐用药流程如图 5-13 所示。

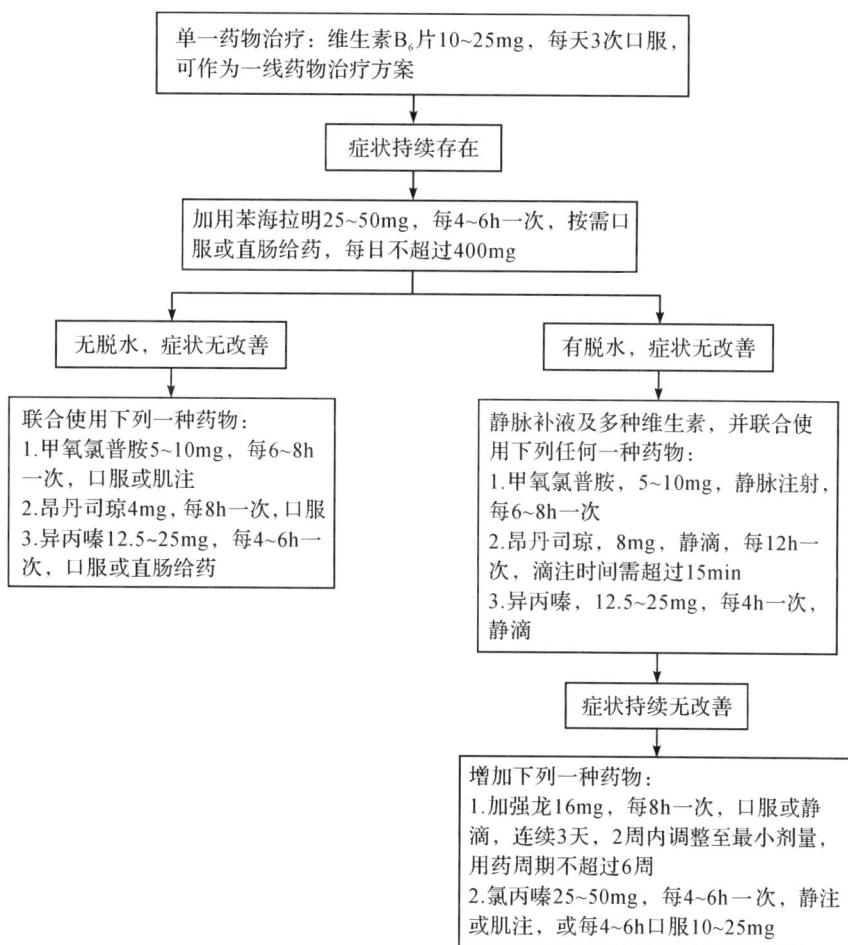

图 5-13 妊娠剧吐用药流程

【课堂小结】

1. 妊娠恶心呕吐多数出现在孕 9 周前,9 周左右达到高峰,12 周左右缓解。

2. 妊娠剧吐为排除性诊断,临床特征为持续性恶心呕吐,体重较孕前下降≥5%,酮尿。

3. 以对症支持治疗为主,主要原则是营养支持,维持水、电解质及酸碱平衡,合理使用止吐药物,防治并发症。

【课后思考】

1. 妊娠剧吐的鉴别诊断有哪些?

2. 妊娠剧吐的住院治疗指征是什么?

3. 妊娠剧吐孕妇终止妊娠指征是什么?

4. 妊娠剧吐并发 Wernicke 脑病时应如何处理?

5. 董某,35 岁,因"停经 10 周,恶心呕吐 4 周,加重 1 周"就诊。平素月经规则,周期 28 天,停经 34 天自测尿 hCG(+)。4 周前无明显诱因下出现恶心、呕吐,近 1 周恶心呕吐加重,不能进食,伴口干,腹部抽痛,胸闷气急,头晕头痛,四肢疲乏,腹泻。否认小便异常,否认阴道流血、流液等不适。停经以来体重下降 4kg。既往体健,已婚,育有 1 子。查体:体温 37.7℃,脉搏 89 次/min,血压 120/68mmHg,皮肤色泽正常,巩膜无黄染,腹软,无压痛及反跳痛。辅助检查:尿酮体(+++),血钾 3.0mmol/L,钠 132.4mmol/L,氯 98.5mmol/L,T_3 2.88nmol/L,T_4 198.8nmol/L,FT_3 17.61pmol/L,FT_4 58.44pmol/L,TSH<0.08mU/L,TGAb 333.7U/ml,TPOAb>1300U/ml。B 超提示宫内早孕,头臀径约 3.5cm。

请问:董某诊断什么? 接下来应该怎样治疗?

【视频资源】

5-7 妊娠剧吐

学习笔记:

_____

_____

_____

【知识拓展】

妊娠剧吐的特殊并发症

(一)甲状腺功能亢进

hCG 的 β 亚单位结构与促甲状腺激素化学结构近似,具有刺激甲状腺的活性,表现为促甲状腺激素水平下降及 FT_4 或 TT_4 水平升高。妊娠期甲状腺功能异常常为暂时性,通常无甲亢的临床表现,缺乏抗甲状腺抗体,且随恶心呕吐症状改善,可能在妊娠 20 周内自愈,因此一般无须使用抗甲状腺药物治疗。

(二)Wernicke 脑病

妊娠剧吐严重者因持续性呕吐引起维生素 B_1 缺乏导致 Wernicke 脑病。Wernicke 脑病临床典型三联征包括精神异常、眼外肌瘫痪及躯干共济失调。临床表现为视力障碍、眼球震颤、步态和站立姿势受影响,个别可发生木僵或昏迷。部分患者仅表现出上述症状中的一种或两种,很难做到早期确诊,易漏诊或误诊。患者经治疗后死亡率仍有 10%,未治疗者或治疗不及时,死亡率高达 50%。

第四节　妊娠期高血压疾病

【案例 5-4】

　　李某,30 岁,因"停经 32^{+1} 周,双下肢水肿 2 个月,头晕 3 天"来院就诊。平素月经规律,周期 30 天,经期 3~5 天。孕期规律产检,2 个月前开始出现双下肢水肿,至脚踝。近 3 天常感头晕,无头痛,当地门诊测血压 150/90mmHg,无腹痛腹胀,无阴道流血、流液等不适,胎动如常。1-0-2-1,3 年前因"胎儿窘迫"孕 40 周剖宫产一男活婴。

讨论

1. 可能的诊断是什么?

2. 怎样明确诊断?

　　妊娠期高血压疾病(hypertensive disorders of pregnancy,HDP)是妊娠期特有的疾病,为妊娠与血压升高并存的一组疾病,随着"三孩"政策的实施,我国高龄孕产妇比例增加,妊娠期高血压疾病发生率增加,是孕产妇和围生儿发病和死亡的主要原因之一。

一、分类

　　目前,妊娠期高血压疾病比较经典是 4 分类,即妊娠期高血压(gestational hypertension)、子痫前期-子痫(preeclampsia eclampsia)、妊娠合并慢性高血压(chronic hypertension)、慢性高血压伴发子痫前期(chronic hypertension with superimposed pre-eclampsia)。其中在妊娠 34 周前因子痫前期终止妊娠者,称为早发型子痫前期,子痫前期伴有严重表现者,称为重度子痫前期。

二、高危因素与病因

1. 高危因素

　　孕妇年龄≥40 岁;子痫前期史;慢性高血压病史、糖尿病史、肾脏疾病;自身免疫性疾病,如系统性红斑狼疮、抗磷脂综合征、易栓症;首次妊娠或妊娠间隔时间≥10 年;子痫前期家族史(母亲或姐妹);多胎妊娠;肥胖,BMI>35kg/m² 。

【案例分析 5-4】

　　1. 患者育龄期女性,孕 32^{+1} 周,发现血压升高,伴头晕。患者血压升高,首先考虑妊娠相关高血压,如妊娠期高血压、子痫前期-子痫、妊娠合并慢性高血压、慢性高血压伴发子痫前期等。需要详细询问病史,追问既往是否有高血压病史、肾病病史等。

2. 病因及发病机制

子痫前期病因复杂,其病因及发病机制至今尚未完全阐明。目前较公认的是两阶段发病学说,第一阶段(临床前期)为病理生理变化的形成过程,子宫螺旋动脉重铸障碍,绒毛外滋养细胞浸润不足导致"胎盘浅着床",致胎盘血流灌注减少,胎盘缺氧。第二阶段(临床症状期)是第一阶段导致的临床征象的发生。胎盘分泌的抗血管生成因子,如可溶性 fms 样酪氨酸激酶-1(soluble fms-like tyrosine kinase-1,sFlt-1)、内皮因子与母体循环中的血管内皮生长因子(vascular endothelial growth factor,VEGF)和胎盘生长因子(placental growth factor,PLGF)结合,导致母体广泛的血管功能障碍,进而出现高血压、蛋白尿和子痫前期的其他临床表现。

(1)滋养细胞或胎盘缺血:母体组织和胎盘之间相互作用出现异常,可出现妊娠期高血压的情况。研究发现子痫前期绒毛外滋养细胞浸润能力受损,导致"胎盘浅着床",子宫螺旋小动脉重新构造受阻,胎盘植入部位的螺旋动脉直径不足,血管阻力增大,胎盘缺血,从而引起妊娠期高血压疾病相关症状。

(2)遗传因素:研究表明,HDP 是多基因遗传性疾病。其发病多具有家族聚集性,但是其具体的遗传规律尚不明确。

(3)氧化应激因素:氧化应激是指在机体受到有害刺激时,体内氧化作用与抗氧化作用失衡,导致活性氧(reactive oxygen species,ROS)蓄积而引起的氧化损伤过程。妊娠期高血压时,正常妊娠时的氧化与抗氧化相对平衡被打破,ROS 大量生成,导致内皮细胞的功能紊乱和损伤。

(4)免疫因素:妊娠的关键是免疫耐受,孕妇的免疫系统一旦失衡,免疫耐受不足,可导致妊娠期高血压疾病的发生。研究表明,自然杀伤细胞、调节性 T 细胞等与子痫前期的发生密切相关。

三、子痫前期病理生理变化及对母儿的影响

子痫前期基本的病理生理变化是全身小血管痉挛,导致各系统靶器官血流灌注不足,引起组织器官缺血缺氧,从而导致相应器官功能损害。

1. 脑

脑血管痉挛,通透性增加,脑组织缺血、缺氧、水肿,血栓形成及出血等。临床表现为头痛、头晕、眼花、恶心呕吐、烦躁不安、视物模糊、意识障碍甚至昏迷等。

2. 肾

肾灌注和肾小球滤过率下降,导致血尿酸、肌酐水平升高,肾小球基底膜受损,通透性增加,出现蛋白尿。严重者出现少尿、无尿,甚至肾功能衰竭。

3. 肝

肝细胞损伤,导致肝转氨酶升高。严重时,肝门静脉周围发生局限性出血,引起肝包膜下血肿形成、肝破裂。

4. 心血管

血管痉挛导致血压升高,心肌收缩能力受损,心脏后负荷增加,重度子痫前期患者可出现不同程度的心肌损害,心肌细胞肥大,心肌点状出血和局灶性坏死。

5. 血液

血管收缩、内皮细胞损伤、通透性增加等因素,引起血液浓缩、凝血功能障碍、血小板减少、血细胞比容增加、血液黏度增加等,影响微循环灌注,导致弥散性血管内凝血(disseminated intravascular coagulation,DIC)。

6. 内分泌及代谢

水钠潴留,加之低蛋白血症,易出现水肿。但水肿与子痫前期严重程度及预后不相关。子痫发作时可出现酸中毒。

7. 子宫胎盘血流灌注

血管痉挛导致胎盘灌注下降,胎盘功能受损,引起胎儿生长受限、胎儿窘迫等,是围产期患病率及病死率升高的主要原因。

四、诊断

根据病史、临床表现及辅助检查来帮助诊断。

1. 病史

产检患者,应注意询问有无妊娠期高血压疾病的高危因素,如既往子痫前期病史、高血压、糖尿病病史,自身免疫性疾病如系统性红斑狼疮、抗磷脂综合征、易栓症等。本次妊娠的相关情况,如年龄、BMI,是否辅助生殖,首次产检的血压情况等。

2. 高血压

血压升高是该疾病诊断的必要条件。高血压是指同一手臂至少 2 次测量的收缩压≥140mmHg和(或)舒张压≥90mmHg。测量前应至少安静休息 5min。第一次发现血压升高者,应间隔4h 或以上复测血压。

收缩压≥160mmHg 和(或)舒张压≥110mmHg 者,为重度高血压,需间隔 15min 重复测量,急性发作、持续>15min 为持续性重度高血压,也称为高血压急症,常伴有终末器官的功能损伤。

临床中,对白大衣高血压、隐匿性高血压、一过性妊娠高血压这三种妊娠期高血压疾病的特殊类型(表 5-3),同样需关注。研究发现上述情况均有进展为子痫前期的风险,应动态监测血压;进行评估及管理。当血压较基础血压升高 30/15mmHg,即使低于 140/90mmHg时,不作为诊断依据,但也需密切随访。

表 5-3　三种特殊类型高血压的临床特点

血压类型	临床特点
白大衣高血压	临床血压升高(>140/90mmHg),但其他时间血压正常(<135/85mmHg)
隐匿性高血压	临床血压正常(<135/85mmHg),但其他时间血压升高(>140/90mmHg)
一过性妊娠高血压	妊娠中期和晚期出现的高血压,临床环境中检测到血压升高,但在重复测量时正常

3. 蛋白尿

所有孕妇产检均需检查尿常规。标本留取时注意取中段洁净尿,可疑子痫前期时,要检查 24h 尿蛋白。尿蛋白≥0.3g/24h 或尿蛋白/肌酐比值≥0.3,或随机尿蛋白(+)定义为蛋白尿。

4.辅助检查

(1)妊娠期高血压需常规检查以下项目:血常规、尿常规、肝功能、血脂、肾功能、凝血功能、心电图、胎心监护、胎儿 B 超。

(2)子痫前期、子痫根据病情发展,可增加以下检查:眼底检查、凝血功能系列(血浆凝血酶原时间、凝血酶时间、部分活化凝血活酶时间、血浆纤维蛋白原、凝血酶原国际标准化比率、纤维蛋白原降解产物、D-二聚体、3P 试验、AT-Ⅲ)、肝胆胰脾肾 B 超、电解质、动脉血气分析、心脏彩超及心功能测定、脐动脉血流指数、子宫动脉血流指数、头颅 CT/MRI。

各类型妊娠期高血压疾病诊断标准见表 5-4。

表 5-4　各类型妊娠期高血压疾病诊断标准

分类	临床表现
妊娠期高血压	· 妊娠 20 周后首次出现高血压,收缩压≥140mmHg 和(或)舒张压≥90mmHg · 尿蛋白(-) · 产后 12 周内恢复正常
子痫前期	妊娠 20 周后孕妇出现收缩压≥140mmHg 和(或)舒张压≥90mmHg,伴有下列任意 1 项: · 蛋白尿:尿蛋白≥0.3g/24h,或随机尿蛋白(+),或尿蛋白/肌酐比值≥0.3 · 任何一项器官受累:心、肺、肝、肾、血液系统、消化系统、神经系统等 · 胎盘-胎儿受累
重度子痫前期	子痫前期孕妇中出现以下任何一种表现者: · 收缩压≥160mmHg 和(或)舒张压≥110mmHg · 血丙氨酸转氨酶(ALT)或天冬氨酸转氨酶(AST)水平升高 · 血肌酐水平>1.1mg/d 或高于正常值 2 倍 · 血小板计数<100×10^9/L,微血管内溶血,表现有贫血、血乳酸脱氢酶(LDH)水平升高或黄疸 · 持续性头痛、视觉障碍或其他中枢神经系统异常表现 · 持续性上腹部疼痛及肝包膜下血肿或肝破裂表现 · 低蛋白血症伴腹水、胸腔积液或心包积液 · 心功能衰竭 · 肺水肿 · 胎儿生长受限或羊水过少、胎死宫内、胎盘早剥等
子痫	子痫前期基础上发生不能解释的强直性抽搐,可以发生在产前、产时或产后
妊娠合并慢性高血压	· 妊娠 20 周前发现收缩压≥140mmHg 和(或)舒张压≥90mmHg,妊娠期无明显加重或表现为急性严重高血压 · 妊娠 20 周后首次发现高血压但持续到产后 12 周以后
慢性高血压伴发子痫前期	· 慢性高血压孕妇妊娠 20 周前无蛋白尿,妊娠 20 周后出现蛋白尿 · 或妊娠 20 周前有蛋白尿,妊娠 20 周后尿蛋白量明显增加 · 或出现血压进一步升高等上述重度子痫前期的任何 1 项表现

【案例分析5-4】

　　1.根据病史、临床表现及辅助检查来帮助诊断。患者复测血压,如同一手臂至少2次测量的收缩压≥140mmHg和(或)舒张压≥90mmHg,即可诊断高血压。询问病史,若既往无高血压病史,可以排除妊娠合并慢性高血压。行尿常规检查若提示尿蛋白阳性,诊断为子痫前期。

　　妊娠期高血压疾病诊断流程如图5-14所示。

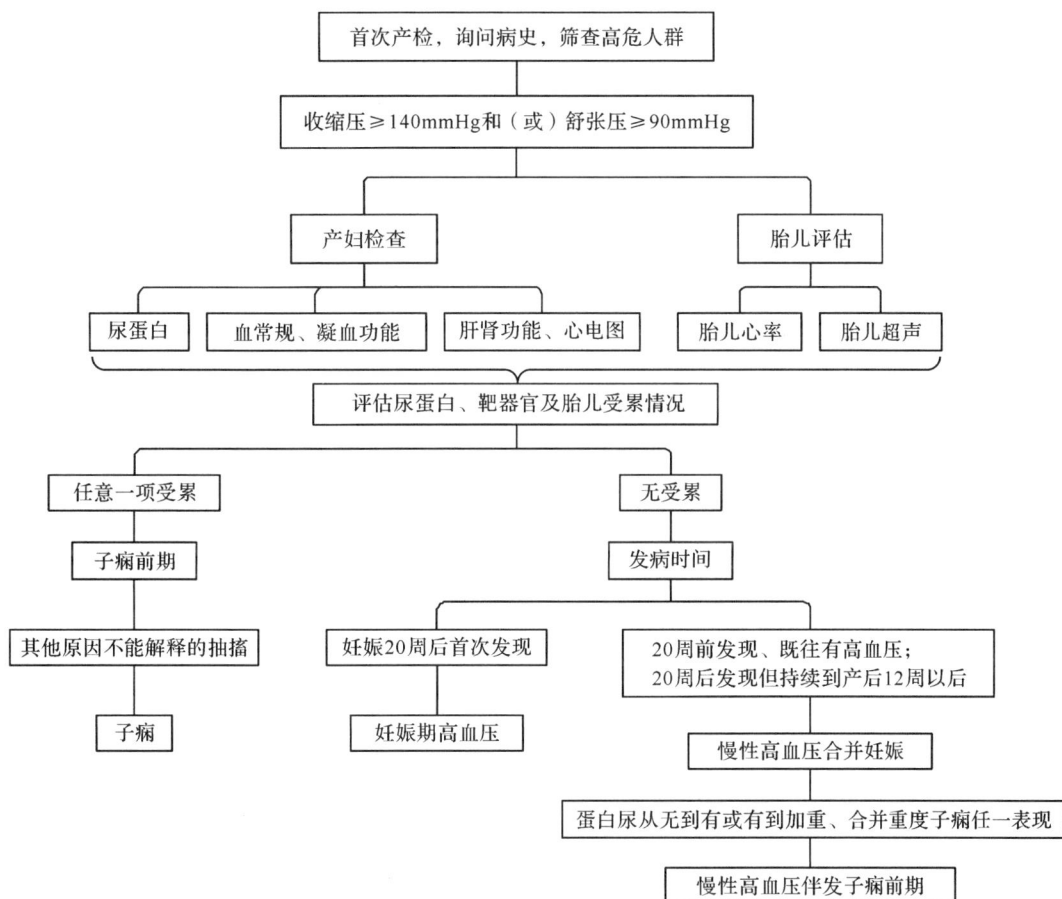

图 5-14　妊娠期高血压疾病诊断流程

五、鉴别诊断

　　妊娠期高血压、子痫前期应注意与慢性肾炎合并妊娠等鉴别。慢性肾炎合并妊娠者,常可见蛋白尿,重者可见管型及肾功能损害,但慢性肾炎孕前即有相关病史,通过详细询问病史及产前相关检查结果可鉴别。子痫应注意与癔症、癫痫、脑炎、脑肿瘤、脑血管畸形破裂出血、糖尿病高渗性昏迷、低血糖昏迷等鉴别,子痫是在子痫前期基础上发展而来,详细询问病史及检查不难鉴别。

六、处理

妊娠期高血压疾病根据血压水平及有无靶器官损害的进行管理，治疗目的是控制病情，预防终末器官损伤，延长孕周，降低母儿围产期并发症的发生率和死亡率，改善围产结局。治疗原则：休息、镇静、解痉，有指征地降压、利尿，密切监测母儿情况，适时终止妊娠，做好产后处置和管理。

根据病情的轻重缓急和分类进行个体化治疗，对不同类型妊娠期高血压疾病孕妇分层、分类管理。妊娠期高血压疾病的管理措施见表 5-5。

表 5-5　妊娠期高血压疾病的管理措施

分类	妊娠期高血压	子痫前期	子痫	妊娠合并慢性高血压	慢性高血压伴发子痫前期
管理措施	· 休息 · 镇静 · 监测母儿情况 · 酌情降压治疗	· 有指征地降压 · 有指征地利尿和纠正低蛋白血症 · 严格液体管理 · 使用硫酸镁 · 密切监测母儿情况 · 预防和治疗严重并发症 · 治疗基础疾病 · 适时终止妊娠	· 治疗抽搐 · 预防抽搐复发和并发症 · 纠正缺氧和酸中毒 · 控制血压 · 血压稳定后终止妊娠	· 动态监测血压变化 · 以降压治疗为主 · 预防子痫前期的发生	· 兼顾慢性高血压和子痫前期的治疗 · 伴发重度子痫前期临床征象者按重度子痫前期处理

1. 评估和监测

根据临床症状、体征和辅助检查，判断有无靶器官损伤。目的在于了解病情轻重和进展情况，避免不良妊娠结局。评估和监测的内容及频率依据病情而定，强调个体化的产前检查方案。

2. 一般治疗

（1）治疗地点：轻度妊娠高血压可在门诊或住院治疗，非重度子痫前期评估后决定是否住院，重度妊娠高血压、重度子痫前期及子痫均需住院治疗。

（2）休息和饮食：保证充足的睡眠，必要时可予地西泮 2.5～5mg 助睡眠。保证充足的蛋白质和热量摄入,适当限制食盐摄入。

3.降压

妊娠合并高血压疾病的降压管理细节见表 5-6。

表 5-6　妊娠合并高血压疾病的降压管理细节

	管理细节
降压目的	• 降低发展为严重高血压的风险,预防心脑血管意外和胎盘早剥等严重并发症 • 同时保护子宫-胎盘血供
降压时机	• 重度高血压[收缩压≥160mmHg 和(或)舒张压≥110mmHg]孕妇必须降压 • 收缩压≥140mmHg 和(或)舒张压≥90mmHg 的高血压孕妇是否降压治疗取决于病情进展风险的评估
目标血压	• 未并发器官功能损伤,收缩压控制在 130~155mmHg,舒张压控制在 80~105mmHg • 并发器官功能损伤时,收缩压应控制在 130～139mmHg,舒张压应控制在 80~89mmHg
注意事项	• 降压速度不能太快,用药后血压不能太低,以平均动脉压的 10%~25% 为宜,24~48h 达到稳定血压 • 为保证子宫胎盘血流灌注,血压不可低于 130/80mmHg

(1)轻、中度高血压降压管理:因药物对妊娠的潜在风险,孕期选择降压药物需谨慎。常用的降压药物有肾上腺素能受体阻滞剂、钙离子通道阻滞剂及中枢性肾上腺素能神经阻滞剂等类药物。可用于妊娠期高血压的药物有拉贝洛尔、硝苯地平、尼莫地平、尼卡地平、酚妥拉明、硝酸甘油、硝普钠等(表 5-7)。禁止使用血管紧张素转换酶抑制剂(ACEI)和血管紧张素Ⅱ受体拮抗剂(ARB),硫酸镁不作为降压药使用。

表 5-7　常用的口服降压药及使用方法

药物名称	降压机制	剂量	每日最大剂量
拉贝洛尔	α、β 受体阻滞剂	50~150mg,3~4 次/d	2g/d
硝苯地平	钙离子通道阻滞剂,抑制钙离子内流,松弛血管平滑肌	5~10mg,3~4 次/d;缓释片:30mg,1~2 次/d	60mg/d
尼莫地平	二氢吡啶类钙离子通道阻滞剂,选择性扩张脑血管	20~60mg,2~3 次/d	360mg/d
尼卡地平	二氢吡啶类钙离子通道阻滞剂,选择性扩张脑血管	初始剂量 20~40mg,3 次/d	—
甲基多巴	兴奋血管运动中枢的 α 受体,抑制外周交感神经	250mg,3~4 次/d	2g/d

(2)重度高血压和急性重度高血压的紧急降压管理:重度高血压和急性重度高血压是临床急症,需要立即评估和及时治疗,对于未使用过降压药物的患者,可以首选口服药,每10~

20min 监测血压,血压仍高者重复给药,若重复给药 2～3 次后效果仍不理想应立即改用静脉给药。对于在使用口服降压药物过程中出现了持续性重度高血压,应考虑使用静脉给药。降压达标后,仍需要严密监测血压变化,有条件的机构应持续心电监护监测血压,依据病情注意个体化处理。常用降压方案见表5-8。

表 5-8　常用降压方案

药物名称	剂量	途径	评价
拉贝洛尔	初始剂量 20mg,重复剂量 40～80mg,50～100mg 加入 5% 葡萄糖溶液 250～500ml	静注 2min 以上,持续静滴	每 10～20min 重复,根据血压调整滴速,至血压被控制,最大剂量 220mg/d
尼莫地平	20～40mg 加入 5% 葡萄糖溶液 250ml	持续静滴	每天总量不超过 360mg
尼卡地平	每小时 1mg 为起始剂量	持续静滴	根据血压变化每 10min 调整 1 次用量
酚妥拉明	10～20mg 溶于 5% 葡萄糖溶液 100～200ml,10μg/min 的速度开始	持续静滴	根据血压调整滴速
硝酸甘油	起始剂量 5～10μg/min,至维持剂量 20～50μg/min	持续静滴	每 5～10min 增加滴速
硝普钠	50mg 加入 5% 葡萄糖溶液 500ml,0.5～0.8μg/(kg·min)	缓慢静滴	仅适用于其他降压药物无效的高血压危象孕妇。产前应用时间不宜超过 4h

4. 镇静

镇静药物可以缓解孕产妇的精神紧张、焦虑情绪,改善睡眠,预防并控制子痫。常见镇静药物如下:

(1)地西泮:片剂 2.5～5mg 口服,2～3 次/d。针剂 5～10mg 肌内注射或静脉注射(>2min),最大剂量 10mg。

(2)苯巴比妥:镇静时口服剂量为 30mg/d,控制子痫时肌内注射 0.1g。

(3)冬眠合剂:由氯丙嗪 50mg、哌替啶 100mg、异丙嗪 50mg 组成,1/3～1/2 量肌内注射,或以半量加入 5% 葡萄糖溶液 250ml 静脉滴注。氯丙嗪可使血压急剧下降,使肾脏及胎盘灌注下降,且对母体肝脏有一定损伤,故仅应用于硫酸镁治疗无效时。

5. 解痉

硫酸镁是子痫前期解痉、预防和治疗抽搐的一线药物,也是防治重度子痫前期发展成为子痫的关键药物。硫酸镁控制子痫再次发作的效果优于地西泮、苯巴比妥和冬眠合剂等镇静药物(表5-9)。除非存在硫酸镁应用禁忌证或者硫酸镁治疗效果不佳,否则不推荐使用苯巴比妥和地西泮等苯二氮䓬类药物用于子痫的预防或治疗。

表 5-9 硫酸镁治疗妊娠合并高血压疾病的说明

用药指征	· 子痫 · 重度子痫前期 · 非重度子痫前期孕妇也可酌情使用	
用药方案	子痫抽搐	· 负荷剂量:4～6g,溶于 10% 葡萄糖溶液 20ml 静脉推注 15～20min,或溶于 5% 葡萄糖溶液 100ml 快速静脉滴注(15～20min) · 维持剂量:负荷剂量后予 1～2g/h 静脉滴注维持 · 为了夜间睡眠,睡眠前停用静脉给药,改用肌注,25% 硫酸镁 20ml＋2% 利多卡因 2ml 臀部深部肌内注射
	预防子痫发作	· 负荷剂量 2.5～5.0g,维持剂量与控制子痫处理相同
	子痫复发抽搐	· 追加静脉负荷剂量用药 2～4g,静脉推注 2～3min,继而 1～2g/h 静脉滴注维持
最大用量	· 4h 硫酸镁总量为 25～30g · 用药时限一般不超过 5 天 · 在重度子痫前期的期待治疗中,必要时可间歇性应用	
注意事项	· 血清镁离子的有效治疗浓度为 1.8～3.0mmoL/L,＞3.5mmol/L 即可出现中毒症状 · 镁离子中毒时停用硫酸镁,并缓慢(5～10min)静脉推注 10% 葡萄糖酸钙 10ml	

用药期间应每天评估病情变化,决定是否继续用药。分娩过程中可使用,尤其对于重度子痫前期分娩前未使用硫酸镁者,持续至少至产后 24～48h。

6.利尿剂的使用

不主张常规应用利尿剂,仅当孕妇出现全身性水肿、肺水肿、脑水肿、肾功能不全、急性心功能衰竭时,可酌情使用呋塞米等快速利尿剂。甘露醇主要用于脑水肿,甘油果糖适用于肾功能有损害的孕妇。

7.纠正低蛋白血症

严重的低蛋白血症伴腹水、胸腔积液或心包积液者,应补充白蛋白或血浆,同时注意配合应用利尿剂并严密监测病情变化。

8.液体管理

子痫前期孕妇需要严格液体管理,限制补液量,避免肺水肿。血液明显浓缩、血容量相对不足或高凝状态者才考虑扩容,当出现少尿时,若无血肌酐水平升高不建议常规补液,持续性少尿不推荐应用多巴胺或呋塞米。

9.促胎肺成熟

妊娠＜34 周,预计在 1 周内分娩,应予糖皮质激素促胎肺成熟治疗,地塞米松 5mg 或 6mg 肌内注射,每 12h 1 次,连续 4 次,或倍他米松 12mg 肌内注射,每日 1 次,连续 2 天。不推荐反复、多疗程产前给药。如果初次促胎肺成熟后,超过 2 周未终止妊娠,且孕周仍＜34 周,可考虑再次给予同样剂量的糖皮质激素促胎肺成熟治疗。

10.终止妊娠时机及方式

妊娠期高血压、病情稳定的子痫前期可期待至妊娠 37 周终止妊娠。对孕周＜34 周的妊娠期高血压疾病孕妇,权衡继续妊娠与孕妇疾病进展的相对获益和风险,产科就诊评估,适时终止妊娠。

妊娠期高血压疾病孕妇的分娩方式应根据常规产科临床因素确定，个体化处理。原则上无剖宫产指征者，可考虑阴道分娩。但如果判断不能短时间内阴道分娩，病情有可能加重，可考虑放宽剖宫产术的指征，合并严重并发症者，应剖宫产终止妊娠。

11. 麻醉注意事项

硬膜外麻醉是一直被肯定的麻醉方法。随着临床研究的进展，目前临床上普遍认为，腰麻可作为重度子痫前期的麻醉方式。

妊娠期高血压、子痫前期处理流程如图 5-15 所示。子痫处理流程如图 5-16 所示。

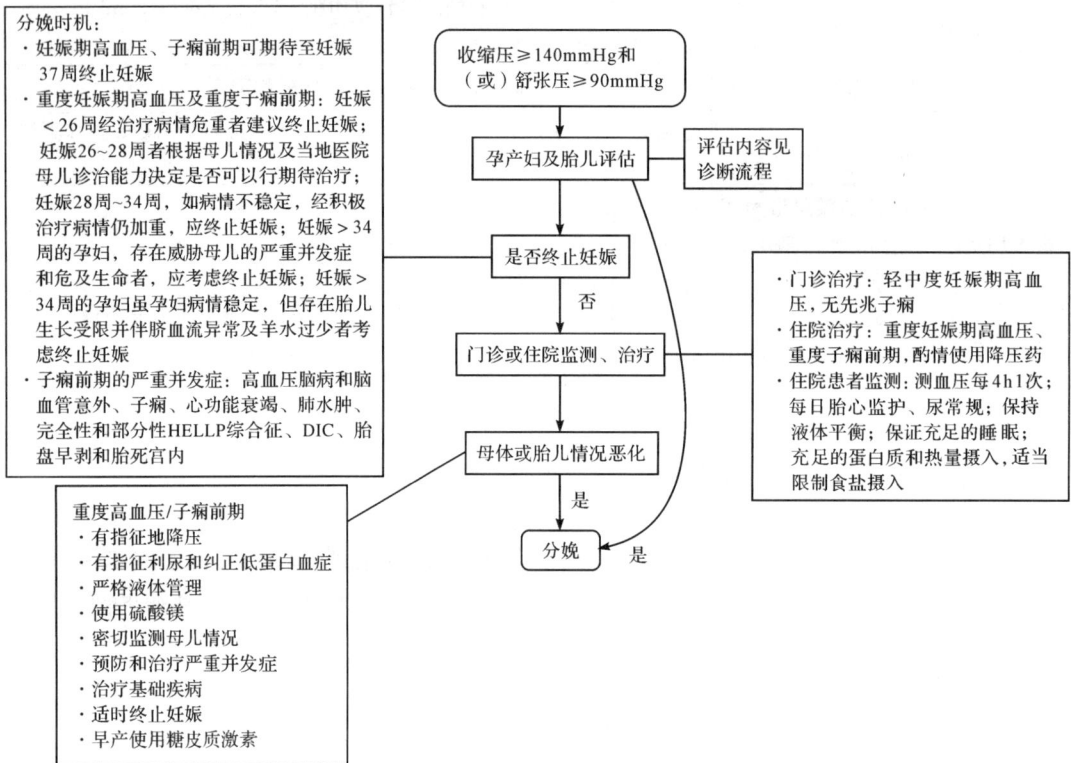

图 5-15　妊娠期高血压、子痫前期处理流程

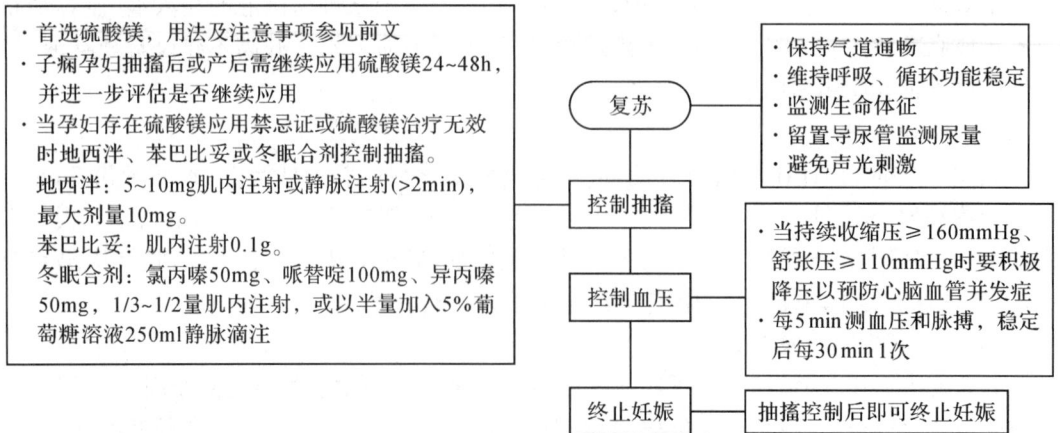

图 5-16　子痫处理流程

七、预防

1. 饮食营养

饮食营养是贯穿妊娠期的重要发病影响因素,应保证蛋白质摄入。对于慢性高血压或高血压家族病史者,应适当限盐,每日食盐量应为 3～5g。钙摄入量不足的人群(<600mg/d),推荐口服补钙,补充量至少为 1g/d,预防子痫前期。

2. 阿司匹林预防子痫前期

目前国内大多指南推荐,对有子痫前期高危因素或 2 项以上的中危险因素的孕妇,妊娠 16 周前开始每天服用小剂量阿司匹林(50～150mg),预防性应用可维持到妊娠 26～28 周。

3. 生活方式

研究表明,孕期运动和体重管理可以减少妊娠期高血压的发生。建议孕妇适度锻炼,保持健康的生活方式,避免吸烟,控制体重。

【课堂小结】

1. HDP 主要包括妊娠期高血压、子痫前期-子痫、妊娠合并慢性高血压、慢性高血压伴发子痫前期,需重视妊娠期高血压疾病的三种特殊类型。

2. 子痫前期-子痫由多因素、通路致病,临床表现多样性,重视早排查和筛选风险因素,做好预防和预警,早诊断和早干预。

3. 子痫前期的诊断标准为血压升高合并靶器官受累。胎盘-胎儿受累是重度子痫前期的表现。蛋白尿仍然是不可忽视的临床指标,注意监测。

4. 治疗原则为降压、解痉和镇静,监测评估,适时终止妊娠。

【课后思考】

1. 妊娠期高血压疾病的三种特殊类型分别是什么?

2. 诊断妊娠期高血压疾病后病情如何评估?

3. 对于筛查的高危人群,可以采用的预防措施有哪些?

4. 小李,女性,25 岁,0-0-2-0,既往人工流产 2 次,因"停经 36$^+$周,发现血压升高 1 月"至产科就诊。平素月经规则,周期 30～35 天,经期 4 天。定期产检,孕期检查无殊。1 个月前产检发现血压 140/90mmHg,尿蛋白阴性,无头晕眼花,无视物模糊,胎动如常,双下肢轻度水肿。诊断"妊娠期高血压疾病"予"拉贝洛尔"100mg,一天两次口服降压治疗。今日常规来院产检,测量血压示 160/100mmHg,双下肢水肿较前加重,尿常规检查提示尿蛋白＋＋。请问小李接下来应该怎样治疗?

【视频资源】

5-8 妊娠期高血压
疾病的分类与诊断

学习笔记:

_____

_____

_____

_____

【知识拓展】

HELLP 综合征

HELLP 综合征(syndrome hemolytic anemia, elevated liver function and low platelet count syndrome)是子痫前期的严重并发症,以溶血、转氨酶水平升高及低血小板计数为特点,多数发生在产前,也可以发生在产后。HELLP 综合征可造成多器官衰竭和弥散性血管内凝血(DIC),引起胎盘供血、供氧不足,从而引起胎儿生长受限、死胎、死产、早产,严重威胁母胎的生命安全。

常见症状为右上腹或上腹疼痛、体重骤增、脉压增大。少数孕妇可有恶心、呕吐等消化系统表现,高血压、蛋白尿的表现可不典型。

确诊主要依靠实验室检查,诊断指标有:①血管内溶血:可见乳酸脱氢酶(LDH)水平升高;外周血涂片见破碎红细胞、球形红细胞;胆红素$\geqslant 20.5\mu mol/L$(即 1.2mg/dl),血清结合珠蛋白$<250mg/L$;血红蛋白轻度下降。②肝酶升高:谷丙转氨酶(ALT)$\geqslant 40U/L$ 或谷草转氨酶(AST)$\geqslant 70U/L$。③血小板减少:血小板计数$<100\times 10^9/L$。其中 LDH 水平升高是诊断血管内溶血的敏感指标。

HELLP 综合征必须住院治疗。在按照重度子痫前期治疗的基础上,予其他治疗措施。

(1)使用肾上腺皮质激素:血小板计数$<50\times 10^9/L$ 可考虑肾上腺皮质激素治疗,妊娠期 10mg/12h,产后继续使用 3 次。

(2)输注血小板:血小板计数$<20\times 10^9/L$ 或剖宫产时出血较多者,强烈建议输注血小板;血小板计数$<50\times 10^9/L$ 且血小板计数迅速下降或存在凝血功能障碍,可能引起产后出血时,应考虑备血,包括血小板。

(3)适时终止妊娠:绝大多数 HELLP 综合征孕妇应在积极治疗后及时终止妊娠。HELLP 综合征不是剖宫产指征,但可酌情放宽剖宫产指征。

第五节　妊娠期肝内胆汁淤积症

【案例 5-5】

患者,女性,41 岁,孕 3 产 0,因"停经 37⁺周,皮肤瘙痒半月"于 7 月 14 日产检。自诉以往月经规律,7 天/28 天,末次月经为 8 月 27 日,经量同前。因"继发不孕"外院行"体外受精-胚胎移植术",定期产检,无明显异常。半月前无明显诱因下开始皮肤瘙痒,以手足心为主,近两日瘙痒蔓延至下肢。

讨论

1. 可能的诊断是什么?

2. 怎样明确诊断?

妊娠期肝内胆汁淤积症(intrahepatic cholestasis of pregnancy,ICP)是以瘙痒和血清胆汁酸水平升高为临床特征的妊娠中晚期特有并发症,主要对围产儿有严重不良影响,可能导致胎死宫内或新生儿窒息。ICP 发病有明显的地域和种族差异。

一、病因

流行病学调查显示,影响 ICP 发病的危险因素主要包括产妇高龄(>35 岁)、口服避孕药史、个人或家族性 ICP 病史、多胎妊娠和高雌激素生育治疗史等。目前尚不清楚具体病因,多认为与遗传、激素及环境多方面因素有关。

1. 遗传因素

ICP 发病具有家族聚集性,种族和地理的差异性。研究发现,ICP 孕妇肝胆转运蛋白编码基因突变,表明 ICP 具有遗传易感性。据报道,与 ICP 相关基因位于人 2 号染色体的 p23 区。在 ICP 孕妇中发现肝磷脂转运蛋白 MDR3 的编码基因 ABCB4、磷脂酰丝氨酸翻转酶 FIC1 的编码基因 ATP8B1 以及胆盐输出泵(BSEP)的编码基因 ABCB11 都发生了突变。

2. 激素因素

在雌激素水平较高时,本病更为常见。例如,在妊娠晚期、多胎妊娠及口服高雌激素含量避孕药等情况下,妇女体内雌激素处于高水平状态,发生肝内胆汁淤积症的频率也较高。雌激素导致肝内胆汁淤积可能由于孕产妇高水平的雌激素有损害肝脏硫酸盐化的作用,进而影响胆汁酸的正常转运而致病。研究发现,雌激素代谢物 17β-雌二醇可通过激活雌激素受体 α 直接抑制法尼酯衍生物 X 受体(farnesoid X receptor,FXR),从而抑制 ABCB11 的转录,导致 BSEP 的表达下调,引起胆汁酸在肝细胞淤积。

3. 环境因素

ICP 冬季发生率高于其他季节,这种季节性变化被认为与孕妇的低硒饮食有关。ICP 在不同国家和地域发病率显著不同,最常见于南美洲和北欧地区,而在我国,四川、重庆及长江三角洲地区多发。

二、临床表现

ICP 缺乏特征性临床表现,主要表现为皮肤瘙痒,分娩后症状缓解。

1. 瘙痒

皮肤瘙痒是最常见的首发症状,初起于手掌、脚掌,逐渐加剧并延及四肢、躯干、颜面部甚至全身,瘙痒程度各异,夜间明显。在妊娠早期少见,约 80% 的患者在妊娠 30 周后出现。大多在产后 24~48h 缓解。

2. 黄疸

约 10%~15% 的患者会在瘙痒发病 2~4 周后出现黄疸,多为轻度,产后 1~2 周内消退。

3. 皮肤抓痕

ICP 患者因皮肤瘙痒,挠抓后可出现条状抓痕,但皮肤组织活检无异常。

4. 其他

少数患者出现上腹不适,恶心、呕吐、食欲减退等。

【案例分析 5-5】

1. 患者的主要症状是妊娠期皮肤瘙痒,瘙痒是妊娠期妇女一种常见主诉,影响着约 23% 的妊娠女性。妊娠特异性瘙痒最常见的病理原因包括妊娠特应性皮疹、妊娠多形性皮疹、妊娠性类天疱疮和妊娠期肝内胆汁淤积(ICP)等。患者 41 岁,体外受精-胚胎移植术,存在 ICP 的高危因素,所以首先考虑 ICP。ICP 表现出的瘙痒主要累及手掌和脚掌,逐渐蔓延至全身,夜间更严重,因瘙痒可出现抓痕,但无皮疹。体格检查应评估患者是否存在皮疹、表皮剥脱、丘疹、斑块或大疱等,评估患者瘙痒的潜在原因。

三、诊断

根据典型临床症状和实验室检查,ICP 诊断难度不大。血清总胆汁酸的敏感性最高,它是确诊指标,且能判断肝脏损害的程度,又是病情分度的重要指标,总胆汁酸水平的升高并非诊断 ICP 的必需条件。ICP 的诊断为排除性诊断,需要排除一切可能引起妊娠期皮肤瘙痒和肝功能受损的原因。

中华医学会妇产科学分会产科学组在《妊娠期肝内胆汁淤积症诊疗指南(2015)》中提出 ICP 新的诊断标准及病情严重程度诊断标准(图 5-17),分别如下:

1. 诊断标准

(1)其他原因不能解释的皮肤瘙痒;

(2)空腹血清总胆汁酸升高,总胆汁酸水平≥10μmol/L 可诊断为 ICP;

(3)总胆汁酸正常者,如果存在无其他原因可以解释的肝酶升高,主要是血 ALT 和 AST 水平,也可诊断为 ICP;

(4)皮肤瘙痒和肝功能异常在产后恢复正常。

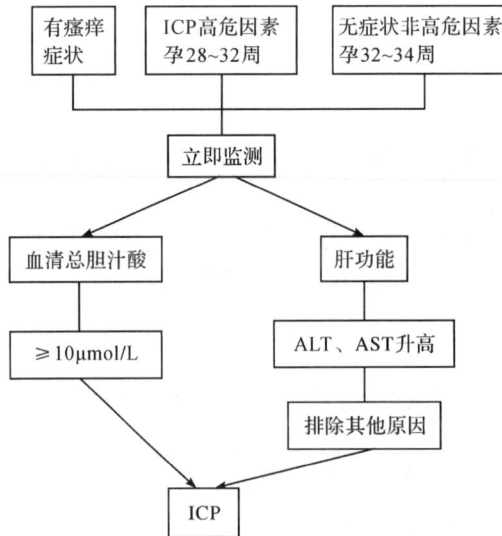

图 5-17　ICP 临床诊断流程

2.病情严重程度诊断标准

(1)轻度:①血清总胆汁酸≥10～40μmol/L;②主要以皮肤瘙痒为主,无明显其他症状。

(2)重度:①血清总胆汁酸≥40μmol/L;②皮肤瘙痒严重;③伴有其他情况,如多胎妊娠、妊娠期高血压疾病、复发性 ICP、既往因 ICP 致围产儿死亡者;④早发型 ICP。

四、鉴别诊断

ICP 的诊断为排除性诊断,需与湿疹、妊娠特异性皮疹、痒疹、瘙痒性毛囊炎等非胆汁酸淤积所引起的瘙痒相鉴别,应与病毒性肝炎、病毒感染、肝胆系统基础疾病、自身免疫性肝炎(如慢性活动性肝炎、原发性胆汁性肝硬化等)、子痫前期、HELLP 综合征和妊娠期急性脂肪肝等在妊娠期引起肝功能异常的疾病鉴别。

【案例分析 5-5】

2.可通过空腹血清总胆汁酸、肝功能检查帮助诊断。

血清总胆汁酸水平改变是 ICP 最主要的实验室证据,当空腹血清总胆汁酸超过 10μmol/L,即可诊断为妊娠期肝内胆汁淤积症。但新版指南指出总胆汁酸水平的升高并非诊断 ICP 的必需条件,当存在其他原因无法解释的肝功能异常,即使总胆汁酸水平正常,仍需考虑 ICP。所以该患者需完善血清总胆汁酸和肝转氨酶水平,当总胆汁酸≥10μmol/L 时诊断 ICP。如果总胆汁酸<10μmol/L,但 AST、ALT 升高,需进一步完善相关检查,排除病毒性肝炎、病毒感染、肝胆系统基础疾病、自身免疫性肝炎(如慢性活动性肝炎、原发性胆汁性肝硬化等)、子痫前期、HELLP 综合征和妊娠期急性脂肪肝等可能引起肝功能异常的疾病。另外,若无法用其他原因解释的瘙痒,即使该患者总胆汁酸水平及肝功能正常,仍需重复检测患者的总胆汁酸和肝功能,因为 ICP 患者血清总胆汁酸水平升高可在出现瘙痒症状的数周之后。

五、治疗

治疗的原则是通过降低患者体内胆汁酸浓度来改善胆汁酸肝肠循环,从而改善母体症状,预防并发症,延长孕周,改善妊娠结局。

1.一般处理

适当休息,左侧卧位,改善胎盘血供,嘱孕妇胎动计数。加强胎心监测,自孕 32 周起,轻度者每周 1 次胎心监护,重度者每周 2 次胎心监护。

2.药物治疗

(1)熊去氧胆酸(ursodeoxycholic acid, UDCA)为治疗 ICP 的一线药物,不仅可以缓解瘙痒症状,降低血清胆汁酸水平,而且对改善围产儿结局也发挥重要作用。一般起始剂量为 10～15mg/(kg·d),可分 3～4 次口服。典型治疗方案为 300mg,分每日 2～3 次口服。

(2)S-腺苷蛋氨酸(S-adenosylmethionine, SAMe)为治疗 ICP 临床二线用药或联合治疗。S-腺苷蛋氨酸是人体中重要的谷胱甘肽前体和甲基供体,通过转甲基作用,促进胆汁排泄,通过转巯基作用,可促进肝细胞对胆汁酸的摄取,提高细胞解毒功能。可口服或静脉用药,静脉滴注每日 1g,疗程 12～14 天,口服 500mg,每日 2 次,对于重度、进展性、难治性 ICP

患者可考虑两者联合治疗。

3.产科处理

ICP 孕妇会发生无任何临床先兆的胎死宫内,提前终止妊娠是被广泛采取的一种保守治疗措施,但对于终止妊娠时机,至今没有良好的循证医学证据。终止妊娠的时机及方法需综合考虑孕周、病情严重程度及治疗后的变化趋势来评估,遵循个体化评估的原则而实施。

(1)终止妊娠的时机

1)轻度 ICP:推荐孕 38～39 周终止妊娠。

2)重度 ICP:建议孕 37 周前终止妊娠,根据治疗反应、有无胎儿窘迫、双胎或合并其他母体并发症等因素综合考虑。

3)对于总胆汁酸水平≥100μmol/L,且存在以下任何一种情况者,可考虑妊娠 34～36 周之间分娩:①药物治疗无效,母体仍持续性极度瘙痒;②既往有妊娠 36 周前因 ICP 导致死产史;③存在原有或急性肝脏疾病,检查显示肝功能恶化。

(2)分娩方式

对轻度 ICP、无其他产科剖宫产指征、孕 38～39 周者,可阴道试产。推荐在产程初期常规行 OCT 或宫缩应激试验(CST)检查,产程中密切监测孕妇的宫缩、胎心变化,不宜产程过长,做好新生儿窒息的复苏准备。一旦发现胎儿窘迫状态.应放宽剖宫产的指征。

剖宫产指征包括:①重度 ICP;②既往因 ICP 病史导致围产儿死亡;③胎盘功能严重下降或高度怀疑胎儿窘迫;④双胎或多胎;④存在其他阴道分娩禁忌者。

ICP 处置流程如图 5-18 所示。

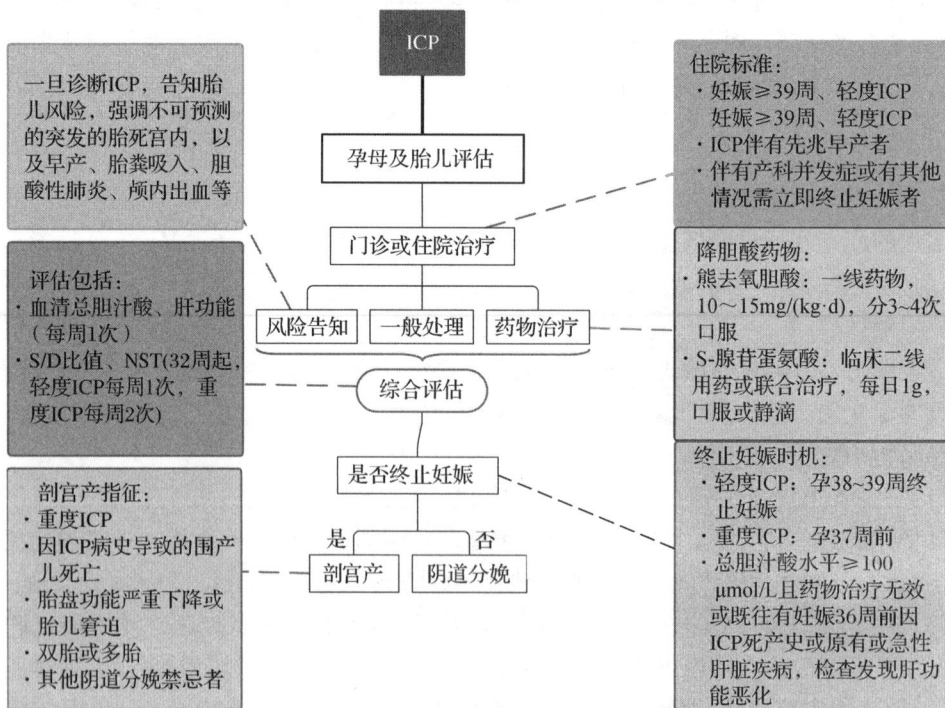

图 5-18 ICP 处置流程

【课堂小结】

1. 妊娠中晚期特发性疾病,临床表现以皮肤瘙痒、血清总胆汁酸升高为特征。
2. 主要危及胎儿,充分告知风险,特别强调不可预计的突发胎死宫内。
3. 熊去氧胆酸为治疗一线用药。
4. 孕期诊断的 ICP 为疑诊,需在产后进行复查。

【课后思考】

1. ICP 最常见高危因素有哪些?
2. 如何诊断 ICP?
3. ICP 需要与哪些疾病相鉴别?
4. 患者,女性,29 岁,2-0-1-2,因"停经 29⁺ 周,发现胆汁酸升高 3 天"就诊。平素月经规则,周期 30 天,经期 5~6 天。1 月前社区卫生院产检,肝功能检查提示"AST 91U/L,ALT 74U/L",予"护肝片"治疗 1 周后复查"AST 48U/L,ALT 38U/L",半个多月前感胸部皮肤瘙痒,不剧,3 天前我院就诊,提示"TBA 14.1μmol/L,AST 71U/L,ALT 65U/L",今日复查"TBA 124.2μmol/L,AST 65U/L,ALT 53U/L,CG 1046.36μg/dl"。

请问:该患者需要进一步补充哪些病史,检查哪些项目以明确诊断? 最可能的诊断是什么? 应该怎样治疗?

【视频资源】

5-9 妊娠期肝内
胆汁淤积症

学习笔记:

_____

_____

_____

【知识拓展】

妊娠期急性脂肪肝

妊娠期急性脂肪肝(acute fatty liver of pregnancy,AFLP)常发生于妊娠晚期,是一种罕见的产科危急重症,以不同程度的肝功能损害为主要临床表现,伴随多器官功能受累,最终发展为严重的急性肝功能衰竭。该病起病急骤,病情凶险,严重危及母儿生命。

脂肪酸氧化障碍是导致 AFLP 的主要原因之一。在脂肪酸代谢酶中,长链 3-羟酰基辅酶 A 脱氢酶的缺乏与 AFLP 关系最为密切。除此之外,孕期脂肪酸合成的增加及代谢的减少也导致脂肪酸大量堆积,诱导 AFLP 的发生。对肝脏有损害的药物或毒素可直接损害肝脏,诱发 AFLP。其病理特点是短期内肝细胞大量小泡性脂肪浸润,无炎症或坏死改变,而肝小叶结构正常。早期无特异性的临床表现,或仅有恶心、呕吐、上腹部或右腹部疼痛和不适等消化道非特异性症状。继消化道症状后,可出现黄疸,病情进一步加重,可出现多器官衰竭的临床表现。肝脏活检是诊断 AFLP 的金标准,但该法有创,具有一定极限性。主要依据病史、临床特点、辅助检查来协助诊断。实验室检查表现肝转氨酶显著升高、胆红素升高、白细胞计数明显增高、贫血、血小板减少症和低蛋白血症、肾功能受损、代谢性酸中毒、高血氨症以及胰腺炎。B超示典型的脂肪肝表现。

AFLP早期识别特别重要,诊治原则是:早期诊断、及时终止妊娠、最大限度的支持治疗。一旦高度疑似或得到确诊,应尽快选择合适的方式终止妊娠。持续胎儿监护,多在24～48h内终止妊娠,目前终止妊娠的方式多倾向剖宫产。剖宫产前充分准备,预防性补充血小板、纤维蛋白原等,预防产后出血。

第六节 早 产

【案例5-6】

患者,女性,30岁,已婚,因"停经29周,下腹阵痛2h"来院就诊。自诉平素月经规律,5～7天/28～30天。停经32天自测尿妊娠试验阳性,停经11$^+$周B超提示宫内孕,单活胎,顶臀长4.6cm,胎儿颈项透明带厚度(NT)0.01cm。2h前劳累后感下腹阵痛,间歇10多分钟,能忍,无阴道流血、流液,胎动如常。

3年前平产育有一女,流产2次,1年前因"宫颈上皮内瘤变Ⅱ级",行"宫颈锥切术"。否认其他手术史。

讨论

1. 请问可能的诊断是什么?

2. 怎样明确诊断?

早产(preterm birth)指妊娠达到28周但不足37周分娩者。早产是导致围产儿死亡及其他不良结局的主要原因,且孕周越小,预后越差。

早产分为两种类型,即自发性早产(spontaneous preterm birth)和治疗性早产(preterm delivery for maternal or fetal indications)。自发性早产是指自发性地发生分娩,包括胎膜完整性早产和胎膜早破早产。治疗性早产是指因各种医学指征,不允许继续妊娠而提前终止妊娠者。

一、高危因素

早产的病因尚不明确,但临床研究对引起早产的高危因素有了一定认识,充分了解与早产相关的高危因素有助于对早产进行预测。

1. 母体一般情况相关因素

孕母的年龄<18岁或>35岁、体重过轻或过重、吸烟、社会经济地位低下、产检不规范等因素均可增加早产的风险。

2. 病史相关因素

有晚期流产及早产史者,上次早产的孕周越小,发生再次早产的风险越大,宫颈锥切术、环形电切除术等宫颈手术史、子宫畸形者,早产的风险也增加。

3. 本次妊娠情况相关因素

多胎妊娠、辅助生殖、羊水过多或过少、生殖道炎症以及急性、慢性合并症如子痫前期、

ICP 等均导致早产的风险增加。

二、临床表现

早产的临床表现为阵发性腹痛或腰酸(即宫缩),阴道分泌物增加,伴或不伴阴道流血,其过程与足月分娩过程相似,分为先兆早产、早产临产两个过程。宫缩由不规律逐渐发展为规律,持续时间及强度逐渐增加,同时伴有进行性宫颈管消失及扩张。

【案例分析 5-6】

1.患者育龄女性,平素月经规则。孕 11 周 B 超提示顶臀长 4.6cm,与停经天数相符,孕 29 周诊断成立,主要症状下腹阵痛,结合既往宫颈锥切史,考虑早产可能。注意与生理性子宫收缩相鉴别。

三、诊断

1.早产临产

出现规律宫缩(20min≥4 次,或 60min≥8 次),同时宫颈管进行性消退(宫颈消退≥80%),伴有宫口扩张(扩张≥1cm)。

2.先兆早产

出现规律或不规律宫缩,经阴道超声提示宫颈管长度≤20mm,但宫颈口无扩张。

四、鉴别诊断

应与妊娠晚期出现的生理性子宫收缩相鉴别,生理性宫缩多为不规则、无痛感,而且不伴有宫颈管缩短和宫口扩张等改变。

五、预测及干预

(一)早产的预测

目前临床诊治过程中,常根据患者描述的症状进行回顾性诊断,准确判定早产临产的起点仍然比较困难。因此,早产的预测以及开展干预措施对减少难免早产的发生至关重要。推荐对有早产高危因素的无症状及有症状孕妇进行评估预测,从而进行干预,减少早产的发生。目前临床中推荐的预测方法有阴道超声测量宫颈长度、胎儿纤维粘连蛋白(fFN)。

1.宫颈长度

宫颈缩短与早产的发生密切相关,妊娠 24 周前经阴道超声测量宫颈长度(<25mm),可帮助评估早产的风险。宫颈长度越短发生早产的风险越大。

测量宫颈长度应由专业人员标准化测量:①排空膀胱后经阴道超声检查;②探头置于阴道前穹隆,避免过度用力;③标准矢状面,将图像放大到全屏的 75%以上,测量宫颈内口至外口的直线距离,连续测量 3 次后取最短值。

2.胎儿纤维粘连蛋白(fFN)

fFN 是一种糖蛋白,妊娠 18~34 周时在宫颈阴道部的分泌较少,在接近足月时浓度增加。妊娠 22 周后宫颈阴道 fFN 增加(>50ng/ml)与早产密切相关。fFN 假阳性与阴道出血、性交、阴道指检、阴道超声后等相关。因此,阴道性交 24h 内、有中等量及以上的阴道出血孕妇不宜进行 fFN 检测。fFN 检测禁忌证有胎膜早破、宫颈扩张＞3cm、宫颈环扎术后、以及阴道内有肥皂、润滑剂、凝胶存在。

(二)干预措施

1.孕前宣教,消除早产的高危因素

避免不合适年龄妊娠,两次妊娠间隔最好≥6 个月,避免不合适体重时妊娠,避免多胎妊娠,戒烟、戒酒,控制高血压、糖尿病等原发病,妊娠期积极防治生殖道感染等。

2.孕酮治疗

孕酮降低与分娩启动有关,研究表明孕酮是预防自发性早产的重要措施。中国医师协会生殖医学专业委员会 2021 年发布的《孕激素维持妊娠与黄体支持临床实践指南》推荐:对于有早产史或者宫颈缩短者,无论单双胎均使用孕激素预防早产,从妊娠 20 周开始,直到妊娠 35 周停止用药。

能预防早产的孕酮主要有三种类型:2 种阴道用孕酮(微粒化孕酮胶囊和孕酮缓释凝胶)、1 种肌注用孕酮(17α-羟己酸孕酮酯)。上述指南用法用量推荐如下:

(1)无早产史,但经阴道超声测量宫颈长度＜20mm 者,推荐阴道用孕酮,微粒化孕酮胶囊每日 600mg,分 3 次阴道给药,单次剂量不得超过 200mg;或孕酮缓释凝胶 90mg/d,至妊娠 34～36 周。

(2)有自发性早产史者,妊娠 24 周前宫颈长度＜25mm,不论是否实施宫颈环扎手术,均可辅助使用孕酮阴道给药,剂量同前,至妊娠 34 周。

(3)有自发性早产史而无早产症状者,推荐妊娠 16～20 周起每周肌内注射 17α-羟己酸孕酮酯 250mg,至妊娠 36 周。

3.宫颈环扎

对有宫颈机能不全或自发性早产史合并宫颈缩短者,进行宫颈环扎术,可以降低自发性早产率。临床推荐:

(1)自发性早产或可能存在宫颈机能不全的女性,此次妊娠 24 周前经阴道测量宫颈长度≤25mm,无早产临产症状且无宫颈环扎禁忌者,建议行预防性宫颈环扎术。

(2)既往有因宫颈机能不全妊娠丢失者,建议妊娠 12～14 周择期行宫颈环扎。

早产预测及干预流程如图 5-19 所示。

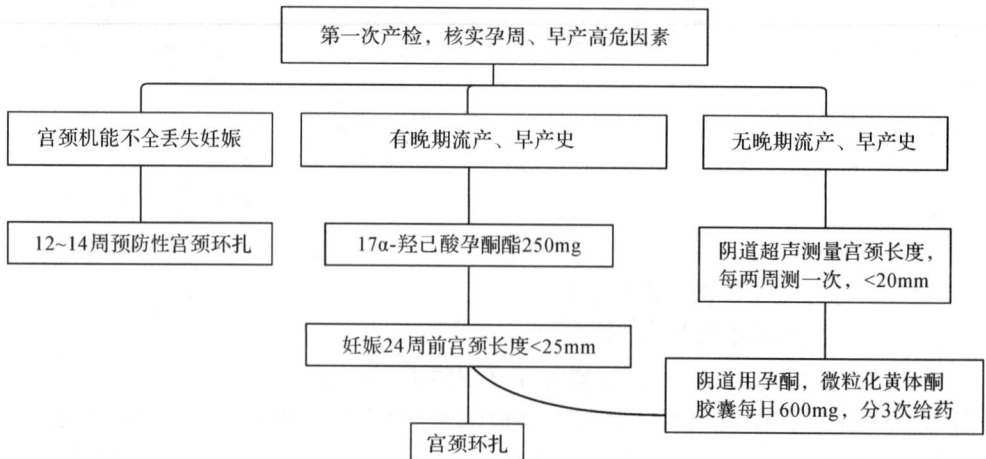

图 5-19　早产预测及干预流程

【案例分析 5-6】

2.可通过宫缩的频率、阴道测宫颈管长度、宫颈消退、扩张情况帮助诊断。

①密切观察宫缩情况,若出现规律宫缩,同时宫颈管进行性消退,伴有宫口扩张（扩张≥1cm）则早产临床诊断成立。

②经阴道超声提示宫颈管长度≤20mm,但宫颈口无扩张,则诊断先兆早产。

六、处理

宫缩抑制剂和糖皮质激素的应用是早产处理的重中之重,转诊到救治能力更佳的医疗单位也十分必要。

1.合理使用宫缩抑制剂

宫缩抑制剂作用使孕周延长 3～7 天,但不能消除早产发生的诱因,不能恢复缩短或扩张的宫颈,为完成产前促胎肺成熟和宫内转运赢得时间。临床尚无证据表明超过 48h 的维持用药能明显降低早产率,但明显增加药物不良反应,故不支持超过 48h 的持续给药。

国内通常使用的宫缩抑制剂主要有 β-受体激动剂、缩宫素受体拮抗剂、前列腺素合成抑制剂以及钙通道阻断剂,临床上对一线宫缩抑制剂还有争议。目前临床上常用的药物见表5-10。

表 5-10　临床常用宫缩抑制剂

药物种类	药物名称	作用机制	使用方法	注意事项
钙通道阻滞剂	硝苯地平	抑制钙离子通过平滑肌细胞膜上的钙通道重吸收,从而减少子宫平滑肌兴奋性收缩	首次剂量为 20mg 口服,然后每次 10～20mg,每日 3～4 次,根据宫缩情况调整,可维持 48h	注意观察血压,防止血压过低。已用硫酸镁者慎用,防止血压急剧下降
前列腺素抑制剂	吲哚美辛	非特异性环氧合酶抑制剂,减少花生四烯酸转化为前列腺素,从而抑制子宫收缩	主要用于妊娠 32 周前的早产,初始剂量 50～100mg,经阴道或直肠给药,也可口服,然后每 6h 25mg,可维持 48h	妊娠 32 周后用药,需监测羊水量及胎儿动脉导管宽度。当发现胎儿动脉导管狭窄时立即停药
肾上腺素能受体激动剂	利托君	与子宫平滑肌细胞膜上的肾上腺素能受体结合,激活细胞内环磷酸腺苷,抑制肌浆蛋白轻链激酶活性,从而抑制平滑肌收缩	起始剂量 50～100μg/min 静脉滴注,每 10min 可增加剂量 50μg/min,至宫缩停止。最大剂量不超过 350μg/min,共 48h	密切观察心率和主诉,如心率超过 120 次/min 或诉心前区疼痛则停止使用
缩宫素受体拮抗剂	阿托西班	竞争性结合子宫平滑肌及蜕膜的缩宫素受体,降低缩宫素对子宫平滑肌的兴奋作用	起始剂量为 6.75mg 静注,1min,后 18mg/h 维持 3h,接着 6mg/h,持续 45h	对母儿的副作用轻微,但目前价格较昂贵

早产分娩前立刻使用硫酸镁可降低 32 周早产儿脑瘫的发生风险及脑瘫严重程度,并对粗大运动功能起到稳定作用。我国指南推荐 32 周之前早产者常规应用硫酸镁,方案见表 5-11。

表 5-11 硫酸镁使用方案

用药指征	32 周前 1 周内有分娩可能的孕妇	
用药方案	负荷剂量 4g,溶于 10% 葡萄糖溶液 20ml,静脉推注不少于 20min,或溶于 5% 葡萄糖溶液 100ml,快速静脉滴注(不少于 20min)	
	维持剂量:负荷剂量后予 1g/h 维持至分娩	
最大用量	24h 硫酸镁总量不超过 30g	
	用药时限一般不超过 48h	
注意事项	血清镁离子的有效治疗浓度为 1.8～3.0nmol/L,>3.5nmol/L 即可出现中毒症状,使用过程中监测呼吸、膝反射、尿量	
	镁离子中毒时停用硫酸镁并缓慢(5～10min)静脉推注 10% 葡萄糖酸钙 10ml	

2. 产前糖皮质激素的使用

研究证实,35 周前使用糖皮质激素促胎肺成熟,能降低新生儿的死亡率,并减少呼吸窘迫综合征、脑室周围出血、坏死性小肠炎的发生。目前国内常用的临床方案如下:

地塞米松 6mg 肌内注射,每 12h 重复 1 次,共 4 次。对早产临产,来不及完成完整疗程者,也应给药。如果第 1 疗程产前激素治疗 2～3 周后再次出现早产征象,且胎龄<35 周可给予第 2 疗程的治疗,不推荐超过 2 个疗程。

3. 抗生素的使用

感染是早产的重要原因之一,2020 年昆士兰卫生组织《早产临产与分娩》指南推荐:早产临产时无论孕妇的 B 族链球菌状态如何、胎膜是否完整,均应在产时给予抗生素治疗,以预防早发性 B 族链球菌疾病。

4. 产时处理与分娩方式

(1)早产儿,尤其是<32 孕周的极早早产儿需要良好的新生儿救治条件,故对有条件者可提前转到有早产儿救治能力的医院分娩。

(2)原则上建议阴道试产,除非有明确的阴道分娩的禁忌证或者母体情况需要剖宫产。臀位特别是足先露者,应根据当地早产儿治疗条件及家属意愿,权衡剖宫产利弊,选择分娩方式。不提倡常规会阴侧切,也不支持没有指征的产钳应用。

(3)分娩时以硬脊膜外阻滞麻醉镇痛相对安全。

(4)早产儿出生后延迟 60s 断脐,可减少新生儿输血的需要和新生儿脑室内出血的发生。

早产的处置流程如图 5-20 所示。

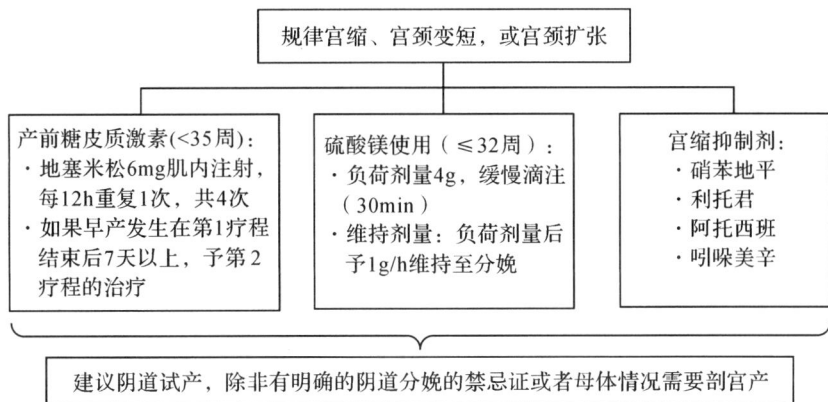

图 5-20 早产的处置流程

【课堂小结】

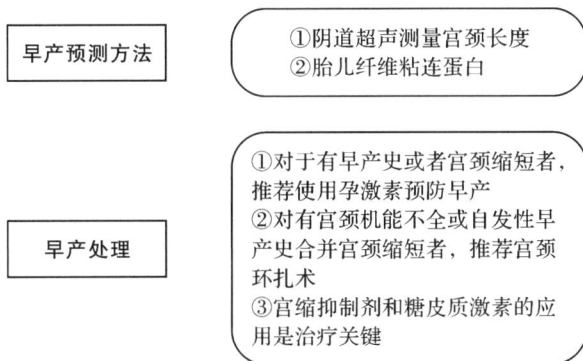

【课后思考】

1. 早产的预测方法有哪些?
2. 有早产高危因素的患者预防措施有哪些?
3. 宫颈环扎的适应证是什么?

【视频资源】

5-10 早产

学习笔记:

_____

_____

_____

【知识拓展】

宫颈机能不全

因宫颈机能不全引起的早产约占晚期流产及早产总数的 8%,是复发性中晚期妊娠流产及早产的重要原因。宫颈机能不全(cervical incompetence,CIC)即宫颈解剖结构或功能的异常,宫颈在足月妊娠前展平、变薄,宫颈管扩张、变宽,表现为无痛性宫口扩张,最终导致中期妊娠流产或早产。

目前对宫颈机能不全的病因及其病理生理尚不明确,认为可能是宫颈峡部括约肌结构缺陷或功能障碍,导致其无法维持妊娠至足月。宫颈锥切等手术创伤、分娩时宫颈裂伤等是导致宫颈机能不全的高危因素。

宫颈机能不全目前仍缺乏客观和明确的诊断标准,其诊断主要基于妊娠中晚期宫颈无痛性扩张,排除无宫缩、创伤、出血、感染、破膜等病理妊娠因素,妊娠丢失的典型病史诊断。目前普遍认为,经阴道超声测量宫颈长度是预测早产的可靠方法,但不是宫颈机能不全的特殊标志。妊娠 24 周前宫颈长度<25mm 时,在特定情形下行宫颈环扎术是可行和有效的。

宫颈环扎术是现阶段治疗宫颈机能不全的唯一有效术式。其主要作用是尽可能加强宫颈管的张力,为弱化的宫颈结构提供机械承载支持,协助宫颈内口承担妊娠后期胎儿及胎儿附属物的重力;同时保持宫颈长度和保留宫颈黏液栓,对于维持妊娠具有重要意义。

主要有 3 种手术方式:经阴道的改良 McDonald 术式和 Shirodkar 术式,以及经腹宫颈峡部环扎术(开放性手术或腹腔镜手术)。3 种手术的效果相当,但改良 McDonald 术式侵入性最小,而经腹宫颈峡部环扎术仅用于经阴道宫颈环扎术失败或宫颈严重缩短的反复中晚期流产或早产的患者,无论哪种手术,要求环扎部位尽可能高位。

宫颈环扎术后拆线时机:①拟阴道分娩,无产科并发症者,经阴道宫颈环扎术,推荐 36~37 周拆线。②拟剖宫产分娩者,可在剖宫产分娩时拆线。

第七节　过期妊娠

【案例 5-7】

　　小王,女性,30 岁,因"停经 42^{+2} 周"就诊。自诉平时月经规律,5~7 天/28~30 天,不定期产检,自诉无明显腹痛、腹胀等不适,胎动正常。

　　讨论

　　1. 考虑的诊断是什么?

　　2. 下一步怎么处理?

过期妊娠(postterm pregnancy,PP)指平素月经规律,妊娠达到或超过 42 周(≥294 天)仍未分娩者。其不良妊娠结局高于正常妊娠,胎儿死亡率较高,严重威胁着母婴健康。

一、病因

发生过期妊娠的原因不明,但已有的研究结果认为与以下因素有关。

1. 雌孕激素水平低

雌激素如果不能明显增加,不能抑制前列腺素及缩宫素的作用,则可能会引起过期妊娠。

2.子宫收缩刺激发生减弱

头盆不称或胎位异常,胎先露部位不能与子宫下段、宫颈密切接触,子宫收缩刺激发生减弱,可引起过期妊娠。

3.胎儿畸形

胎儿异常如无脑儿等,不能产生足够的肾上腺皮质激素,导致雌激素形成减少,从而引起过期妊娠。

4.胎盘硫酸酯酶缺乏

由于缺乏胎盘硫酸酯酶,无法将脱氢表雄酮转化成雌二醇、雌三醇而导致过期妊娠,这是一种罕见的伴性隐性遗传病。

5.遗传因素

该病常见于一个家族,提示这种倾向可能与遗传相关。

二、母儿影响

1.羊水过少

正常妊娠 38 周后羊水量会逐渐减少,而过期妊娠羊水量会迅速减少,不利于胎儿生长,围产儿出现窘迫、窒息、羊水粪染等情况的概率也会明显增大。

2.胎盘功能减退

过期妊娠孕妇的胎盘有两种状态,一种是胎盘功能正常,另一种是胎盘功能减退,其供氧功能逐渐减退,易引起胎儿缺氧窒息而死亡。

3.胎儿体重的影响

胎盘功能正常者,过期妊娠胎儿的体重可持续增加,约 25% 成为巨大儿。另外,小样儿可与过期妊娠并存,生长受限胎儿过期妊娠死亡率明显增高。

4.成熟障碍综合征

10%~20%过期妊娠并发胎儿成熟障碍综合征。其外貌特征:皮下脂肪减少、缺乏胎脂、皮肤干燥松弛多皱褶、身体瘦长,容貌似"小老人"。

5.母体损伤

过期妊娠孕妇产程延长、严重的会阴裂伤、感染、产后出血和剖宫产的概率大大增加。

【案例分析5-7】

1.患者的主要症状是停经 42 周,来院常规产检。患者平时月经规律,停经周数为 42 周,应考虑过期妊娠的诊断,需进一步核实孕周,明确诊断。与此同时,应复查胎儿超声、胎心监护,评估胎儿情况。

三、诊断

核实孕周、判断胎盘功能是诊断关键。

1.核实孕周的方法

过期妊娠的定义是以规律的月经周期为前提的,若末次月经记忆错误或者排卵延迟会导致孕周估算错误,所以对超过预产期未分娩者,均需核实孕周。通过临床表现和早期超声检查可提高孕周和预产期确定的准确率。研究表明,当使用超声检查确定孕周后,过期妊娠的发生率可由 9.5% 降至 1.5%。

(1)按末次月经:月经规律,周期 28～30 天,预产期为末次月经第一天之后的 280 天(40周),如果 ≥294 天可诊断为过期妊娠。若月经周期超过 30 天需酌情顺延。

(2)按排卵日:推算末次月经后排卵日前 14 天,若排卵后 ≥280 天仍未分娩者为过期妊娠。

(3)按胚胎移植日:如移植第 5 天的胚胎,则预产期将是胚胎移植日期后 261 天。如移植第 3 天的胚胎,则预产期为胚胎移植日期后 263 天。

(4)B超:妊娠 5～13^{+6} 周内以胎儿顶臀径推算预产期,妊娠 14～20 周内以胎儿双顶径、股骨长推算预产期。超声测量胚胎或胎儿在妊娠早期(14 周内)是确定或确认胎龄的最准确方法。顶臀径或胚芽长加上 6.5 为孕周(表 5-12)。

表 5-12　胎儿不同头臀长对应孕周

头臀长(mm)	孕周	头臀长(mm)	孕周	头臀长(mm)	孕周
8	6.8	34	10.4	60	12.7
10	7.2	36	10.6	62	12.8
12	7.6	38	10.8	64	13.0
14	7.9	40	11.0	66	13.1
16	8.2	42	11.1	68	13.2
18	8.5	44	11.3	70	13.4
20	8.8	46	11.5	72	13.5
22	9.0	48	11.7	74	13.7
24	9.3	50	11.9	76	13.8
26	9.5	52	12.0		
28	9.7	54	12.2		
30	9.9	56	12.4		
32	10.2	58	12.5		

2.判断胎盘功能及胎儿宫内情况

(1)胎动计数:若 2h 胎动少于 10 次或逐日下降超过 50%,而又不能恢复,提示胎盘功能不良,胎儿缺氧可能。该方法为孕妇自我对胎儿监测的方法,简单易行,但假阳性率高。

(2)电子胎心监护:包括 NST、OCT,NST 有反应表示胎盘功能良好;OCT 无减速表示胎盘功能良好。当 NST 为无反应型,需进一步做 OCT。若多次胎心出现晚期减速,提示胎盘功能不良,胎儿缺氧可能。

(3)孕妇血清中游离雌三醇(E_3)值和胎盘生乳素(hPL)值:采用放射免疫法测定过期妊娠孕妇血清中雌三醇和胎盘生乳素值。若 $E_3 < 40nmol/L$,hPL < 4pg/ml 或骤降 50%,表示

胎儿胎盘功能减退。

（4）超声检查：观察羊水量、胎动、胎儿呼吸运动、胎儿肌张力等，脐动脉收缩期和舒张期血流峰值比（S/D）和搏动指数（PI）（平均血流速度）的变化。PI、S/D 比值升高代表血供减少，存在血流动力学障碍。

四、处理

1. 选择分娩时机

过期妊娠的围生儿发病率和死亡率均明显增高，为足月分娩的 3～6 倍，且随着妊娠期延长而增加。当超过预产期未分娩时，核定孕周，一旦确定孕周，争取在孕 42 周前分娩，避免过期妊娠的发生。终止妊娠时机，可根据胎盘功能、宫颈成熟度综合考虑。多数学者主张孕 41 周后即考虑尽快终止妊娠。

终止妊娠的适应证如下：①核实孕周，孕周达到 42 周者；②宫颈条件成熟；③胎儿体重≥4000g 或胎儿生长受限（fetal growth restriction，FGR）；④出现胎盘功能减退时；⑤羊水过少；⑥高危妊娠应考虑终止妊娠，最迟不超过 40 孕周。

2. 选择分娩方式

（1）阴道分娩

确诊过期妊娠而无胎儿窘迫、无明显头盆不称，可阴道试产。引产前需行宫颈评分（Bishop 评分）评估宫颈成熟度。

①促宫颈成熟：Bishop 评分<6 分为子宫颈不成熟，引产前需促宫颈成熟，可采用前列腺素制剂或宫颈扩张器。

②引产：对宫颈成熟，Bishop 评分≥6 分且胎头已衔接者，采用人工破膜术（或）缩宫素静脉滴注引产术。

引产过程中严密监护胎心、宫缩及产程进展。防止宫缩乏力、滞产、产后出血等并发症发生，分娩时尽量缩短第二产程，避免产伤，预防新生儿窒息产生。

（2）剖宫产

在引产过程中，如产程不顺利或有胎心音改变，随时改行剖宫产。过期妊娠剖宫产的指征为：①胎盘功能减退不能耐受宫缩者；②引产失败或产程进展异常者；③出现胎儿宫内窘迫，估计短期内阴道分娩困难者；④巨大儿，估计胎儿体重≥4000g，特别是≥4500g；⑤胎位异常如臀位者，母体骨盆狭窄致头盆不称；⑥母体合并内外科疾患或并发妊娠高血压综合征等其他剖宫产指征者。

过期妊娠常伴有胎儿窘迫、羊水粪染的情况，无论采取何种分娩方式，都应提前做好抢救新生儿的准备。

【案例分析 5-7】

2. 患者过期妊娠，通过胎儿超声、胎心监护评估胎儿宫内情况。Bishop 评分宫颈成熟，则予人工破膜，人工破膜后观察胎心及宫缩情况，如宫缩不规则，则予低浓度缩宫素加强宫缩。

过期妊娠处理流程如图 5-21 所示。

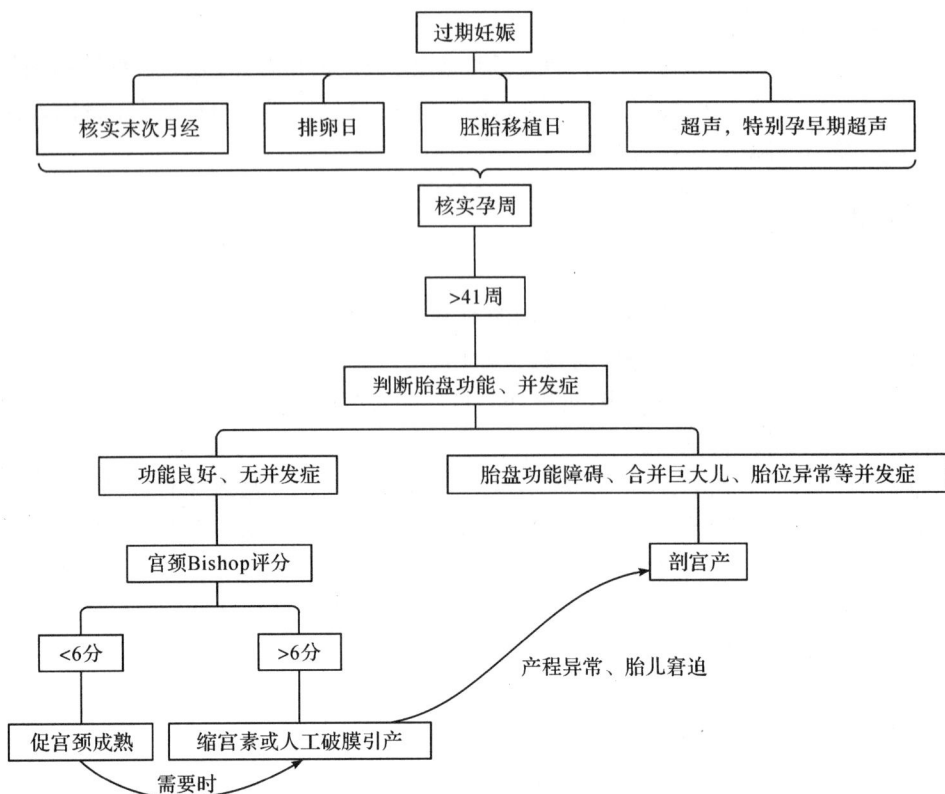

图 5-21　过期妊娠处置流程

【课堂小结】

1.核对孕周和判断胎盘功能是关键。推荐结合孕早期 B 超核实孕周。

2.根据胎盘功能及胎儿情况决定分娩方式。

3.妊娠已达 41 周常规引产。

4.引产前行宫颈 Bishop 评分,若评分<6 分,促宫颈成熟。

【课后思考】

1.过期妊娠对围产儿的危害有哪些?

2.过期妊娠合适的分娩时机是什么?

3.促宫颈成熟的方法有哪些?

【视频资源】

5-11　过期妊娠

学习笔记:

_____

_____

_____

【知识拓展】

促宫颈成熟的方法

引产是产科临床工作中解决延期和过期妊娠的主要手段,部分孕晚期出现妊娠合并症或并发症的患者,不宜继续妊娠,需要通过引产而结束妊娠。而宫颈成熟度是决定引产是否成功的关键,促宫颈成熟对于提高足月妊娠引产率、降低剖宫产率起着重要作用。宫颈成熟度采用 Bishop 评分进行评估,其满分为 13 分,我国 2014 年引产指南则以 6 分为界,评分≥6分提示宫颈成熟,评分越高,引产的成功率越高,评分<6 分提示宫颈不成熟,需要促宫颈成熟。现有的促宫颈成熟的方法可以分为药物和机械 2 类。

(一)促宫颈成熟药物

前列腺素由美国学者 Euler 于 1930 年发现并命名,直接作用于孕产妇的子宫颈结缔组织,使宫颈软化,同时前列腺素制剂还有增加子宫收缩力的作用。目前产科常用促宫颈成熟的前列腺素类药物包括地诺前列酮和米索前列醇。

(1)地诺前列酮:前列腺素 E_2 类药物。目前我国临床应用的是地诺前列酮栓,阴道后穹隆给药,含有 10mg 地诺前列酮,以 0.3mg/h 的速度缓慢释放。其优点是可以控制药物释放,在出现宫缩过频时能方便取出。

(2)米索前列醇:前列腺素 E_1 制剂,可通过阴道、口服、颊黏膜、舌下等途径给药,多数患者应该从小剂量 $25\mu g$ 开始,间隔 6h 可以重复。

(二)机械性促宫颈成熟

机械性促宫颈成熟主要是通过机械刺激宫颈管,促进宫颈局部内源性前列腺素合成与释放,从而使宫颈软化、成熟,主要有低位水囊、Foley 导管、海藻棒等,在阴道无感染及胎膜完整时才可使用。球囊放置时间一般为 12h,在取出后多数需要序贯性地予以缩宫素静滴和人工破膜。

第六章　妊娠合并内外科疾病

第一节　妊娠合并心脏病

【案例 6-1】

小黄,女,28 岁,停经 32^{+2} 周,胸闷、心慌 2 天来院就诊。平素月经规律,周期 5 天/30 天,定期产检,NT 2.2mm,唐氏综合征筛查高风险,三维 B 超、75g OGTT、羊水穿刺未见异常。近 2 天常感胸闷、心慌,活动后常有呼吸困难,休息可缓解。查体: T 36.8℃,BP 133/82mmHg,神志清,精神软,听诊胸骨左缘第 2～3 肋间有收缩期杂音,腹膨隆如孕周,无压痛。双下肢轻度凹陷性水肿。孕期体重增加 15kg。身高 164cm,体重 70kg。0-0-0-0,既往有房间隔缺损病史,缺损面积 1.1cm²。

讨论

1. 该患者首先考虑的疾病是什么?

2. 若患者病情稳定,产后可否哺乳?

妊娠、分娩及产褥期均可能使心脏病患者的心脏负担加重而诱发心力衰竭,是孕产妇死亡的重要原因之一。妊娠合并心脏病在我国孕产妇死因中高居第二位,是最常见的非直接产科死因,严重威胁孕妇生命健康。

一、病因

妊娠过程中心血管系统的负荷增加。孕妇自妊娠第 6 周开始,血容量逐渐增加,孕 32～34 周达到高峰,平均血容量增加 40%～50%,循环总量大约比妊娠前增加 1200～1600ml。约 5% 的孕妇可因体位改变而使心排血量减少而出现不适,如"仰卧位低血压综合征"。在孕晚期,孕妇的心排血量显著增加,伴随膨大的子宫挤压胸腔,心脏负荷明显加重。同时,心脏结构随着血容量的增加而出现适应性调整,表现为左心室心肌质量(left ventricular mass, LVM)增加,足月妊娠时左心室和右心室重量分别较妊娠前增加约 50% 和 40%。伴随心室舒张功能下降,约 20% 的孕妇在足月时发生生理性舒张功能不全。

分娩时,产妇用力屏气致使其胸腹腔压力短时内急剧增高,肺循环压力与腹压加大,更加重了心脏负担,此时产妇极可能出现发绀、心力衰竭。分娩后产妇体液重新分布,48h 内心率和血压先迅速下降,3～6 天后因组织内滞留的水分重新进入循环系统,使循环血压升高,血流动力学改变,易发生产后短期内急性心力衰竭。

因此妊娠 32～34 周、分娩期以及产后 24～48h 内均为危险时期,对处在以上 3 个时期的孕产妇应特别重视,警惕心力衰竭的发生。

二、临床表现

(1)轻者可不表现出任何症状,严重患者有心悸、胸闷、呼吸困难、咳嗽、胸痛、咯血、水肿、易疲劳、食欲缺乏、体重不增、活动后乏力等表现。

(2)部分患者可出现多种不同的心律失常,表现为心悸、胸闷、憋气、呼吸困难等症状。

(3)妊娠期高血压疾病性心脏病、围产期心肌病的患者可出现乏力、胸闷等症状,严重的患者出现气促、呼吸困难、咳粉红色泡沫痰等。常有心肌缺血、水钠潴留等。

三、分类

(一)结构异常性心脏病

1. 先天性心脏病(congenital heart defects)

(1)左向右分流型先天性心脏病:房间隔缺损(atrial septal defect)、室间隔缺损(ventricular septal defect)、动脉导管未闭(patent ductus arteriosus)。

(2)右向左分流型先天性心脏病:法洛四联症(congenital tetralogy of Fallot)、艾森门格综合征(Eisenmenger syndrome)。

(3)无分流型先天性心脏病:肺动脉瓣狭窄(congenital pulmonary valve stenosis)、主动脉缩窄(congenital coarctation of the aorta)、马方综合征(Marfan syndrome)、埃布斯坦综合征(Ebstein syndrome)等。

2. 瓣膜性心脏病

包括二尖瓣、三尖瓣、主动脉瓣和肺动脉瓣病变。最常见的原因是风湿性心脏病,部分患者是先天性瓣膜异常。

3. 心肌病

主要分为扩张型心肌病和肥厚型心肌病。

(二)功能异常性心脏病

主要包括各种无心血管结构异常的心律失常。

1. 快速型心律失常

临床常见,包括室上性心律失常(如房性和结性期前收缩、室上性心动过速、心房扑动和心房颤动)和室性心律失常(如室性期前收缩、阵发性室性心动过速)。

2. 缓慢型心律失常

常见有窦性心动过缓、病态窦房结综合征、房室传导阻滞。

(三)妊娠期特有的心脏病

1. 妊娠期高血压疾病性心脏病

既往无心脏病病史,在妊娠高血压基础上突然发生的以左心衰竭为主的全心衰竭,也是妊娠期高血压疾病发展至严重阶段的并发症。

2. 围产期心肌病

既往无心脏病病史,在妊娠 28 周至产后 6 个月内首次发生,累及心肌的扩张型心肌病。

以心功能下降、心脏扩大为主要特征,常伴有心律失常和附壁血栓形成。

四、诊断

1. 病史

对孕前已确诊心脏病者进行诊断较为容易,妊娠后保持其原有的心脏病诊断,并关注患者的心功能分级和心脏并发症。对于这部分人群,获取详细、准确的病史十分重要,需要问清楚其孕前的活动能力如何,包括有无心悸、气短、劳力性呼吸困难、晕厥、活动受限等病史。若其孕前接受过心脏手术,则要详细询问手术时间、手术方式、手术前后心功能有无改变,同时要了解其用药情况(包括抗凝药、抗心律失常药等),便于孕期重新调整。

对孕前无心脏病病史者进行诊断较为复杂。孕期新诊断心脏病常见于以下 2 种情况:①患者自身并无症状,经过产科常规检查如心电图检查发现异常,进一步完善检查后被诊断为心脏病,常见于先天性房间隔缺损和室间隔缺损以及妊娠期特发性心脏病患者;②部分患者可能有心悸、气短、呼吸困难等症状,完善检查后,被诊断为心脏病,如常见的艾森曼格综合征等。

2. 症状、体征

部分孕妇在孕晚期,随着血容量增加、子宫增大和横膈上抬,会有胸闷、气促表现,有时心脏病患者的主诉常被认为是孕晚期生理性表现而被疏忽,故产科医师需提高对心脏病的识别能力,要从患者的病史、体征、辅助检查等方面综合考虑,避免漏诊。

在症状方面,病情较轻者可无症状,大部分心脏病患者在心功能代偿期即使存在严重心脏病,如重度肺高压,因其长期耐受,孕期也可以没有症状。心功能降低者有易疲劳、食欲缺乏、体重不增、活动后乏力、心悸、胸闷、呼吸困难、咳嗽、胸痛、咯血、水肿等表现。部分患者孕前虽无心脏病病史,但此次妊娠出现上述症状,则需完善检查以排查心脏病。发生心衰时患者可有心率加快、第三心音、两肺呼吸音减弱、闻及干湿性啰音、肝颈静脉回流征阳性、肝大、下肢水肿等体征,而发绀型先天性心脏病患者可出现口唇发绀、杵状指(趾),瓣膜狭窄或关闭不全者有心脏杂音,金属瓣换瓣者有换瓣音等。

3. 心电图

有无严重的心律失常,如心房颤动、心房扑动、三度房室传导阻滞、ST 段及 T 波异常改变等。必要时可连续记录 24 小时动态心电图。

4. 超声心动图

检查左室射血分数(left ventricular ejection fraction,LVEF),有无心腔扩大、心肌肥厚、瓣膜运动异常及心内结构异常。

5. X 线胸片或胸部 CT 检查

怀疑是否有肺部感染,有无心影扩大。因存在放射性,妊娠早期禁用,妊娠中期慎用,患者需知情同意,必要时需穿戴铅裙以保护腹部。

6. 实验室检查

包括心肌酶谱和肌钙蛋白、脑钠肽(brain natriuretic peptide,BNP),其他如血常规、血气分析、电解质、肝肾功能、凝血功能及 D-二聚体,需视患者病情酌情选择。

五、心功能分级

目前临床上,孕妇心功能的判断常采用纽约心脏病协会(NYHA)的分级为标准,依据患者对一般体力活动的耐受程度,将心脏病患者心功能分为 4 级。

Ⅰ级:一般体力活动不受限制。

Ⅱ级:一般体力活动稍受限制,活动后心悸、轻度气短,休息时无症状。

Ⅲ级:一般体力活动显著受限制,休息时无不适,轻微日常工作即感不适、心悸、呼吸困难,或既往有心力衰竭病史者。

Ⅳ级:一般体力活动严重受限制,不能进行任何体力活动,休息时有心悸、呼吸困难等心力衰竭表现。

此方法简便易行,不依赖客观检查,妇产科医师在急诊室简单问诊即可衡量患者的主观心功能。

【案例分析 6-1】

　　1.患者最主要的表现是胸闷、心慌,听诊胸骨左缘第 2、3 肋间有收缩期杂音,结合房间隔缺损病史,应诊断为妊娠合并心脏病。活动后常有呼吸困难,休息可缓解,属于 NYHA 心功能分级Ⅱ级。

　　患有心脏病女性妊娠时应注意妊娠后心脏病加重,无心脏病患者孕期出现严重胸闷、心慌、胸痛等不适需警惕妊娠合并心脏病。

六、并发症

1.心力衰竭

原有心功能受损的心脏病患者,妊娠后可因不能耐受妊娠各期的血流动力学变化而发生心力衰竭。风湿性心脏病二尖瓣狭窄的孕产妇,由于心排血量增加,心率加快或生理性贫血,增加了左房的负担而使心房纤颤的发生率增加,使左室舒张期充盈时间缩短,引起肺血容量及肺动脉压增加而发生急性肺水肿和心力衰竭。先天性心脏病心力衰竭多见于较严重的病例,由于心脏畸形种类的不同,心力衰竭的发生机制及表现也不同。

重视早期心力衰竭的表现:①轻微活动后即出现胸闷、心悸、气短;②休息时心率超过 110 次/min,呼吸超过 20 次/min;③夜间常因胸闷而坐起呼吸;④肺底出现少量持续性湿啰音,咳嗽后不消失;⑤查体除原有心脏病体征外,心尖区可有舒张期奔马律,肺动脉瓣听诊区第二心音亢进,两肺底部可闻及散在湿啰音,重症者两肺满布湿啰音并伴有哮鸣音,常出现交替脉。

2.感染性心内膜炎

妊娠各时期发生菌血症的危险性增加,此时已有缺损的心脏则易发生亚急性感染性心内膜炎,是心脏病诱发心力衰竭的原因之一。

3.缺氧和发绀

发绀型先天性心脏病平时已有缺氧和发绀,妊娠期周围循环阻力下降,可使发绀加重。左至右分流的无发绀型先天性心脏病,如合并肺动脉高压,分娩时失血过多等原因引起血压下降,可发生暂时性右至左分流,引起缺氧和发绀。

4.静脉栓塞和肺栓塞

妊娠时血液呈高凝状态,心脏病患者静脉压增加及静脉血液淤积易引起栓塞。静脉血栓形成和肺栓塞发生率较非孕妇女高 5 倍,是孕产妇死亡的主要原因之一。

七、处理

(一)妊娠前处理

1. 妊娠风险的评估

合并心脏病的育龄期女性及孕妇均应进行风险评估,应联合心内科医师进行评估,包括心脏病种类、病情、心功能分级、是否需要手术等,并判断是否可以继续妊娠(表 6-1)。

表 6-1　心脏病妇女妊娠风险分级及分层管理

妊娠风险分级	疾病种类	就诊医院级别
Ⅰ级(孕妇死亡率未增加,母儿并发症未增加或轻度增加)	· 无合并症的轻度肺动脉狭窄和二尖瓣脱垂;小的动脉导管未闭(内径≤3mm) · 已手术修补的不伴有肺动脉高压的房间隔缺损、室间隔缺损、动脉导管未闭和肺静脉畸形引流 · 不伴有心脏结构异常的单源、偶发的室上性或室性期前收缩	二、三级妇产科专科医院或者二级及以上综合性医院
Ⅱ级(孕妇死亡率轻度增加或者母儿并发症中度增加)	· 未手术的不伴有肺动脉高压的房间隔缺损、室间隔缺损、动脉导管未闭 · 法洛四联症修补术后且无残余的心脏结构异常不伴有心脏结构异常的大多数心律失常	二、三级妇产科专科医院或者二级及以上综合性医院
Ⅲ级(孕妇死亡率中度增加或者母儿并发症重度增加)	· 轻度二尖瓣狭窄(瓣口面积>1.5cm²) · 马方综合征(无主动脉扩张),二叶式主动脉瓣疾病,主动脉疾病(主动脉直径<45mm),主动脉缩窄矫治术后 · 非梗阻性肥厚型心肌病 · 各种原因导致的轻度肺动脉高压(<50mmHg) · 轻度左心功能障碍或者左心射血分数40%~49%	三级妇产科专科医院或者三级综合性医院
Ⅳ级(孕妇死亡率明显增加或者母儿并发症重度增加;需要专家咨询;如果继续妊娠,需告知风险;需要产科和心脏科专家在孕期、分娩期和产褥期严密监护母儿情况)	· 机械瓣膜置换术后 · 中度二尖瓣狭窄(瓣口面积1.0~1.5cm²)和主动脉瓣狭窄(跨瓣压差≥50mmHg) · 右心室体循环患者或Fontan循环术后 · 复杂先天性心脏病和未手术的发绀型心脏病(氧饱和度85%~90%) · 马方综合征(主动脉直径40~45mm);主动脉疾病(主动脉直径45~50mm) · 严重心律失常(心房颤动、完全性房室传导阻滞、恶性室性期前收缩、频发的阵发性室性心动过速等) · 急性心肌梗死、急性冠状动脉综合征 · 梗阻性肥厚型心肌病 · 心脏肿瘤、心脏血栓 · 各种原因导致的中度肺动脉高压(50~80mmHg) · 左心功能不全(左心射血分数30%~39%)	有良好心脏专家的三级甲等综合性医院或者综合实力强的心脏监护中心

续表

妊娠风险分级	疾病种类	就诊医院级别
Ⅴ级(极高的孕妇死亡率和严重的母儿并发症,属妊娠禁忌证;如果妊娠,须讨论终止问题;如果继续妊娠,需充分告知风险;需由产科和心脏科专家在孕期、分娩期和产褥期严密监护母儿情况)	・严重的左室流出道梗阻 ・重度二尖瓣狭窄(瓣口面积<1.0cm²)或有症状的主动脉瓣狭窄 ・复杂先天性心脏病和未手术的发绀型心脏病(氧饱和度<85%) ・马方综合征(主动脉直径>45mm),主动脉疾病(主动脉直径>50mm),先天性严重主动脉缩窄 ・有围产期心肌病史并伴左心功能不全 ・感染性心内膜炎 ・任何原因引起的重度肺动脉高压(≥80mmHg) ・严重的左心功能不全(左心射血分数<30%);纽约心脏病协会心功能分级Ⅲ～Ⅳ级	有良好心脏专家的三级甲等综合性医院或者综合实力强的心脏监护中心

2.判断心脏病患者终止妊娠的时机

(1)心脏病妊娠风险分级Ⅰ～Ⅱ级:心功能Ⅰ级者可妊娠至足月,如果出现严重心脏并发症或心功能下降则需提前终止。

(2)心脏病妊娠风险分级Ⅲ级:心功能Ⅰ级者可以妊娠至34～35周终止妊娠,如果有良好的监护条件,可妊娠至37周再终止妊娠。如果出现严重的心脏并发症或心功能下降,则需提前终止妊娠。

(3)心脏病妊娠风险分级Ⅳ级:仍然选择继续妊娠者,即使心功能Ⅰ级,也建议在妊娠32～34周终止妊娠;出现严重心脏并发症或心功能下降则需及时终止妊娠。

(4)心脏病妊娠风险分级Ⅴ级者属于妊娠禁忌证,一旦诊断需要尽快终止妊娠,如果患者及家属在充分了解风险后拒绝终止妊娠,需要转诊至综合诊治和抢救实力非常强的医院进行保健,综合母儿情况适时终止妊娠。

3.对胎儿的评估

患先天性心脏病孕妇在孕期为19～22周时,应进行胎儿心脏彩超检查,若家族中有成员患先天性心脏病,应在孕13周进行胎儿先天性心脏病筛查。

(二)妊娠期处理

1.早期终止妊娠

早孕诊断时,若确定继续妊娠的死亡风险明显高于流产及相关并发症,应尽快终止妊娠。同时,定期进行胎心监测及胎儿超声检查也非常重要,能够及时掌握胎儿的健康状况,若发现不良情况也应及时终止妊娠。

2.心力衰竭的预防

保证每日夜间睡眠时间≥10h,午餐后休息时间为0.5～1h,并限制每日食盐摄入量及活动量。保证充足营养,补充叶酸、铁剂、维生素B、维生素C等。若体力骤然下降,伴随阵咳、水肿加重或心率加快等症状,应警惕心力衰竭。

3.心力衰竭的处理

(1)一般护理:半卧位或端坐位,纠正低氧,高流量吸氧(5L/min),开放静脉通道,心电监护,同时行胎心监护了解胎儿宫内情况。

(2)利尿剂:可选择袢利尿剂(呋塞米),起始剂量为20～40mg,给药方式可以是静脉推注或持续静脉滴注,每日总量不超过200mg。噻嗪类利尿剂(氢氯噻嗪)25～50mg,每日2次。使用利尿剂时需检查电解质,防止发生低血钾。

(3)血管扩张剂:可用于急性心衰的早期,通过扩张容量血管和外周阻力血管减轻心脏前后负荷,如硝酸酯类、硝普钠和酚妥拉明等。收缩压>110mmHg且无禁忌证的患者通常可安全使用,当收缩压90～110mmHg时应谨慎使用。硝酸甘油静脉滴注起始剂量10～20μg/min,根据血压情况调整滴速,可每15min增加5～10μg/min,最高剂量为200μg/min。酚妥拉明起始剂量为0.1μg/min,一般有效剂量0.3μg/min,有时根据需要可调至2μg/min。硝普钠起始剂量为0.3μg/(kg·min),最高剂量为5μg/(kg·min)。

(4)洋地黄类药物:急性心衰发病首选毛花苷丙0.4mg+5％葡萄糖溶液20ml,缓慢静脉注射,必要时每2～4h后可再用0.2～0.4mg,24h总量小于1.2mg。

(5)磷酸二酯酶抑制剂:抑制磷酸二酯酶活性,Ca^{2+}内流增加,心肌收缩力增加。米力农首剂25～75μg/kg静脉注射(>10min),维持0.375～0.75μg/(kg·min)静滴。

(6)β受体激动剂:主要作用于心肌β受体,可直接增加心肌收缩力。多巴胺3～5μg/(kg·min)静滴。多巴酚丁胺2～20μg/(kg·min)静滴。一旦组织灌注恢复、充血性心衰症状改善,应立即停用。

(7)肾上腺素和去甲肾上腺素:肾上腺素1mg静脉注射,每3～5min可重复1次,维持0.05～0.5μg/(kg·min)静滴。去甲肾上腺素维持0.2～1.0μg/(kg·min)静滴或者8mg+0.9％生理盐水36ml,1～2ml/h,静脉泵推注,根据血压和心率调节速度。肺动脉导管监测肺毛细血管楔压的变化。纠正酸中毒,保持电解质平衡,注意补钾。

4.终止妊娠的方式

对于妊娠合并心脏病患者而言,由于分娩时心脏负担急剧增加,心力衰竭发生率较高,因此,应慎重选择分娩方式。心脏病妊娠风险低、心功能I级者通常可耐受经阴道分娩,综合考虑胎儿大小、胎位、宫颈条件合适后可在严密监护下经阴道分娩。产程中注意患者自觉症状,避免产程过长,分娩镇痛可减轻疼痛对产妇血流动力学的影响,有条件者可使用。对妊娠合并心脏病患者应适当放宽剖宫产指征,对于有产科指征和心功能Ⅲ～Ⅳ级患者均应行剖宫产分娩。术中胎儿娩出后腹部沙袋加压,使用缩宫素预防产后出血,术后限制液体入量。

5.产后监测

产后由于子宫迅速收缩,此时大量血液会进入血液循环,增加心脏的负担,很容易导致心力衰竭。因此,胎儿娩出后,应注意观察患者的体温、血压、心率等变化情况,警惕心力衰竭。

(三)产褥期处理

产后24h内是心力衰竭的高发期,故应让患者保持充足休息,并严密监测其生命体征。心功能在Ⅲ级以上者(含Ⅲ级),不能哺乳。心功能为Ⅰ～Ⅱ级者,可母乳喂养,但不可过度疲劳或过度乳胀,注意预防心力衰竭。华法林可以分泌至乳汁中,长期服用者建议人工喂养。不宜再妊娠的阴道分娩者,可在产后1周行绝育术。

【案例分析 6-1】

2.患者心功能分级Ⅱ级,若病情稳定,产后可哺乳,但不可过度疲劳或过度乳胀,注意休息,及时排空乳汁,注意预防心力衰竭。

哺乳期间月经未来潮,仍有排卵可能,若无妊娠计划或不适宜再次妊娠者应注意避孕。

【课堂小结】

病因	①妊娠过程中心血管系统的负荷增加 ②分娩时,用力屏气致胸腹腔压力、肺循环压力与腹压加大,加重心脏负担 ③分娩后产妇体液重分布,使循环血压升高
分类	结构异常性、功能异常性、妊娠期特有的心脏病
并发症	①心力衰竭;②感染性心内膜炎;③缺氧和发绀; ④静脉栓塞和肺栓塞
处理	妊娠前、妊娠期及产褥期处理

【课后思考】

李某,女,26 岁,停经 39^{+2} 周,心悸、气促 3 天,腹痛 4h 入院。平素月经规律,周期 30 天,经期 5 天。孕期产检无殊。孕 5 月自觉胎动并持续至今。3 天前出现心悸、气促,1 天前不能平卧,生活不能自理,依靠家属完成,4h 前出现腹痛,不规则,间隔 15~25min,持续 20s,遂至我院就诊。

查体:T 36.8℃,P 115 次/min,R 25 次/min,BP 121/76mmHg。神志清,精神紧张,双肺听诊有湿啰音。主动脉瓣区可闻及舒张期叹气样递减杂音,坐位前倾时听诊较清晰,心尖区可闻及隆隆样杂音。宫高 36cm,腹围 125cm,偶有宫缩,不规则,宫体无压痛,双下肢轻度水肿。产科检查:宫颈居中,软,消退 50%,宫口未开,先露-3cm。

11 年前发现心脏病,孕晚期心脏彩超提示左室扩大,主动脉发育异常并中度关闭不全,二尖瓣、三尖瓣少量反流。

患者入院后积极控制心衰的同时行剖宫产术分娩一活男婴,1 分钟、5 分钟 Apgar 评分均为 10 分,术后直接转入 ICU。

1.该患者的初步诊断是什么?

2.妊娠合并心脏病的种类有哪些?

3.妊娠合并心脏病患者心脏负担最重的时期是哪一期? 如何处理?

4.妊娠合并心脏病患者心力衰竭的预防和治疗措施有哪些?

【视频资源】

6-1　妊娠合并心脏
病的诊断和处理

学习笔记：

_____

_____

_____

【知识拓展】

妊娠期心脏手术或介入治疗

考虑到妊娠期血流动力学改变使心脏储备能力下降，影响心脏手术后的恢复，加之术中用药及体外循环对胎儿的影响，一般不主张在妊娠期手术，尽可能在幼年、妊娠前或延至分娩后再行心脏手术。若妊娠早期出现循环障碍症状，心脏瓣膜病孕妇不愿做人工流产，内科治疗效果不佳，可在妊娠期行体外循环（cardiopulmonary bypass，CPB）下心脏手术或介入治疗。

CPB下心脏手术或介入治疗的主要类型如下：

（1）CPB下心脏手术：包括房间隔缺损修补术、室间隔缺损修补术、主动脉右冠窦瘤破裂修补术、右心室流出道疏通术、二尖瓣及主动脉瓣机械瓣置换术、二尖瓣及三尖瓣成形术、二尖瓣及主动脉瓣机械瓣血栓清除术、主动脉夹层手术。

（2）介入手术：包括经皮二尖瓣球囊扩张成形术（percutaneous balloon mitral valvuloplasty，PBMV）、经皮肺动脉瓣球囊扩张成形术（percutaneous balloon pulmonary valvuloplasty，PBPV）、B超引导下经颈静脉房间隔缺损封堵术。

人工瓣膜置换术后需长期应用抗凝剂，因华法林能通过胎盘并进入母乳，有引起胎儿畸形及胎儿、新生儿出血的危险，故在妊娠早期最好选用肝素而不用华法林。

第二节　妊娠合并糖尿病

【案例6-2】

小林，女，32岁，停经33^{+3}周，来院常规产检。平素月经规律，周期5天/30天，胎动如常，宫高34cm，腹围102cm，身高160cm，体重72kg。定期产检，查NT、唐氏综合征筛查、三维超声未见明显异常。75g OGTT 5.8mmol/L，11.4mmol/L，8.5mmol/L。未监测血糖，未治疗。

查体：T 36.8℃，BP 112/80mmHg，神志清，精神可，心肺听诊无殊，腹膨隆，宫底剑突下2指，双下肢稍水肿。当日B超提示胎儿双顶径8.8cm，羊水指数22cm。

孕期念珠菌性阴道炎反复发作，多囊卵巢综合征个人史，其母患有糖尿病。

讨论
1. 可能的诊断是什么？
2. 该如何下一步处理？

　　妊娠合并糖尿病包括孕前糖尿病(pregestational diabetes mellitus,PGDM)和妊娠期糖尿病(gestational diabetes mellitus,GDM)。孕前糖尿病又称糖尿病合并妊娠,孕妇怀孕前已被确诊为糖尿病,在妊娠合并糖尿病比例中不足10%。妊娠期糖尿病是指怀孕前无糖尿病,妊娠期才出现的糖尿病,占比超过90%,本节主要围绕GDM讲解。GDM给母体和发育中的胎儿及新生儿带来严重的短期和长期风险,包括产后母体发生2型糖尿病的概率增加,胎儿或新生儿发生心脏疾病的风险增加。

一、病因

　　1. 妊娠期母体代谢改变
　　在初期,母体脂肪组织合成增加,至孕晚期,增加的脂肪组织逐步分解,导致血糖、餐后脂肪酸增加,高胰岛素血症增多。
　　2. 胰岛 β 细胞功能
　　孕晚期,胎盘分泌的胎盘生乳素、胎盘胰岛素酶、雌激素、孕激素等有抗胰岛素样作用,会使体内胰岛素的敏感度下降、需求量增加,若母体胰岛 β 细胞无法产生足够的胰岛素,则会导致妊娠期糖耐量异常甚至发生糖尿病。
　　3. 肥胖
　　孕前肥胖或孕期增重过多会使母体血糖来源增加,血糖升高,同时胰岛素抵抗加重,增加胰岛 β 细胞负担。
　　4. 高龄产妇
　　胰岛 β 细胞活性随孕妇年龄增加而逐步降低。
　　5. 遗传因素
　　既往有 GDM 史的产妇中,超过 30% 会在下次妊娠中复发。母亲或姐妹有 GDM 史的产妇患 GDM 的风险也增加。
　　6. 种族
　　有研究证实 GDM 与种族相关而与地域无关,亚裔、西班牙裔、美洲原住民和非裔美国人更可能患 GDM。
　　7. 不良的生活方式
　　抽烟、缺乏运动等也是 GDM 危险因素。
　　8. 经济社会因素
　　文盲、低学历人群由于缺乏对疾病的认知及防范,常常不及时或不愿就医产检。经济落后地区人群饮食中碳水化合物比例较高而高蛋白饮食摄入不足,孕前、孕期基础疾病得不到及时有效的治疗,这些都会增加发生 GDM 的风险。
　　GDM 的风险因素见表 6-2。

表 6-2　GDM 的风险因素

可变因素	不可变因素
孕前高 BMI	高龄产妇
不良生活方式	GDM 史
缺乏运动	糖尿病家族史
维生素 D 缺乏	种族(亚裔、西班牙裔、美洲原住民和非裔美国人)
多囊卵巢综合征	母亲低体重出生史
孕早期高总胆汁酸血症	身材矮小
	双胎妊娠
	遗传易感性

二、近、远期危害

(一)近期危害

1.母体

(1)流产、早产、死产风险显著增加,流产率达 15%~30%。

(2)孕期感染风险增加,而感染可以加重糖代谢紊乱,严重者致糖尿病酮症酸中毒等。

(3)由于胰岛素抵抗和高胰岛素血症,发生妊娠期高血压疾病风险增加,较正常孕妇增加 2~4 倍。若合并有微血管病变尤其合并肾脏病变时,妊娠期高血压疾病及子痫前期发病率达 50%以上。

(4)羊水过多发病率较正常孕妇增加 10 倍。

(5)巨大儿发生率显著增加,可导致分娩时难产、软产道损伤、剖宫产率增高,产后出血风险增加。

2.胎儿

(1)巨大儿和胎儿生长受限发病率均显著增加,分别达 25%~42%和 21%。

(2)胎儿宫内窘迫、流产、早产、死产发病率也随之升高。

(3)新生儿呼吸窘迫综合征、红细胞增多症和高胆红素血症发生率也增加。

(4)若不及时控制血糖,胎儿畸形发生率将较正常妊娠胎儿增加 7~10 倍。

(二)远期危害

1.母体

(1)一旦诊断出 GDM,母亲患 2 型糖尿病的风险就会增加,约增加 7 倍,从 GDM 诊断之日起 10 年的累积发病率达 60%。2 型糖尿病的发病率在分娩后的前几个月迅速增加,此后继续增加,没有出现平台期。

(2)既往患有 GDM 的女性再次妊娠时 GDM 发病率也明显增加,复发率达 33%~69%。

(3)既往患有 GDM 的女性肥胖、高血压和代谢综合征的发生率均显著升高,循环中炎症标志物也会相应增加,而这些也是心血管疾病的危险因素。

2.子代

(1)GDM 女性子代超重或肥胖的风险增加,多表现为向心性肥胖。

(2)子代更易患高血压,出现胰岛素抵抗和糖耐量受损及血脂异常的概率也增加,表明子代发生 2 型糖尿病和心血管疾病的风险也增加。

三、临床表现及诊断

糖尿病"三多一少"症状(多饮、多食、多尿、体重减轻)容易受正常妊娠生理改变影响,不易辨别,有高危因素存在时需警惕糖尿病。

1. PGDM 诊断标准

妊娠前已确诊为糖尿病患者,或者妊娠前从未进行过血糖检查,孕期有以下表现者应高度怀疑为孕前糖尿病,待产后进行血糖检验进一步确诊。

(1)孕期出现多饮、多食、多尿,体重不增加或减轻,甚至并发酮症酸中毒,伴血糖明显升高,随机血糖≥11.1mmol/L(200mg/dl)者。

(2)妊娠 20 周之前,空腹血糖(fasting plasma glucose, FPG)≥7.0mmol/L(126mg/dl)。

2. GDM 诊断标准

推荐所有医疗机构对尚未被确诊的 PGDM 和 GDM 孕妇,在 24～28 周及 28 周后首次就诊时行 75g OGTT。

(1)75g OGTT 诊断标准:清晨空腹,口服 75g 无水葡萄糖,溶于 250～300ml 水中,5～10min 内饮完,分别测定孕妇服糖前及服糖后 1～2h 的血糖水平,3 项血糖值应分别低于5.1mmol/L、10.0mmol/L、8.5mmol/L(92mg/dl、180mg/dl、153mg/dl),任何一项血糖值达到或超过上述标准即可诊断 GDM。

(2)对于有高危因素的孕妇,建议妊娠 24～28 周首先检查空腹血糖(FPG),FPG≥5.1mmol/L 可直接诊断为 GDM,无需行 75g OGTT 检查。

3. 妊娠合并糖尿病分期

妊娠合并糖尿病 White 分类法见表 6-3。

表 6-3　妊娠合并糖尿病 White 分类法

分　期		指　标
A 级:妊娠期诊断的糖尿病	A1 级	经饮食控制,空腹血糖<5.3mmol/L,餐后 2h 血糖<6.7mmol/L
	A2 级	经饮食控制,空腹血糖≥5.3mmol/L,餐后 2h 血糖≥6.7mmol/L
B 级		显性糖尿病,20 岁以后发病,病程<10 年
C 级		发病年龄 10～19 岁,或病程达 10～19 年
D 级		10 岁前发病,或病程≥20 年,或合并单纯性视网膜病变
F 级		糖尿病性肾病
R 级		眼底有增生性视网膜病变或玻璃体积血
H 级		冠状动脉粥样硬化性心脏病
T 级		有肾移植史

【案例分析 6-2】

1. 患者年龄较大、肥胖、孕期反复念珠菌性阴道炎,既往有多囊卵巢综合征病史,且有糖尿病家族史,有妊娠合并糖尿病高危因素。孕期 75g OGTT 3 个时间点血糖均偏高。GDM 诊断明确。

对于 24～28 周孕妇,应常规行 75g OGTT 检查。

四、处理

1. 糖尿病患者孕前咨询

糖尿病患者孕前进行全面体格检查,确定糖尿病严重程度,帮助判断是否适宜妊娠,根据 White 分类法分期,D、F、R 级糖尿病对母儿危险均较大,不宜妊娠,建议避孕,一旦妊娠,应尽早终止。糖尿病肾病者,如果 24h 尿蛋白定量<1g、肾功能正常、增生性视网膜病变已接受治疗,可以妊娠。

孕前严格控制血糖,HbA1c 应降至 6.5% 以下,确保受孕前、妊娠期及分娩期血糖在正常范围。肥胖者建议孕前减重。孕前口服降糖药控制血糖者,最好在孕前改为胰岛素控制血糖。

2. 孕期管理

(1)生活方式管理

①适当增加运动,建议餐后半小时进行中等强度运动,可降低孕期基础胰岛素抵抗。

②控制饮食,在满足孕妇日常生活与胎儿生长发育基础上严格限制碳水化合物摄入。每日摄入总能量应根据孕前体重和孕期体重增加速度而定(表 6-4)。

表 6-4　基于孕前体重指数推荐的孕妇每日能量摄入量及孕期体重增长标准

孕前体重指数 (kg/m²)	能量系数 [kcal/(kg·d)]	平均能量 (kcal/d)	孕期体重增长值 (kg)	孕中晚期每周体重增长值(kg)	
				均数	范围
<18.5	35~40	2000~2300	12.5~18.0	0.51	0.44~0.58
18.5~24.9	30~35	1800~2100	11.5~16.0	0.42	0.35~0.50
≥25	25~30	1500~1800	7.0~11.5	0.28	0.23~0.33

(2)药物治疗

①胰岛素治疗:因胰岛素分子量大,不易通过胎盘,故当妊娠合并糖尿病患者血糖控制不佳时,首选胰岛素降糖治疗,胰岛素的使用应从小剂量开始,根据血糖情况调整每日胰岛素用量,调整后观察 2~3 日判断疗效,必要时可联合内分泌科共同诊疗。

②口服降糖药:口服降糖药治疗妊娠合并糖尿病的安全性一直被质疑,但考虑对于胰岛素用量较大或拒绝应用胰岛素的孕妇,应用口服降糖药物的潜在风险远远小于未控制的高血糖本身对胎儿的危害。因此,在知情同意的基础上,部分妊娠合并糖尿病孕妇可慎用。各种口服降糖药的分类及其特点见表 6-5。

表 6-5　口服降糖药的分类及其特点

药物名称	作用部位	能否通过胎盘	能否经乳汁分泌
格列本脲	胰腺	极少	未知
二甲双胍	肝、肌细胞、脂肪细胞	能	能(经动物实验证实)
阿卡波糖	小肠	未知	未知

(3)孕期目标血糖

孕期血糖控制目标建议为空腹血糖<5.3mmol/L(95mg/dl)、餐后1h血糖<7.8mmol/L(140mg/dl)、餐后2h血糖<6.7mmol/L(120mg/dl)。

正常妊娠状态时HbA1c水平略低于正常未孕状态,如果没有明显的低血糖风险,HbA1c控制在低于6%水平最佳,但如果有低血糖倾向,HbA1c控制水平可放宽至7%以内。考虑到孕期红细胞动力学以及血糖的生理性变化,HbA1c检测应较孕前频繁(建议每月1次)。

(4)产科处理

1)孕期监护

孕期应增加产检次数,孕早期至孕中期应每两周检查一次,每月测定肾功能及HbA1c水平,同时进行眼底检查。妊娠32周以后应每周产检一次,注意血压、水肿、尿蛋白情况,加强对胎儿发育、胎儿成熟度、胎盘功能等监测,必要时及早住院。

2)分娩时机

①无妊娠并发症的GDM A1级以及妊娠期糖耐量受损者,产检无异常的情况下,可在严密监测下,至预产期终止妊娠。

②应用胰岛素治疗的PGDM以及GDM A2级者,产检无异常,可在严密监测下于孕39周终止妊娠。

③有死胎、死产史或并发子痫前期、羊水过多、胎盘功能不全者根据病情决定终止妊娠时机。

④糖尿病伴微血管病变者,应严密监护,个体化选择终止妊娠时机。

3)分娩方式

妊娠合并糖尿病本身不是剖宫产指征,有巨大胎儿、胎盘功能不良、胎位异常或其他产科指征者,应行剖宫产。对糖尿病病程>10年,伴有视网膜病变及肾功能损害、重度子痫前期、有死胎及死产史的孕妇,应放宽剖宫产指征。

3.产时护理

(1)一般处理:注意休息,适当饮食,严密监测血糖、尿糖及酮体变化,加强胎儿监护。

(2)分娩过程中胰岛素使用:阴道分娩及剖宫产分娩产程中胰岛素一般应静滴使用,根据血糖调整静脉输液速度。经阴道分娩者应在12h内结束,因为产程过长会增加酮症酸中毒、胎儿缺氧和感染风险,必要时行剖宫产终止妊娠。

4.新生儿处理

无论新生儿出生时状况如何,均应视为高危新生儿,尤其是孕期血糖控制不满意者,需严密监护,注意保暖,间歇吸氧,重点防止新生儿低血糖,应在开奶的同时,定期滴服葡萄糖液。

5.产后治疗及随访

胰岛素抵抗水平在产后会急剧下降,因此需要重新评估和调整胰岛素用量,通常产后最初几天的需要量是产前的一半。对有GDM史的产妇,在产后4~12周行75g OGTT筛查糖尿病,诊断标准参照非孕期人群,接下来每1~3年行一次糖尿病筛查。如果发现有GDM史的女性处于糖尿病前期,应进行生活方式干预,必要时使用二甲双胍,以预防糖尿病。

母乳喂养对母婴均具有远期益处,建议母乳喂养,但哺乳会增加夜间低血糖的风险,需要根据情况调整胰岛素用量,对于使用胰岛素的 PGDM 产妇在母乳喂养期间应特别注意预防低血糖。

【案例分析6-2】

2. 患者 GDM 诊断明确,应立即检测患者血糖、糖化血红蛋白、肝肾功能等,行眼底检查等评估患者病情,帮助制定下一步治疗方案。

应注意患者饮食摄入,适当增加运动以控制血糖,若血糖控制不佳建议使用胰岛素控制血糖。之后每周产检1次,若有异常增加产检频率。根据孕期情况选择合适的分娩方式及分娩时机,适当放宽剖宫产指征。

【课堂小结】

病因	母体代谢改变、胰岛 β 细胞功能下降、产妇肥胖、高龄产妇、遗传因素、种族因素、不良的生活方式、经济社会因素
诊断标准	PGDM:孕前诊断为糖尿病或孕期出现"三多一少",随机血糖≥11.1mmol/L,或20周前FPG≥7.0mmol/L。GDM:75g OGTT≥5.1mmol/L,≥10.0mmol/L,≥8.5mmol/L,符合任一,或具有高危因素者FPG≥5.1mmol/L
处理	1.孕前咨询;2.孕期管理;3.产时护理;4.新生儿处理;5.产后治疗及随访

【课后思考】

1. 妊娠合并糖尿病的病因有哪些?

2. 妊娠合并糖尿病的诊断标准是什么?

3. 妊娠合并糖尿病血糖控制标准是什么?

4. 小王,女性,36 岁,停经 24 周,反复外阴瘙痒 4 个月,复发 2 天来院就诊。平素月经规律,7 天/30～32 天,孕期查 NT、唐氏综合征筛查、三维超声未见明显异常。查体:T 36.8℃,BP 120/79mmHg,身高 161cm,体重 80kg,神志清,精神可,心肺听诊无殊,腹膨隆,无压痛,无宫缩,双下肢稍水肿。空腹血糖 6.1mmol/L。

3 年前足月剖宫产分娩一体重 4050g 女活婴,否认烟酒史,其奶奶、父亲均患有糖尿病。

请问小王最可能的诊断是什么? 还需要行什么检查? 如何处理?

【视频资源】

6-2　妊娠期糖尿病
的诊断和孕期管理

学习笔记：

_____

_____

_____

【知识拓展】

妊娠期合并糖尿病酮症酸中毒

妊娠期合并糖尿病酮症酸中毒,指妊娠合并糖尿病患者在各种诱因的作用下,胰岛素分泌不足,升糖激素不适当升高,造成高血糖、高血酮、酮尿、脱水、电解质紊乱、代谢性酸中毒等的一种疾病,严重者可危及母儿生命,需及时治疗。

其主要病因是感染、饮食或治疗不当及各种应激因素(如分娩、精神刺激等),按其程度可分为轻度、中度及重度3种情况,轻度可无症状,重度患者呼吸中有烂苹果味,可伴有意识障碍、昏迷及休克等。血糖多在16.7~33.3mmol/L,严重时可达55mmol/L以上。血酮体>4mmol/L,尿酮体阳性。

治疗方面主要是注意生命体征,监测血糖、血气及电解质,主张应用小剂量胰岛素静滴。血糖过高者(>16.6mmol/L),先予胰岛素0.2~0.4U/kg一次性静脉注射,然后胰岛素持续静脉滴注,可选择0.9%氯化钠注射液＋胰岛素,按胰岛素0.1U/(kg・h)或4~6U/h的速度输入。每小时监测血糖一次,要求血糖每小时下降3.9~5.6mmol/L,或超过静脉滴注前血糖水平的30%,否则应调整胰岛素用量。当血糖≤13.9mmol/L,开始将胰岛素加入5%葡萄糖氯化钠注射液中静滴,直至血糖降至11.1mmol/L以下或酮体转阴后可改为皮下注射。注意及时补钾,避免出现低血钾。

第三节　妊娠合并缺铁性贫血

【案例6-3】

小李,女性,28岁,因"停经30周,乏力3月"入院。体格检查:T 36.8℃,P 92次/min,R 18次/min,BP 122/73mmHg,心肺听诊未闻异常,腹隆如32周大小,胎位LOA/RSA,胎心率143/152次/min。辅助检查:超声示宫内双活胎;血常规示Hb 82g/L。

讨论

1. 可能的诊断是什么?

2. 如何明确诊断?

贫血是目前常见的疾病,据世界卫生组织统计数据,全球有超过 15 亿人患有贫血,其中缺铁性贫血(iron deficiency anemia,IDA)约占 50%。妊娠期贫血以缺铁性贫血为主,约占妊娠期贫血的 95%,与妊娠期铁需求增加有关。我国孕妇 IDA 患病率为 19.1%,妊娠早、中、晚期 IDA 患病率分别为 9.6%、19.8%和 33.8%。

妊娠合并缺铁性贫血可影响母胎健康,导致母体贫血性心脏病,并增加妊娠期高血压疾病、失血性休克、产褥感染、产后抑郁的发生率。孕妇合并重度贫血时,胎儿血氧供应不足,增加胎儿生长受限、胎儿窘迫、羊水减少、早产、死产、新生儿缺血缺氧性脑病的风险。

一、病因

妊娠期间对铁需求增加是妊娠期 IDA 发生的主要因素。妊娠期间胎儿生长发育需铁 250~350mg,母体红细胞总量增加需铁 500~600mg,需铁总量约 1240mg。妊娠期需铁量从早期 0.8mg/d 增至晚期 7.5mg/d,平均需铁量 4.4mg/d。然而,日常饮食中铁平均吸收量仅为 1~1.5mg/d。因此,日常饮食摄入铁几乎无法满足妊娠期对铁的需求,导致妊娠期,特别是妊娠中晚期发生 IDA 的风险增加。此外,妊娠早期呕吐与偏食、胃肠功能紊乱、慢性腹泻等也是妊娠 IDA 发生的重要因素。

二、诊断

1. 病史

既往有月经过多等慢性失血性疾病、营养结构不均衡、妊娠早期呕吐、胃肠功能紊乱等病史。

2. 临床表现

IDA 临床表现与贫血程度相关,轻者无明显症状,重者可有缺铁表现及贫血表现。缺铁表现为疲劳、易怒、注意力下降、脱发等;贫血表现为乏力、头晕、心悸、呼吸困难等。

3. 实验室检查

(1)血常规

IDA 表现为小细胞低色素性贫血。血红蛋白(hemoglobin,Hb)<110g/L,红细胞(red blood corpuscle,RBC)<$3.5×10^{12}$/L,血细胞比容(hematocrit,HCT)<0.33,平均红细胞体积(mean corpuscular volume,MCV)<80fl,平均红细胞血红蛋白含量(mean corpuscular hemoglobin,MCH)<27pg,平均红细胞血红蛋白浓度(mean corpuscular hemoglobin concentration,MCHC)<32%。网织红细胞正常或轻度增高。血涂片中红细胞中央淡染区扩大。根据 Hb 可分为轻度贫血(100~109g/L)、中度贫血(70~99g/L)、重度贫血(40~69g/L)、极重度贫血(<40g/L)。

(2)铁代谢指标

①血清铁蛋白(serum ferritin,SF):血清铁蛋白是一种稳定的糖蛋白,不受近期铁摄入的影响,能较准确地反映铁储存量。无炎症应激状态下,血清铁蛋白是评估铁缺乏的敏感指标。贫血患者血清铁蛋白<20μg/L 时应考虑 IDA。血清铁蛋白<30μg/L 提示铁耗尽的早期,应及时治疗。

②血清铁浓度:指血清中与转铁蛋白(transferrin,Tf)结合的铁,血清铁能反映机体缺铁状况,但易受近期铁摄入、昼夜变化以及感染等因素的影响,正常成年女性血清铁浓度为 $7 \sim 27\mu mol/L$,孕妇血清铁浓度$<6.5\mu mol/L$ 提示铁缺乏。

③总铁结合力(total iron blinding capacity,TIBC):指每升血清中的转铁蛋白所能结合的最大铁量,可间接反映转铁蛋白的水平,由于血清中还有极少量的铁与其他蛋白质结合,故所测得的 TIBC 结果不能准确反映转铁蛋白的含量。

④转铁蛋白饱和度(transferrin saturation,TS):指血清铁与总铁结合力的比值,正常值为 $20\% \sim 55\%$,转铁蛋白饱和度降低可见于 IDA。转铁蛋白饱和度生理波动大,正常波动低谷可与病理情况重叠,故不能准确反映铁储存。

⑤红细胞游离原卟啉(free erythrocyte protoporphyrin,FEP):FEP 与铁是合成血红蛋白的原料,缺铁时大量原卟啉不能与铁结合成血红蛋白,以游离形式积聚在红细胞内。缺铁性贫血时 FEP 升高。

⑥可溶性转铁蛋白受体(soluble transferring receptor,sTfR):在铁储存耗尽早期,血液中 sTfR 几乎无变化,一旦出现铁缺乏,sTfR 浓度增加。

(3)骨髓象

红系造血轻中度活跃,以中晚幼红细胞增生为主。骨髓铁染色是评估铁储存量的金标准,IDA 可见细胞内外铁均减少。由于该方法为有创性检查,仅适用于难以诊断贫血原因的复杂病例。

(4)铁剂治疗试验

具有诊断和治疗意义,如铁剂治疗 2 周后 Hb 水平升高,提示为 IDA。铁剂治疗无效者,应进一步检查是否存在吸收障碍、依从性差、失血及叶酸缺乏症等情况,并转诊至上一级医疗机构。广东、广西、海南、湖南、湖北、四川及重庆等地中海贫血高发地区,应在首次产前检查时常规筛查地中海贫血。

缺铁性贫血分期如下:

第 1 期:铁减少期(iron depletion,ID),储存铁下降,血清铁蛋白$<20\mu g/L$,Hb 及血清铁等指标正常。

第 2 期:缺铁性红细胞生成期(iron deficient erythropoiesis,IDE),红细胞摄入铁降低,血清铁蛋白$<20\mu g/L$ 外,转铁蛋白饱和度$<15\%$,Hb 正常。

第 3 期:缺铁性贫血期(iron deficiency anemia,IDA),红细胞内血红蛋白明显减少,血清铁蛋白$<20\mu g/L$,转铁蛋白饱和度$<15\%$,Hb$<110g/L$。

三、鉴别诊断

1.铁粒幼细胞性贫血

红细胞铁利用障碍性贫血,表现为小细胞性贫血。但血清铁蛋白、血清铁和转铁蛋白饱和度增高,骨髓小粒含铁血黄素颗粒增多,铁粒幼细胞增多,出现环形铁粒幼细胞。

2.地中海贫血

地中海贫血是由于红细胞内的血红蛋白结构异常造成的先天性贫血,往往有家族史。红细胞中胎儿型血红蛋白或血红蛋白 A_2 增加。血清铁蛋白、血清铁和转铁蛋白饱和度不低且常增高。血涂片中可见靶形红细胞。

3. 慢性病贫血

慢性病贫血是指慢性炎症、感染或肿瘤等引起的铁代谢异常性贫血。为低色素性贫血，血清铁蛋白和骨髓含铁血黄素增多。血清铁、血清铁饱和度、总铁结合力降低。

4. 转铁蛋白缺乏症

为常染色体隐性遗传或继发于严重肝病、恶性肿瘤，表现为小细胞低色素性贫血。血清铁、总铁结合力、血清铁蛋白及骨髓含铁血黄素均明显降低。

【案例分析 6-3】

1. 小李目前孕 30 周，双胎妊娠，主要症状是乏力，入院体格检查无阳性发现。结合血常规，考虑贫血。进一步检查明确贫血类型和有无贫血并发症。缺铁性贫血是妊娠期最常见的贫血类型，孕妇为双胎妊娠孕晚期，胎儿生长发育需铁量大，日常饮食不能满足机体的铁需求，容易合并缺铁性贫血。

2. 进一步检查明确贫血类型：通过血常规、铁代谢指标等，一般不难与地中海贫血、慢性病贫血等鉴别。

四、治疗

妊娠合并 IDA 治疗原则是补充铁剂及纠正导致缺铁性贫血的原因。轻、中度贫血者以改善饮食、口服铁剂治疗为主。重度贫血者口服铁剂或注射铁剂治疗，可少量多次输注浓缩红细胞。极重度贫血者首选输注浓缩红细胞，待 Hb 达到 70g/L，症状改善后，可改为口服铁剂或注射铁剂治疗。Hb 恢复正常后，应继续口服铁剂 3～6 个月或至产后 3 个月。

1. 改善饮食

鼓励进食含铁丰富的食物，如红肉类、鱼类及禽类等。水果、马铃薯、胡萝卜、绿叶蔬菜等含维生素 C 的食物可促进铁吸收，奶制品、谷物、豆类、坚果、茶、咖啡等可抑制铁吸收。

2. 补充铁剂

（1）铁剂选择

①无机铁：以硫酸亚铁为代表，不良反应较有机铁明显，宜餐后服用。

②有机铁：包括右旋糖酐铁、葡萄糖酸亚铁、山梨醇铁、富马酸亚铁、琥珀酸亚铁、多糖铁复合物。

（2）补铁方式的选择

①口服补铁：口服铁剂廉价安全，是缺铁性贫血的一线疗法，可以在整个怀孕期间使用。铁的吸收率与服用剂量成反比，每天补充 100～200mg 铁是依从性最好的剂量，口服铁剂副作用主要以胃肠道症状为主，包括恶心、便秘、腹泻、消化不良等，一旦出现这些副作用，必须减量或使用其他药物替代。

ID 孕妇应补充元素铁 60mg/d，8 周后评估疗效。IDA 孕妇应补充元素铁 100～200

mg/d,每日分 1～3 次给药,2 周后评估疗效,2 周 Hb 增加 10g/L,3～4 周增加 20g/L 提示吸收充分。常用口服铁剂的剂型、元素铁含量见表 6-6。

表 6-6　常用口服铁剂含铁量

药物	剂型	元素铁
硫酸亚铁	300mg	60mg
葡萄糖酸亚铁	300mg	36mg
富马酸亚铁	200mg	60mg
琥珀酸亚铁	100mg	30mg
右旋糖酐铁	250mg	25mg
多糖铁复合物	150mg	150mg
琥珀酸亚铁	100mg	30mg
蛋白琥珀酸铁	15ml	40mg

　　美国疾病预防控制中心(CDC)建议所有孕妇在首次产检开始补铁 30mg/d,世界卫生组织(WHO)建议所有孕妇补铁 60mg/d,而英国血液学会不建议在妊娠期间常规补铁,仅在高危人群中需经验性补充。

　　②静脉补铁:对于不能耐受口服铁剂治疗或口服吸收障碍者,可在妊娠中晚期使用静脉补铁。在重度贫血、存在危险因素(如凝血障碍、前置胎盘)或需要迅速改善贫血(心动过速、呼吸急促、晕厥、心力衰竭、呼吸衰竭和脑缺氧等)情况下,静脉补铁能更有效和快速地改善症状,此法应作为首选。不良反应包括注射部位疼痛、头晕、头痛、过敏等。常用注射铁剂的剂型、元素铁含量见表 6-7。

表 6-7　常用注射铁剂含铁量

药物	规格	元素铁	用法
山梨醇铁	2ml	100mg	100mg/d 肌注
右旋糖酐铁	1ml	25mg	25mg/d 肌注
蔗糖铁	5ml	100mg	100～200mg/d 静滴,2～3 次/周

补铁剂量(mg):体重(kg)×(Hb$_{目标值}$－Hb$_{实际值}$)×0.24＋500mg

　　③输血:当 Hb<70g/L 时建议输血;Hb 在 70～100g/L 时,根据患者手术与否和心脏功能等因素决定是否需要输血。由于贫血孕妇对失血耐受性低,如产时出现明显失血应尽早输血,有出血高危因素者应在产前备血。

【课堂小结】

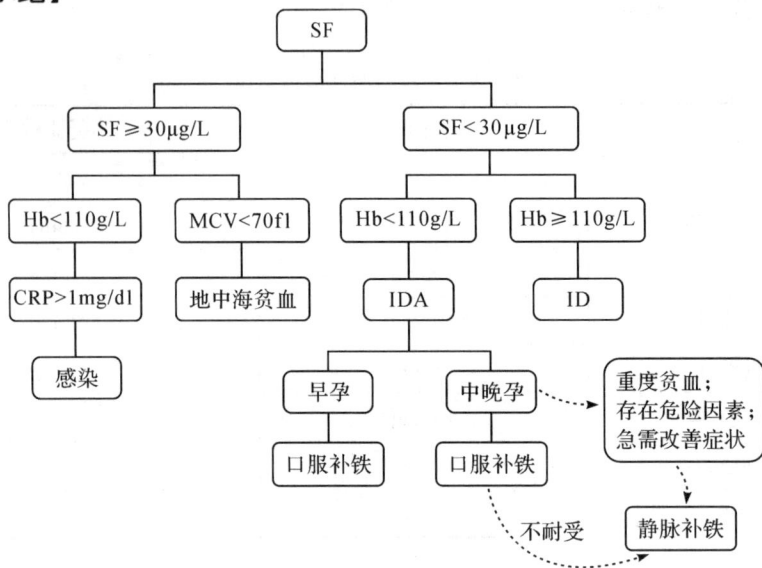

妊娠合并贫血诊疗流程

【课后思考】

1. 妊娠合并缺铁性贫血有哪些危险因素？
2. 如何诊断贫血？
3. 如何选择合适的治疗方式？

【视频资源】

6-3　妊娠合并贫血

学习笔记：

_____

_____

_____

【知识拓展】

母体孕期铁缺乏的危害

　　大脑发育需要充足的铁，母体孕期铁缺乏会导致子代神经系统疾病发病率升高。胎儿和新生儿时期缺铁与性情改变、记忆异常、神经反射异常有关。动物实验表明生命早期缺铁性贫血可导致脑代谢受损，其中与海马体、纹状体和小脑功能障碍最为密切，表现为突触结构异常，生长因子表达改变等。此外，研究显示铁剂治疗对于逆转不良神经系统影响十分重要，但对于晚期重度贫血即使使用高剂量铁剂也无法产生类似的有益效果。因此，早发现和早治疗对保护儿童的正常神经发育非常重要。

第四节 妊娠合并梅毒

梅毒(syphilis)是由苍白密螺旋体(treponema pallidum)感染引起的慢性全身性传染病。根据其病程分为早期梅毒与晚期梅毒。早期梅毒指病程在两年以内,包括:①一期梅毒(硬下疳);②二期梅毒(全身皮疹);③早期潜伏梅毒(感染1年内)。晚期梅毒指病程在两年以上,包括:①皮肤、黏膜、骨、眼等梅毒;②心血管梅毒;③神经梅毒;④内脏梅毒;⑤晚期潜伏梅毒。根据其传播途径分为后天梅毒与先天梅毒。

一、传播途径

性接触为最主要传播途径,占95%,偶可经接触污染衣物等间接感染。少数通过输入传染性梅毒患者的血液而感染。未经治疗在感染后1年内最具传染性,随病期延长,传染性逐渐减弱,病期超过4年基本无传染性。

孕妇可通过胎盘将梅毒螺旋体传给胎儿引起先天梅毒。梅毒孕妇即使病期超过4年,梅毒螺旋体仍可通过胎盘感染胎儿,未经治疗的一期、早期潜伏和晚期潜伏梅毒的母儿垂直传播率分别为70%～100%、40%、10%,新生儿也可在分娩时通过产道被传染,还可通过产后哺乳或接触污染衣物、用具而感染。

二、对胎儿和新生儿的影响

梅毒螺旋体可经胎盘传给胎儿引起流产、早产、死胎、死产、低出生体重儿和先天梅毒。先天梅毒儿占死胎的30%左右,即使幸存,病情也较重。早期表现为皮肤大疱、皮疹、鼻炎及鼻塞、肝脾肿大、淋巴结肿大。晚期多出现在2岁以后,表现为楔状齿、鞍鼻、间质性角膜炎、骨膜炎、神经性耳聋等,病死率及致残率均明显增高。

三、临床表现与诊断

1.临床表现

早期主要表现为硬下疳、硬化性淋巴结炎、全身皮肤黏膜损害(如梅毒疹、扁平疣、脱发及口、舌、咽喉或生殖器黏膜红斑、水肿和糜烂等),晚期表现为永久性皮肤黏膜损害,并可侵犯心血管、神经系统等多种组织器官而危及生命。

2.诊断

除病史和临床表现外,主要根据以下实验室检查方法:

(1)病原体检查:取病损处分泌物涂片,用暗视野显微镜或直接荧光抗体检查梅毒螺旋体确诊。

(2)血清学检查:①非梅毒螺旋体试验:包括性病研究实验室试验(venereal disease research laboratory,VDRL)和快速血浆反应素试验(rapid plasma reagin test,RPR)等,可定性和定量检测,但敏感性高、特异性低,确诊需梅毒螺旋体试验。②梅毒螺旋体试验:包括荧光螺旋体抗体吸附试验(fluorescent treponemal antibody-absorbed,FTA-ABS)和梅毒螺旋体被动颗粒凝集试验(treponema pallidum particle assay,TP-PA)等,测定血清特异性IgG抗体,但该抗体终身阳性,故不能用于观察疗效、鉴别复发或再感染。

（3）脑脊液检查：主要用于诊断神经梅毒，包括脑脊液 VDRL、白细胞计数及蛋白测定等。

（4）先天梅毒：诊断或高度怀疑先天梅毒的依据：①先天梅毒的临床表现；②病变部位、胎盘、羊水或脐血找到梅毒螺旋体；③体液中抗梅毒螺旋体 IgM 抗体（＋）；④脐血或新生儿血非梅毒螺旋体试验抗体滴度较母血增高 4 倍以上。

四、处理

1. 梅毒筛查

对所有孕妇均应在首次产前检查时（最好在妊娠前三个月内）筛查梅毒。首先用上述血清学方法中的一种进行筛查，若阳性，需立即用另一种方法进行验证，梅毒螺旋体试验阳性孕妇应行非梅毒螺旋体试验，以评价疗效，在梅毒高发区或高危孕妇，妊娠晚期和临产前再次筛查。妊娠 20 周后出现死胎者均需筛查梅毒。

2. 治疗原则

首选青霉素治疗，妊娠早期治疗可避免胎儿感染，妊娠中晚期治疗可使感染儿在出生前治愈。若梅毒孕妇已接受正规治疗和随诊，则无须再治疗。如果对上次治疗和随诊有疑问或本次检查发现有梅毒活动征象者，应再接受一个疗程治疗。妊娠早期和晚期应各进行一个疗程治疗，对妊娠早期以后发现的梅毒，争取完成 2 个疗程，中间间隔 2 周。

3. 根据梅毒分期采用相应的青霉素治疗方案，必要时增加疗程

（1）早期梅毒：苄星青霉素 240 万 U，单次肌内注射，或普鲁卡因青霉素 120 万 U，肌内注射，每日 1 次，连用 10 日。青霉素过敏者，首选脱敏和脱敏后青霉素治疗。若脱敏无效，用红霉素 0.5g 口服，每日 4 次，连用 14 日，或头孢曲松钠 1g，肌内注射，每日 1 次，连用 10～14 日，或阿奇霉素 2g 顿服。红霉素和阿奇霉素无法通过胎盘，因此，新生儿出生后应尽快开始抗梅毒治疗。四环素和多西环素禁用于孕妇。

（2）晚期或分期不明的梅毒：苄星青霉素 240 万 U，肌内注射，每周 1 次，连用 3 周，或普鲁卡因青霉素 120 万 U，肌内注射，每日 1 次，连用 20 日。青霉素过敏者，若脱敏无效，用红霉素 0.5g 口服，每日 4 次，连用 30 日。注意事项同早期梅毒。

（3）神经梅毒：青霉素 300 万～400 万 U，静脉注射，每 4h 1 次，连用 10～14 日，或普鲁卡因青霉素 240 万 U，肌内注射，每日 1 次，加丙磺舒 0.5g 口服，每日 4 次，连用 10～14 日。

（4）先天梅毒：首选水剂青霉素 5 万 U/kg，静脉滴注，出生 7 日内，每 12h 1 次，出生 7 日后，每 8h 1 次，连续 10 日，或普鲁卡因青霉素 5 万 U/(kg·d)，肌内注射，每日 1 次，连用 10 日。

4. 产科处理

①妊娠 24～26 周超声检查应注意胎儿有无肝脾大、胃肠道梗阻、腹腔积液、胎儿水肿、胎儿生长受限及胎盘增大变厚等先天梅毒征象。若发现明显异常，提示预后不良；未发现异常无须终止妊娠；②用青霉素抗梅毒治疗时应注意监测和预防吉-海反应，后者主要表现为发热、子宫收缩、胎动减少、胎心监护提示暂时性晚期减速等；③妊娠合并梅毒不是剖宫产指征，分娩方式应根据产科情况决定；④分娩前已接受规范治疗且效果良好者，排除胎儿感染后，可母乳喂养。

五、随访

经规范治疗后，应用非梅毒螺旋体试验复查抗体滴度评价疗效。早期梅毒应在 3 个月后下降 2 个稀释度，6 个月后下降 4 个稀释度。多数一期梅毒 1 年后，二期梅毒 2 年后转阴。晚期梅毒治疗后抗体滴度下降缓慢，治疗 2 年后仍有约 50% 未转阴。少数晚期梅毒抗体滴

度低水平持续 3 年以上,可诊断为血清学固定。

分娩后随访与未孕梅毒患者一致。对梅毒孕妇分娩的新生儿应密切随诊。

【课堂小结】

1.妊娠合并梅毒的临床表现与非妊娠期基本相似。

2.病原体可通过胎盘、产道、产后哺乳或密切接触感染胚胎、胎儿或新生儿,造成不良结局。

3.针对病原体的抗感染治疗和合理的产科处理有助于降低新生儿的发病风险。

【课后思考】

1.妊娠合并梅毒的传播途径有哪些?

2.妊娠合并梅毒早期和晚期的临床表现分别是什么?

3.如何诊断妊娠合并梅毒?

【视频资源】

6-4　妊娠合并梅毒

学习笔记:

_____

_____

_____

第五节　妊娠合并乙型病毒性肝炎

【案例 6-4】

患者,女,25 岁,因"停经 32$^+$周,腹胀 2 周,加重伴皮肤黄染 1 周"入院。患者孕期定期产检,查"乙肝两对半:HBsAg(＋)、抗 HBs(－)、HBeAg(－)、抗 HBe(＋)、抗 HBc(＋)",其余产检均无明显异常。2 周前出现腹胀,感恶心,上腹部偶有隐痛,食欲缺乏,无呕吐,无头晕头痛,未予重视。上述症状进行性加重,1 周前出现皮肤黄染,感乏力,无皮肤瘙痒,无阴道流血流液,无胸闷气急,无畏寒发热等不适,自觉胎动如常,今来常规产检,收住入院。

入院查体:T 37℃,P 70 次/min,R 16 次/min,BP 110/60mmHg。神志尚清,精神欠佳。皮肤黏膜黄染,无出血点,腹部膨隆如孕周大小,肝脏肋下可及,肝区叩击痛(＋),双下肢轻度水肿。

讨论

1.该患者首先考虑的疾病是什么?

2.若患者经治疗后病情好转并足月分娩一 3500g 活婴,应对该新生儿进行何种处理?

病毒性肝炎是由肝炎病毒引起的,以肝细胞变性坏死为主要病变的一组传染性疾病。根据病原分为甲、乙、丙、丁、戊型等,临床中最常见的是乙型肝炎病毒(hepatitis B virus,HBV),我国约 8% 的人群为慢性乙型肝炎病毒携带者。妊娠合并病毒性肝炎严重威胁孕产妇生命安全。

乙型肝炎病毒（HBV）为 DNA 病毒，外层含表面抗原（HBsAg），内层含核心抗原（HBcAg）及核心相关抗原（HBeAg）。乙肝的主要传染源为急/慢性乙肝患者、乙肝表面抗原阳性的无症状携带者。HBV 母婴传播方式为重要传播途径：①子宫内经胎盘传播；②分娩时经软产道接触母血及羊水传播；③产后接触母亲唾液或母乳传播。

一、母儿影响

1. 对母体

妊娠期肝内糖原储备降低、营养物质相对不足、性激素灭活增加及胎儿代谢产物解毒，分娩时体力消耗、出血、缺氧、酸性代谢产物增加，以上原因虽然不会增加肝脏对肝炎病毒的易感性，但会加重肝脏负担，导致病毒性肝炎病情加重且易波动，重型肝炎使孕产妇死亡率增加。除加重早孕反应外，肝脏灭活醛固酮能力下降使子痫前期发病率增加，合成凝血因子功能下降易致产后出血。

2. 对围产儿

妊娠早期容易流产；妊娠晚期易早产、死胎、新生儿死亡，新生儿被感染后，超过 80% 将成为慢性 HBV 感染者，长期感染易发展为肝硬化甚至原发性肝癌。

二、诊断

1. 病史

乙肝患者密切接触史，输血史（HBV 的潜伏期为 6～20 个月）。

2. 临床表现

不能用妊娠反应等其他原因解释的消化系统症状（食欲减退、恶心呕吐、腹胀、右上腹疼痛等），继而出现乏力、畏寒、发热、黄疸等全身症状。查体可触及肝大，肝区叩击痛等。

3. 实验室检查

主要有病原学检查（表 6-8）和肝功能检查（表 6-9）。HBV DNA 主要用于观察抗病毒药物疗效和判断传染性大小。

表 6-8　HBV 抗原抗体检测结果分析

HBsAg	HBeAg	抗 HBc		抗 HBe	抗 HBs	结果分析
		IgM	IgG			
+	−	−	−	−	−	HBsAg 无症状携带者
+	+	+	−	−	−	大三阳，急性乙肝，传染性强
+	−	−	+	+	−	小三阳，慢性乙肝，无或低 HBV 复制
−	−	−	+	+	+/−	恢复期，传染性低
−	−	−	−	−	+	既往感染或接种疫苗，有一定免疫力

【案例分析 6-4】

1. 该患者孕期产检"HBsAg（＋）、抗 HBs（－）、HBeAg（－）、抗 HBe（＋）、抗 HBc（＋）"，提示"乙肝小三阳"，为慢性乙型病毒性肝炎患者。因妊娠肝脏负担加重易出现肝炎病情波动，或出现其他影响病情的因素等，首先考虑妊娠合并乙型病毒性肝炎。

表 6-9 慢性肝炎分度表

	轻度	中度	重度	临床意义
转氨酶(U/L)	≤正常 3 倍	>正常 3 倍	>正常 3 倍	最常用谷丙转氨酶(ALT)反映肝细胞损伤
胆红素(μmol/L)	≤正常 2 倍	正常 2~5 倍	>正常 5 倍	评估预后,胆酶分离(胆红素持续上升而转氨酶下降)提示重型肝炎的肝细胞坏死严重,预后不良
白蛋白(g/L)	>35	31~35	<31	—
A/G 比值	>1.5	1.1~1.5	<1.1	—
凝血酶原活动度 PTA(%)	>70	60~70	<60	判断病情严重程度和预后,PTA<40%是诊断重型肝炎的重要标志之一
胆碱酯酶(U/L)	>5400	4500~5400	<4500	—

4.影像学检查

临床多进行超声检查,观察肝脾大小及有无肝脏脂肪变性、肝硬化、腹腔积液等,必要时可进行磁共振检查。

【案例分析6-4】

2.因该患者乙肝表面抗原阳性,其新生儿在出生 12h 内需注射乙肝免疫球蛋白 100~200U,同时予疫苗三针方案预防接种(0、1、6 个月各一次),并于 7~12 月龄随访,根据随访结果决定后续接种方案。

5.临床分型

妊娠合并乙型病毒性肝炎临床分型见表 6-10。

表 6-10 妊娠合并乙型病毒性肝炎临床分型

急性肝炎	病程不超过半年,起病急,畏寒、发热、乏力、恶心、呕吐、食欲缺乏、厌油腻,肝大、质软、触痛,可有尿色深、巩膜皮肤黄染。
慢性肝炎	病程超过半年,可分为轻、中、重度(表 6-9),出现乏力、厌油腻、食欲缺乏、腹胀、尿黄、肝掌、蜘蛛痣、肝脾大等。
重型肝炎	①消化道症状严重;②血清总胆红素>171μmol/L(10mg/dl),或黄疸迅速加深,每日上升 17.1μmol/L;③凝血功能障碍,全身出血倾向,PTA<40%;④肝脏缩小,出现肝臭气味,肝功能明显异常;⑤肝性脑病;⑥肝肾综合征。 其中,出现以下三点即可临床诊断:①出现乏力、食欲缺乏、恶心呕吐等症状;②PTA<40%;③血清总胆红素>171μmol/L。

三、鉴别诊断

妊娠合并乙型病毒性肝炎鉴别诊断见表 6-11。

表 6-11　妊娠合并乙型病毒性肝炎鉴别诊断

	妊娠期肝内胆汁淤积症(ICP)	妊娠期急性脂肪肝(AFLP)	HELLP 综合征	妊娠剧吐导致的肝损害	药物性肝损害
病因	可能与高雌激素、遗传、环境有关	可能与胎儿线粒体脂肪酸氧化异常有关	可能与自身免疫机制有关,有妊娠期高血压疾病基础	妊娠剧吐	服用对肝脏有损害的药物
发生时间	妊娠中晚期	妊娠晚期	妊娠晚期	妊娠早期	妊娠各期
临床表现	瘙痒、胆汁酸升高	起病急,进展快,消化道症状至急性肝功能衰竭	肝酶升高、血管内溶血、血小板减少	食欲减退、恶心呕吐、肝功能轻度异常	消化道症状为主
实验室检查	转氨酶轻中度升高,胆红素正常或升高,血清病原学检测阴性	血清病原学检测阴性,尿胆红素阴性	血清病原学检测阴性	血清病原学检测阴性	血清病原学检测阴性
转归情况	终止妊娠后数日或数周内迅速恢复正常	终止妊娠后 1 周左右趋于稳定并好转	终止妊娠后迅速好转	纠正水电解质及酸碱平衡紊乱后好转	停药后恢复

四、处理

1. 妊娠前

感染 HBV 女性在妊娠前应行肝功能、血清 HBV DNA 检测、肝脏超声检查。有抗病毒治疗指征者(HBV DNA≥10^5 拷贝/ml,HBeAg 阴性者 HBV DNA≥10^4 拷贝/ml,ALT≥2 倍正常上限,组织病理学中度及以上病变)可使用干扰素(每次 3～5U,每周 3 次,皮下或肌内注射 1 年,停药 6 个月后可以妊娠)或核苷类药物(替诺福韦,口服,300mg/d;替比夫定,口服,600mg/d,妊娠期可持续使用)治疗。肝功能正常、血清 HBV DNA 低水平、肝脏超声无特殊改变时建议妊娠。

2. 妊娠期

治疗原则是护肝、对症、支持治疗。妊娠期应动态监测肝功能、凝血功能等,注意休息,加强营养,合理饮食(低脂、高蛋白、足量碳水化合物),补充维生素,避免外伤,预防感染,避免使用有肝脏损害风险的药物。护肝治疗常用药物有葡醛内酯(口服,100～200mg/次,每日 3 次)、腺苷蛋氨酸(初始治疗,500～1000mg/d,肌注或缓慢静注,连用两周;维持治疗,1000～2000mg/d,口服肠溶片)、还原型谷胱甘肽注射液(1.2g/次,静脉注射 30 日)等。轻症急性肝炎经治疗好转者可以继续妊娠,慢性活动性肝炎者若治疗后效果不佳应考虑终止妊娠。

3. 分娩期

HBV 感染非剖宫产指征,非重型肝炎可阴道分娩,分娩前数日肌注维生素 K_1 20～40mg/d,备好新鲜血液,分娩时需积极处理,宫口开全后可行胎头吸引术助产以缩短第二产程,胎肩娩出后立即使用缩宫素预防产后出血,防止产道损伤和胎盘残留。

4. 产褥期

注意休息,加强营养,治疗的关键是应用对肝损害较小的广谱抗生素预防或控制感染,注意护肝。若母亲 HBsAg 阳性,新生儿经主动以及被动免疫后都可以母乳喂养,但乳头有破损的情况下应暂停哺乳。因病情严重不宜哺乳者应口服生麦芽或乳房外敷芒硝尽早回奶。

5.围产儿预防

(1)筛查父母双方的 HBsAg;

(2)HBV DNA≥$2×10^6$ 拷贝/ml 的孕妇,于妊娠 24~28 周开始给予替诺福韦或替比夫定进行抗病毒治疗;

(3)分娩时应尽量避免产程延长、软产道裂伤和羊水吸入;

(4)新生儿尽早联合应用乙型肝炎免疫球蛋白、乙肝疫苗进行主、被动免疫(表 6-12、表 6-13)。

表 6-12　新生儿 HBV 免疫接种

孕妇 HBsAg	新生儿		接种方案	随访
阴性	足月		疫苗三针方案:0、1、6 个月各接种一次	无须随访
	早产	出生体重≥2000g		1~2 岁加强一针疫苗
		出生体重<2000g	疫苗四针方案:体重增至 2000g 时,注射第一针,1~2 个月后按 0、1、6 个月接种余下三针	最后一针后 1~6 个月随访
阳性	足月		出生 12h 内(越早越好)注射乙肝免疫球蛋白 100~200U,并行疫苗三针方案	7~12 月龄随访
	早产		出生 12h 内(越早越好)注射乙肝免疫球蛋白 100~200U,3~4 周后注射第二次;并行疫苗四针方案(出生 24h 内、3~4 周、2~3 个月、6~7 个月各接种一次)	最后一针后 1~6 个月随访

表 6-13　HBV 免疫接种后随访情况

HBsAg	抗 HBs	临床意义及处理
(-)	(+)且>100mU/ml	预防成功,无需处理
(-)	(+)且 10~100mU/ml	预防成功,但对疫苗应答较弱,2~3 岁加强接种 1 针疫苗
(-)	(-)或<10mU/ml	未感染 HBV 但对疫苗无应答,再次进行疫苗三针方案接种并复查
(+)	(-)	免疫预防失败,6 个月后复查,若 HBsAg 仍阳性可确定预防失败,已为慢性 HBV 感染

【课堂小结】

临床表现	不能用妊娠反应等其他原因解释的消化系统症状,继而出现全身症状,查体可触及肝大,肝区叩击痛
辅助检查	病原学检查、肝功能检查、超声检查
治疗原则	护肝、对症、支持治疗,防止母婴传播,进行免疫接种

【课后思考】

1. 妊娠合并乙型病毒性肝炎的典型症状有哪些？

2. HBV 血清病原学结果如何判读？

3. 简述新生儿 HBV 相关免疫接种方法。

4. 病例分析：患者，女，33 岁，因"停经 39^{+3} 周，阵发性下腹痛 1h"入院。平素月经规则，孕期产检未见明显异常，查乙肝两对半：HBsAg(＋)、抗 HBs(－)、HBeAg(－)、抗 HBe(－)、抗 HBc(－)。1h 前无明显诱因下出现阵发性下腹痛，无阴道流血流液等不适，自觉胎动如常。查体：一般情况好，腹部膨隆如孕足月大小，未及压痛、反跳痛。妇科检查：暂拒。辅助检查均未见明显异常。如何看待该患者乙肝病原学检查结果？下一步该如何处理？新生儿需何种治疗？

【知识拓展】

妊娠合并重型肝炎

(一)诊断

出现以下情况时需考虑重型肝炎：①消化道症状严重；②血清总胆红素＞171μmol/L(10mg/dl)，或黄疸迅速加深，每日上升 17.1μmol/L；③凝血功能障碍，全身出血倾向，PTA＜40％；④肝脏缩小，出现肝臭气味，肝功能明显异常；⑤肝性脑病；⑥肝肾综合征。其中，出现以下三点即可临床诊断：①出现乏力、食欲缺乏、恶心呕吐等症状；②PTA＜40％；③血清总胆红素＞171μmol/L。

(二)处理

1. 保肝治疗

(1)胰高血糖素 1～2mg＋胰岛素 6～12U＋10％葡萄糖溶液 500ml，静脉滴注，每日 1 次，连用 2～3 周，促进肝细胞再生。

(2)静脉输注人血白蛋白，每次 10～20g，每周 1～2 次，促进肝细胞再生，改善低蛋白血症。

(3)静脉输注新鲜血浆 200～400ml，每周 2～4 次，促进肝细胞再生、补充凝血因子。

(4)门冬氨酸钾镁 40ml＋10％葡萄糖溶液 500ml，缓慢滴注，每日 1 次，促进肝细胞再生，降低胆红素(高钾血症患者慎用)。

2. 防治并发症

(1)肝性脑病：低蛋白质高碳水化合物饮食，保持大便通畅，口服新霉素或甲硝唑，予醋谷胺、精氨酸、支链氨基酸等，适当限制补液量(≤1500ml/d)，以去除诱因、减少氨摄入、控制血氨、调整氨基酸比值。有脑水肿者可适当使用甘露醇。

(2)凝血功能障碍：输注新鲜冰冻血浆与冷沉淀等。

(3)防治肾衰竭：严格限制补液量(每日为 500ml＋前一日尿量)，予呋塞米、多巴胺等，监测血钾浓度，避免使用损伤肾脏的药物，必要时进行血液透析。

3. 防止感染

注意口腔、会阴等处的护理,无菌操作,逐步升级广谱抗生素,最初可选用二、三代头孢,2周以上需经验性使用抗真菌药物。

4. 产科处理

(1)分娩时机:经积极处理,患者病情稳定(主要是凝血功能可以耐受手术)24h后,或病情无好转、出现严重产科并发症(如胎儿宫内窘迫、胎盘早剥等)、临产。

(2)分娩方式:妊娠合并重型肝炎患者存在凝血功能障碍、低蛋白血症,母儿耐受能力差,极易出现产后出血,进而加重肝损害,临床以剖宫产为宜。

第六节　妊娠合并甲状腺功能减退

【案例 6-5】

小张,女,26岁,既往患有桥本甲状腺炎、甲状腺功能减退,一直予药物治疗,定期监测血甲状腺功能,病情稳定。今年工作繁忙,新婚后的小张一直避孕,与家人商量着准备年后计划怀孕。

讨论

1. 既往有一次难免流产史,小张在备孕前有哪些注意事项?

2. 如果发现妊娠,作为医生,你觉得小张需要做哪些检查,如何治疗?

甲状腺功能减退(hypothyroidism),简称甲减,是由于甲状腺激素合成和分泌减少或组织作用减弱导致全身代谢减低的内分泌疾病,可分为临床甲减(overt hypothyroidism)和亚临床甲减(subclinical hypothyroidism)。在妊娠期,正常的甲状腺功能对于母体及胎儿的健康至关重要。

一、妊娠期甲状腺相关激素的变化

(1)妊娠期,在雌激素的刺激下,肝脏甲状腺素结合球蛋白(TBG)产生增加,清除减少。TBG从妊娠6~8周开始增加,妊娠第20周达顶峰,一般较基础值增加1.5~2倍,一直持续到分娩。TBG增加带来总甲状腺素(TT_4)浓度增加,所以TT_4在妊娠期不能反映循环甲状腺激素的确切水平。

(2)妊娠早期胎盘分泌人绒毛膜促性腺激素(hCG)增加,通常在8~10周达到高峰,浓度为30000~100000U/L。hCG因其α亚单位与促甲状腺激素(TSH)相似,具有刺激甲状腺的作用。增多的甲状腺激素抑制TSH分泌,使血清TSH水平降低20%~30%。TSH水平下限较非妊娠妇女平均降低0.4mU/L,20%妊娠妇女可以降至0.1mU/L以下。

二、母儿影响

1. 对孕产妇的影响

甲减患者妊娠期产科并发症明显增加,如子痫前期、胎盘早剥、心力衰竭等。

2. 对胎儿的影响

(1)神经系统发育障碍:在胎儿甲状腺功能完全建立之前(即妊娠 20 周之前),胎儿脑发育所需甲状腺素(T_4)几乎全部来源于母体,母体 T_4 缺乏可导致后代神经智力发育障碍。

(2)胎儿甲减:妊娠期母亲甲状腺球蛋白抗体、甲状腺过氧化物酶抗体(thyroid peroxidase antibody,TPOAb)均可透过胎盘到达胎儿,导致甲减,影响胎儿发育。

(3)围产儿不良结局增加:胎儿窘迫、胎死宫内、早产、低出生体重儿发生率增加。

三、诊断

1. 高危人群建议早期筛查

(1)妊娠前已服用甲状腺激素制剂者;

(2)有甲亢、甲减、产后甲状腺炎、甲状腺部分切除及^{131}I 治疗者;

(3)有甲状腺病家族史者;

(4)已知存在甲状腺自身抗体者;

(5)甲状腺肿大者;

(6)提示存在甲减症状或体征者;

(7)1 型糖尿病患者;

(8)患有其他自身免疫疾病者;

(9)有颈部不适病史者;

(10)有不良孕产史或不孕不育女性。

2. 临床表现

主要症状有全身疲乏、困倦、记忆力减退、食欲减退、声音嘶哑、便秘、言语徐缓和精神活动迟钝等。

主要体征为面部水肿,特别是眼眶周围肿胀,眼睑肿胀并下垂,面部表情呆滞,头发稀疏,皮肤干燥,低体温,下肢黏液性水肿,呈非凹陷型,严重者出现心脏扩大、心包积液、心动过缓、腱反射迟钝等。先天性甲减开始治疗较晚的患者,身材矮小。

3. 辅助检查

根据甲状腺功能检查,可分为妊娠合并亚临床甲减、妊娠合并临床甲减和妊娠期单纯低甲状腺素血症。

(1)妊娠合并亚临床甲减:患者血清 TSH>妊娠期特异性参考范围上限,血清 FT_4 在妊娠期特异性参考范围之内。

如不能得到 TSH 妊娠期特异性参考范围,妊娠早期 TSH 上限的切点值为普通人群 TSH 参考范围上限下降 22% 或 4.0mU/L。

(2)妊娠合并临床甲减:患者血清 TSH>妊娠期特异性参考范围上限,血清 FT_4<妊娠期特异性参考范围下限。

(3)妊娠期单纯低甲状腺素血症(又称低 T_4 血症):指妊娠妇女甲状腺自身抗体阴性、血清 TSH 水平正常,且 FT_4 水平低于妊娠期特异性参考范围下限。

四、处理

孕期加强胎儿监护,治疗目的是将血清 TSH 和甲状腺激素水平恢复到正常范围,降低围产期不良结局的发生率,需与内分泌科医师共同管理。主要治疗药物为左甲状腺素钠。

1.孕前处理

妊娠前已经确诊的甲减,或有不孕及流产病史的女性,准备妊娠前应监测甲状腺功能,并及时调整左甲状腺素钠(levothyroxine sodium,LT_4)剂量,使血清 $TSH < 2.5mU/L$。

2.妊娠期

(1)妊娠合并亚临床甲减:根据血清 TSH 水平和 TPOAb 是否阳性选择不同的治疗方案。

①$TSH >$ 妊娠期特异性参考范围上限(或 4.0mU/L),无论 TPOAb 是否阳性,均推荐 LT_4 治疗。

②$2.5mU/L < TSH <$ 妊娠期特异性参考范围上限(或 4.0mU/L),伴 TPOAb 阳性,考虑 LT_4 治疗。

③$2.5mU/L < TSH <$ 妊娠期特异性参考范围上限(或 4.0mU/L),TPOAb 阴性,不考虑 LT_4 治疗。

④妊娠期特异性参考范围下限(或 0.1mU/L)$< TSH < 2.5mU/L$,不推荐 LT_4 治疗,TPOAb 阳性,需监测 TSH;如 TPOAb 阴性,无须监测 TSH。

(2)妊娠合并临床甲减:既往无甲减病史,妊娠期间诊断的甲减,一旦诊断就需立即开始治疗,治疗目标是使血清 TSH 控制在妊娠特异性参考范围的下 1/2,如无法获得妊娠特异性参考范围,妊娠早期 TSH 可控制在 4.0mU/L 以下。

妊娠期临床甲减首选 LT_4 治疗。LT_4 起始剂量 $50 \sim 100\mu g/d$。每 $2 \sim 4$ 周测定 TSH、FT_4、TT_4,根据检验结果调整左甲状腺素钠剂量。TSH 达标后,每 $4 \sim 6$ 周监测甲状腺功能,以维持激素水平的稳定。

临床甲减女性疑似或确诊妊娠后,LT_4 剂量需要增加 $20\% \sim 30\%$。根据血清 TSH 治疗目标及时调整 LT_4 剂量。

(3)妊娠期单纯低甲状腺素血症:2019 年《妊娠和产后甲状腺疾病诊治指南(第 2 版)》不推荐也不反对在妊娠早期应用 LT_4 治疗,可以根据患者的具体情况决定。建议积极寻找发生低 T_4 血症的原因,对因治疗,如碘缺乏、缺铁性贫血等。

3.分娩期

分娩期加强胎儿监护,行胎心监护。第二产程时,先天性甲减孕妇多数有腹直肌力量不足,不能很好地增加腹压,必要时应用器械助产。做好新生儿复苏准备。注意产后出血情况,给予宫缩剂。

4.产褥期

产后随访甲状腺功能指标并继续进行 LT_4 治疗,LT_4 基本不通过乳汁,可以母乳喂养。产褥期甲状腺功能变化较大,应及时调整药物剂量。抗甲状腺抗体阳性患者产后可能会病情加重,使亚临床状态转为临床阶段。临床甲减孕妇产后 LT_4 剂量应减少到妊娠前水平,并在产后 6 周查甲状腺功能,指导调整 LT_4 剂量。亚临床甲减孕妇产后可以停用 LT_4 并于产后 6 周评估血清 TSH 水平。

5.新生儿监护

新生儿先天性甲状腺功能减退筛查应在出生后 72h 至 7 天进行。足跟血(滤纸干血斑标本)TSH 切点值是 $10 \sim 20mU/L$。LT_4 治疗应在出生后 2 个月内开始,越早治疗预后越好。治疗目标是维持血清 $TSH < 5mU/L$,FT_4、TT_4 在参考范围上 1/2 水平。

妊娠期甲状腺功能减退诊治流程如图 6-1 所示。孕前血清 TSH 筛查、诊断和管理流程如图 6-2 所示。

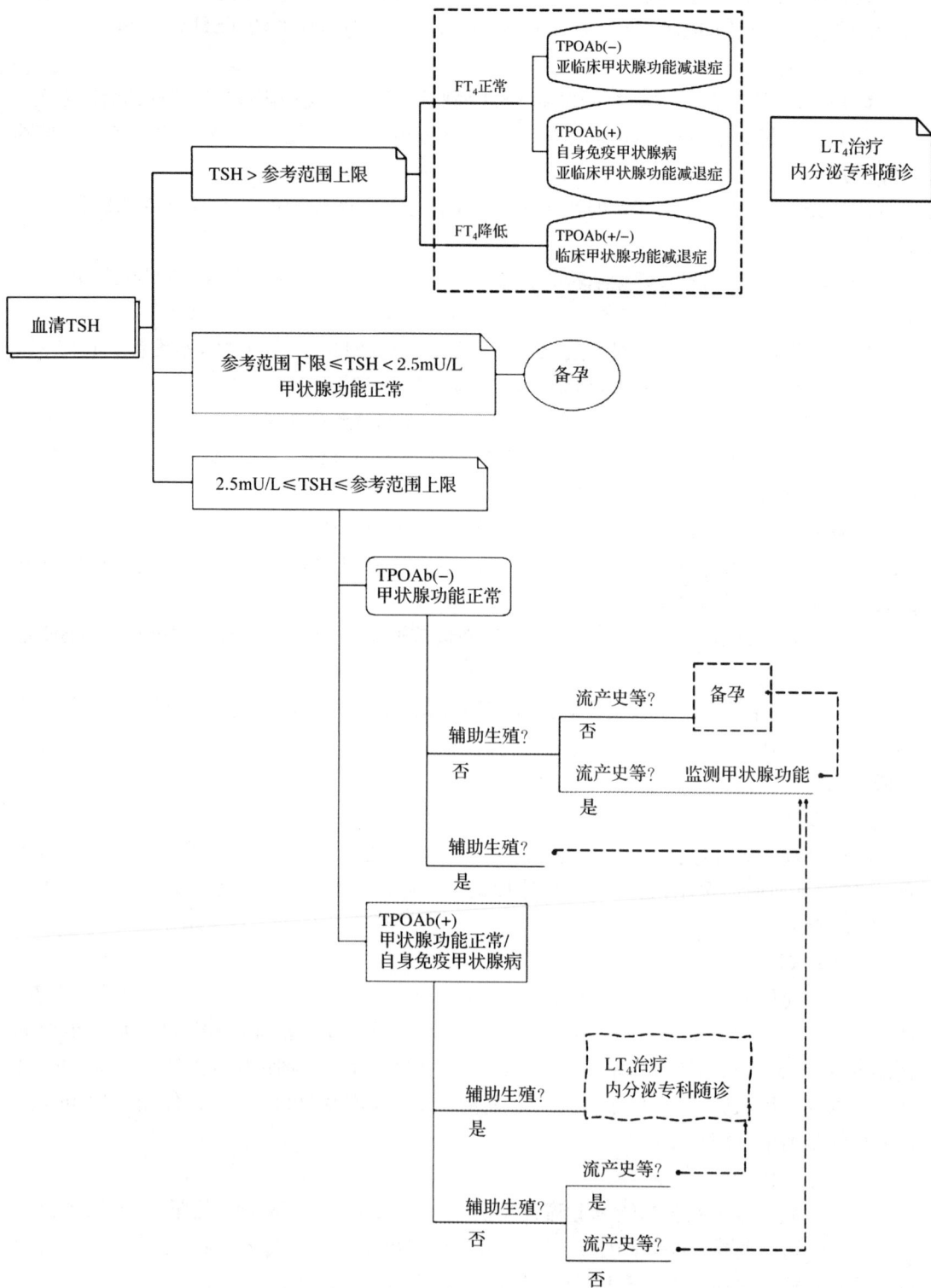

图 6-1 妊娠期甲状腺功能减退诊治流程

```
妊娠期TSH、FT₄、TPOAb
  │
  ├── TSH升高
  │     │
  │     ┌─────────────────────┐
  │     │ FT₄降低              │
  │     │ 临床甲状腺功能减退症 │      ┌──────────────┐
  │     ├─────────────────────┤ ──── │ LT₄治疗并     │
  │     │ FT₄正常             │      │ 检测甲状腺功能 │
  │     │ 亚临床甲状腺功能减退症│      └──────────────┘
  │     └─────────────────────┘
  │
  └── TSH正常
        │
        ┌──────┬──────────────────┐
        │FT₄降低│ 低T₄血症         │
        │      ├──────────────────┤
        │      │ FT₄治疗?         │
        │      │ 查找原因，对症治疗 │
        └──────┴──────────────────┘
```

TPOAb阳性			
阴性	正常		
阳性	自身免疫甲状腺病	2.5mU/L<TSH<正常参考值上限	LT₄治疗
		正常参考值下限<TSH<2.5mU/L	观察甲状腺功能及抗体

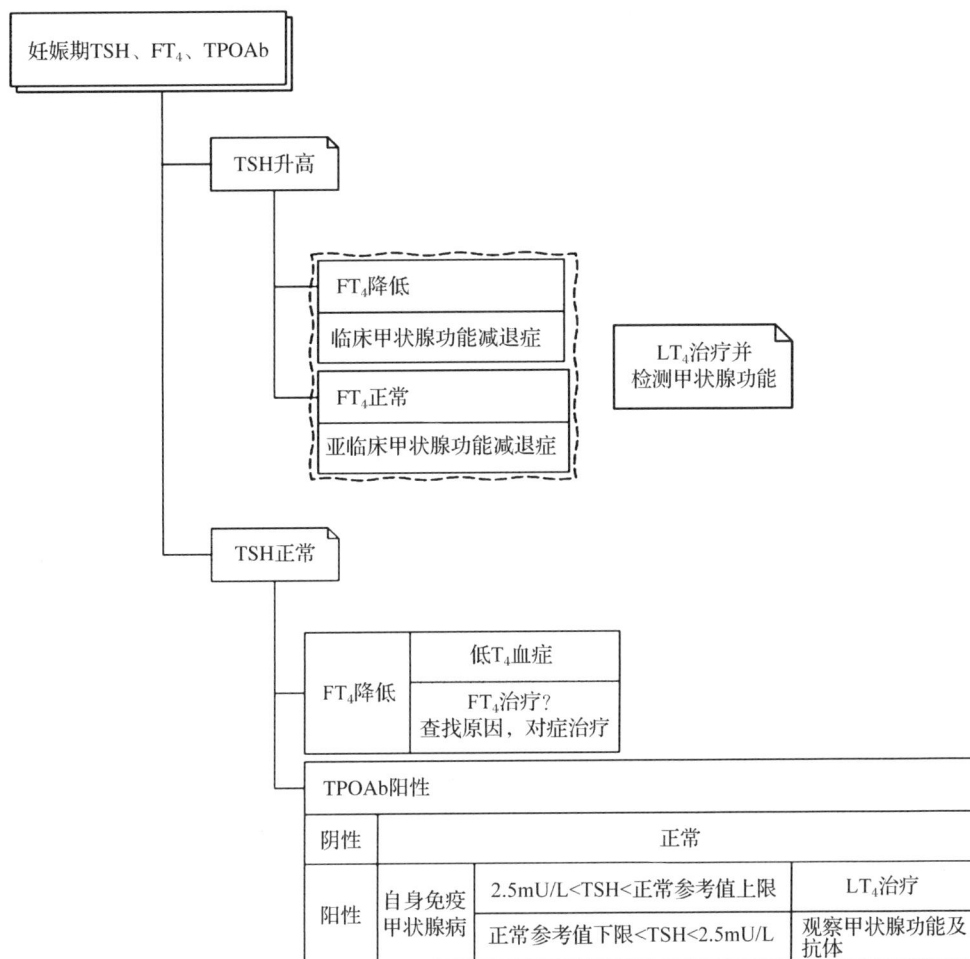

图 6-2　孕前血清 TSH 筛查、诊断和管理流程

【案例分析 6-5】

　　1.小张准备妊娠前需要监测甲状腺功能，并及时调整左甲状腺素钠(LT₄)剂量，使血清 TSH<2.5mU/L。此外，需注意碘营养。备孕及妊娠期女性每天要保证摄碘入至少 250μg。在食用加碘盐的情况下，碘营养处于适宜状态，妊娠期妇女保证碘盐的摄入，则不用额外补充碘制剂。如果不食用含碘盐，妊娠期每天需要额外补碘150μg。可在孕前至少 3 个月起开始补充碘化钾或者含相同剂量碘化钾的复合维生素。

　　2.小张为临床甲减患者，妊娠后 LT₄ 剂量需要增加 20%～30%。根据血清 TSH 治疗目标及时调整 LT₄ 剂量。在妊娠前半期(1～20 周)根据甲减程度每 2～4 周检测一次包括血清 TSH 在内的甲状腺功能，根据控制目标，调整 LT₄ 剂量。血清 TSH 稳定后可以每 4～6 周检测一次。

【课堂小结】

1.妊娠合并甲状腺功能减退的诊断除根据临床表现外,主要依靠血清 TSH 和甲状腺激素水平。

2.根据甲状腺功能检查,可分为妊娠合并亚临床甲减、妊娠合并临床甲减和妊娠期单纯低甲状腺素血症。

3.确诊后应积极治疗,首选左甲状腺素钠(LT_4)。

4.治疗目的是将血清 TSH 和甲状腺激素水平恢复到正常,降低围产期不良结局的发生。

【课后思考】

1.妊娠合并甲状腺功能减退对母儿有哪些影响?

2.妊娠合并甲状腺功能减退应该如何治疗?

3.小李,女性,28 岁,平素身体健康,月经规律。目前停经 50 天,无腹痛,无阴道流血,无乏力等不适。医生为小李进行了血 hCG、甲状腺功能常规、经阴道子宫附件超声等检查,结果提示:目前小李是宫内早孕,但甲状腺功能检查结果异常,考虑是妊娠合并亚临床甲状腺功能减退。

请问:妊娠合并亚临床甲状腺功能减退如何诊断? 在孕期需要如何治疗? 小李需注意哪些事项?

第七节 妊娠合并急性肾盂肾炎

【案例 6-6】

小张,女,26 岁,初产妇,因"停经 30 周,腰痛伴尿频尿痛 1 天"入院。患者停经以来定期产检,停经 25 周 75g OGTT 检查提示"妊娠期糖尿病",医生嘱咐她饮食控制、运动锻炼,血糖控制理想。1 天前无明显诱因下出现右侧腰部持续性隐痛,伴尿频尿痛,最高体温达 39℃,无肉眼血尿,无鼻塞流涕,无阴道流血流液等,胎动如常。目前 B 超提示宫内单活胎。

讨论

1.从上述症状,我们需要考虑小张有可能是哪些情况?

2.作为医生,你觉得小张需要做哪些检查?

妊娠合并急性肾盂肾炎是指妊娠期肾盂黏膜及肾实质的急性感染,常发生于妊娠晚期和产褥早期,是较常见的一种妊娠合并症,可导致早产、胎膜早破、感染性脓毒血症等,甚至诱发急性肾衰竭。致病菌以大肠埃希菌最为常见,占 75%～90%,其他尚有变形杆菌、产气荚膜杆菌、葡萄球菌、粪链球菌及铜绿假单胞菌等。

一、妊娠期泌尿系统感染的高危因素

1.妊娠期由于雌孕激素分泌增加,膀胱、输尿管、肾盂、肾盏的肌层增生、肥厚,平滑肌张力降低,蠕动减弱,膀胱对张力的敏感性降低,易发生过度充盈,排尿不完全,残余尿增多,为细菌在泌尿系统繁殖创造条件。

2.妊娠期增大的子宫对输尿管造成机械性压迫,尤其是右侧,导致输尿管及肾盂扩张,对膀胱向上推移变位,易发生尿潴留甚至尿反流入输尿管。

3.妊娠期常有生理性糖尿,尿液中氨基酸及水溶性维生素等营养物质增多,有利于细菌生长。

4.女性尿道短、直、宽,开口邻近阴道口和肛门,易于感染。

二、临床表现与诊断

1.症状与体征

起病急骤,高热常达 39℃ 以上,畏寒、寒战、全身不适,恶心呕吐、食欲缺乏。腰痛、季肋部痛,尿频、尿急、尿痛、排尿未尽感等膀胱刺激征,排尿时疼痛加重。检查肾区叩痛阳性,肋腰点(腰大肌外缘与第 12 肋骨交叉处)可有压痛。

2.辅助检查

(1)尿常规检查,尿沉渣见成堆的白细胞或脓细胞。洁尿培养见细菌阳性,多为大肠埃希菌。

(2)血常规提示白细胞增多。血培养也可能阳性,对体温超过 39℃ 者须做血培养。

(3)泌尿系超声可见肾盂输尿管扩张或积水。

三、鉴别诊断

根据临床表现和辅助检查可做出初步诊断。如果仅有高热,无明显泌尿系统症状,需要与妊娠期上呼吸道感染、产褥感染、急性阑尾炎、胆囊炎、急性胃肠炎及输尿管石等疾病相鉴别(表 6-14)。

表 6-14　妊娠合并急性肾盂肾炎鉴别诊断

症状	鉴　别　诊　断	
高热	上呼吸道感染	出现呼吸道症状,全身肌肉酸痛,病毒感染时白细胞计数及中性粒细胞分类均降低
	产褥感染	可有恶露异常,子宫或宫旁有压痛等
腹痛	急性阑尾炎	初起时有低热,并有转移性痛
	胆绞痛	常有胆石症病史,疼痛位于右上腹,可向肩部放射及伴有黄疸、发热,影像学检查胆囊或胆管处能发现结石
	急性胃肠炎	有发热、恶心及呕吐、腹泻,常有饮食不洁史
	子宫肌瘤变性	多有低热、腹痛,影像学检查能发现变性的肌瘤
	胎盘早剥	可有腹痛、阴道出血,子宫敏感或局限性压痛,可伴有胎心变化,病史中有外伤史或并发妊娠期高血压疾病(妊娠期高血压疾病可出现血压增高、蛋白尿)
腰肋痛	急性肾炎	常于扁桃体炎等上呼吸道感染后出现高血压、水肿、血尿,伴有乏力、恶心及呕吐
	输尿管积水	多有反复发作的疼痛,与姿势、体位有关,疼痛向腹股沟放射,左侧卧位或膝胸卧位时症状缓解,反复中段尿培养阴性

四、处理

(1)住院治疗,加强母胎监护,监测母体生命体征及尿量。孕妇取侧卧位,以左侧卧位为主,减少子宫对输尿管的压迫,使尿液引流通畅。持续高热时要积极降温、补液治疗,鼓励孕妇多饮水以稀释尿液,每天保持尿量 2000ml 以上。急性肾盂肾炎可引起流产、早产、胎儿发育受限,甚而发生死胎,需密切观察胎儿的生长发育情况。

(2)抗生素治疗,急性期一个疗程为两周,要选择对胎儿影响小的药物。尽快完善尿或血培养,明确致病菌和药敏试验以指导抗生素的选择,培养结果未出前可经验性应用抗生素治疗,原则上选用青霉素类、头孢菌素类、呋喃类药物。避免对胎儿毒害的药物(磺胺类在孕早期有可能引起先天畸形、孕晚期有致核黄疸的危险,庆大霉素、卡那霉素有致胎耳毒性作用)。

(3)疗效判定,依尿培养为准,用药的前两周每周做一次中段尿培养,阴性为有效。6 周后再培养一次,阴性为治愈。

五、预防

妊娠期女性应加强孕期保健,注意个人卫生,每晚清洗外阴及会阴。排便后手纸应自前向后擦,减少肠道细菌污染尿道口的机会。积极治疗外阴阴道炎、尿道炎或膀胱炎。

【案例分析 6-6】

1.根据患者高热、腰痛伴尿频尿痛,应首先考虑急性肾盂肾炎,同时需要进行体格检查和血尿检查等,以排除急性阑尾炎、胆囊炎、胰腺炎、胎盘早剥等妊娠期常见合并症及并发症。

2.体格检查重点在泌尿系统及腹部体征,包括有无肾区叩痛、肋脊点与肋腰点压痛,腹部有无压痛反跳痛,Murphy 征是否阳性等。同时还应关注体温、心率、呼吸、血压等一般情况,注意有无贫血、双下肢水肿等。

为明确诊断,小张还应进行血常规、尿常规、肝肾功能检查,进行血培养、清洁中段尿细菌定量培养及药敏试验,每天 1 次,连续 3 天,并进行产科及双肾、输尿管、膀胱超声检查。

【课堂小结】

1.妊娠期急性肾盂肾炎发病急,表现为高热寒战,伴有腰痛、膀胱刺激征。
2.应住院治疗,积极抗感染,控制高热,加强母胎监护。

【课后思考】

1.妊娠中晚期易发生急性肾盂肾炎的生理性因素有哪些?
2.对孕妇们应如何宣教来预防急性肾盂肾炎的发生?

【知识拓展】

妊娠期泌尿系统感染的分类

(1)无症状性菌尿:是一种隐匿型尿路感染,有细菌尿,但无尿路感染症状。孕期发生率约 2%～7%,若不治疗,其中 20%～30%将发展为急性肾盂肾炎。

(2)尿道炎:通常由沙眼衣原体引起。当临床出现尿频、尿急、排尿困难和脓尿,但尿培养阴性时应考虑。

(3)急性膀胱炎:孕妇发生率约为 1%,症状包括尿频、尿急、排尿困难、血尿和耻骨上不适。

(4)急性肾盂肾炎:孕妇发生率约为 2%,多由膀胱感染上行发展而来。主要症状有高热、寒战、腰痛、恶心、呕吐,以及尿频、尿急、尿痛等,是孕期中毒性休克的首位原因。妊娠早期因高热还可导致胎儿神经管发育障碍,无脑儿的发生率高于正常妊娠者。

第八节　妊娠合并急性阑尾炎

> **【案例 6-7】**
>
> 　　小林 25 岁,"停经 37 周,腹痛 1 天"来院就诊。患者平素月经规律,定期产检无殊。今晨无明显诱因下出现腹痛,较剧,伴有腰酸,无阴道流血流液,大小便无殊。入院查体:T 36.8℃,BP 123/72mmHg,神志清,精神可,心肺听诊无殊,右上腹压痛明显,未及宫缩,双下肢无水肿。血常规:WBC 20×10^9/L,CRP 19.8mg/L。
>
> **讨论**
>
> 1.该患者可能的诊断是什么?
>
> 2.如何处理?

妊娠合并急性阑尾炎(acute appendicitis)是妊娠期最常见的外科急腹症,发病率占妊娠总数的 1/2000～1/1000,妊娠各期均可发生,多见于妊娠期前 6 个月。随着妊娠子宫的增大,阑尾的位置也相应发生改变,增加诊断难度。

一、妊娠期阑尾位置的特点

妊娠初期阑尾的位置与非妊娠期相似,在右髂前上棘至脐连线中外 1/3 处(麦氏点)。随妊娠子宫的不断增大,阑尾会逐渐向后上、向外移位。产后 14 日回到非妊娠时的位置。

二、临床表现及诊断

由于妊娠子宫的影响,使得妊娠期急性阑尾炎临床表现不典型,容易误诊,增加孕产妇及胎儿不良预后,因此要重视病史分析及体格检查,做到早期诊断。

妊娠早期急性阑尾炎的症状和体征与非孕期基本相同,大多表现为转移性右下腹痛,右下腹的压痛、反跳痛和腹肌紧张。妊娠中晚期,阑尾位于子宫背面,腹部压痛、反跳痛和腹肌紧张常不明显,疼痛可能位于右侧腰部。炎症严重时可以出现中毒症状,如有发热、心率增快等,可合并消化道症状,如恶心、呕吐、厌食等。由于妊娠期有生理性白细胞增加,当白细胞计数超过 $15×10^9$/L、中性粒细胞增高时有诊断意义,诊断不清时,B 超检查可发现肿大阑尾或脓肿。

【案例分析 6-7】

1. 患者停经 37 周,腹痛 1 天,右上腹压痛明显,查体未及宫缩,实验室检查提示炎症指标偏高,考虑妊娠合并阑尾炎。

妊娠合并阑尾炎是妊娠期最常见的外科急腹症,妊娠的各个时期均可发病,由于妊娠的生理改变,故临床表现不典型,诊断困难。对于腹痛的孕产妇,排除临产后需鉴别有无合并阑尾炎。

三、妊娠期急性阑尾炎对母儿的影响

1. 对母体的影响

妊娠期阑尾炎穿孔继发弥漫性腹膜炎较非孕期多 1.5～3.5 倍,其原因包括以下几方面:

(1)妊娠期间盆腔血液及淋巴循环加剧,毛细血管通透性增强,导致炎症发展迅速,更易发生阑尾穿孔;

(2)增大子宫将壁腹膜与发炎的阑尾隔开,症状不典型;

(3)增大子宫上推大网膜、妨碍大网膜对阑尾炎症的包裹,使炎症不易局限;

(4)阑尾毗邻子宫,炎症波及子宫可诱发宫缩,宫缩又促使炎症扩散,易导致弥漫性腹膜炎;

(5)阑尾位置上移及增大子宫的掩盖,急性阑尾炎并发局限性腹膜炎时腹肌紧张及腹膜刺激征不明显,体征与实际病变程度不符,容易漏诊而延误治疗时机。

2. 对围产儿的影响

全身炎症反应及弥漫性腹膜炎可导致胎儿缺氧,诱发子宫收缩导致流产、早产。妊娠期间手术、药物可对胎儿产生不良影响,围产儿死亡率增加。

四、鉴别诊断

妊娠早期合并急性阑尾炎,若症状典型诊断多无困难,但需与右侧卵巢囊肿蒂扭转、右侧输卵管妊娠破裂相鉴别。妊娠中期要注意与右侧卵巢囊肿蒂扭转、右侧肾盂积水、急性肾盂肾炎、右输尿管结石、急性胆囊炎相鉴别。妊娠晚期需要鉴别的疾病有先兆临产、胎盘早剥、妊娠急性脂肪肝、子宫肌瘤红色变性等。产褥期急性阑尾炎有时与产褥感染不易区别。

五、处理

妊娠合并阑尾炎发生穿孔率较非妊娠期明显增加,若炎症累及子宫浆膜层可刺激子宫

诱发宫缩,且容易导致阑尾炎症扩散,从而导致流产、早产,甚至胎儿窒息死亡。胎儿预后与是否并发阑尾穿孔直接相关。因此,妊娠期急性阑尾炎一般不主张保守治疗。一旦诊断确立,应在积极抗感染治疗的同时立即行阑尾切除术。妊娠中、晚期高度怀疑急性阑尾炎而难以确诊时,应积极考虑剖腹探查。

1. 手术治疗

手术方式可选择开腹或腹腔镜手术。妊娠早期可取麦氏切口,妊娠中、晚期手术切口应取压痛最明显处。术中可将手术床向左倾斜约 30°,使子宫左移,便于暴露阑尾。术中操作应轻柔,尽量避免刺激子宫。妊娠晚期需行剖宫产手术时,选择下腹正中纵切口。

除非有产科急诊指征,原则上仅处理阑尾炎而不同时行剖宫产手术,但以下情况可先行剖宫产再行阑尾切除术:①术中暴露阑尾困难;②阑尾穿孔并发弥漫性腹膜炎,盆腔感染严重,子宫已有感染征象;③近预产期或胎儿基本成熟,已具生存能力。

2. 术后处理

术后需继续妊娠者,应选择对胎儿影响小、对病原菌敏感的广谱抗生素继续抗感染治疗。通常选择甲硝唑和青霉素类或头孢菌素类等联合使用。术后 3～4 日内应给予宫缩抑制剂,避免流产或早产的发生。

【案例分析 6-7】

2. 考虑患者妊娠合并急性阑尾炎,应在积极抗感染治疗的同时立即行阑尾切除术。胎儿现已足月,可同时行剖宫产术。术后继续抗感染治疗。

【课堂小结】

1. 妊娠合并急性阑尾炎是妊娠期最常见的外科急腹症。
2. 妊娠期解剖和生理变化导致其诊断困难,并发症增加。
3. 一经诊断,首选手术治疗。

【课后思考】

1. 妊娠期阑尾位置有何特点?
2. 妊娠合并急性阑尾炎对孕产妇有何影响?
3. 妊娠合并急性阑尾炎对围产儿有何影响?

第七章　胎儿异常与多胎妊娠

第一节　胎儿生长受限

【案例 7-1】

　　小林,女,28 岁,停经 32^{+2} 周,来院常规产检。平素月经规律,5 天/28～35 天,胎动如常,宫高 26cm,腹围 86cm,身高 160cm,体重 50kg。查体:T 37℃,BP 135/80mmHg,神志清,精神可,心肺听诊无殊,腹膨隆,宫底脐上 3 指,双下肢稍水肿。

　　2 年前人工流产 1 次,吸烟 5 年,每天 5 支,否认饮酒史。

讨论

1. 可能的诊断是什么?

2. 怎样明确诊断?

　　胎儿生长受限(fetal growth restriction,FGR 或 intrauterine growth retardation,IUGR)是指胎儿大小异常,在宫内未达到其遗传的生长潜能,胎儿体重低于同孕龄胎儿体重的第 10 百分位数。严重的 FGR 是指胎儿的体重小于同孕龄胎儿体重的第 3 百分位数,同时伴有多普勒血流的异常。我国 FGR 的发病率为 6.39%。

　　根据首次诊断孕周的不同,分为早发型 FGR 和晚发型 FGR,早发型 FGR 是指在 32 周前首次诊断的 FGR,32 周后首次诊断的 FGR 称为晚发型 FGR。

一、病因

　　FGR 是产科常见并发症之一,发病机制复杂,至今尚未完全阐明,影响胎儿生长的因素包括母体营养供应、胎盘转运和胎儿遗传潜能等(表 7-1)。虽然导致 FGR 的机制不同,但最终共同的途径是子宫-胎盘血流灌注障碍和胎儿营养缺乏。仍有 40% 的患者病因不明确,称为特发性 FGR。

表 7-1　胎儿生长受限病因

病因	分类
母体疾病因素	孕前糖尿病、肾功能不全、自身免疫性疾病(系统性红斑狼疮、抗磷脂综合征等)、发绀性心脏病、妊娠相关高血压疾病(慢性高血压、妊娠期高血压疾病、子痫前期)、感染性疾病(例如 TORCH 综合征、疟疾等)、遗传性血栓形成、凝血酶原突变、亚甲基四氢叶酸还原酶基因突变等

续表

病因	分 类
母体其他因素	多胎妊娠、吸烟、饮酒、麻醉剂过量、致畸药物的使用(如环磷酰胺、丙戊酸、华法林等)、母体营养不良等
胎儿因素	13-三体综合征、18-三体综合征、先天性心脏病、腹裂等
胎盘因素	胎盘早剥、胎盘梗塞、环状胎盘、血管瘤、绒毛血管瘤等
脐带因素	脐带异常(脐带帆状附着或胎盘边缘附着)

缺乏可靠的证据证明,孕妇营养均衡的情况下,额外摄入营养可以改善胎儿生长受限的情况。

二、临床表现

1. 内因性匀称型 FGR

新生儿体重、头围、身长匀称且均小于孕周,外表无营养不良状态,器官分化和成熟度与孕周相称,但各器官的细胞数均减少。脑重量降低,神经功能不全和髓鞘形成延缓。胎盘较小,组织无异常。无胎儿缺氧现象,但有轻度代谢不良。半数胎儿有严重先天性畸形。其病因包括染色体或基因异常、病毒感染、接触放射性物质及其他有毒物质。

2. 外因性不匀称型 FGR

胎儿发育不均匀,头围和身长与孕周相符,体重偏低,外表有营养不良或过熟情况,各器官细胞数正常,但细胞体积缩小。胚胎早期发育正常,至妊娠晚期才受到如妊娠期高血压疾病等有害因素的影响,虽然胎盘体积正常,但常有病理性改变,故胎儿有缺氧和代谢不良表现。胎儿肝脏偏小,但要供应葡萄糖给相对较大的脑部,故出生后常发生新生儿低血糖。新生儿出生后躯体发育正常,但由于在围产期缺氧,常有神经损伤。

3. 外因性匀称型 FGR

新生儿体重、头围、身长均减少,发育匀称但有营养不良表现。各器官均小,肝脾更为严重,器官的细胞数目减少15%~20%,有些细胞体积也缩小。胎盘外表无异常,但体积缩小,故胎儿常有营养不良的情况,60%的患儿脑细胞数目也减少。其病因有母儿双方因素,多因缺乏重要生长因素,如叶酸、氨基酸、微量元素缺乏,或有害药物影响所致,在整个妊娠期间均产生影响。

三、对胎儿的影响

FGR 可使胎儿窘迫、胎粪吸入、新生儿窒息、低血糖、高胆红素血症、低体温、脑室内出血、坏死性小肠结肠炎、癫痫、败血症和红细胞增多症等风险增加,围产儿死亡率升高。研究显示,FGR 胎儿死亡风险约为 1.5%,是正常胎儿的 2 倍,当胎儿体重低于对应孕龄第 5 百分位数时,该风险增加到 2.5%。FGR 不仅影响胎儿发育,也会影响儿童期及青春期的体能智力发育。

四、诊断

　　FGR 诊断需根据病史及孕早期胎儿超声核实孕周,根据实际孕周,结合体格检查、超声检查等综合考量。

　　1.病史及体格检查

　　孕妇体重的增长在一定程度上可以反映胎儿的生长情况,所以体重测量作为一个基本的产检项目对于筛查 FGR 具有一定的参考意义,一般情况下妊娠晚期体重增长 0.5kg/周,若增长停滞或缓慢要予以重视。

　　在妊娠 24～38 周,测量宫底高度,推测胎儿大小,用于筛查胎儿生长小于或大于同孕周第 10 百分位数。宫高测量值小于对应孕周数值 3cm 以上,应考虑胎儿生长受限可能。把宫高作为筛查手段时,应考虑孕妇肥胖、子宫平滑肌瘤、羊水过多等因素对结果的影响。

　　2.超声检查

　　超声检查评估胎儿生长受限最常用的指标为胎儿双顶径(biparietal diameter,BPD)、头围(head circumference,HC)、腹围(abdominal circumference,AC)、股骨长(femur length,FL),以上指标可联合计算用于评估胎儿体重。胎儿腹围与头围比值小于正常同孕周平均值的第 10 百分位数,有助于评估不匀称性 FGR。如果超声检查评估胎儿体重低于同孕龄的第 10 百分位数,需考虑 FGR,至少间隔两周复查 1 次,减少筛查假阳性率。超声筛查考虑FGR,应进一步评估羊水指数、监测脐动脉多普勒血流。FGR 的胎儿结构和遗传异常的发生率很高,建议所有 FGR 进行详细的胎儿解剖学超声检查,评估有无出生缺陷。

　　3.多普勒血流监测

　　脐动脉舒张末期血流消失或反向与 FGR 围产儿死亡率增加有关,是决定分娩时机的重要指标。确定胎儿生长受限的诊断后,在标准产前监测方案中加入脐动脉多普勒血流监测,围产儿死亡率可降低 29%。同时,大脑中动脉、心前区静脉系统(如静脉导管)和子宫动脉多普勒血流监测也有助于 FGR 的筛查及诊断。

五、处理

1. 病因治疗

对怀疑 FGR 的孕妇应尽可能寻找病因,筛查有无母体方面的高危因素。营养不良者应调整饮食、补充营养,妊娠期高血压疾病、抗磷脂综合征、感染等疾病应予以治疗,抽烟、长期服用药物等应戒除。FGR 胎儿因素应排除有无结构异常、染色体异常,建议行详细的胎儿结构性超声检查、染色体核型分析。

2. 临床治疗

(1)怀疑 FGR 的孕妇应注意休息、调整饮食、常规吸氧、适当补液。

(2)低分子肝素有助于改善胎盘循环。

(3)静滴或口服氨基酸可改善一部分营养不良所致 FGR。

(4)循证医学证据表明,脐动脉多普勒血流监测与标准的胎儿监护方法(如 NST、生物物理评分)联合使用,可改善生长受限胎儿的结局。

3. 终止妊娠时间及方式

FGR 胎儿分娩的最佳时机取决于生长受限的病因(已知的)、校正后的孕周以及其他临床情况。单纯生长受限胎儿可在 $38\sim39^{+6}$ 周分娩,不应超过预产期。生长受限合并其他危险因素(如羊水过少、脐动脉多普勒血流监测异常、孕妇因素或其他合并症)时,可考虑在 $32\sim37^{+6}$ 周分娩。越早的分娩孕周提示越严重的病情。妊娠 32 周之前分娩,应使用硫酸镁保护胎儿神经系统。预计在妊娠 33^{+6} 周之前分娩,建议行糖皮质激素促胎肺成熟。妊娠 $34\sim36^{+6}$ 周之间,预计会在 1 周之内分娩,孕妇之前从未使用糖皮质激素治疗,也建议行糖皮质激素治疗。

单纯 FGR 并非剖宫产的指征,分娩方式的选择应该结合其他临床情况。FGR 胎儿对缺氧耐受力差,胎儿胎盘储备不足,可适当放宽剖宫产指征。

FGR 诊治流程如图 7-1 所示。

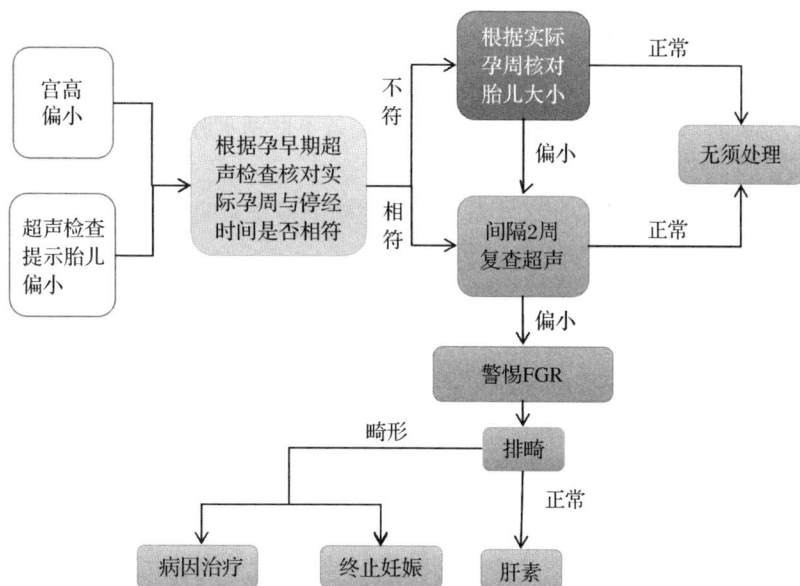

图 7-1 FGR 诊治流程

六、预防

孕妇应均衡饮食,足量摄入胎儿生长发育所需的营养物质及微量元素等。若有抽烟、饮酒等不良习惯应尽早戒除。孕前治疗基础疾病,孕期规律产检,早期发现并处理异常情况。对于既往有 FGR 分娩史及子痫前期病史的孕妇,孕期可适当使用低分子肝素以降低 FGR 风险。

【课堂小结】

病因	母体因素、胎儿因素、胎盘脐带因素 主要机制是子宫-胎盘血流灌注障碍和胎儿营养缺乏
辅助检查	病史及体格检查（核算实际孕周、产妇增重及宫高） 超声检查（BPD、HC、AC、FL） 多普勒血流测量
处理	病因治疗 临床治疗（肝素、氨基酸等）、加强监测 适时终止妊娠

【课后思考】

1. 胎儿生长受限的病因有哪些?

2. 单纯胎儿生长受限终止妊娠的最佳时期是什么?

3. 小王,女性,30 岁,停经 32 周,来院常规产检。平素月经规律,5～6 天/28～32 天,胎动如常,宫高 26.5cm,腹围 85cm,身高 162cm,体重 52kg。查体:T 36.8℃,BP 110/77mmHg,神志清,精神可,心肺听诊无殊,腹膨隆,宫底脐上 3 指,双下肢稍水肿。3 年前足月剖宫产分娩一体重 2450g 女活婴,否认烟酒史。

请问:小王最可能的诊断是什么? 需要做哪些辅助检查来明确诊断? 如何处理?

【知识拓展】

小于孕龄儿

小于孕龄儿(small for gestation age,SGA)又称小样儿,是指出生体重低于同胎龄体重第 10 百分位数的新生儿。根据出生孕周不同,有早产、足月和过期小样儿之分,其中足月小样儿最常见,是指足月出生(胎龄≥37 周,<42 周),出生体重不足 2500g 的新生儿。SGA包括健康小样儿,是指除了体重及体格发育较小外,各器官无结构异常及功能障碍,无宫内缺氧表现的新生儿。

足月小样儿临床上最多见,我国发生率为 2.45%,病因同 FGR,通常是 FGR 的结果,与正常体重儿相比,其外观更加老练,缺乏皮下脂肪,极易出现新生儿红细胞增多症、新生儿低血糖、新生儿代谢性酸中毒等并发症,尤其可出现发育、神经行为及智力落后,且小样儿死亡率为正常足月儿的 8 倍。但其肺表面的活性物质在发育中显得更为成熟,从而使新生儿肺透明膜病的发病率降低。50%的小样儿在产前就得到诊断,仍有半数是产后确诊的。

治疗上应注意保暖,减少能耗,有条件者可置入暖箱,同时尽早开奶,预防低血糖,必要时静脉营养。新生儿红细胞增多症严重者,如静脉血血细胞比容＞0.7 可进行部分换血治疗。症状严重者必要时转入新生儿监护病房进一步治疗。

第二节　巨大胎儿

【案例 7-2】

小黄,女,36 岁,停经 39^{+1} 周,来院常规产检。平素月经规律,4～5 天/28～32 天,定期产检,查 NT、唐氏综合征筛查、三维 B 超、75g OGTT 未见异常。孕期无明显不适,自诉胎动如常。查体:T 36.8℃,BP 125/80mmHg,神志清,精神可,心肺听诊无殊,宫高 35cm,腹围 115cm,宫底达剑突,胎头跨耻征阳性,孕期体重增加 20kg,身高 164cm,体重 80kg。1-0-0-1,3 年前平产一体重 4050g 女活婴。

讨论

1. 可能的诊断是什么?

2. 怎么明确诊断?

巨大胎儿(macrosomia)指任何孕周胎儿体重超过 4000g。巨大胎儿的发生率在世界范围内不断升高。巨大胎儿最严重的并发症是肩难产,其发生率占阴道分娩者的 0.2%～3.0%,当出生体重大于等于 4500g 时,肩难产的发生率增加至 9%～14%,合并糖尿病的孕妇这一值可高达 20%～50%。

巨大儿不仅增加肩难产的发生率,还增加产后出血、围产期窒息等一系列母胎并发症的发生风险,影响新生儿生长发育,增加青春期超重、肥胖、高血压和糖尿病的发生率。随着经济水平的不断提高、“二孩”政策落实,巨大儿的数量越来越多,严重影响母儿健康。

一、高危因素

巨大胎儿发病机制复杂,病因尚不明确,主要高危因素包括:

(1)妊娠合并糖尿病,尤其是 2 型糖尿病。

(2)孕期体重增加较多,超过建议增重范围。

孕期体重建议增加范围见表 7-2。

表 7-2 孕期体重建议增加范围

孕前体重指数(kg/m^2)	孕期建议增重范围(kg)
体重过轻(BMI<18.5)	12.5～18.0
体重正常(18.5≤BMI<25)	11.5～16.0
超重(25≤BMI<30)	7～11
肥胖(BMI≥30)	5～9

(3)超过预产期:若孕39～40周,则巨大胎儿的发生率为1.3%,若超过孕41周,则巨大胎儿的发生率升至2.0%。

(4)巨大胎儿分娩史:既往有巨大胎儿分娩史,下次分娩新生儿的体重超过4500g的概率是无巨大胎儿分娩史产妇的5～10倍。

(5)孕母出生体重较高:母亲出生体重为3600g及以上者,分娩巨大胎儿的概率是出生体重2700～3500g母亲的2倍。

(6)其他,如高龄产妇、经产妇、父母身材高大、种族、民族等。

二、对母儿影响

1. 对母亲影响

(1)剖宫产率增加,胎儿巨大,易导致头盆不称、肩难产,研究显示因巨大胎儿考虑剖宫产的概率较一般产妇增加10%。

(2)软产道损伤风险增加,阴道分娩尤其合并肩难产时容易发生。

(3)产后出血风险增加,巨大胎儿使子宫过度扩张,易发生子宫收缩乏力、产程延长而出现产后出血。

2. 对胎儿影响

胎儿巨大常导致分娩困难,需手术助产,易发生锁骨骨折、臂丛神经损伤(尤其C5、C6)、颅内出血甚至死胎。巨大胎儿锁骨损伤风险增加10倍。此外,新生儿日后超重、肥胖的风险也相对增加。

对于臂丛神经损伤的新生儿,80%～90%可于出生1年内症状缓解,持续性臂丛神经损伤更多见于体重过大(超过4500g)的新生儿。

【案例分析7-2】

1. 患者最主要的体征是胎头跨耻征阳性,孕期体重增加较多,宫高、腹围偏大。患者为经产妇,胎头跨耻征阳性可排除骨产道异常,考虑羊水过多或巨大胎儿可能,应行胎儿B超检查协助诊断。对于孕晚期孕妇,应常规进行骨盆测量,同时评估胎儿大小,为分娩方式的选择提供参考。

三、诊断

产前无法对胎儿体重进行精确测量,只能通过病史、临床表现、辅助检查等进行初步评估,巨大胎儿确诊有赖于产后测量胎儿体重。

1. 病史及临床表现

孕妇有上述高危因素,尤其妊娠期间体重增加超过表 7-2 推荐范围,以及妊娠晚期出现呼吸困难、腹部沉重及两肋胀痛等症状时应警惕巨大胎儿。

2. 体格检查

腹部膨隆,宫高大于 35cm,巨大胎儿风险增加。胎头跨耻征阳性、悬垂腹等排除骨产道异常或羊水过多后应警惕巨大胎儿。

3. 超声检查

主要测量指标是胎儿双顶径(BPD)、股骨长(FL)、腹围(AC)、头围(HC)。双顶径往往大于 10cm,此时需进一步测量胎儿肩径、胸径,若肩径大于胸径、头径,需警惕难产发生。

四、处理

1. 妊娠期

孕期均衡饮食,适当运动,控制体重增长,整个孕期体重增加不应超过表 7-2 中的推荐范围。建议常规行 75g OGTT,发现异常应及时控制血糖。对于糖尿病孕妇,控制高血糖可降低巨大胎儿的发生率。

2. 分娩期

评估胎儿体重大于 4000g,若产妇患有糖尿病,建议剖宫产终止妊娠,若产妇无糖尿病,可行阴道试产,但应适当放宽剖宫产指征,同时做好肩难产的准备工作,注意预防产后出血,不建议行预防性引产。

3. 新生儿

预防新生儿低血糖,出生后 30min 监测血糖,1～2h 开始喂糖水,及早开奶。同时关注有无感染。建议补钙、补铁、补充维生素 A 和维生素 D 等。

【案例分析 7-2】

2. 巨大胎儿的诊断主要依靠产后胎儿体重测量,产前只能通过病史、体格检查和超声检查等对胎儿体重进行估算。然而,产前通过测量宫高、腹围联合腹部触诊诊断巨大胎儿的准确性不足 50%,对于无高危因素的患者,超声并不能提高巨大胎儿的诊断率,且超声对体重大于 4500g 胎儿的诊断有局限性。值得一提的是,经产妇对自己胎儿是否超过 4000g 的评估与超声检查或临床医生的体格检查准确性一致。因此在巨大胎儿的诊治过程中,应注意产妇个人体验及心理评估。

五、预防

有巨大胎儿高危因素患者应于孕前尽可能纠正,如肥胖女性孕前减重、糖尿病女性孕前 3 个月及整个孕期严格控制血糖等。孕期应均衡饮食、适当活动,根据孕前 BMI 合理增加体重(详见表 7-2),超过预产期未分娩更应关注胎儿体重。

【课堂小结】

高危因素 —— 糖尿病、肥胖、体重增加过多、超过预产期、巨大胎儿分娩史等

对母儿影响 —— 对产妇：剖宫产率增加、分娩损伤、产后出血等风险增加。
对新生儿：锁骨骨折、臂丛神经损伤、颅内出血甚至死胎的发生。

处理 —— ①均衡饮食，控制血糖。
②不建议预防性引产。
③合并糖尿病建议剖宫产终止妊娠；无糖尿病者可阴道试产，放宽剖宫产指征

【课后思考】

1.巨大胎儿的高危因素有哪些？

2.巨大胎儿对母儿有哪些影响？

3.怀疑巨大胎儿的产妇如何处理？

4.小李,女性,30岁,因"停经40^{+2}周,腹痛2h"来院。平素月经规律,7天/30~35天,近1月易疲劳,胎动如常。宫高38cm,腹围117cm。患有妊娠期糖尿病,孕期75g OGTT 8.6~13.1~10.8mmol/L,建议胰岛素控制血糖,患者拒绝,未监测血糖。上周B超检查提示胎儿双顶径9.8cm,股骨长7.2cm,羊水量9.5cm。孕妇坚持经阴道分娩,临产后产程进展顺利,宫口开3cm,应产妇要求无痛分娩,宫口开全1.5h后胎头娩出,肩难产,最后牵后臂娩出,距胎头娩出已超过10min,新生儿窒息死亡。

请问:胎儿肩难产最主要的原因是什么？如何明确？如何预防？

【视频资源】

7-1　巨大胎儿

学习笔记：

_____

_____

_____

【知识拓展】

悬垂腹

悬垂腹是指子宫和胎儿大部分失去母体骨盆的依托而悬垂于母体盆腹腔外的一种孕产妇腹型(图7-2)。其成因包括骨盆异常,如骨盆倾斜度过大、骨盆入口平面偏小、腹壁肌肉薄弱、羊水过多、胎儿偏大,如巨大胎儿等。

悬垂腹对产妇的影响：①胎儿不宜入盆；②即使入盆，临产后常有胎头与宫颈衔接不良致宫缩乏力；③由于腹肌菲薄，收缩力弱，第二产程易出现产力减弱、胎头下降停滞等。正是由于以上原因很多产科医生曾将悬垂腹作为剖宫产指征。

实际上，通过合理的临床干预，绝大多数没有阴道分娩禁忌证的悬垂腹孕产妇可经阴道顺利分娩，降低因悬垂腹而带来的剖宫产。影响阴道分娩的主要因素有产力异常、产道异常、胎儿因素、产妇心理因素等，悬垂腹产妇影响分娩的原因主要在产力与产道两个方面，可根据悬垂腹的具体成因在不同的产程阶段采用半卧位、仰卧屈大腿位，腹部宽布带加压、人工破膜、缩宫素静滴等干预措施。

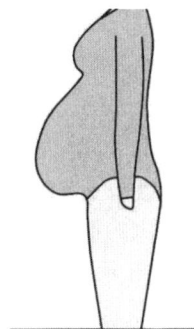

图 7-2　悬垂腹

第三节　胎儿窘迫

【案例 7-3】

小林，女性，28 岁，初产妇，因"停经 39$^+$周，胎动减少 13h"至产科急诊。患者平素月经规律，3～7 天/30～35 天，停经 16 周始觉胎动并持续至今。今晨感胎动减少，早晨 8:00—9:00 胎动 2 次，13:00—14:00 胎动 1 次，16:00—17:00 胎动 1 次，之后一直没有感知胎动，于 21 点来院就诊。定期产检，5 天前 B 超提示羊水指数 6cm，胎儿脐带绕颈 3 周可能。

讨论

1. 可能的诊断是什么？

2. 如何明确诊断？

胎儿窘迫（fetal distress）是指胎儿在子宫内因缺氧危及健康和生命安全的综合征，发生率为 2.7%～38.5%。胎儿窘迫有急性和慢性之分，急性胎儿窘迫常发生在分娩期，慢性胎儿窘迫主要发生在妊娠晚期，常延续至临产，病情加重时可表现为急性胎儿窘迫。急性胎儿窘迫是剖宫产的主要适应证之一。

一、病因

母体血液含氧量不足、母胎间运输障碍、胎儿发育异常均可造成胎儿窘迫。

1. 母体因素

（1）母体血液含氧量不足，如合并先天性心脏病、肺功能不全、严重贫血等。

（2）母体微小动脉血供不足，如高血压病、妊娠期高血压疾病、慢性肾炎、肾衰、糖尿病等。

（3）急性出血甚至休克。

（4）临产时宫缩过强、不协调性子宫收缩、缩宫素使用不当。

2.胎盘、脐带因素

（1）母胎间血氧运输及交换障碍,如胎盘血运受阻（胎盘早剥、前置胎盘）、胎盘功能低下（胎盘发育障碍、感染）。

（2）脐带缠绕、受压、打结等。图 7-3 示胎儿脐带绕颈 2 周。

3.胎儿因素

胎儿心肺功能异常、血红蛋白含量降低、颅内出血、畸形等。

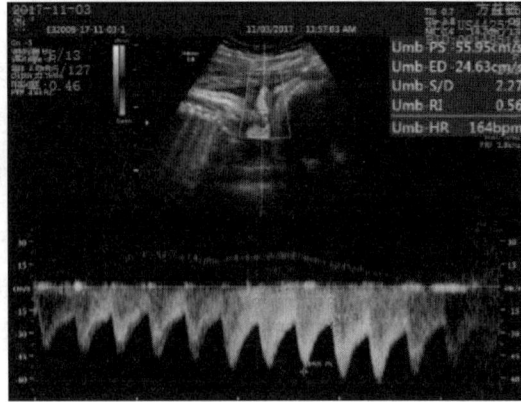

图 7-3　B超检查结果示胎儿脐带绕颈 2 周

二、胎儿窘迫病理生理

胎儿生长发育的全部氧气及营养物质均由母体提供,并通过胎盘、脐带传输至胎儿。这一过程中,若出现母体提供氧气不足、胎盘脐带传输氧气受阻或胎儿接受和使用氧气功能受损等的任何一种情况,均会导致胎儿缺氧。

当胎儿急性缺氧时,首先会发生胎儿血液的重新分配,血液优先供给大脑、心脏等重要脏器,此时胎心监护可能会出现胎心率升高。若缺氧持续存在,胎儿体内无氧糖酵解增加,乳酸堆积,导致代谢性酸中毒,影响正常生理,此时胎心监护可能会出现胎心率下降,频发晚期减速。若不及时改善缺氧情况,则会出现不可逆损伤,造成胎儿脑瘫甚至胎死宫内。急性缺氧严重时,胎儿迷走神经兴奋,致使肠蠕动增加,肛门括约肌松弛,使胎粪排入羊水中,引起羊水粪染,同时由于缺氧,胎儿代偿性呼吸运动加快、加深,有可能致羊水甚至胎粪吸入胎肺导致新生儿吸入性肺炎。

当胎儿慢性缺氧时,由于胎儿血液重新分配,肾血流量减少,胎儿尿液减少,常有羊水减少,同时,缺氧引起胎盘灌注不足也会加重羊水减少,长期慢性缺氧会导致胎儿生长受限,胎儿发育异常等。

三、临床表现及诊断

(一)急性胎儿窘迫

1.分娩时胎心、胎动异常

胎儿缺氧早期,胎心率往往上升并伴有胎动增加,胎心率常大于 160 次/min,随着缺氧加重,胎心率逐渐降低,胎动减少甚至消失,胎心率小于 110 次/min 往往提示胎儿窘迫。产时电子胎心监护（EFM）有助于诊断急性胎儿窘迫,当胎心率基线无变异并且反复出现晚期减速或变异减速或胎心过缓,提示胎儿缺氧严重。值得注意的是,单纯的胎动增加并不是缺氧的表现,单纯的胎动减少也有可能是胎儿处于睡眠阶段。

2.羊水胎粪污染

胎儿急性缺氧时,常有羊水胎粪污染表现。根据胎粪污染程度不同可分为 3 度：Ⅰ度浅绿色；Ⅱ度黄绿色,浑浊；Ⅲ度棕黄色,稠厚。值得注意的是,正常妊娠时,随着孕周的增加也可能出现胎粪排入羊水中,所以胎粪污染诊断急性胎儿窘迫时必须结合胎心监护,胎心监护异常时为防止胎粪吸入胎肺,应立即处理,若胎心监护正常则无须特殊处理,但需加强监护,警惕胎儿窘迫。

3.胎儿酸中毒

采集胎儿头皮血进行血气分析,若 pH<7.20,PO_2<10mmHg,PCO_2>60mmHg,可诊断胎儿酸中毒,但由于该方法为有创性操作,临床上少用。

(二)慢性胎儿窘迫

1.胎儿生长缓慢

慢性胎儿窘迫常合并胎儿生长受限。

2.胎动减少或消失

妊娠 28 周后,胎动计数<10 次/2h 或胎动减少>50%应怀疑有胎儿缺氧可能。2018年,加拿大妇产科医师学会(SOGC)指出:孕妇感知胎动≤6 次/2h 应立即对母胎情况进行评估。临床常见胎动消失 24h 后胎心消失。

3.胎动计数方法

(1)CARDIFF 法:孕妇取卧位或坐位,从上午 9 点计数胎动,记录 10 次胎动所需的时间,正常不超过 12h。

(2)SADOVSKY 法:孕妇进食后取卧位计数胎动,1h 胎动次数不应少于 4 次。

【案例分析7-3】

1.该患者最主要的表现是胎动减少,需排除胎儿睡眠状态,孕母可适当活动或适当摇晃胎儿,"叫醒"胎儿,胎儿睡眠周期通常为 20~40min,若长时间胎动减少甚至消失,摇晃后仍无明显改善,需警惕胎儿窘迫,及时就医,有条件者可低流量吸氧,改善母体供氧。胎动意义虽然有限,但往往是危险状况的第一信号,产妇需时时注意胎动,若长时间胎动减少甚至消失,且活动后无改善,需及时就医。

4.电子胎心监护异常

出现基线异常、加速减少或消失、频发变异减速或晚期减速等。

5.羊水异常

羊水过少、胎粪污染时需警惕胎儿窘迫。

6.胎盘功能下降

可监测雌三醇、胎盘生乳素、雌激素/肌酐比值,有持续低值或递减提示胎盘功能下降。

7.改良胎儿生物物理评分(BPP)异常

传统 BPP 多采用 Manning 5 项评分法,由无应激试验(NST)及超声观察胎儿呼吸运动、胎动、胎儿张力和羊水最大暗区垂直深度构成,上述 5 项指标每项满分为 2 分,共 10分。传统 BPP 评分费时费力。2014 年,ACOG 胎儿产前监护指南提出更实用的改良BPP:NST 为反应型且羊水深度>2cm 认为正常,NST 为无反应型或羊水深度<2cm 视为异常。BBP 检查后一周内围产儿死亡率与其评分间的关系见表 7-3。

8.胎儿多普勒超声血流异常

脐动脉 S/D 值升高,提示胎盘灌注不足,若出现脐动脉舒张末期血流消失、倒置或静脉导管反向"a"波,提示有胎死宫内危险。

表 7-3　BBP 检查后一周内围产儿死亡率与其评分间的关系

评分结果	意　义	无干预 1 周内围产儿死亡率	处　理
10 分或 8 分（羊水正常）	胎儿窒息风险极低	1/1000	因为母体因素或产科因素而干预
8 分（羊水异常）	可能存在慢性的胎儿受损	89/1000	如果明确肾功能正常、胎膜完整，足月者需要终止妊娠，孕周不足 34 周在胎肺成熟前加强监护
6 分（羊水正常）	有胎儿窒息的可能	不定	24h 内重复生物物理评分
6 分（羊水异常）	胎儿可能窒息	89/1000	足月胎儿终止妊娠，孕周不足 34 周在胎肺成熟前加强监护
4 分	胎儿窒息可能性高	91/1000	因胎儿指征分娩
2 分	胎儿窒息基本明确	125/1000	因胎儿指征分娩
0 分	胎儿窒息明确	600/1000	因胎儿指征分娩

【案例分析 7-3】

2. 可行电子胎心监护协助诊断。电子胎心监护若出现胎心率基线异常（如基线小于 110 次/min），加速减少或消失，出现减速，尤其是变异加速或晚期减速常提示胎儿窘迫。若情况允许，嘱产妇左侧卧位，吸氧后复查电子胎心监护。

四、处理

(一)急性胎儿窘迫

常发生在分娩期，处理应迅速，尽快改善胎儿缺氧状态。

1.病因处理

缩宫素使用不当引起的宫缩过强应停用缩宫素，不协调性子宫收缩过强，予 β 受体激动剂抑制宫缩。若母体缺氧可提高母体血氧含量，予吸氧、改变体位、纠正低血压等改善胎儿血氧供应。

2.产科处理

产时若发现羊水胎粪污染，需密切关注电子胎心监护，电子胎心监护异常时需立即终止妊娠。若电子胎心无异常，预计短时间内无法分娩的产妇也建议尽快终止妊娠。宫口开全，胎先露部已达坐骨棘平面以下 3cm 者，应尽快助产，经阴道娩出胎儿。宫口未开全，若确诊胎儿窘迫，预计经阴道无法短时间分娩者建议行剖宫产分娩。

3.新生儿处理

无论经阴道还是剖宫产分娩均需做好新生儿窒息抢救准备，胎粪污染需立即清理呼吸道，出生活力差应吸氧、气管插管。必要时留取胎儿脐带血行血气分析，评估胎儿氧合及酸碱平衡状况。

(二)慢性胎儿窘迫

应针对病因，根据孕周、胎儿成熟度及胎儿缺氧状况综合判断。

1. 一般处理

定期产检,胎动减少者应行全面检查,寻找并积极处理病因,嘱左侧卧位,低流量吸氧,加强母儿监护,缩短产检间隔时间。

2. 产科处理

孕周小,判断胎儿出生后存活率低者应尽量延长孕周、促胎肺成熟,同时向家属说明治疗过程中可能随时胎死宫内。实际胎盘功能不佳者,胎儿发育必然受到影响,预后较差。

3. 终止妊娠

妊娠足月或近足月,判断胎儿娩出后存活率高者,若确诊胎儿窘迫,判断胎儿缺氧较严重,应立即剖宫产终止妊娠。

五、预防

胎儿宫内窘迫可直接危及胎儿生命,预防显得尤为重要。育龄期妇女患有心脏病、严重贫血等疾病时,孕前需就医评估健康状况,在医生指导下怀孕。孕妇需定期产检,尽早发现母胎异常情况,如妊娠期高血压疾病、前置胎盘、胎盘老化、脐带绕颈、脐带打结等,制定相应治疗方案。自觉不适、胎动减少,及时就医,根据母儿状况适时终止妊娠。

【课堂小结】

病因	①母体血液含氧量不足。 ②母胎间血氧运输及交换障碍。 ③胎儿异常。
临床表现及诊断	急性胎儿窘迫:①胎心胎动异常;②羊水胎粪污染;③胎儿酸中毒。 慢性胎儿窘迫:①胎儿生长缓慢;②胎动减少或消失;③电子胎心监护异常;④羊水异常;⑤胎盘功能下降;⑥改良胎儿生物物理评分(BPP)异常;⑦胎儿多普勒超声血流异常。
处理	急性胎儿窘迫:处理应迅速,尽快改善胎儿缺氧,及时终止妊娠。 慢性胎儿窘迫:根据胎儿大小、成熟度、缺氧情况等综合评估,制定个体化治疗方案。
预防	孕前评估母体情况,产前治疗妊娠合并症、监测母儿健康状况。

【课后思考】

1. 胎儿窘迫的病因有哪些？

2. 如何诊断胎儿窘迫？

3. 胎儿窘迫如何处理？

4. 小孙，女性，29岁，因"停经40周，阵发性腹痛2h"来院就诊。患者平素体健，月经规律，5～7天/30～32天。2h前无明显诱因下出现腹痛，阵发性，间隔约10min，持续约15s。来院电子胎心监护：胎心率170次/min，NST可疑，20min见2阵宫缩，间隔9min，持续约10s，可见1次早期减速。B超提示羊水指数4.5cm，羊水中见密集点状高回声，考虑羊水胎粪污染可能，脐带绕颈2周可能。

请问：小孙最可能的诊断是什么？需要做哪些检查以进一步明确诊断？如何处理？

【视频资源】

7-2　胎儿窘迫

学习笔记：

_____

_____

_____

【知识拓展】

死　胎

死胎（still birth，fetal death）是指妊娠20周以后胎儿在宫内死亡，可以是胎儿宫内窘迫的结局。约半数死胎在妊娠时孕母无任何异常。

危险因素与胎儿窘迫相似，通常包括母体因素、胎盘脐带因素、胎儿因素。母体因素：患有不利于胎儿发育的基础疾病或妊娠合并症、外伤、中毒、感染等。胎盘脐带因素：前置胎盘、胎盘早剥、胎盘发育异常、胎盘感染和脐带缠绕、受压、打结等。胎儿因素：胎儿畸形、宫内感染、胎儿生长受限、与母体血型不合等。

死胎发生后胎心、胎动消失，子宫停止增长，时间延长往往表现为子宫大小与停经月份不符、母体感全身疲乏、食欲缺乏、腹部下坠，甚至发生弥散性血管内凝血（DIC）。超声检查无胎心搏动可以确诊死胎。

通常情况下，胎儿死亡后2～3周内会自行排出，若死亡后4周仍未排出，极易致DIC，故死胎一经确诊应尽早引产，原则上尽量经阴道分娩，特殊情况下可行剖宫产术。产后建议对胎儿尸体解剖并行染色体检查，胎盘脐带等送病理检查，积极寻找原因。

有死胎史的产妇再次妊娠时死胎的风险较一般产妇增加，故积极预防死胎的再次发生极其重要，具体方法有：①治疗基础疾病及妊娠期合并症；②避免接触有毒化学物品；③避免感染；④戒烟戒酒，控制浓茶和咖啡的摄入；⑤定期产检；⑥谨慎服药；⑦保持良好的心态。

第四节 多胎妊娠

【案例 7-4】

　　小王,女,31 岁,因"停经 47 天,恶心呕吐 1 周"于 2020 年 8 月 6 日至妇产科门诊就诊。患者平素月经规律,5～7 天/28～30 天,末次月经 2020 年 6 月 20 日,0-0-0-0。月经第 5 天使用氯米芬促排卵,后在医生指导下同房。1 周前出现恶心、呕吐,较剧,一天吐 20 余次,呕吐物为胃内容物,无腹痛腹胀,无阴道流血流液。现因"停经 47 天,恶心呕吐 1 周"来我院妇产科门诊就诊,希望明确妊娠情况。

讨论

1. 可能的诊断是什么?

2. 如何明确诊断?

　　一次妊娠宫腔内同时有两个及以上胎儿时称为多胎妊娠(multiple pregnancy),以双胎妊娠(twin pregnancy)最常见。随着高龄产妇不断增加和辅助生殖技术的广泛开展,多胎妊娠的发生率大幅度提高,美国 CDC 调查结果显示,辅助生殖技术助孕后多胎妊娠的发生率为 27.7%。多胎妊娠易引起如妊娠期高血压疾病、妊娠期肝内胆汁淤积症、贫血、胎膜早破、早产、产后出血、胎儿发育异常等妊娠并发症,影响母儿健康。临床上双胎妊娠最多见,故本节主要围绕双胎妊娠展开讨论。

一、病因

　　(1)遗传因素,夫妇中一方亲属有多胎妊娠史,其多胎妊娠的发生率大大提高。

　　(2)年龄因素,随着母亲年龄的增加,多胎妊娠的发生率也将提高。

　　(3)促排卵药物的使用。

　　(4)辅助生殖技术的应用,但是多个胚胎移植并不一定导致多胎妊娠的发生,也可能出现部分或全部胚胎着床失败,导致单个胚胎存活或没有胚胎存活。

二、分类

　　1. 双卵双胎(dizygotic twin)

　　由两个受精卵形成的双胎妊娠称为双卵双胎,占双胎妊娠的 70%。胚胎分别由不同的卵子受精形成,各自的遗传基因不完全相同,故胎儿的性别、血型、指纹、性格、长相等均可不同。胎盘多独立,少数可融合,但各自都有独立的血液循环,羊膜、绒毛膜通常独立。

　　2. 单卵双胎(monozygotic twin)

　　由一个受精卵分裂形成的双胎妊娠称为同卵双胎,占双胎妊娠的 30%。胎儿由一个受精卵分裂而来,拥有完全相同的遗传基因,故胎儿的性别、血型、指纹、性格、长相等均相同。根据受精卵形成双胎分裂时间的不同,分为双绒毛膜双羊膜囊单卵双胎、单绒毛膜双羊膜囊单卵双胎、单绒毛膜单羊膜囊单卵双胎、联体双胎等。

（1）双绒毛膜双羊膜囊单卵双胎[图7-4(a)]：分裂发生在受精后3日内，这种类型和双卵双胎一样，通常两个胎儿拥有各自的胎盘和绒毛膜羊膜腔，占单卵双胎的30%。

（2）单绒毛膜双羊膜囊单卵双胎[图7-4(b)]：分裂发生在受精后4～8日内，胎儿共享胎盘，但拥有各自的羊膜腔，占单卵双胎的68%。

（3）单绒毛膜单羊膜囊单卵双胎[图7-4(c)]：分裂发生在受精后9～13日内，两个胎儿存活于一个羊膜腔内，共用一个胎盘，占单卵双胎的1%～2%。

（4）联体双胎：分裂发生在受精13天后，胎儿可能共享身体的任何一个部位，临床上罕见，在单卵双胎妊娠中不超过1/500。

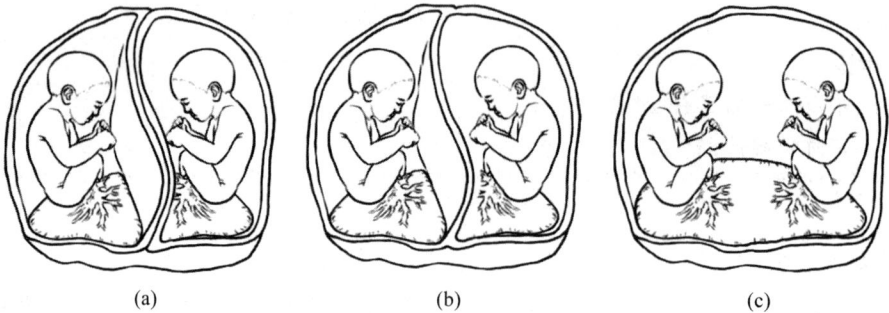

(a)　　　　　　　　　(b)　　　　　　　　　(c)

图7-4　受精卵在不同阶段形成单卵双胎的胎膜类型

三、临床表现

（1）恶心、呕吐等早孕反应往往较重，持续时间较长。

（2）妊娠中晚期体重增加迅速，子宫体积大于停经孕周。妊娠晚期，过度增大的子宫使横膈升高，呼吸困难，胃部饱满，行走不便，出现下肢静脉曲张和水肿等压迫症状。

（3）在妊娠中晚期腹部触及多个肢体及两个胎头。

（4）子宫较大，胎头较小，不成比例。

【案例分析7-4】

　　1. 该患者最主要的表现是停经后出现恶心、呕吐，且较为严重，建议行妊娠试验，若阴性考虑消化道、心脑血管系统疾病，如果阳性则考虑妊娠，恶心呕吐为早孕反应。血hCG值特别高、早孕反应严重者需排除多胎妊娠、葡萄胎等。育龄期妇女有停经史，出现恶心呕吐等早孕反应均应行妊娠试验筛查。该患者停经47天，有氯米芬用药史，且早孕反应严重，需考虑多胎妊娠可能。

四、诊断

结合患者病史、临床表现、产科检查以及超声检查，可明确诊断。

1. 病史及临床表现

夫妻双方家族中常有双胎妊娠史，孕前服用促排卵药物或者此次妊娠为胚胎移植后受孕。患者恶心、呕吐等早孕反应较重、持续时间较长,体重增加较快。

2.产科检查

子宫通常大于停经周数,胎头较小,不成比例。在妊娠中晚期腹部可触及多个肢体及两个胎头,在不同部位听到两个不同频率的胎心。

3.超声检查

在妊娠早期可以见到两个妊娠囊或两个胎心,妊娠中晚期可清楚看到两个胎儿,准确率达100%(图7-5)。在妊娠早期进行绒毛膜性判断,妊娠6~10周宫腔内仅见一个妊娠囊,多为单绒毛膜性双胎,见到两个妊娠囊则为双绒毛膜性双胎。妊娠10~14周,胎膜与胎盘插入点呈"双胎峰"为双绒毛膜性双胎,呈"T字征"则为单绒毛膜性双胎。超声还可明确胎位。

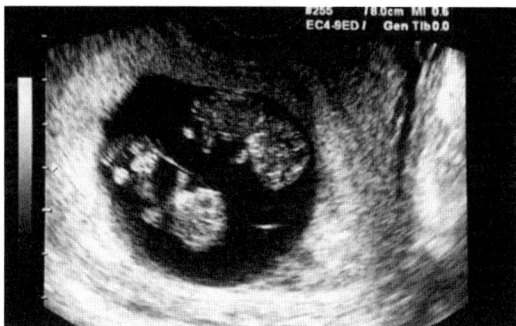

图7-5 双胎妊娠B超

4.产前筛查及产前诊断

双胎妊娠的产前检查与单胎妊娠基本相同,所有胎儿必须行胎儿颈项透明层检查筛查唐氏综合征及胎儿颈部畸形,检查时间为孕$11\sim13^{+6}$周。唐氏综合征筛查分早筛和中筛,时间分别是孕7~12周、孕14~20周。唐氏综合征筛查高风险及产妇年龄大于35岁建议行胎儿无创DNA检查,筛查时间为孕$12\sim22^{+6}$周。胎儿三维、四维超声检查可以筛查胎儿外观的明显畸形,检查时间为孕22~24周。

【案例分析7-4】

2.可根据超声检查明确诊断。当患者B超提示宫内有2个及以上胎心搏动,提示多胎妊娠。异卵双胎早期发育差异较大时,B超有时只可见一个胎心,间隔数日后复查B超则可见2个胎心。

五、对母儿影响

1.对母体的影响

(1)妊娠期高血压疾病:双胎妊娠合并妊娠期高血压疾病概率高达40%,是单胎妊娠的4倍,且较单胎妊娠发生时间早、病情更严重,更易致产妇发生心力衰竭。

(2)妊娠期肝内胆汁淤积症:双胎妊娠产妇胎盘大,孕期雌激素分泌更多,更易导致妊娠期肝内胆汁淤积症,增加围产儿死亡率。

(3)贫血:双胎妊娠产妇较单胎妊娠产妇对铁、叶酸等需求显著增加,且生理性血液稀释也更为明显,故产妇极易发生贫血。

(4)羊水过多:单卵双胎常在妊娠中期发生急性羊水过多,与双胎输血综合征及胎儿畸形有关。

(5)胎膜早破:双胎妊娠,尤其是单绒毛膜单羊膜囊单卵双胎,胎膜压力更大,更易发生胎膜早破。

(6)胎盘早剥:双胎妊娠中的一胎娩出后压力骤降,另一胎发生胎盘早剥概率明显增加。同时可能与双胎妊娠产妇发生妊娠期高血压疾病概率增加有关。

(7)宫缩乏力:双胎妊娠产妇子宫扩张更大,肌纤维过度延长,且双胎妊娠产妇羊水过多发生率超过10%,使得子宫肌纤维延长更多,易导致产时及产后宫缩乏力。

(8)大出血、产褥感染:双胎妊娠阴道分娩难度大,分娩时间长,且宫缩乏力更易致产程延长,使得大出血风险增加,继而更易致产褥感染。

(9)不良妊娠结局:双胎妊娠产妇易发生流产、早产、死胎、死产等。

(10)剖宫产率增加:双胎妊娠阴道分娩难度大,更多产妇选择剖宫产分娩,使得产妇剖宫产率增加。

2.对胎儿的影响

(1)双胎妊娠伴有更高的胎儿畸形及染色体异常率。

(2)胎儿易发生脐带扭转、脐带脱垂、胎头碰撞及胎头交锁、胎儿生长受限等。

(3)单绒毛膜双胎时胎儿可能发生双胎输血综合征(twin to twin transfusion syndrome,TTTS)和选择性胎儿生长受限(selective intrauterine growth retardation,sIUGR)。

1)TTTS指两个胎儿的血液通过胎盘间的动静脉吻合支由动脉向静脉单向分流,使一个胎儿成为供血儿,另一个胎儿成为受血儿。受血儿表现为循环血量增加,发生充血性心衰、胎儿水肿、羊水过多,而供血儿循环血量减少,发生羊水过少、生长受限。目前TTTS的诊断标准为:①单绒毛膜性双胎。②双胎出现羊水量改变,一胎羊水池最大深度>8cm(20周之后>10cm),另一胎羊水池最大深度<2cm。TTTS的Quintero分期见表7-4。

表7-4　TTTS的Quintero分期

分期	表现
Ⅰ期	仅羊水量异常
Ⅱ期	超声不能显示供血儿膀胱
Ⅲ期	出现脐动脉、静脉导管、脐静脉多普勒血流的异常
Ⅳ期	任何一胎水肿
Ⅴ期	任何一胎死亡

2)sIUGR是指其中一个胎儿存在生长受限(评估体重位于该孕周第10百分位数以下),两胎儿体重相差1/4以上,主要原因为胎盘分配不均匀。sIUGR分型见表7-5。

表7-5　sIUGR分型

分型	表现
Ⅰ型	小胎儿脐血流正常
Ⅱ型	小胎儿出现脐动脉舒张期缺失或倒置
Ⅲ型	小胎儿出现间歇性脐动脉舒张期改变

六、处理

1.双胎母体

(1)保证充足营养:保证蛋白质、碳水化合物、脂肪及维生素等的摄入,孕期及时补充铁剂、叶酸、钙片、维生素D等。

(2)防治早产:双胎妊娠产妇孕晚期子宫负担大,适当卧床休息可减少早产等风险。

(3)及时防治妊娠期并发症:双胎妊娠母儿并发症更多,更应重视产检,及时发现并治疗妊娠合并症可显著改善妊娠结局。

(4)TTTS处理:Ⅰ期可以动态观察,Ⅱ～Ⅳ期根据情况可以采取选择性减胎术、胎儿镜下胎盘血管交通支凝固术、脐带血管凝固或结扎、羊水减量术、羊膜隔造口术等。

（5）个体化选择合适的分娩时机和分娩方式。

1）分娩时机：无并发症及合并症的双绒毛膜双羊膜囊双胎可期待至 38 周，单绒毛膜双羊膜囊双胎可期待至 35～37 周分娩，单绒毛膜单羊膜囊双胎可期待至 32～34 周分娩。若有并发症或合并症应个体化制定分娩时机，如有以下症状，建议尽早终止妊娠：

①合并急性羊水过多，引起压迫症状，如呼吸困难、严重不适等；

②母体合并严重并发症，如子痫前期或子痫；

③胎儿畸形；

④已达预产期尚未临产，胎盘功能逐渐减退者。

2）分娩方式：双胎妊娠多能经阴道分娩，但应适当放宽剖宫产指征（表 7-6）。阴道分娩时应注意宫缩情况，宫缩较弱可适当使用缩宫素促进子宫收缩。警惕脐带脱垂、胎头交锁，必要时使用产钳或急诊转剖宫产。

表 7-6　分娩指征

阴道分娩指征	・ 双胎均为头先露或第一胎儿为头位，第二胎儿为臀位，第二个胎儿体重估计不超过第一个胎儿体重 200～300g
剖宫产指征	・ 第一胎儿异常胎先露
	・ 产程延长，经处理效果不佳，胎儿窘迫，短时间不能经阴道分娩
	・ 严重并发症需要立即终止妊娠者，如胎盘早剥、子痫前期、脐带脱垂
	・ 联体双胎

（6）产后观察子宫收缩情况及出血量，必要时予缩宫素促进子宫收缩。

（7）保护产妇心理，身心健康兼顾。

2.新生儿

新生儿按高危儿处理，同时应做好新生儿急救准备。

【课堂小结】

分类　①单卵双胎
②双卵双胎：双绒毛膜双羊膜囊双胎、单绒毛膜双羊膜囊双胎、单绒毛膜单羊膜囊双胎、联体双胎

诊断　①病史及临床表现
②产科检查
③超声检查
④产前筛查及产前诊断

处理　①补充营养、适当卧床、定期产检
②个体化选择分娩时机及分娩方式
③新生儿处理

【课后思考】

1. 简述双胎妊娠病因。
2. 简述双胎妊娠分类。
3. 简述双胎妊娠的母儿危害。
4. 小林,女,28岁,因"停经52天,恶心呕吐5天"至妇产科门诊就诊。患者平素月经规律,5~7天/30天,末次月经为52天前,0-0-0-0,有一异卵双胞胎哥哥。5天前出现恶心、呕吐,较剧,一天吐十余次,呕吐物为胃内容物,伴有头晕、乏力。

请问:小孙最可能的诊断是什么? 需要做哪些检查以进一步明确诊断? 如何处理?

【视频资源】

7-3 双胎妊娠的
类型与并发症

学习笔记:

_____

_____

_____

【知识拓展】

多胎妊娠减胎术

多胎妊娠减胎术是减少多胎妊娠的补救措施,指在妊娠早、中期减灭一个或多个胎儿,增加剩余胎儿存活率,改善多胎妊娠结局。

1. 手术方式

(1)经阴道减胎术:适用于孕7~12周者,方法有抽吸、注射氯化钾。

(2)经腹减胎术:适用于孕中、晚期患者,方法有药物注射(10%氯化钾)、射频消融减胎术、血管栓塞、单极电凝等。

2. 合适时机

随着技术的不断成熟,在妊娠的各个时期实施减胎术,总的流产率没有明显差别,然而对于4胎及以上的妊娠,妊娠早期施行减胎术的流产率降低。

3. 目标数量

通常情况下将多胎妊娠减为双胎最为合适,但对于高龄孕妇、子宫畸形、宫颈机能不全、瘢痕子宫、三胎妊娠中含有单绒毛膜双胎或孕妇合并其他疾病(高血压、糖尿病)的患者,建议减为单胎。对于具有高危因素(反复胚胎停育、遗传病家族史或分娩遗传病胎儿风险)的多胎妊娠患者,可期待至妊娠中期初步排除胎儿畸形等异常后行减胎术。

4. 目标胎儿

(1)有利于操作的妊娠囊,如最靠近阴道壁、宫颈的妊娠囊;

(2)妊娠囊最小的;

(3)同时存在单绒毛膜双胎和单绒毛膜单胎时,原则上保留单绒毛膜单胎。

第八章　胎儿附属物异常

第一节　前置胎盘

【案例 8-1】
　　小李,女,38 岁,因"停经 28^{+1}周,阴道流血 3h"于 8 月 12 日急诊入院。平素月经规律,6 天/25 天,量中,无痛经。末次月经 1 月 28 日,性状如常。自诉停经 4$^+$月建围产期保健卡,定期产检,NT、唐氏综合征筛查低风险,停经 6$^+$月产检,查 B 超示"胎盘异常"(报告均未带,具体不详)。孕期一般情况良好,无阴道流血、流液等不适。3h 前患者无明显诱因下出现阴道流血,色红,量同平素月经量,无阴道流液,无腹痛腹胀,无畏寒发热,无恶心呕吐等不适,自觉胎动如常,遂急诊来院。生育史:1-0-3-1,8 年前足月剖宫产一女活婴,女儿体健。自诉无类似妊娠史。

讨论

1.首先考虑该患者的诊断是什么?

2.为明确诊断,接下来应做什么检查?

　　前置胎盘(placenta previa)是指妊娠 28 周以后,胎盘位置低于胎先露部,附着在子宫下段,下缘达到或覆盖宫颈内口。前置胎盘是妊娠晚期阴道流血最常见原因是妊娠期严重并发症之一,国内发病率为 0.24%～1.57%。根据胎盘下缘与宫颈内口的关系,可分为四类(图 8-1)。

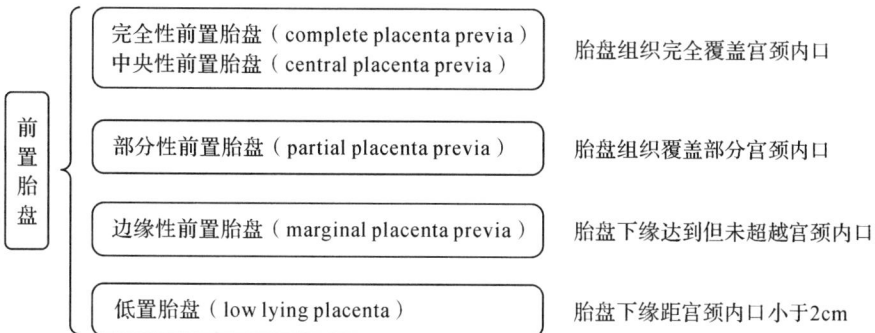

前置胎盘	完全性前置胎盘（complete placenta previa）中央性前置胎盘（central placenta previa）	胎盘组织完全覆盖宫颈内口
	部分性前置胎盘（partial placenta previa）	胎盘组织覆盖部分宫颈内口
	边缘性前置胎盘（marginal placenta previa）	胎盘下缘达到但未超越宫颈内口
	低置胎盘（low lying placenta）	胎盘下缘距宫颈内口小于2cm

图 8-1　胎盘下缘与宫颈内口的关系

为方便诊疗,临床将其大致分为"前置胎盘"与"低置胎盘",前者包括完全性前置胎盘及部分性前置胎盘,后者包括边缘性前置胎盘及低置胎盘。

随着孕周的增加,宫体与子宫下段肌层的增长速度出现差异,妊娠中期(尤其是妊娠 20 周前)发现的胎盘前置状态,在妊娠晚期可能移行至正常位置。因此强调,在妊娠 28 周后再进行前置胎盘的诊断,并以最近一次检查来确定其分类。

值得注意的是,子宫瘢痕可影响胎盘移行,从而增加前置胎盘的可能性。若胎盘附着于子宫瘢痕处,易使胎盘粘连、植入,甚至导致致命性大出血,即凶险性前置胎盘(pernicious placenta previa)。

一、病因

高危因素有宫腔操作史、剖宫产史、多次流产史、产褥感染史、多产史、孕妇不良生活习惯(吸烟、吸毒)、双胎妊娠、辅助生殖技术受孕、子宫形态异常等。

前置胎盘的具体病因尚不明确,可能与以下因素有关。

1. 子宫内膜损伤或病变

子宫手术史、多次流产刮宫史等宫腔操作可引起子宫内膜炎或萎缩性病变。受精卵植入受损的内膜后,由于子宫内膜血管形成不良,胎盘因血供不足而进行代偿性延伸至子宫下段,形成前置胎盘。

2. 胎盘异常

胎盘形态和大小异常均可发生前置胎盘,如副胎盘、膜状胎盘、胎盘面积巨大等,使胎盘延伸至子宫下段。

3. 受精卵滋养层发育异常

滋养层尚未发育到能着床的阶段,受精卵到达宫腔后会继续下移,着床于子宫下段而形成前置胎盘。

4. 辅助生殖技术

辅助生殖技术受孕者,由于受精卵的体外培养和人工植入,受精卵可能与子宫内膜发育不同步,人工植入可诱发宫缩,致其着床于子宫下段,增加前置胎盘发生风险。

二、诊断

1. 临床表现

(1)症状:典型症状为妊娠晚期或临产后发生无诱因、无痛性、反复阴道流血。

出血发生的时间、出血量以及反复发生的次数与前置胎盘的类型有关:胎盘附着于子宫前壁出血的发生率较后壁高;完全性及部分性前置胎盘阴道流血多发生在妊娠 32 周前,出血量较多,反复发生次数较多;边缘性及低置胎盘者阴道流血多发生在妊娠 36 周以后,出血量较少,反复发生次数也较少。

(2)体征:一般情况与出血量及速度有关,反复出血可呈贫血貌,急性大量出血可呈失血性休克表现。

1)腹部检查:出血量少时腹部检查无明显异常,可有胎先露高浮,多合并臀位、横位等胎位异常;出血量多时,可有胎儿宫内缺氧的表现,如胎心异常甚至胎心消失。当耻骨联合上方闻及胎盘血流杂音时,提示胎盘附着于子宫前壁。

2)妇科检查:禁止肛门检查。若超声检查已明确诊断前置胎盘,不必再行阴道检查。

【案例分析 8-1】

1.产前发生阴道出血的首先考虑产科原因,前置胎盘和胎盘早剥最为常见,也有可能是生殖道感染、肿瘤、损伤等非产科因素。该患者为高龄孕妇,孕 5 产 1 孕 28^+ 周,主要症状是无诱因、无痛性阴道出血,自诉孕 6^+ 月 B 超提示"胎盘异常",既往有剖宫产、多次流产等宫腔操作史。综合起来,首先考虑前置胎盘可能。

2.辅助检查

(1)超声检查:经阴道超声检查是目前最主要的检查方法,可显示胎盘附着位置、胎盘边缘与子宫颈内口的距离、覆盖子宫颈内口处的胎盘厚度、子宫颈管的长度等,有助于诊断及判断前置胎盘类型,但无法判断是否合并胎盘粘连。完全性前置胎盘超声检查示例如图 8-2 所示。

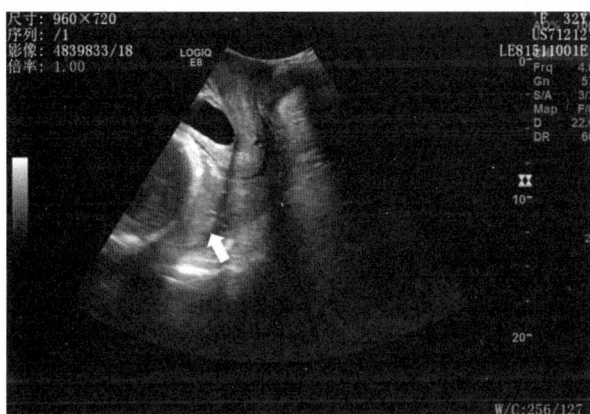

图 8-2　完全性前置胎盘超声检查示例

(2)磁共振检查:主要用于怀疑有胎盘植入者,磁共振检查可以显示胎盘植入的深度及与周围器官的关系等,对凶险性前置胎盘的诊断更有帮助。胎盘植入磁共振检查示例如图 8-3 所示。

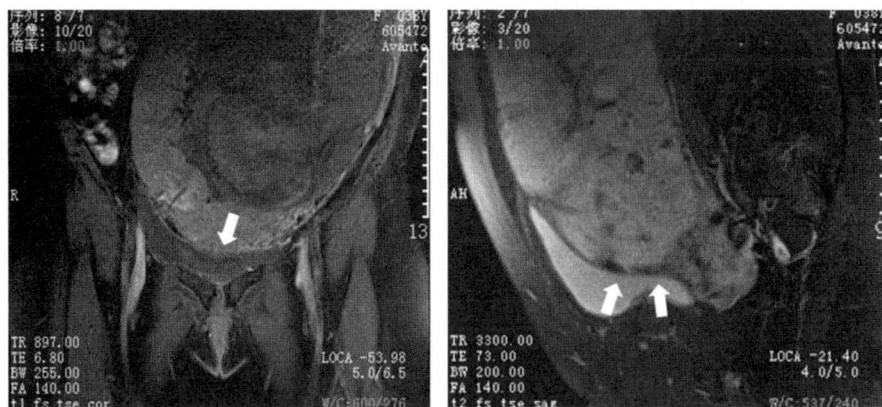

图 8-3　胎盘植入磁共振检查示例

【案例分析 8-1】

2. 经阴道超声检查是诊断前置胎盘最主要的检查方法,可明确子宫壁、胎盘、胎先露部及宫颈的位置,有助于确定前置胎盘类型。该患者考虑是前置胎盘,首先进行阴道超声检查,若可以明确诊断,不必再行阴道检查,同时禁止肛门检查。该患者有剖宫产史,不能排除凶险性前置胎盘,可建议行磁共振检查。

三、鉴别诊断

前置胎盘应与胎盘早剥、胎盘边缘血窦破裂、脐带帆状附着、前置血管破裂、宫颈病变等产前出血相鉴别。

四、处理

治疗原则是抑制宫缩、纠正贫血、预防感染和适时终止妊娠。根据阴道出血量、孕周、产次、胎位、有无休克、是否临产、胎儿是否存活及前置胎盘类型等综合做出判断(图 8-4)。临床处理前以最后一次检查结果来确定分类。

1. 期待疗法

期待疗法适用于妊娠＜36 周、阴道流血量少、一般情况好、胎儿情况好的孕妇。需密切监测母胎情况,必要时急诊手术。

减少活动,注意休息,禁止肛门检查和不必要的阴道检查;补充铁剂,纠正贫血;可考虑使用宫缩抑制剂以防止宫缩出血,但宫缩抑制剂不能延长孕周及改善新生儿预后;妊娠 35 周前,若 7 天之内有早产风险,可使用糖皮质激素促胎肺成熟。

2. 终止妊娠

(1)分娩方式:首选择期剖宫产术,子宫切口应尽量避开胎盘,注意是否合并胎盘植入及产后出血,做好抢救准备。阴道分娩仅适用于边缘性前置胎盘、低置胎盘(尤其是胎盘边缘距子宫颈内口 11～20mm 者)、一般情况好、预计在短时间内能结束分娩者,可行阴道试产,密切监测产程,随时准备改行剖宫产术。

(2)分娩时机:无症状者,完全性前置胎盘于妊娠≥37 周,边缘性前置胎盘于妊娠≥38 周,部分性前置胎盘需根据胎盘覆盖宫颈内口的情况决定终止妊娠时机;有阴道流血时间早或反复、胎盘边缘血窦、宫颈管缩短、既往剖宫产史、怀疑胎盘植入等高危因素者,建议妊娠 34～37 周终止妊娠。

出现以下情况,可行紧急剖宫产术:①孕妇出血量大,甚至休克;②临产后出血量较多,预计短时间内不能分娩;③出现胎儿窘迫等产科指征,评估胎儿已可存活。

(3)术中注意:胎盘定位,尽量避开胎盘进入宫腔。胎儿娩出后,立即使用宫缩剂(催产素、米索前列醇等)促进子宫收缩,减少产后出血。出血多可采用缝合法、宫腔纱条填塞法、子宫动脉/髂内动脉结扎术,若仍无效,与患者及家属充分沟通后行子宫切除术。

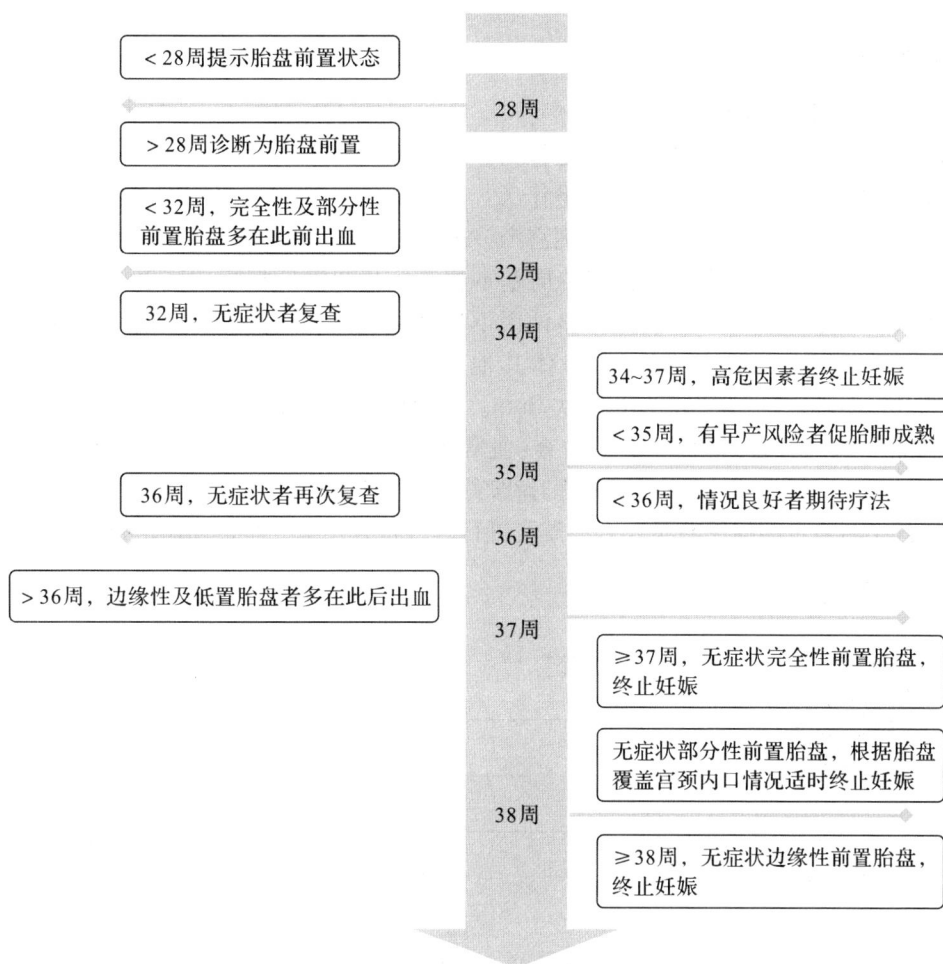

图 8-4 前置胎盘诊治流程

【课堂小结】

临床表现	典型症状：妊娠晚期或临产后，无诱因、无痛性、反复阴道流血
辅助检查	首选经阴道超声检查，怀疑合并胎盘植入时可行磁共振检查
治疗原则	抑制宫缩、纠正贫血、预防感染和适时终止妊娠，首选择期剖宫产

【课后思考】

1. 简述前置胎盘的典型症状。

2. 诊断前置胎盘最佳的检查方法是什么？

3. 前置胎盘终止妊娠首选的方法是什么？

4. 小赵,女,30岁,1-0-0-1,2年前剖宫产一子。因"停经39^{+3}周,阴道流血4h"入院。平素月经规律,孕早期B超推算芽长与孕周基本相符。孕期曾反复阴道流血,予口服地屈孕酮、肌注孕酮等保胎治疗。4h前无明显诱因下出现阴道流血,色鲜红,量同平素月经量,偶有腹痛,稍感乏力,无阴道流液,无身体其他部位出血,自觉胎动如常。查体:T 37℃,BP 92/60mmHg,P 110次/min,R 22次/min。眼睑稍苍白,腹部膨隆如孕足月大小,未及压痛、反跳痛。妇科检查:暂拒。辅助检查:血常规示Hb 90g/L。胎心监护:胎心基线145次/min,NST(+),20min可及宫缩1阵,持续约15s,强度20%。

请问:小赵最可能的诊断是什么？需要进行哪些检查？下一步该如何治疗？

【视频资源】

8-1　前置胎盘

学习笔记:

_____

_____

_____

【知识拓展】

凶险性前置胎盘

若胎盘附着于子宫瘢痕处,易使胎盘粘连、植入,甚至导致致命性大出血,即凶险性前置胎盘(pernicious placenta previa)。

胎盘植入是胎盘绒毛等组织不同程度地侵入子宫肌层的一组疾病,可分为胎盘粘连(胎盘绒毛黏附于子宫肌层表面)、胎盘植入(胎盘绒毛深入子宫肌壁间)、穿透性胎盘植入(胎盘绒毛穿过子宫肌层到达或超过浆膜面)。

凶险性前置胎盘除前置胎盘典型临床表现外,主要表现为胎儿娩出30min后,胎盘仍不能自行剥离,手取胎盘剥离困难,发现胎盘与子宫壁紧密粘连,剖宫产时发现子宫下段有局限性怒张血管,前置胎盘着床在前次剖宫产切口处,胎盘侵入甚至穿透子宫肌层。临床诊断主要依据高危因素、结合超声/磁共振检查,确诊需根据分娩时所见或分娩后的病理学诊断。

凶险性前置胎盘易发生致命性大出血:①术前需做好充分的防治准备。②术中采用多样化止血措施:生命体征平稳、出血量不多、植入范围小的患者可行保守治疗,如保守性手术、栓塞治疗、药物治疗等;生命体征不稳定、出血量大、植入面积大、子宫壁薄或已被穿透、子宫收缩差、保守治疗失败者,及早进行子宫切除术。③术后应用抗生素预防感染。

第二节　胎盘早剥

　　胎盘早剥(placental abruption)是指妊娠 20 周后,正常位置的胎盘在胎儿娩出前,部分或全部从子宫壁剥离。胎盘早剥属于妊娠晚期严重并发症,发展迅猛,处理不及时可危及母儿生命。国内报道发生率为 0.46%～2.1%,但部分轻型胎盘早剥症状不明显,若产后检查胎盘不仔细,易被漏诊或误诊。

一、病因

　　胎盘早剥的主要病理变化是底蜕膜出血,形成胎盘后血肿,迫使胎盘自子宫壁剥离。但具体发病机制尚不明确,可能与以下因素有关:

　　1. 血管因素

　　底蜕膜螺旋小动脉病变导致远端毛细血管变性、坏死、破裂,常见于妊娠期高血压疾病(尤其是重度子痫前期、妊娠合并慢性高血压)、慢性肾脏疾病或全身血管病变的孕妇。

　　2. 腹部外伤

　　腹部钝性伤(如撞击、挤压、性交、外倒转术等)会导致子宫突然拉伸或收缩,易使胎盘与子宫分离。

　　3. 脐带因素

　　脐带过短或缠绕,临产后牵拉胎盘,导致胎盘剥离。

　　4. 下腔静脉压力增高

　　妊娠晚期子宫压迫下腔静脉,子宫静脉淤血、破裂,血液积聚在胎盘与宫壁之间形成血肿。

5.宫内压力骤降

未足月胎膜早破、双胎妊娠一胎分娩过快、羊水流出过快等可导致宫腔内压力骤然下降,子宫突然收缩,与胎盘发生错位。

6.其他

既往胎盘早剥史、高龄、多产、不良生活习惯(如吸烟、酗酒、吸毒等)、子宫肌瘤、宫内感染、有血栓形成倾向、辅助生殖技术等原因均可增加胎盘早剥的概率。

二、诊断

1.临床表现

典型表现为腹痛及阴道流血。腹痛以胎盘剥离处最明显,子宫持续高张,严重时呈板状,压痛明显,胎位不清;阴道流出陈旧不凝血,但出血量与腹痛程度、胎盘剥离程度不一定相符(图 8-5)。

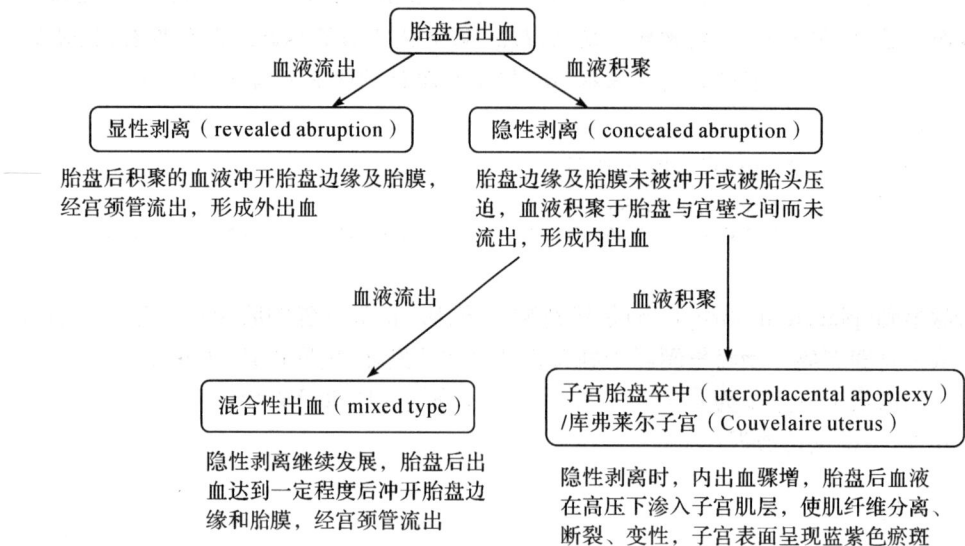

图 8-5 胎盘后出血进展

若剥离面小、出血少,临床可无症状或症状轻微;若剥离面大、出血多,早期可表现为胎心率异常,而后大量凝血活酶等物质经胎盘剥离处进入母体血液循环,激活凝血、纤溶等系统,最终可引起弥散性血管内凝血(DIC)、急性肾衰竭、失血性休克、羊水栓塞、胎儿宫内死亡等并发症。

胎盘早剥分级见表 8-1。

表 8-1 胎盘早剥的分级

分级	产 妇	胎 儿
0 级	分娩后回顾性诊断,胎盘后有小凝血块,但无临床症状	无胎儿窘迫
Ⅰ 级	显性剥离,腹痛轻	无胎儿窘迫
Ⅱ 级	剥离面积约为 1/3,以隐性剥离为主	胎儿宫内窘迫或胎死宫内
Ⅲ 级	剥离面积>1/2,持续腹痛,子宫强直性收缩,休克表现,伴或不伴 DIC	胎儿死亡

【案例分析 8-2】

　　1.该患者孕期检查有血压升高情况,考虑患有妊娠期高血压疾病。妊娠期高血压疾病是胎盘早剥的最常见因素,该患者突感持续性下腹剧痛、少量阴道流血,查体示子宫大于孕周、板状腹、有压痛、胎位触诊不清,上述临床表现均提示胎盘早剥可能性大。

　　2.辅助检查

　　(1)超声检查:典型图像为胎盘与子宫壁之间液性暗区,边界不清(即胎盘后血肿,见图8-6)、胎盘异常增厚或边缘圆形裂开、胎盘绒毛膜板凸入羊膜腔、羊水内出现流动的点状回声等。即使超声检查结果为阴性,也不能完全排除胎盘早剥。超声检查多用于了解胎盘附着部位、胎盘早剥的类型、鉴别诊断及监测胎儿情况。

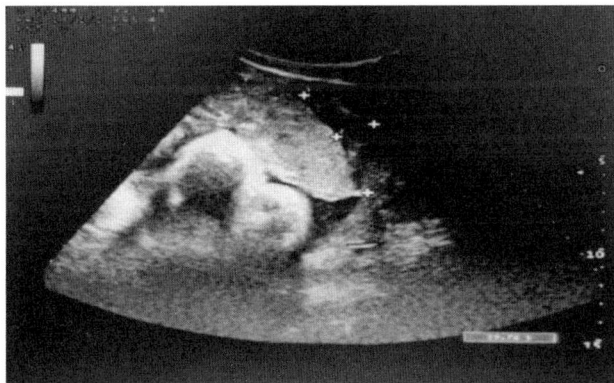

图 8-6　胎盘后血肿超声图

　　(2)胎心监护:协助判断胎儿的宫内状况,提示胎儿宫内窘迫或胎死宫内。

　　(3)实验室检查:包括血常规、凝血功能、肝肾功能、电解质、血气分析等,主要用于诊断凝血功能障碍等并发症。若情况紧急可抽取 2ml 肘静脉血于干燥试管,7min 后观察,凝血功能障碍时不易形成血块或仅形成易碎的软凝血块。

【案例分析 8-2】

　　2.该患者考虑胎盘早剥,产检曾提示血压偏高,虽然入院血压不高,但少量阴道流血 2h,入院查体示呼吸急促、心率快、急性病面容、面色苍白、神志欠清、精神软、皮肤湿冷等,不排除存在内出血及休克。应超声检查协助了解胎盘附着部位及胎盘早剥的类型,明确胎儿大小及存活情况;查血常规及凝血功能、肝肾功能、血电解质等明确诊断;对症支持治疗;加强胎儿监护,判断胎儿宫内情况。

三、鉴别诊断

　　胎盘早剥需与前置胎盘、先兆子宫破裂相鉴别,见表 8-2。

表 8-2 胎盘早剥的鉴别诊断

	胎盘早剥	前置胎盘	先兆子宫破裂
高危因素	妊娠期高血压疾病、外伤	瘢痕子宫、宫腔操作史	瘢痕子宫、梗阻性难产
症状	剧烈急腹痛;以内出血为主,阴道出血量与全身症状不成正比	无腹痛;无诱因、无痛性反复阴道流血,以外出血为主,阴道出血量与全身症状成正比	腹痛拒按;少量阴道出血,可有血尿
体征	板状腹,腹部压痛;子宫大于孕周,胎位不清,胎心异常	腹软,无压痛;子宫大小与孕周相符,胎位清楚,胎先露高浮,可伴胎心异常,宫口可触及胎盘组织	病理性缩复环,腹部压痛明显;胎位不清,胎心异常
胎盘检查	胎盘位置正常,胎盘后可有血肿、凝血块压迹	胎盘下缘低于胎先露部,全部或部分覆盖宫颈内口,无凝血块压迹	无殊

四、并发症

1. 弥散性血管内凝血(DIC)

胎盘早剥是妊娠期发生 DIC 最常见的原因,胎盘剥离面积大、胎死宫内的患者更易发生 DIC。临床表现为阴道流血不凝或血凝块软,皮肤、黏膜出血,甚至咯血、呕血及血尿。

2. 失血性休克

无论是内出血还是外出血,达到一定出血量时均可致休克,若同时发生凝血功能障碍,出血更难以纠正。血液浸入子宫肌层影响收缩,造成宫缩乏力导致产后出血。长时间的失血性休克可导致脑垂体缺血坏死,即希恩综合征(Sheehan syndrome)。

3. 急性肾衰竭

胎盘早剥常伴发妊娠期高血压疾病、慢性高血压、慢性肾脏疾病等,若存在肾脏的基础病变,出血、休克、DIC 等原因又导致肾血流量严重减少,易发生急性肾衰竭。

4. 羊水栓塞

破膜后羊水可沿胎盘剥离面血窦进入母体血液循环,引起低氧血症、低血压、凝血功能障碍,即发生羊水栓塞,病情凶险,病死率高。

5. 胎儿宫内死亡

出血会引起胎儿急性缺血缺氧。当剥离面积超过 1/2 时,胎儿宫内死亡的风险明显增加。

五、处理

胎盘早剥的治疗原则为早期识别、积极纠正休克、及时终止妊娠、控制 DIC、减少并发症。

1. 监测生命体征,积极纠正休克与凝血功能障碍。

2. 持续监测胎心,判断胎儿宫内情况。

3. 及时终止妊娠

(1)分娩时机:对于Ⅰ级胎盘早剥,妊娠<35 周者尽可能延长孕周,同时应用糖皮质激素促进胎肺成熟,密切监测母胎情况,必要时立即终止妊娠;对于Ⅱ、Ⅲ级胎盘早剥,应立即

终止妊娠。

（2）分娩方式

1）阴道分娩：适用于 0～Ⅰ级胎盘早剥、一般情况好、预计短时间内可结束分娩者，应行人工破膜、控制羊水缓慢流出，腹带加压使胎盘不再继续剥离，必要时静滴缩宫素缩短第二产程，密切观察母胎情况及产程进展，若有异常应改行剖宫产术。

2）剖宫产分娩：适用于Ⅰ级胎盘早剥，合并胎儿窘迫或破膜后产程无进展者；Ⅱ～Ⅲ级胎盘早剥，短时间内无法立即分娩者；Ⅲ级胎盘早剥，产妇病情恶化，胎儿已死，不能立即分娩者；产妇病情急剧加重危及生命时，不论胎儿是否存活，均应立即行剖宫产。剖宫产取出胎儿后，立即注射宫缩剂、人工剥离胎盘、按摩子宫等促进子宫收缩，预防 DIC 等并发症。

4.并发症处理

（1）凝血功能障碍：立即终止妊娠，补充血容量和凝血因子以纠正凝血功能障碍，主要补充同等比例的红细胞悬液、血浆和血小板，酌情输入冷沉淀。

（2）产后出血：胎儿娩出后应立即给予子宫收缩药物及促进胎盘剥离。密切关注出血、凝血情况，预防 DIC 的发生。必要时可采用子宫压迫止血、子宫动脉结扎、子宫动脉栓塞，甚至是子宫切除等。

（3）肾衰竭：注意观察患者尿量，若尿量＜30ml/h，应及时补充血容量；若尿量＜17 ml/h，在补足血容量的同时静脉推注 20～40mg 呋塞米。经积极治疗，短期内尿量不增且血清尿素氮、肌酐、血钾进行性升高，二氧化碳结合力下降，提示肾衰竭，若发展到尿毒症，应及时进行血液透析。

（4）羊水栓塞：一旦怀疑发生羊水栓塞，应立即展开急救。增加氧供维持氧合，维持血流动力学稳定，解除肺动脉高压，抗过敏治疗，一旦发生 DIC，纠正凝血功能障碍的同时切除子宫。

胎盘早剥的诊治流程如图 8-7 所示。

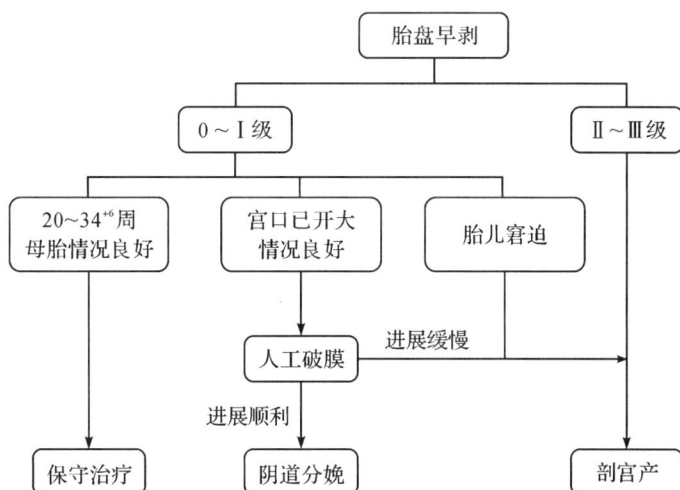

图 8-7　胎盘早剥的诊治流程

【课堂小结】

典型临床表现	妊娠20周后阴道流血、腹痛，可伴有子宫张力增高和子宫压痛，严重时出现失血性休克、DIC
辅助检查	超声检查（即使阴性，也不能完全排除），胎心监护，实验室检查
治疗原则	早期诊断，积极纠正休克与防治并发症，及时终止妊娠

【课后思考】

1. 胎盘早剥的典型临床表现是什么？

2. 如何诊断胎盘早剥？

3. 治疗胎盘早剥应该注意什么？

4. 患者，女，24岁，初产妇，停经30$^+$周，定期产检无殊。昨晚走路时不慎撞击腹部，当时无明显腹痛，无阴道流血流液，无恶心呕吐等不适，未予重视。今晨睡眠中突感下腹持续性疼痛，进行性加重，伴少量阴道流液，逐渐增多，色暗红，凝固时间明显延长，伴面色苍白、大汗淋漓，由救护车急送入院。

入院查体：T 36.8℃，R 18次/min，P 140次/min，BP 125/70mmHg。急性病面容，面色苍白，神志清，精神高度紧张。皮肤湿冷，双下肢无水肿。产科检查：腹部膨隆如孕32$^+$周大小，子宫张力高，拒按，胎位胎心不清。

根据患者的主诉，首先考虑什么诊断？应该做什么检查明确诊断？如何处理？

【视频资源】

8-2　胎盘早剥

学习笔记：

_____

_____

_____

【知识拓展】

子宫胎盘卒中

子宫胎盘卒中（uteroplacental apoplexy）又称为库弗莱尔子宫（Couvelaire uterus），即胎盘早剥尤其是隐性剥离内出血骤增时，胎盘后血液在高压下渗入子宫肌层，使肌纤维分离、断裂、变性，影响子宫收缩力，易造成产后出血，子宫浆膜面以胎盘剥离处为中心呈现蓝紫色瘀斑。

子宫胎盘卒中是重型胎盘早剥,治疗上可进行子宫按摩、盐水纱垫热敷子宫,以促进子宫收缩。若子宫收缩仍差、出血难以控制或出现 DIC 等,应快速输血输液维持生命体征,输注凝血因子等改善凝血功能,必要时行子宫切除术。

第三节　胎膜早破

【案例 8-3】

小李,女性,31 岁,1-0-2-1,因"停经 33^{+4} 周,阴道流液 2h"于 2020 年 10 月 23 日入院;孕期规律产检,2h 前无明显诱因下出现阴道流液,中等量,色清,无阴道流血,无腹痛等不适。检查:骨盆外测量径线正常,宫高 29cm,腹围 92cm,枕左前位(LOA),胎心率 143 次/min,宫缩未及。肛查:宫颈管未消退,宫口未扩张,胎先露—3cm。

讨论

1. 可能的诊断是什么?

2. 怎样明确诊断?

3. 如何处理?

胎膜早破(premature rupture of membranes,PROM)是指临产前胎膜发生自发性破裂。按照孕周可分为足月胎膜早破(≥37 周)和未足月胎膜早破(preterm premature rupture of membranes,PPROM)(<37 周)。单胎足月胎膜早破发生率为 8%;单胎未足月胎膜早破发生率为 2%~4%,双胎未足月胎膜早破发生率为 7%~20%。胎膜破裂后屏障作用消失,可能导致羊膜腔感染、胎儿窘迫、早产、新生儿窒息等并发症,因此胎膜早破一直受到产科关注。

一、病因及高危因素

PROM 可能与妊娠晚期生理性宫缩产生的剪切力及胎膜薄弱相关,但更多是由病理因素造成,其中以羊膜腔感染最为常见。

1. 母体因素

生殖道感染(如厌氧菌、衣原体、B 族链球菌、淋病奈瑟菌等)、创伤、吸烟、滥用药物、营养不良、既往 PROM 史、社会经济地位低等。

2. 子宫因素

子宫畸形、宫颈机能不全、子宫颈环扎术后、子宫颈锥切术后等。

3. 胎儿因素

羊水过多、双胎妊娠、胎位异常(臀位、横位)、头盆不称、胎盘早剥等。

二、诊断

1. 症状体征

孕妇主诉阴道流液,常为持续性,开始量多然后逐渐减少,少数为间歇性排液;也有孕妇主诉为"无控制的漏尿或阴道分泌物增多"。阴道检查触不到前羊膜囊,窥阴器检查见液体从宫颈口内流出或后穹隆有液池形成。

2.辅助检查

(1)阴道液 pH 测定:阴道分泌物 pH 通常为 4.5～6.0,羊水 pH 为 7.0～7.5,胎膜破裂后,阴道液 pH≥6.5。但阴道液 pH 测定易受血液、精液、碱性防腐剂、润滑剂的影响。在滴虫性阴道炎、细菌性阴道病中亦可见 pH 增高。敏感度为 90%,假阳性率为 17%。

(2)阴道液涂片:显微镜下见羊齿状结晶,精液和宫颈黏液可造成假阳性。敏感度为51%～98%,假阳性率为 6%。

(3)阴道液生化测定:胰岛素样生长因子结合蛋白-1(insulin like growth factor binding protein-1,IGFBP-1),胎盘 α 微球蛋白-1(placental alpha macroglobulin-1,PAMG-1),可溶性细胞间黏附分子-1(soluble intercellular adhesion molecule-1,sICAM-1)。在有规律宫缩且胎膜完整者中有高达 19%～30% 的假阳性率,有一定的敏感性和特异性,主要应用于难确诊且无规律宫缩的可疑 PROM 孕妇。

(4)超声检查:在排除其他原因导致的羊水过少的前提下,超声检查提示羊水量明显减少,应高度怀疑 PROM。

三、并发症

足月 PROM 常常是临产的先兆,50% 的孕妇在胎膜破裂后 12h 内自行临产,20% 的孕妇在 12～24h 内临产,25% 的孕妇在 24～72h 内临产,5% 的孕妇 72h 内仍不能临产。

足月 PROM 的主要并发症是宫内感染。破膜时间越长,感染风险越大,可能导致母体产褥感染、新生儿感染、败血症等。

PPROM 主要并发症是早产,尽管进行积极保胎等处理,仍有约 50% 的 PPROM 在 1 周内分娩。其他常见的并发症有胎儿窘迫、胎盘早剥、羊水过少、脐带受压甚至脐带脱垂。

四、处理

(一)足月 PROM 处理

由于宫内感染概率随破膜时间延长而增加,对于足月 PROM 孕妇如无明确剖宫产指征,宜在破膜后 2～12h 内积极引产,可缩短破膜至分娩的时间,并有效降低绒毛膜羊膜炎及母体产褥感染的风险,而不增加剖宫产率和阴道助产率及其他不良妊娠结局的发生率。子宫颈条件成熟者,缩宫素静脉滴注是首选的引产方法。子宫颈条件不成熟者,可用前列腺素制剂促进子宫颈成熟。有剖宫产指征者宜行剖宫产术。破膜超过 12h 应预防性使用抗生素。

(二)PPROM 处理

1.妊娠小于 24 周

胎儿存活率低,母胎感染风险大,多不主张继续妊娠,以引产为宜。

2.妊娠 24～27^{+6} 周

根据孕妇本人及家属的意愿、新生儿抢救能力等决定是否继续妊娠。

3.妊娠 28～33^{+6} 周

如无妊娠禁忌证,可采用期待治疗。

(1)促胎肺成熟：产前应用糖皮质激素促胎肺成熟能减少新生儿呼吸窘迫综合征（neonatal respiratory distress syndrome，NRDS）、脑室内出血（intraventricular hemorrhage，IVH）和坏死性小肠结肠炎（necrotizing enterocolitis，NEC）的发生。小于35孕周无禁忌证者，均应给予糖皮质激素治疗。

用法：地塞米松6mg肌注，每12h一次，共4次。倍他米松12mg肌注，每24h一次，共2次。使用首剂后24～48h内起效，并维持7天。即使不能完成1个疗程，也能有一定的作用。

(2)预防感染：使用抗生素可延长妊娠并减少产妇和新生儿感染风险。妊娠小于34周PPROM孕妇期待治疗过程中，推荐使用7天疗程的抗生素治疗，可有效降低绒毛膜羊膜炎的发病风险。

(3)抑制宫缩：使用宫缩抑制剂可降低48h内分娩率，但增加了绒毛膜羊膜炎风险。PPROM引起的宫缩多由于亚临床感染诱发前列腺素大量合成及分泌有关，如果有规律宫缩，可予宫缩抑制剂48h，配合完成促进胎肺成熟，常用药物包括利托君、阿托西班等。如果仍有规律宫缩应重新评估绒毛膜羊膜炎和胎盘早剥的风险，如有明确感染或已经进入产程不宜再继续保胎。

(4)胎儿神经系统保护：小于32周者常规使用硫酸镁作为胎儿中枢神经系统保护剂。

4. 妊娠34～36^{+6}周

90%以上的胎儿肺已经成熟，早产儿的存活率接近足月儿，积极引产可以减少绒毛膜羊膜炎、羊水过少、胎儿窘迫等导致的新生儿不良结局；然而在≥34孕周分娩的新生儿中，仍有5%以上的NRDS发生率，2020年ACOG建议对于妊娠34～36^{+6}周有7天内早产风险且未接受过皮质类固醇治疗的孕妇，建议使用单一皮质类固醇治疗。结合我国围产医学状况，中华医学会妇产科学分会建议对34～36^{+6}周的PPROM孕妇，依据其个体情况和当地的医疗水平来决定是否给予促胎肺成熟处理，如果孕妇合并妊娠期糖尿病，建议进行促胎肺成熟处理。

期待治疗期间予高臀位卧床休息，避免不必要的肛查和阴道检查，动态监测羊水量、胎儿情况、胎盘有无早剥及定期监测绒毛膜羊膜炎和临产的征象。若出现感染、胎儿窘迫、胎盘早剥、羊水持续过少，应考虑终止妊娠，病情稳定者可期待至孕34周后终止妊娠。

【案例分析8-3】

1～2.小李停经33^{+4}周，阴道流液2h入院，首先应当行阴道检查了解阴道液的性状及宫颈、胎先露情况。镜下观察羊水结晶是最简单易行的方法，其次可行超声检查、阴道液生化检查等，明确是否为胎膜早破。

3.如胎膜早破诊断成立，处理如下：①予臀高位，尽量减少阴道检查，监测母体生命体征，胎心监护等；②糖皮质激素促进胎肺成熟；③破膜12h予抗生素预防绒毛膜羊膜炎；④根据患者实际情况，酌情使用宫缩抑制剂。

五、绒毛膜羊膜炎

绒毛膜羊膜炎（chorioamnionitis，CAM）是指发生在母体组织和胎儿膜（绒毛膜蜕膜间隙）或胎儿附属物（绒毛膜羊膜、羊水、脐带）间的宫内感染或炎症。CAM分为临床型绒毛膜羊膜炎(clinical chorioamnionitis,CCAM)和组织学绒毛膜羊膜炎(histologic chorioamnionitis,HCAM)。CCAM诊断标准:孕妇体温>37.8℃;子宫压痛;宫腔异味;孕妇心率>100次/min;胎儿心率>160次/min,符合2条及以上。HCAM诊断标准:绒毛膜、羊膜、胎膜、脐带任一组织中出现炎症细胞浸润(>5/HP),孕妇无临床表现。

【课堂小结】

胎膜早破是围产期常见并发症,可增加早产率和围产儿死亡率。评估和治疗足月和未足月胎膜早破仍具挑战性。临床管理取决于孕周,母体、胎儿状况及是否出现并发症。如无禁忌证,孕周小于34周的PPROM孕妇应尽量延长至34周。如胎儿已足月应及时终止妊娠。期待治疗过程中应减少不必要的阴道检查及肛查,密切监测母胎状况,及时发现并发症。治疗方法主要包括:类固醇激素促进胎肺成熟,硫酸镁预防神经管畸形,抗生素预防感染,必要时可使用宫缩抑制剂。

【课后思考】

1. 胎膜早破有哪些并发症?
2. 未足月胎膜早破处理方式有哪些?

【视频资源】

8-3 胎膜早破

学习笔记:

_____

_____

_____

【知识拓展】

妊娠期B族链球菌管理

B族链球菌(group B streptococcus,GBS)又称无乳链球菌,是新生儿感染的主要原因。新生儿GBS早发性疾病(early-onset disease,EOD)的主要危险因素是GBS在母体泌尿生殖道和胃肠道的定植。约10%～30%的孕妇感染GBS,40%～70%在分娩过程中或破膜后垂直传播给新生儿,在没有抗生素预防的情况下,1%～2%的新生儿会发展成GBS-EOD。有效预防GBS-EOD的关键措施包括产前筛查、产时抗生素预防的实施以及与儿科共同诊治。

1. 筛查时机

既往建议35周,2020年ACOG指南建议所有孕妇在36～37^{+6}周进行GBS筛查(除非有GBS菌尿、既往GBS感染新生儿分娩史,此类按GBS筛查阳性处理),该推荐筛查时间为有效的培养结果提供了5周的时间窗。

2. 抗生素预防GBS指征

(1)既往婴儿有早发性GBS感染史;

(2)肛拭子/阴拭子GBS筛查(+)或本次GBS菌尿史;

(3) GBS 情况不明有以下危险因素:①有明显早产风险;②PPROM 或足月 PROM 破膜
≥18h;③T≥38℃。

3.抗生素选择

抗生素首选青霉素,氨苄西林是理想的青霉素代替药物。第一代头孢菌素(即头孢唑
啉)适用于青霉素过敏的孕妇。对于接触青霉素有过敏反应高风险的女性,GBS 药敏提示克
林霉素敏感时,选用克林霉素。如克林霉素不敏感可选用万古霉素。一旦怀疑羊膜腔感染,
应选用覆盖多种微生物和 GBS 的广谱抗生素。

(1)青霉素:一线用药,青霉素 G 300 万单位,每 4h 一次至分娩(首剂加倍)。

(2)氨苄西林:1g,每 4h 一次至分娩(首剂加倍)。

(3)头孢唑啉:用于青霉素过敏者,1g,每 8h 一次至分娩(首剂加倍)。

(4)克林霉素:0.9g,每 8h 一次至分娩。

(5)万古霉素:按体重 20mg/kg 给药,单次剂量不超过 2g,每 8h 一次至分娩。

第四节　羊水量异常

【案例 8-4】

患者,小张,女性,28 岁,1-0-1-1,因"停经 35 周,腹胀 3 天"于 2020 年 7 月 2 日入
院。患者平素月经规律,3～4 天/28 天,末次月经 2019 年 11 月 1 日。孕期规律产
检,未见异常。近 3 天感腹胀明显,稍感胸闷。无腹痛,无阴道流血流液等不适。产
科检查:宫高 35cm,腹围 120cm,子宫张力大,胎位触诊不清,胎心率 145 次/min,胎
心音遥远,宫缩未及。

讨论

1. 可能的诊断是什么?

2. 怎样明确诊断?

3. 如何处理?

羊水是妊娠期间羊膜腔内的液体,在胎儿生长发育过程中发挥着重要作用,是维持正常
妊娠不可或缺的因素之一。适宜的羊水能避免胎儿受压,防止胎儿畸形,同时胎儿吞咽、吸
入羊水可促进消化道和肺的发育。

羊水的形成是由母体、胎儿、胎盘以及胎膜共同协调完成的。妊娠早期的羊水主要来源
于母体血清透过胎膜产生的透析液;妊娠 11～14 周时胎儿肾已有排尿功能,妊娠中晚期胎
儿尿液是羊水主要来源;到妊娠晚期,胎肺发育后每天约有 200ml/kg 肺泡液分泌入羊膜腔
参与羊水形成。胎儿吞咽是羊水吸收主要途径,妊娠 18 周胎儿出现吞咽动作,至足月时胎
儿每天吞咽 500～700ml 羊水;此外,胎盘、脐带、胎儿未角化的皮肤也参与羊水吸收。

羊水量在妊娠的过程中逐渐增多,从妊娠 16 周时约 200ml 逐渐增加至 38 周时约
1000ml,以后逐渐减少。妊娠 40 周时约为 800ml,妊娠 42 周时减少为 540ml。在正常情况
下,羊水产生与吸收维持动态平衡,使羊水量相对恒定。一旦这个平衡被打破,可导致羊水

过多或羊水过少,从而产生一系列并发症,严重时可威胁母胎生命。

一、羊水过多

妊娠期羊水量超过 2000ml,称为羊水过多(polyhydramnios),是常见的妊娠并发症之一,发生率约为 0.5%～1%,常与胎儿畸形、妊娠期糖尿病、多胎妊娠等相关,可增加胎儿窘迫、胎膜早破、胎盘早剥、早产、脐带脱垂、产后出血的风险,对围产期母儿预后造成显著影响。

按照疾病进展可分为慢性羊水过多和急性羊水过多。慢性羊水过多较为多见,常发生在妊娠晚期,表现为羊水在数周内缓慢增加,孕妇症状较轻;急性羊水过多较为少见,多发生在 20～24 周,表现为羊水在数日内迅速增加,常有明显压迫症状。

(一)病因

羊水过多的病因复杂,其中大约 1/3 原因不明,称为特发性羊水过多。已知病因包括:

1. 胎儿因素

(1)胎儿异常:以神经系统及消化系统畸形最常见。神经系统畸形主要见于无脑儿、脊柱裂及神经管缺陷。由于脑脊膜暴露于羊膜腔内,不断渗出液体而导致羊水过多。同时胎儿中枢神经系统缺陷可导致中枢吞咽功能障碍,使羊水吸收减少,导致羊水过多。消化道畸形主要表现为食管闭锁、十二指肠闭锁、十二指肠严重狭窄等,胎儿吞咽后通道的闭锁和狭窄,羊水不能吸收或吸收缓慢,从而导致羊水积聚。其他包括腹壁缺陷、膈疝、胎儿染色体或遗传基因异常、代谢性疾病等。

(2)双胎妊娠:双胎羊水过多发生率约为 10%,可能与胎盘之间的血管吻合方式相关。当发生双胎输血综合征时,两个胎儿间血液循环失衡,表现为受血胎儿呈高血容量,多尿而发生羊水过多,而供血胎儿血容量不足则发生羊水过少。

(3)巨大儿:巨大儿羊水过多发生率明显增高,可能与胎盘、胎儿血供丰富,肾血流量多有关。

(4)胎儿贫血:如血型不合(尤其是 Rh 血型不合)、胎儿宫内感染、先天性白血病等均可导致胎儿贫血。严重贫血时羊水中的乳酸浓度增加,使羊膜渗透性增加,从而使羊水增加。

2. 母体因素

(1)妊娠期糖尿病:可能与胎儿高血糖、高渗透性利尿致胎儿尿量增多使羊水过多有关。同时,羊水中含糖量增加,渗透压增高进一步使体液渗入羊膜腔,最终羊水增多。此外,妊娠期糖尿病的孕妇所生胎儿畸形、巨大儿发生率也较正常妊娠时增高,这些并发症亦可导致羊水过多。

(2)血型不合:母儿血型不合,尤其 Rh 血型不合,容易发生溶血而致胎儿贫血,肝脾为代偿造血而肿大。当肝功能受损时可产生低蛋白血症,进而发生胎儿水肿,尿量增加,此外,贫血继发缺氧导致的乳酸浓度蓄积可使羊膜渗透性增加,也参与了羊水过多的发生。

(3)其他因素:母体其他因素包括高龄、经产、吸烟、滥用药物等。

3. 胎盘因素

胎盘绒毛血管瘤、巨大胎盘、帆状胎盘附着等也可导致羊水过多。

(二)临床表现及体征

慢性羊水过多常无明显不适,部分患者可有轻微压迫症状,尚能忍受;急性羊水过多压迫症状较明显,表现为腹胀、呼吸困难,甚至发绀。体格检查可见腹壁皮肤紧绷发亮,皮肤变薄,当增大的子宫压迫下腔静脉时,可出现下肢及外阴水肿;触诊子宫张力大,宫高、腹围大于同期孕周,胎位不清,胎心音遥远。

【案例分析 8-4】

　　1~2.小张停经 35 周,主诉腹胀,测量宫高、腹围大于孕周,子宫张力大,胎位不清,胎心音遥远。孕妇出现腹胀、胸闷,测量宫高、腹围明显大于孕周,在排除多胎妊娠的前提下,应考虑巨大儿、羊水过多,可行超声检查明确诊断。

　　3.若超声提示羊水过多,可进一步对羊水过多的病因进行排查,包括胎儿疾病筛查、母体糖耐量试验、Rh 阴性者检测母体血型抗体滴度等。

(三)诊断

超声检查:羊水最大暗区垂直深度(amniotic fluid volume,AFV)指不含胎儿及脐带的宫腔内羊水最大暗区的垂直深度。AFV≥8.0cm 诊断为羊水过多。

以母体脐水平线及腹白线为标志,将子宫人为划分出左上、左下、右上、右下四个象限,分别测量四个象限内羊水最大深度,四个测值之和为羊水指数(amniotic fluid index,AFI),AFI≥24cm 诊断为羊水过多。羊水过多分度见表 8-3。

表 8-3　羊水过多分度

分度	AFI	AFV
轻度	24.0~29.9cm	8.0~11.9cm
中度	30.0~34.9cm	12.0~15.9cm
重度	≥35.0cm	≥16.0cm

(四)治疗

1.合并胎儿结构异常

评估胎儿结构异常严重程度,根据救治条件、患者意愿决定是否终止妊娠。

2.合并正常胎儿

积极寻找病因,治疗原发病。症状重者可行经腹羊膜腔穿刺术适量放羊水,放液速度≤500ml/h,总量≤1500ml,放液过程应严密监测生命体征。症状严重者可考虑终止妊娠。既往认为孕周≤32 周,可短时间使用吲哚美辛抑制剂治疗羊水过多,但目前证据无法证实吲哚美辛能改善母儿结局,故不推荐使用吲哚美辛治疗羊水过多。对于轻度羊水过多目前不推荐提前引产,计划引产应满 39 周。

3.分娩处理

羊水过多不是剖宫产指征,分娩过程中应警惕脐带脱垂、胎盘早剥;羊水过多应警惕发生产后出血可能。

【案例分析 8-4】

　　小张初步诊断为"羊水过多",现停经 35 周,产检胎儿未发现异常,此次入院主要症状为腹胀。根据母儿状况综合处理,35 周胎肺已成熟,可与患者沟通后终止妊娠。如患者要求期待治疗,可予吸氧,电子胎心监护,定期复查超声,如过程中羊水仍进行性增多或症状加重,经充分告知后可行羊膜腔穿刺术,适量放羊水或终止妊娠。

二、羊水过少

妊娠晚期羊水量少于 300ml,称为羊水过少(oligohydramnios)。羊水过少是妊娠晚期常见并发症之一,发生率为 0.4%~4%,可增加胎儿宫内窘迫、新生儿窒息、新生儿死亡率的风险,并增加剖宫产率,严重影响围产期母儿的预后。

(一)病因

1.胎儿因素

以泌尿系统结构异常最为常见,如先天性肾缺如或泌尿系统梗阻等使胎儿排尿减少,羊水生成减少。

2.胎盘功能减退

胎盘功能减退导致胎儿生长受限、胎儿慢性缺氧导致血液重新分配,肾血流量减少导致胎儿尿生成减少。

3.羊膜疾病

羊膜通透性病变及炎症、宫内感染可使羊水减少。

4.母体因素

母体血容量不足、妊娠期高血压、长期使用抗利尿激素、免疫系统疾病等。

(二)临床表现及体征

羊水过少的临床表现多不典型,部分孕妇可有腹部不适,子宫裹紧胎儿感,胎盘功能减退者常有胎动减少;查体可见子宫敏感,宫高、腹围小于孕周。临产后经阴道检查通常无明显羊膜囊,且人工破膜时会发现羊水量极少。

(三)对妊娠的影响

妊娠早期出现的羊水过少常合并胎儿畸形,多数以流产为结局;妊娠中晚期常可导致胎儿发育畸形(如肢体短缺、胎肺发育不全等)、胎儿宫内生长受限、胎儿窘迫等。临产时羊膜囊不能很好地压迫子宫下段,加之羊水缓冲作用减弱使得不协调性宫缩发生率显著增加,可导致产程延长,增加了剖宫产率。

(四)诊断

超声检查是最重要的辅助检查方法,妊娠晚期 AFV≤2cm 或 AFI≤5cm 为羊水过少,AFV≤1cm 为严重羊水过少。由于使用 AFI 诊断羊水过少会出现较高假阳性率,目前 ACOG 建议使用 AFV 诊断羊水过少以减少不必要的产科干预。

(五)治疗

1.合并胎儿结构异常

评估胎儿结构异常严重程度,根据救治条件、患者意愿决定是否终止妊娠。

2.合并正常胎儿

(1)终止妊娠:足月妊娠,估计胎儿储备良好,可先行人工破膜,根据羊水量与性状,决定是否行缩宫素引产;胎盘功能严重不良、胎儿窘迫者应立即剖宫产终止妊娠。

(2)期待治疗:未足月,以保守期待治疗为主,尽可能延长孕周,必要时剖宫产。保守治疗主要以补液为主,饮水增加羊水的效果优于静脉补液。

【课堂小结】

1.羊水过多

临床表现　①腹胀、胸闷
②宫高、腹围大于孕周
③胎位不清、胎心音遥远

诊断　①AFV≥8cm
②AFI≥24cm
③胎儿疾病筛查

治疗　①胎儿结构异常：根据患者意愿、救治条件选择治疗或终止妊娠
②正常胎儿：治疗原发病；羊膜腔穿刺放羊水；适时终止妊娠

2.羊水过少

临床表现　①子宫敏感
②宫高、腹围小于孕周

诊断　①AFV≤2cm
②AFI≤5cm
③胎心监护
④胎儿染色体检查

治疗　①胎儿致死性结构异常：终止妊娠
②正常胎儿：检测胎儿宫内状况；补液（饮水或静脉补液）

【课后思考】

1.羊水过多常见原因有哪些?

2.羊水异常需要做哪些辅助检查?

3.如何处理羊水过少?

【视频资源】

8-4　羊水过多

学习笔记：

_____

_____

_____

【知识拓展】

水通道蛋白

　　水通道蛋白(aquaporin,AQP)广泛存在于动、植物及微生物细胞膜上,是一类对水具有高度选择性的通道蛋白。AQP 分为不同亚型,分布于不同的组织,属于疏水性小分子跨膜蛋白,分子量平均为 30000。AQP 参与多种生理和细胞功能,如腹膜透析、眼压维持、羊水量平衡等。AQP 在胎盘和胎膜中的表达在母胎体液平衡中起重要作用,目前为止已经发现 AQP1、AQP3、AQP8、AQP9 在人和动物的胎膜和胎盘中均有表达。AQP1 在调节羊水的输送方面具有积极作用,APQ1 的表达和羊水量呈正相关,在羊水过少患者羊膜中可检测到 APQ1 表达下降,相反,APQ1 表达增高则见于羊水过多患者羊膜中。羊膜 AQP8 与 AQP9 的表达明显增加可能与羊水过少的代偿机制有关。此外,AQP3 在病理性胎盘(如先兆子痫)的胎盘凋亡调控中具有关键作用。妊娠期糖尿病患者胎盘中的 AQP9 表达水平升高,通过介导甘油向胎儿转运,增加了巨大胎儿的发生率。

第五节　脐带异常

> **【案例 8-5】**
>
> 　　患者经产妇,28 岁,1-0-2-1。因"停经 39 周,阵发性腹胀 3h"于 2020 年 10 月 12 日 13:20 入院;产科检查:宫高 32cm,腹围 101cm,胎心率 147 次/min,宫缩 2～5min/次,持续 10～15s,强度 30%～50%,CST(—),宫颈管消退 30%,宫口扩张 2cm,先露头,先露—3cm,胎膜未破。胎儿及附属物超声检查:双顶径 9.3cm,股骨长 7.2cm,胎盘位于前壁,羊水指数 13cm。15:10 自然破膜,羊水清,破膜后听胎心下降为 76 次/min。
>
> 　　**讨论**
>
> 　　1. 可能的诊断是什么?
>
> 　　2. 如何处理?

　　脐带是宫腔内连接胎儿与胎盘间的条索状组织,是母胎间气体、营养物质及代谢产物交换的纽带。正常脐带包括 1 条脐动脉、2 条脐静脉,长 30～100cm,直径 0.8～2.0cm,可有 6～11 周的生理性扭转。

　　脐带异常是脐带非正常结构或形态特征的总称,是妊娠期常见高危因素之一,可分为脐带先露异常、脐带长度异常、脐带附着异常、脐带扭转、脐带缠绕、脐带打结、脐血管数目异常。脐带异常可影响胎儿的血供及生长发育,导致胎儿窘迫,甚至死亡。加强孕期检查对降低脐带异常所致的围产儿死亡率具有重要意义。

一、脐带先露与脐带脱垂

脐带先露(presentation of umbilical cord)又称隐性脐带脱垂,是指胎膜未破时脐带位于胎先露部前方或一侧。脐带脱垂(prolapse of umbilical cord)是指胎膜破裂时脐带脱出于宫颈口外,降至阴道内甚至露于外阴部(图8-8)。

1.危险因素

(1)胎位异常、头盆不称等使胎先露与骨盆入口之间存在间隙使脐带滑入;

(2)胎儿较小或羊水过多;

(3)脐带过长或脐带附着异常;

(4)多胎妊娠第二胎娩出前。

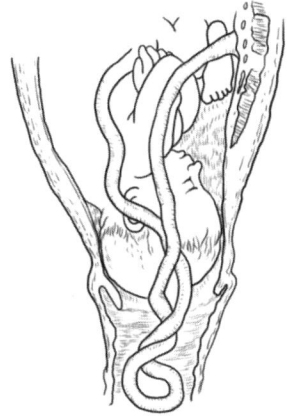

图 8-8　脐带脱垂

2.诊断

(1)脐带先露:胎膜未破,宫缩时胎心率减慢,间歇期恢复慢或不恢复,上推先露部、改变体位后好转,应考虑脐带先露。

(2)脐带脱垂:胎膜已破,胎心率异常,阴道检查触及脐带或脐带动脉搏动,超声检查有助于明确诊断。

3.处理

(1)脐带先露:经产妇,头先露,胎膜未破,宫缩良好者,取臀高位,密切观察胎心率,待胎头衔接,若宫口逐渐扩张,胎心率持续良好,可经阴道分娩。初产妇,足先露或肩先露应行剖宫产术。

(2)脐带脱垂:宫口开全前,若确诊脐带脱垂,应做好剖宫产相关术前准备。应尽量减少对阴道外脱垂脐带的操作以防止血管痉挛的发生。使用人工操作、充盈膀胱、膝胸位或左侧卧位等提高胎先露的位置以预防脐带压迫。如果为防止脐带压迫进行相关操作后,胎心率持续性异常,在进行术前准备的同时应行保胎治疗,可皮下给予特布他林0.25 mg减少宫缩以及限制心动过缓。如宫口开全,预计可以快速、安全阴道分娩者,可尝试阴道分娩;若不能很快阴道分娩,应尽快剖宫产终止妊娠。

二、脐带长度异常

脐带正常长度为30～50cm,短于30cm者为脐带过短(excessively short cord),长于100cm者为脐带过长(excessively long cord),多无特异性临床表现。脐带过短可出现胎先露下降受阻、胎儿窘迫,严重者可有胎盘早剥;脐带过长则脐带脱垂、缠绕、打结发生率增加。

如无并发症脐带长度异常一般无需处理,如合并胎盘早剥、胎儿窘迫、脐带脱垂等并发症时,需及时进行干预。

三、脐带附着异常

正常情况下脐带附着于胎盘胎儿面近中央处。胎盘附着处异常包括球拍状胎盘、帆状胎盘、前置血管。

(1)球拍状胎盘(battledore placenta):脐带附着于胎盘边缘(图8-9)。

(2)帆状胎盘(velamentous placenta):脐带附着于胎膜上,脐带血管通过羊膜与绒毛膜间进入胎盘(图 8-10)。

(3)前置血管(vasa previa):胎膜上的血管跨过宫颈内口位于胎先露前方。

超声检查时应注意脐带附着部位,诊断为脐带帆状附着和前置血管的孕妇应密切观察,胎儿成熟后行择期剖宫产。

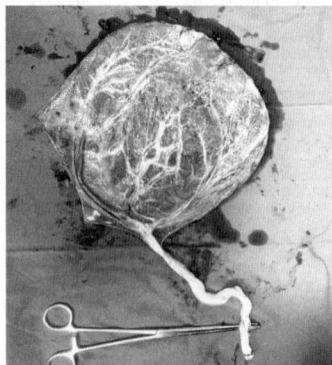

图 8-9　球拍状胎盘　　　　图 8-10　帆状胎盘

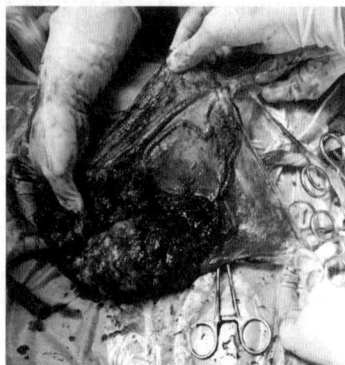

四、脐带扭转

生理扭转可达 6～11 周,过分扭转可引起脐血管闭塞或血栓形成(图 8-11),导致胎儿窘迫甚至胎死宫内,依据胎儿宫内状况决定治疗方式。

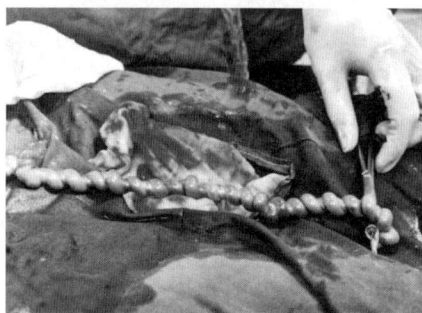

图 8-11　脐带扭转

五、脐带缠绕

脐带围绕胎儿颈部、四肢、躯干者称为脐带缠绕(cord entanglement),是产科疾病中较为常见的一种妊娠并发症,其中 90% 为脐带绕颈,以绕颈一周居多。由于脐带自身具有延展性,在一定程度内牵拉脐带对胎儿造成的影响并不明显,当造成脐带受压、扭曲、过度拉伸时,可使脐血循环障碍,从而增加胎儿窘迫、新生儿窒息及胎儿死亡等发生率。

(1)危险因素:胎儿过小或羊水过多、脐带过长、胎动频繁。

(2)诊断:脐带缠绕的临床表现与脐带缠绕松紧、周数、脐带长短有关,可表现为胎先露下降受阻,胎儿窘迫。胎心监护:可有频繁变异减速。超声检查:脐带缠绕处皮肤压迹,周围见环形血流信号,1 周—U 型,2 周—W 型,≥3 周—锯齿型。

(3)处理:监测胎心,吸氧,改变体位,如经上述处理后仍有频繁变异减速应及时终止妊娠。

六、脐带打结

脐带打结包括假结和真结。脐带假结对胎儿多无危害。脐带真结未拉紧无症状,拉紧后胎儿血供中断,可致胎死宫内(图8-12)。脐带真结产前难以发现,多在分娩后确诊。脐带打结如不影响胎儿血循

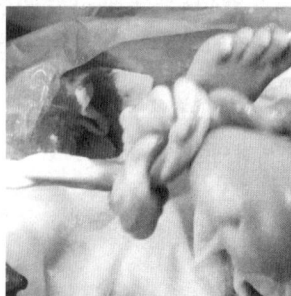

图 8-12　脐带真结

环,可以观察,如出现胎儿血循环受阻导致胎儿窘迫,应尽快终止妊娠。

七、脐血管数目异常

单脐动脉(single umbilical artery)是指脐带中只有一条脐动脉和一条脐静脉。需行产前诊断,如不伴胎儿结构异常,多预后良好。如合并胎儿结构异常,根据医疗卫生条件及患者意愿决定是否终止妊娠。

【案例分析8-5】

　　1.本例患者为经产妇,停经39周,入院时规律宫缩,宫口扩张2cm,胎膜破裂后胎心率下降,怀疑存在脐带脱垂,故应先阴道指检确诊。

　　2.如确诊脐带脱垂应行剖宫产终止妊娠,同时可将手置于阴道内上推胎先露防止脐带受压,至胎儿娩出方可取出阴道内的手。

【课堂小结】

危险因素 → ①胎位异常、头盆不称;
②胎儿较小或羊水过多;
③脐带过长或脐带附着异常;
④多胎妊娠第二胎娩出前。

诊断 → 胎膜未破,胎心变异减速,改变体位恢复者
需考虑胎膜破裂后阴道内触及脐带或脐血管搏动

处理 → 根据胎儿宫内情况综合处理

【课后思考】

1.脐带异常分为哪几类?

2.如何处理脐带脱垂?

【知识拓展】

脐带发育

妊娠早期胚胎有较厚的胚胎茎,包含2条脐动脉、1条脐静脉、尿囊及原始中胚层。妊娠第5周,羊膜扩展至整个胚外体腔使卵黄囊远离胚胎茎,胚胎茎表面覆盖管状羊膜外胚层,形成脐带,脐带直径较胚胎茎狭窄,长度迅速增加。

第九章　正常分娩

第一节　决定分娩的因素

【案例 9-1】

　　孕妇,29 岁,1-0-1-1,因"停经 40^{+4} 周,阴道流液 4h"入院。孕期规律产检,体重增加约 18kg。4h 前出现阴道流液,偶有下腹胀,胎动如常。体格检查:骨盆外测量径线正常,宫高 38cm,腹围 107cm,胎位枕左前(LOA),胎心率 143 次/min,估计胎儿体重 4100g。入院阴道检查:宫颈质软,居中,未消退,宫口未开,胎先露－3cm。羊水结晶(＋)。B 超:双顶径 9.7cm,头围 33.1cm,腹围 34.6cm,股骨长 7.3cm。因胎膜早破予催产素静滴引产。6h 后宫口开全,先露－2cm,胎位枕左后(LOP),尝试手法旋转胎位失败,拟第二产程延长行剖宫产术。新生儿出生体重 4200g,1 分钟、5 分钟 Apgar 评分均为 10 分。

讨论

　　1. 该孕妇剖宫产的指征是什么?

　　2. 有哪些因素影响分娩?

　　分娩是一个生理过程,涉及子宫肌层、蜕膜和宫颈一系列有序的改变。决定分娩的因素包括产力、产道、胎儿和社会心理因素。产力将胎儿及附属物逼出子宫,大小、胎位适应的胎儿通过足够大的产道娩出母体。而产力又受到产道、胎儿、社会心理因素的影响。任何一个因素出现异常或四大因素不能适应都会影响分娩,使分娩进展受阻导致异常分娩。

一、产力

　　将胎儿及其附属物逼出子宫的力量称为产力,包括子宫收缩力(简称宫缩)、腹肌及膈肌收缩力(统称腹压)、肛提肌收缩力。

　　1. 子宫收缩力

　　(1)妊娠期子宫活动

　　妊娠期子宫活动可分为 4 个生理阶段:抑制阶段、激活阶段、刺激阶段、复旧阶段。

　　①抑制阶段:在妊娠的大部分时间里,多种抑制剂使子宫肌层处于功能性静息状态。这些因子包括孕激素、前列环素、松弛素、一氧化氮、肾上腺髓质素、血管活性肠肽等。

　　②激活阶段:妊娠晚期孕激素对子宫的抑制作用功能性撤退,而分娩发动激素水平升

高,导致子宫收缩相关蛋白(contraction-associated protein,CAP)的表达升高,特异性离子通道激活,连接蛋白水平上调,进而激活子宫肌层。

③刺激阶段:子宫肌层被激活后,内源性和外源性宫缩激动剂前列腺素 E_2(prostaglandin E_2,PGE_2)、前列腺素 $F_{2\alpha}$(prostaglandin $F_{2\ alpha}$,$PGF_{2\alpha}$)及缩宫素刺激子宫收缩,进而诱发分娩。

④复旧阶段:分娩后子宫复旧,这一过程主要由缩宫素介导。

(2)子宫收缩的特性

子宫收缩力是主要产力,作用包括使宫颈管消退、宫口扩张、胎先露下降、胎儿及胎盘排出。正常宫缩特点包括节律性、对称性、极性、缩复作用。

①节律性:子宫收缩具有节律性,包括宫缩期及间歇期。宫缩期由进行期、极期、退行期组成。子宫节律性宫缩是临产的重要标志,随着产程的进展宫缩期逐渐延长,宫缩强度增强,间歇期逐渐缩短。第一产程宫缩一般持续 30～40s,间歇 5～6min。进入第二产程后宫缩达到持续 60s,间歇 1～2min。临产后宫缩如图 9-1 所示。

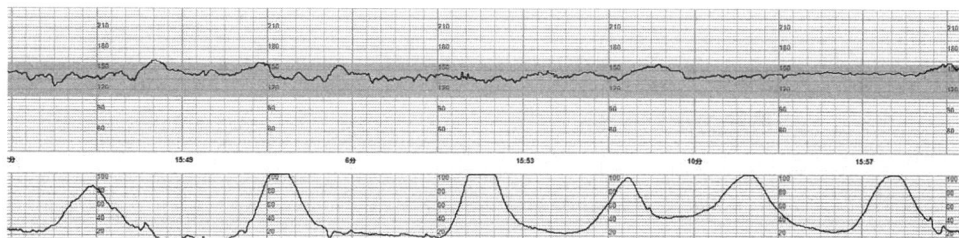

图 9-1　临产后宫缩

②对称性:子宫肌层内环外纵中交叉状排列。正常宫缩起源于两侧宫角,在中线汇集后向下传导,子宫形态异常可能会导致异常子宫收缩。

③极性:子宫底部收缩力是子宫下段的 2 倍,因此宫缩力学效果是将胎儿及附属物排出宫腔。

④缩复作用:妊娠期子宫平滑肌细胞延长,肌浆中有大量的粗细肌丝,临产后子宫平滑肌收缩,肌细胞质膜皱缩,胞浆浓缩,肌纤维变短;间歇期肌纤维虽不再继续缩短,但不会回到原来的长度,最终使宫腔容量变小直至胎儿及附属物的排出。

2.腹肌及膈肌

第二产程前羊膜囊或胎头压迫盆底组织及直肠会反射性引起排便感,腹肌及膈肌收缩力(腹压)是第二产程产力的重要构成部分。配合宫缩适时正确使用腹压有助于胎儿、胎盘娩出。常见的使用腹压的方式包括立即使用腹压和延迟使用腹压。如胎心监护正常而胎先露高,可待胎先露进一步下降再使用腹压,这样可减少使用腹压时间,避免孕妇疲劳;如分娩过程中出现母儿并发症需要尽快结束分娩者,一旦宫口全开则尽快开始使用腹压,可尽量缩短第二产程。

3.肛提肌

肛提肌起于耻骨后面与坐骨棘之间的肛提肌腱弓,止于会阴中心腱、直肠壁、尾骨和肛尾韧带,左右联合成漏斗状。在分娩过程中肛提肌收缩可协助胎头完成内旋转、仰伸,协助胎盘娩出。

二、产道

产道是胎儿从母体娩出的通道,分为骨产道和软产道。

1. 骨产道

骨产道由三个假想的平面构成,分别为骨盆入口平面、中骨盆平面、骨盆出口平面(图 9-2),其大小形状和分娩密切相关。

(1)骨盆入口平面(pelvic inlet plane):横椭圆形,前方为耻骨联合上缘,两侧为髂耻缘,后方为骶岬上缘(图 9-3)。有以下 4 条径线:

①入口前后径:也称真结合径。耻骨联合上缘中点至骶岬上缘正中间的距离,平均值约为 11cm,是胎先露部进入骨盆入口的重要径线,与胎先露衔接关系密切。

②入口横径:左右髂耻缘间的最大距离,平均值约为 13cm。

③入口斜径:为骶髂关节至对侧髂耻隆突间的距离,左右各一,平均值约为 12.75cm。

(2)中骨盆平面(mid-plane of pelvis):纵椭圆形,为骨盆腔最狭窄部分,前方为耻骨联合下缘,后为骶骨下端,两侧为坐骨棘(图 9-4)。有以下 2 条径线:

①骨盆前后径:耻骨联合下缘中点至骶骨下段的距离,平均值约为 11.5cm。

②中骨盆横径:又称坐骨棘间径,为两侧坐骨棘距离,平均值约为 10cm,其长度与内旋转密切相关。

(3)骨盆出口平面(pelvic outlet plane):由两个三角形组成。以坐骨结节内侧缘连线为底边,前三角顶端为耻骨联合下缘,后三角顶端为骶尾关节,两侧为骶结节韧带(图 9-5)。有以下 4 条径线:

①出口横径:也称坐骨结节间径,为两侧坐骨结节内侧缘的距离,平均值约为 9cm。

②出口前后径:耻骨联合下缘至骶尾关节间的距离,平均值约为 11.5cm。

③出口前矢状径:前三角的"高",为耻骨联合下缘至坐骨结节连线中点的距离,平均值约为 6cm。

④出口后矢状径:后三角的"高",为骶尾关节至坐骨结节连线中点的距离,平均值约为 8.5cm。

如坐骨结节间径小于 7cm,则加测后矢状径,若两者之和大于 15cm 则可经后三角分娩。

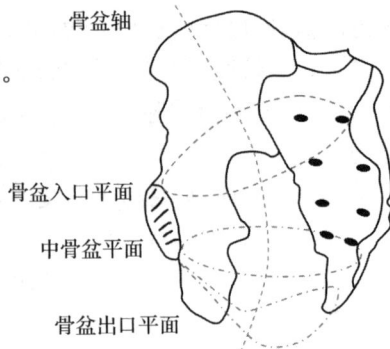

图 9-2 骨产道示意

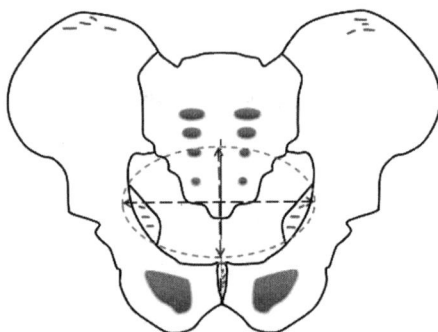

图 9-3 骨盆入口平面

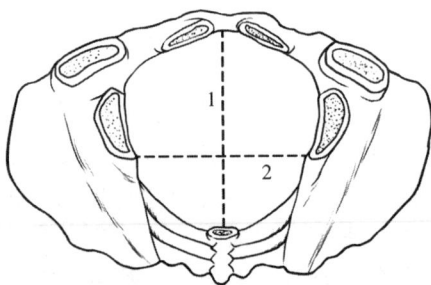

1. 前后径 11.5cm;2. 横径 10cm

图 9-4 中骨盆平面

(4)骨盆轴与倾斜度:骨盆轴是连接骨盆各假想平面中点的曲线,正常骨盆轴呈弧形(图9-6)。仰卧位时,骨盆轴前段向后,中段水平,后段向下。直立位时骨盆入口与水平面呈一定角度,称为骨盆倾斜度,一般为60°,骨盆倾斜度过大可影响胎儿衔接。

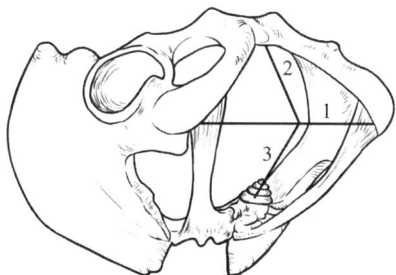

1.出口横径;2.出口前矢状径;3.出口后矢状径

图9-5　骨盆出口平面

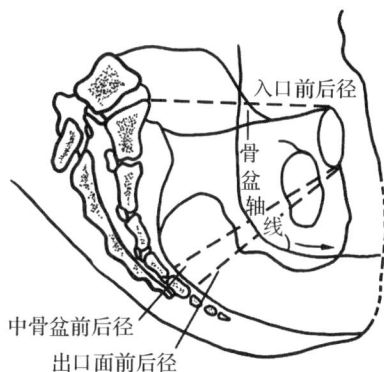

图9-6　骨盆轴

2.软产道

软产道由子宫下段、宫颈、阴道及盆底软组织组成,分娩过程中经历子宫下段形成、宫颈管消退、宫口扩张、阴道黏膜改变、盆底肌扩展拉长等过程。

(1)子宫下段:由非孕时的子宫峡部构成,12周为子宫腔的一部分,妊娠末期逐渐拉长成为子宫下段。子宫峡部非孕状态时长度约为1cm,临产后子宫下段可拉长至7~10cm。

(2)宫颈:临产后宫颈的变化表现为宫颈管消退,宫口扩张。初产妇通常是宫颈管先消退后扩张;经产妇一般为宫颈管消退和宫口扩张同时进行。Bishop评分是临床最常用的宫颈评估系统。Bishop评分包括宫口扩张度、宫颈管消退、先露、宫颈硬度、宫口位置(表9-1)。宫口扩张度是Bishop评分5个项目中最重要的一个,评分越高,则阴道分娩的概率越高。

表 9-1　Bishop 评分

	0	1	2	3
宫口扩张度	0	1~2	3~4	≥5
宫颈管消退	0~30%	40%~50%	50%~70%	≥80%
先露	−3cm	−2cm	−1~0cm	+1~+2cm
宫颈硬度	硬	中	软	
宫口位置	后	中	前	

(3)阴道:妊娠期阴道皱襞增多,周围结缔组织变得松软,延展性增加,妊娠期阴道一般不会影响分娩。

(4)盆底软组织:妊娠期雌孕激素水平发生改变,盆底结缔组织中胶原蛋白的代谢加速,使盆底软组织富有延展性。

三、胎儿

分娩过程受胎儿大小、胎方位、胎儿是否存在畸形的影响。超声是用于评估胎儿体重最常见的辅助手段。孕中晚期可根据双顶径、头围、腹围、股骨长来估算胎儿体重,一般而言估算体重与实际体重相差10%为评估准确。然而尽管使用了最精准的模型,仍有15%的胎儿体重高估或低估。

1.胎儿体重

估计胎儿体重（EFW）的变量包括双顶径（BPD）、头围（HC）、腹围（AC）和（或）股骨长（FL）。可能影响 EFW 准确性的其他因素包括孕周（图 9-7）、生长受限或巨大儿、低质量图像、多胎妊娠、种族、性别、胎儿畸形等。

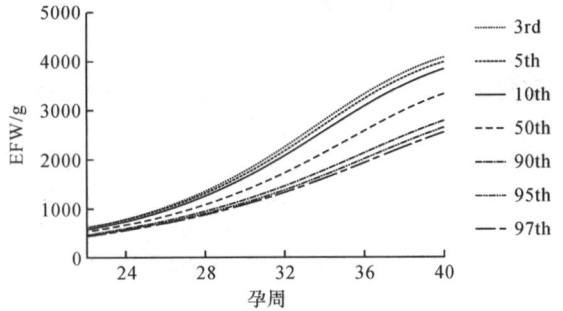

2.胎头颅骨

胎头颅骨由顶骨、额骨、颞骨各两块及枕骨一块构成（图 9-8）。颅骨间的缝隙称为颅缝。两顶骨间为矢状缝。枕骨与顶骨间为人字缝。两颅缝交界的空隙较大处称为颅囟。前囟位于胎头前方，为两额骨与两顶骨的空隙，呈菱形。后囟位于胎头后方，为两顶骨与枕骨之间的空隙，呈三角形。胎头骨缝和颅囟有一定可塑性，分娩时颅骨可略微变形或重叠，从而缩小头颅体积，有利于分娩。

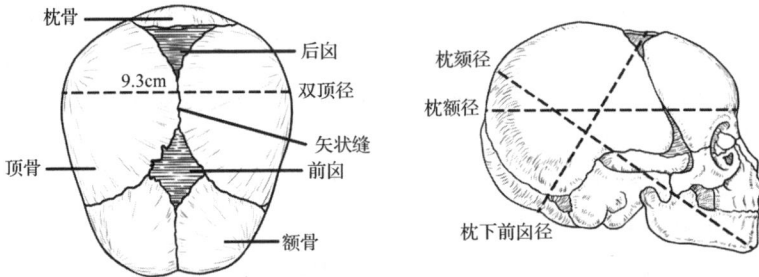

图 9-7　孕周和胎儿体重参考范围

图 9-8　胎儿颅骨、颅缝、囟门及径线

（1）双顶径（BPD）：为两顶骨隆突间的距离，临床用 B 超测定此值判断胎儿大小（图 9-9），妊娠足月时平均值约 9.3cm。

（2）枕额径（occipitofrontal diameter）：自鼻根至枕骨隆突的距离，平均 11.3cm，胎头以此径衔接。

（3）枕下前囟径（suboccipitobregmatic diameter）：自前囟中心至枕骨隆突下方的距离，平均为 9.5cm。

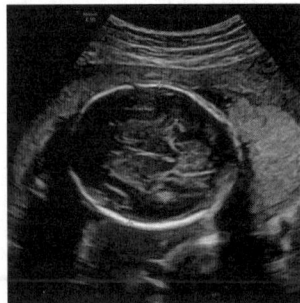

图 9-9　超声测量胎儿双顶径

（4）枕颏径（occipitomental diameter）：自颏骨下方至后囟顶部的距离，平均 13.3cm。

3.胎位

不同胎位如图 9-10 所示。若为纵产式，胎体容易通过产道。头先露是胎头先通过产道，较臀先露更易娩出，头先露又可分为枕先露、面先露、颏先露，分娩时需触清矢状缝及前、后囟，以便确定胎位。头位时，在分娩过程中颅骨重叠，使胎头变形、周径变小，有利于胎头娩出。臀位时，小而软的胎臀先娩出，阴道不能充分扩张，后出胎头时又无变形机会，使胎头娩出困难。大多横产式胎儿经剖宫产取出，也可将胎儿旋转至头先露后经阴道分娩。

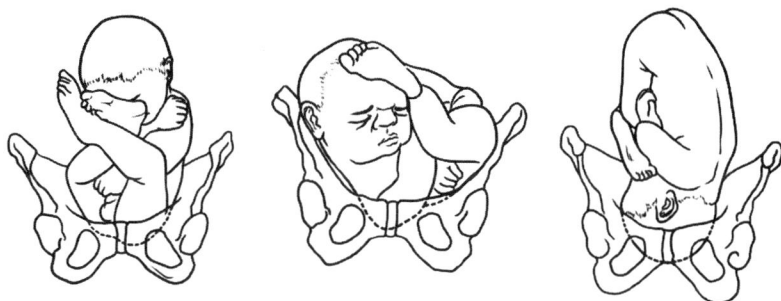

图 9-10　不同胎位(依次是臀先露、肩称露、头先露)

4.胎儿畸形

胎儿某一部分发育异常,如脑积水、联体儿等,由于胎头或胎体过大,通过产道常发生困难。

四、社会心理

分娩是大部分女性需要经历的特殊生理阶段,分娩期心理应激可引起生理变化,因此心理因素也是决定分娩的重要因素。产妇分娩期间紧张、恐惧等不良情绪会提高交感神经兴奋性,释放大量皮质醇、儿茶酚胺等应激物质,降低机体疼痛阈值,导致宫缩乏力而延长产程。孕妇的社会支持主要来源于家庭,有效的社会支持能够降低垂体-肾上腺皮质系统及交感-肾上腺髓质系统的反应性,减少妊娠带来的生理和心理应激。分娩时包括医护人员及家庭在内的支持可为孕妇提供被爱、被尊重的情感体验,激发分娩信心。

【案例分析 9-1】

1.胎头内旋转不良可导致持续性枕后位,已知持续性枕后位危险因素包括初产妇、肥胖、既往枕后位分娩史、硬膜外麻醉、婴儿出生体重≥4000g、孕周≥41 周、黑色人种、骨盆出口狭窄(特别是耻骨弓狭窄)、母亲年龄>35 岁、胎盘前壁。持续性枕后位可导致第二产程延长、第二产程停滞,增加阴道助产及剖宫产率。该孕妇为初产妇,估计胎儿体重 4100g,持续性枕后位,第二产程停滞,经阴道分娩困难,故行剖宫产术。

2.影响分娩的因素包括产力、产道、胎儿、社会心理因素,四者相互影响。本案例,胎儿大小是影响内旋转的重要因素,但不排除孕妇产道异常,存在相对头盆不称因素。如继续试产可能会继发宫缩乏力,而长时间试产会增加孕妇疲劳继而也会影响宫缩,导致产程进展异常。

【课堂小结】

产力	①子宫收缩力；②腹肌及膈肌；③肛提肌
产道	①骨产道；②软产道
胎儿	①胎儿体重；②胎头颅骨；③胎位；④胎儿畸形
社会心理	分娩是女性的特殊生理阶段，心理应激可引起生理变化，也是决定分娩的重要因素

【课后思考】

1. 如何评估胎儿体重?
2. 第二产程异常如何处理?

【知识拓展】

缩宫素

缩宫素是一种多肽类激素,在下丘脑合成后,从垂体后叶脉冲式释放入血,也可由胎盘产生。缩宫素的生物学半衰期为 1～6min,在体内主要通过肾脏和肝脏代谢,妊娠期则主要被胎盘产生的缩宫素酶降解。缩宫素水平在分娩发动前没有明显变化,但子宫肌层缩宫素受体的浓度在妊娠期增加 100～200 倍,在产程早期达到最高水平,使子宫肌层对循环中的缩宫素的敏感性增加。分娩发动中缩宫素发挥重要作用:一方面,通过缩宫素受体介导钙通道及电压介导的钙通道,激活细胞内生化途径,促进子宫收缩,从而直接发挥作用;另一方面,缩宫素可刺激羊膜和蜕膜产生前列腺素,间接发挥促进宫颈成熟及子宫收缩的作用。

第二节　枕先露的分娩机制

胎儿通过产道时被动旋转以其最小径线通过骨盆。枕先露是人类最常见胎位,占95.55%～97.55%,又以枕左前位最为多见,故下面以枕左前位为例阐述分娩机制,如图9-11 所示。

一、衔接

当胎头双顶径进入骨盆入口平面时,胎先露最低点接近或达坐骨棘平面(-1～0cm)叫衔接(engagement),初产妇通常发生在孕晚期,经产妇发生在产程开始时。胎儿衔接时呈半俯屈,以枕额径衔接,胎头矢状缝与骨盆入口斜径一致。枕左前位胎头枕骨位于骨盆左前方。初产妇已临产而胎头仍未衔接,应警惕有头盆不称。

二、下降

下降(descent)是胎头沿骨盆轴前进的过程,胎头下降贯穿分娩全程。宫缩时胎头下降,宫缩间歇期回伸。胎头下降是评估产程进展的标志。第二产程,初产妇胎头下降速度小于1cm/h,经产妇胎头下降速度小于 0.5cm/h 为胎头下降缓慢。若胎头停止下降大于 1h 称为胎头下降停滞。

三、俯屈

枕前位分娩时,胎头下降到骨盆底遇到肛提肌阻力,通过肛提肌的杠杆作用进一步俯屈(flexion)胎儿颈部,使颏部贴近胸部,从而使相对较小的枕下前囟径(平均长 9.5cm)作为胎头入盆的最大衔接直径。这个径线通常可通过产科结合径(平均长 10.5cm),即骨盆入口最短前后径。额先露和面先露分娩时,胎儿颈部仰伸,使得胎头入盆衔接所需直径更大,易发生先露下降缓慢或停滞。

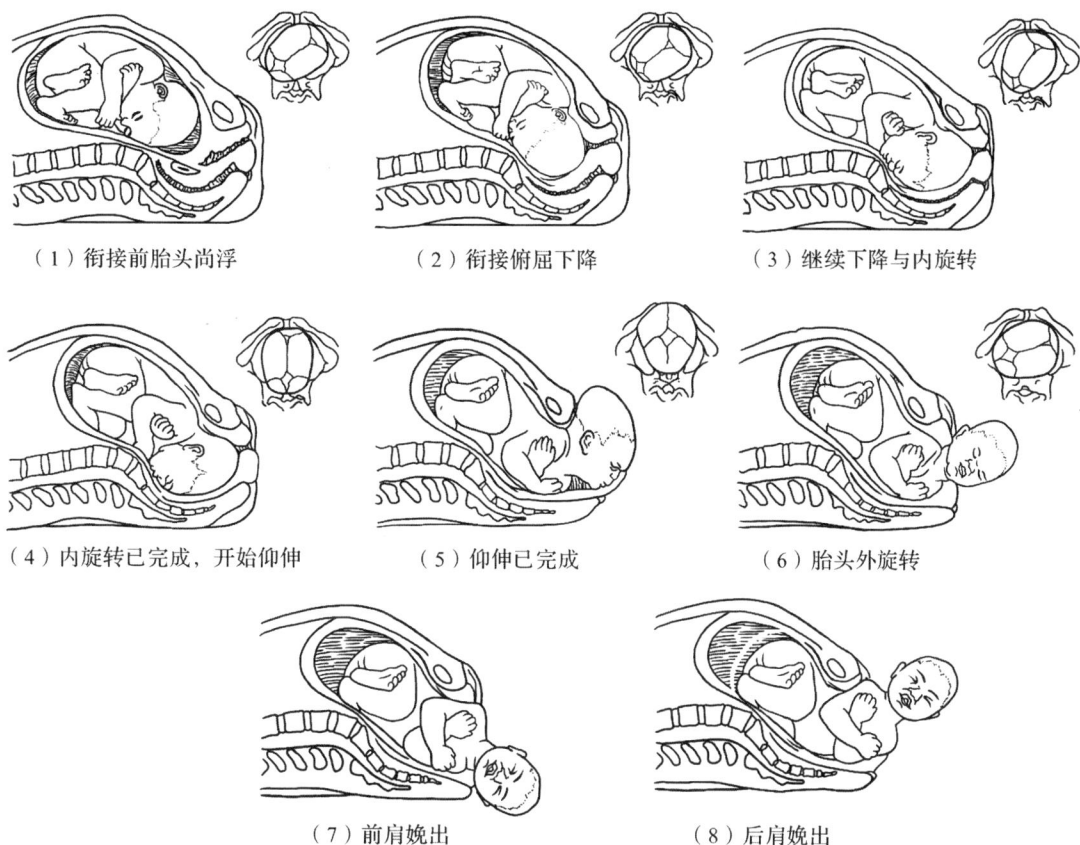

（1）衔接前胎头尚浮 （2）衔接俯屈下降 （3）继续下降与内旋转

（4）内旋转已完成，开始仰伸 （5）仰伸已完成 （6）胎头外旋转

（7）前肩娩出 （8）后肩娩出

图 9-11 枕左前位分娩机制示意

四、内旋转

胎头围绕骨盆纵轴旋转，使胎头矢状缝与骨盆前后径相一致，此过程称为内旋转（internal rotation）。枕先露时，胎头枕部位置最低，到达骨盆底，肛提肌收缩力将胎头枕部推向阻力小、部位宽的前方，枕左前位的胎头枕部向前旋转 45°至耻骨弓下。内旋转始于中骨盆平面，完成于骨盆出口。内旋转不良可导致持续性枕横位、持续性枕后位。

五、仰伸

完成内旋转后，胎头下降达阴道外口时，宫缩和腹压继续迫使胎头下降，而肛提肌收缩力又将胎头向前推进，两者的合力作用使胎头沿骨盆轴下段向下向前转向前，胎头枕骨下部达耻骨联合下缘时，以耻骨弓为支点，使胎头逐渐仰伸（extension），胎头的顶、额、鼻、口、颏相继娩出。胎头仰伸时，胎儿双肩径沿左斜径进入骨盆入口。

六、复位及外旋转

胎头娩出时，胎儿双肩径沿骨盆入口左斜径下降。胎头娩出后，胎头枕部向左旋转 45°，称复位（restitution），恢复胎头与胎肩的垂直关系。胎肩在盆腔内继续下降，当前（右）肩向前向中线旋转 45°时，双肩径转成与骨盆出口前后径相一致的方向，胎头枕部需在外继续向左旋转 45°,以保持胎头与胎肩的垂直关系,称外旋转(external rotation)。

七、胎肩及胎儿娩出

胎头完成外旋转后,胎儿前(右)肩在耻骨弓下先娩出,随即后(左)肩从会阴前缘娩出。胎儿双肩娩出后,胎体及下肢随之娩出,完成分娩全过程。

【课堂小结】

枕先露的分娩机制	①衔接;②下降;③俯屈;④内旋转;⑤仰伸;⑥复位及外旋转;⑦胎肩及胎儿娩出

【课后思考】

1.胎儿以什么径线衔接?

2.什么是胎头下降缓慢?什么是胎头下降停滞?

3.内旋转不良会导致什么结果?

【视频资源】

9-1 正常分娩
机制

学习笔记:

_____

_____

_____

第三节 分娩准备

【案例 9-2】

患者,女,26 岁,因“停经 38$^+$周,腹痛 1h”入院。平素月经规律,孕早期 B 超检查提示孕周与停经周数相符。孕期定期产检,未发现异常。1h 前患者无明显诱因下出现不规则下腹痛,呈阵发性,时强时弱,伴少量阴道红色分泌物,无阴道流液,无畏寒发热,无恶心呕吐等不适,自觉胎动如常,遂来院。生育史:0-0-0-0。

讨论

该患者的诊断是什么?为明确诊断,应该进行什么检查?

正确鉴别先兆临产与临产,判断产程,有助于对即将分娩的孕妇进行有效处理,为分娩做好准备。

一、先兆临产

先兆临产(threatened labor)是在分娩发动前出现的一些预示即将临产的症状,如假临产、胎儿下降感、见红。

1. 假临产(false labor)

由于子宫肌层敏感性增强,分娩发动前可出现不规律宫缩,特点是:①宫缩频率不一致,持续时间短、间歇时间长且无规律;②宫缩强度未逐渐增强;③常在夜间出现而于清晨消失;④不伴有宫颈管短缩、宫口扩张等;⑤给予镇静剂能将其抑制。

2. 胎儿下降感(lightening)

由于胎先露部下降、入盆衔接而使孕妇膀胱受压引起尿频,同时宫底降低,上腹部胀满感较前好转。

3. 见红(show)

见红是分娩即将开始的比较可靠的征象,原因是宫颈内口附近的胎膜与子宫壁分离,使毛细血管破裂出血。一般表现为分娩发动前 24～48h 内阴道流出淡血性黏液,是少量血液与宫颈管黏液混合物;若阴道流血量较多,达到或超过月经量,应排除病理性产前出血(如前置胎盘或胎盘早剥)。

先兆临产与第一产程的潜伏期不易区分,目前尚无较客观的检查手段,在此阶段需要医护人员认真细致地临床观察,除此之外,孕妇自身的感觉也是重要的依据。在临近预产期时,可以指导孕妇有意识地记录宫缩(如强度、持续时间、间隔时间,注意宫缩可表现为腹胀、腹紧、腹痛等)、阴道分泌物(如分泌物颜色、量、黏稠度)、大小便等情况。

> 【案例分析9-2】
>
> 1. 该患者阵发性下腹痛,尚不规则,强度不一,伴有见红,目前考虑先兆临产。可以进行胎心监护,观察胎心及宫缩情况;阴道检查,了解其宫口扩张、宫颈位置、硬度、长度及先露高低,进行宫颈成熟度评分(Bishop 评分),评估试产的成功率;B 超检查了解胎儿大小、胎位、胎盘成熟度、羊水量等情况。若无法阴道分娩,则及时完善术前准备。

二、临产

临产(labor)的重要标志为规律渐强的子宫收缩(持续 30s 或以上,间歇 5～6min),伴有进行性宫颈管消失、宫口扩张、胎先露部下降,且用镇静剂不能抑制临产。

医护人员消毒孕妇外阴后行阴道检查,了解其宫口扩张、宫颈位置、硬度、长度及先露高低,采用 Bishop 评分法以判断宫颈成熟度(表 9-1),估计试产的成功率:满分为 13 分,>9 分成功率近 100%,7～9 分成功率为 80%,4～6 分成功率为 50%,≤3 分成功率低。

三、总产程

总产程即分娩全过程,是从规律宫缩开始至胎儿、胎盘娩出,分为三个产程(表 9-2)。

表 9-2 产程分期

产　程	意　义		时间	
			初产妇	经产妇
第一产程(the first stage of labor);宫颈扩张期	从规律宫缩开始到宫颈口开全(10cm)	潜伏期:宫口扩张的缓慢阶段	≤20h	≤14h
		活跃期:宫口扩张的加速阶段,宫口开至 4~5cm(最迟至 6cm)直至宫口开全(10cm)	宫口扩张速度 ≥0.5cm/h	
第二产程(the second stage of labor);胎儿娩出期	从宫口开全至胎儿娩出	未实施硬膜外麻醉	≤3h	≤2h
		实施硬膜外麻醉镇痛	≤4h	≤3h
第三产程(the third stage of labor);胎盘娩出期	从胎儿娩出到胎盘娩出		5~15min,不超过 30min	

【课堂小结】

先兆临产 —— 分娩发动前出现的一些预示即将临产的症状,如假临产、胎儿下降感、见红

临产 —— 规律渐强宫缩,伴进行性宫颈管消失、宫口扩张和胎先露下降

总产程 —— 即分娩全过程,是从规律宫缩开始至胎儿、胎盘娩出,分为三个产程

【课后思考】

1. 产程怎样分期?

2. 简述 Bishop 评分法。

3. 患者,女,29 岁,1-0-0-1,2 年前平产 1 女。因"停经 39$^+$周,腹痛 14h"急诊入院。阴道检查:宫口 2cm,宫颈管消退 70%,先露−2cm,宫颈质中,宫口朝后。试述宫颈评分、产程分期。

【知识拓展】

分娩计划

　　分娩计划是孕妇于妊娠期在医护人员的指导下制定的为产时提供参考的书面说明(表 9-3),可帮助孕妇提前了解与分娩相关的流程,以便医务人员和家人了解孕妇的想法和需求,为分娩做更充分的准备。

表 9-3　分娩计划

主题	计　　　划
分娩方式	阴道分娩或剖宫产,排除相关禁忌证
分娩环境	选择待产医院、病房
分娩支持	分娩过程的陪伴者、导乐等
分娩饮食	根据孕妇的需要,准备饮料、巧克力等食物
镇痛方式	非药物镇痛:安慰、按摩、分娩球、分娩体位等;药物镇痛:口服短效镇痛药或选择硬膜外麻醉
医疗干预	连续胎心监护或者间歇胎心监护,自发破膜或人工破膜,是否使用催产素
第二产程	如何正确用力,是否会阴切开
第三产程	出血情况的观察和处理
新生儿护理	母婴同室或育婴室;新生儿是否母乳喂养、接种疫苗、注射维生素 K 及免疫球蛋白,新生儿按摩、游泳等
产后护理	是否热敷、按摩,确定出院时间、复查时间

第四节　产程处理

【案例 9-3】

患者,女性,28 岁,0-0-0-0,因"停经 39 周,下腹痛 6h"入院。平素月经规律,定期产检无异常,核对孕周无误。6h 前出现下腹阵痛,持续 20～30s,间歇 4～5min,强度中,伴有少量阴道流血,无阴道流液,胎动如常。产科查体:身高 160cm,宫高 32cm,腹围 94cm,先露头,已衔接。骨盆外测量正常。既往体健。

讨论

1. 考虑的诊断是什么,应与什么鉴别?

2. 如果入院时查宫颈管消退,宫口开 1cm,先露－3cm,14h 后再次阴道检查提示宫颈开 4cm,胎膜未破,先露棘平,宫缩间歇 5～6min,持续 20s,强度弱。产妇疲劳,此时产程特点是什么? 下一步怎么处理?

　　分娩是整个妊娠过程中最关键的时期,在这一生理过程中存在着各种危及母胎健康和安全的风险。产程的规范管理,能够提高正常分娩率,降低难产率,减少母婴患病率和死亡率。

一、产程分期

　　从临产直至胎儿及胎盘娩出的全过程称分娩总产程,临床上分为三个产程,即第一产程、第二产程、第三产程。国际上的不同指南对于产程的界定(特别是潜伏期、活跃期)存在差异。参考我国 2020 年"正常分娩指南",产程分期及时限如图 9-12 所示。

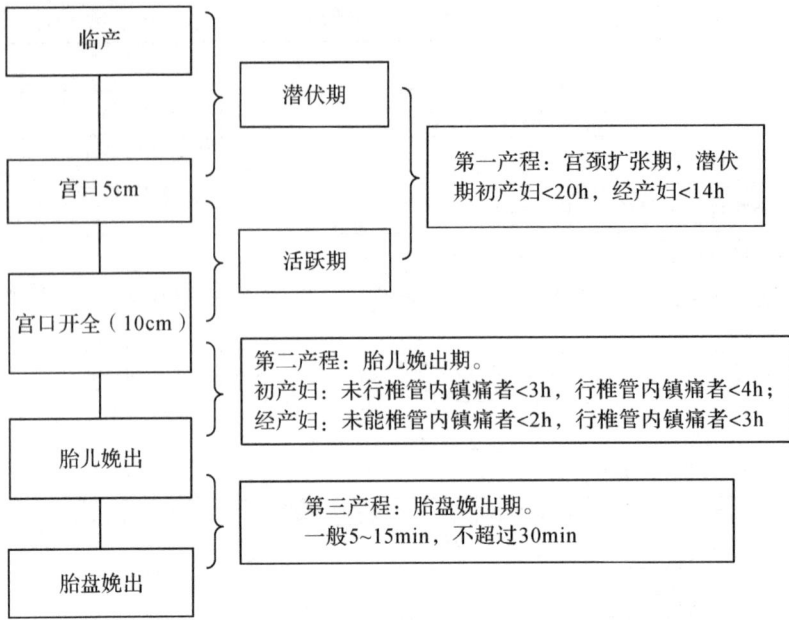

图 9-12　产程分期及时限

临产开始的标志有：①规律宫缩且逐渐增强，持续 30s 及以上，间隔 5～6min；②宫颈管进行性消退伴扩张；③胎先露部逐渐下降。假临产与临产的宫缩特点比较见表 9-4。

表 9-4　假临产与临产的宫缩特点比较

宫缩	规律性	间隔时间	强度变化	宫颈扩展	缓解情况
临产	有	逐渐缩短	逐渐增强	扩张	镇静后不能缓解
假临产	无	长	无变化	不扩张	镇静后缓解

二、产程各期临床表现及处理

(一)第一产程

1.临床表现

(1)规律宫缩：俗称"阵痛"。产程开始时，宫缩强度弱，间隔 5～6min，持续时间短，30s左右。随着产程进展，宫缩强度及持续时间逐渐增加，间隔变短。当宫口开全时，宫缩持续时间可达 1min，间歇期可仅 1～2min。

(2)宫口扩张：宫颈管变软、变短，逐渐消失、展平。潜伏期宫颈扩张较慢，进入活跃期后扩张速度明显加快。当宫口开全时，宫口边缘消失。

(3)胎头下降：以胎头颅骨最低点与产妇骨盆坐骨棘平面的关系进行评估。随着产程进展胎头逐渐下降，通常在宫口扩张 4～5cm 时达坐骨棘水平，下降速度达最快。

(4)胎膜破裂：当宫缩时羊膜腔的压力增加到一定程度，胎膜破裂，羊水流出。破膜可以发生在分娩期任何时候，自然分娩胎膜破裂多发生在宫口近开全时。胎先露衔接后将羊水阻断为前后两部分，前面的羊水约 100ml，称为前羊水。

2.产程观察及处理

第一产程中需对孕妇进行系统评估和监测,并及时发现潜伏期和活跃期产程异常。

(1)产程观察

①评估:快速评估既往妊娠分娩史、妊娠期相关检查以及专科情况(包括胎心、宫缩、胎位、阴道流血等情况)。

②宣教:向产妇讲解分娩过程,增加分娩信心,以及产程中如何配合。

③宫缩:宫缩包括频率、强度、持续时间、间隙时间,定期监测并及时记录。监测宫缩的最简单、有效的方法为医护人员手感,即将手放在产妇近宫底部的腹壁上,宫缩时子宫隆起变硬,间歇期松弛变软。目前医院大多采用胎心监护监测胎心,同时描记宫缩。将宫腔压力探头置于产妇近宫底部的腹壁上,连续描记 20～40min,宫缩 3～5 次/10min 为有效宫缩,能使宫颈管消退、展平扩张以及胎头下降。宫缩过频是指宫缩频率＞5 次/10min,持续至少 20min。

④胎心率:正常胎心率为 110～160 次/min。潜伏期 60min 听诊 1 次,活跃期每 30 min 听诊 1 次,宫缩后听诊,时间不小于 1min,当间断听诊发现胎心率异常时,建议电子胎心监护。

⑤产程进展:产程中需要观察并记录宫口扩张及胎先露下降的情况。因肛查具有产妇不适感强、不容易检查清楚等缺点,现已弃用。通过阴道检查(消毒外阴),了解骨盆、产道情况,了解宫颈管消退和宫口扩张情况,先露高低,确定胎方位、胎先露下方是否有脐带,胎膜完整性,并进行 Bishop 宫颈成熟度评分。自然临产的孕妇,建议潜伏期每 4h 进行 1 次,活跃期每 2h 进行 1 次阴道检查。一旦胎膜破裂,建议立即听诊胎心,观察并记录羊水量、颜色及性状。

胎儿颅骨最低点与坐骨棘平面的关系:胎头颅骨最低点平坐骨棘时,以"0"表示;在坐骨棘平面上 1cm 时,以"－1"表示;在坐骨棘平面下 1cm 时,以"＋1"表示,依此类推(图 9-13)。

(2)产程处理

① 潜伏期延长:即指初产妇＞20h,经产妇＞14h,无头盆不称及可疑胎儿窘迫的前提下,缓慢但有进展的潜伏期延长不作为剖宫产术的指征,不急于采取过度的干预措施。

图 9-13　阴道检查判断胎头高低示意

②活跃期停滞:初产妇活跃期一般不超过 12h,经产妇活跃期不应超过 10h。下列情况可诊断为活跃期停滞:破膜且宫颈扩张≥5cm 后,宫缩正常,宫口停止扩张≥4h;或宫缩欠佳,宫口停止扩张≥6h。当进入活跃期后发现产程缓慢,立即评估胎心、宫缩,若胎心正常而宫缩欠佳,应予以加强宫缩处理,明确为活跃期停滞者行剖宫产术分娩。

③母体照护:重视产程中能量的供给,推荐孕妇在产程中少量多次无渣饮食;鼓励每 2～4h 孕妇排尿,确保及时排空膀胱,必要时导尿。鼓励适当下床活动,放松心情,确保孕妇得到充分的休息和睡眠,必要时予地西泮 100mg 肌注帮助休息。

④产程镇痛:可根据产妇意愿使用椎管内镇痛或其他药物镇痛。

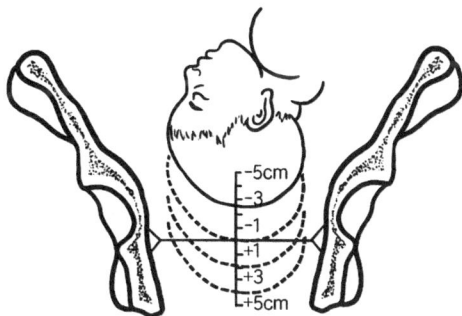

【案例分析 9-3】

1.患者孕足月,自觉下腹阵痛,规律,应考虑是否临产。注意与假临产相鉴别。假临产宫缩无规律,间歇时间长,不伴宫颈扩张,镇静后宫缩缓解。应进一步完善相关检查,阴道检查了解 Bishop 评分,B 超检查了解胎儿大小、胎盘、羊水情况。

(二)第二产程

第二产程为宫口开全到胎儿娩出。在这个过程胎儿完成胎头下降、俯屈、旋转,直至娩出。

1.临床表现

(1)屏气用力感:宫口开全时,胎头下降压迫盆底组织,孕妇有便意感,常不自主有屏气用力。

(2)胎膜破裂:一般宫口近开全或开全时,胎膜会自然破裂,前羊水流出。如果仍未破膜,应行人工破膜。

(3)肛门松弛扩张、皮纹出现:胎头下降至骨盆出口平面时,会阴膨隆、变薄,肛门括约肌松弛,会阴后联合出现皮纹。

(4)胎先露部显现:随着产程进展,出现胎头拨露(head visible on vulval gapping,即宫缩时,胎头出现在阴道口,宫缩后又缩回阴道内)、胎头着冠(crowning of head,即宫缩间歇胎头也不再回缩,图 9-14)。

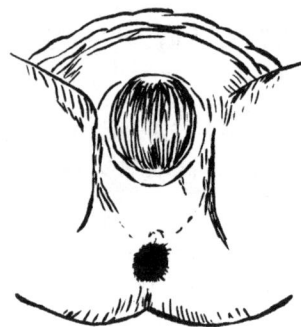

图 9-14　胎头着冠

2.产程观察及处理

(1)产程观察

①胎心:第二产程宫缩频繁而强烈,应密切观察胎心,至少每 10min 听诊 1 次胎心或持续电子胎心监护。

②产力:包括宫缩及产妇使用腹压情况。第二产程宫缩持续时间长达 60s,间歇1~2min。

③产程进展:第二产程延长诊断标准:对于初产妇,未行椎管内镇痛者第二产程超过3h,行椎管内镇痛者超过 4h 可诊断;对于经产妇,未行椎管内镇痛者超过 2h,行椎管内镇痛者超过 3h 可诊断。第二产程每 1h 检查阴道一次,每 30min 记录一次宫缩情况。

④母体情况:生命体征、阴道流血以及其他急危现象(如羊水栓塞等),每 1h 测血压、脉搏。

(2)产程处理

①指导产妇屏气:宫缩时允许孕妇自主向下用力。推荐自主下屏方法,即产妇根据自己的感觉用力,没有特定要求下屏时间和方式,医务人员多鼓励性支持。

②产程进展异常处理:宫口开全后 2h 仍未分娩,寻找原因,对症处理。当胎膜未破,阻碍胎头下降者,予人工破膜。当胎头下降异常时,应检查胎方位、宫缩情况,必要时可以使用超声检查协助判断胎方位以及手转胎头至合适的胎方位。宫缩乏力时予缩宫素加强宫缩。对于第二产程延长者根据胎方位、胎头下降等具体的评估情况决定剖宫产或阴道助产分娩。

③胎心异常处理:当胎心异常时,指导孕妇左侧卧位或变换体位、吸氧,动态监测胎心变化,若宫缩过强则停用缩宫素。当胎心不能恢复,胎儿窘迫时,根据胎方位、胎头下降等具体的评估情况决定剖宫产或阴道助产分娩。

（3）接产

①接产准备：当初产妇宫口开全、经产妇宫口开 6cm，宫缩规律有力时，将产妇送入分娩室，做好接生准备。新生儿辐射台提前预热，调节温度至 32～34℃；检查复苏气囊、面罩、吸引及吸氧装置。我国 2020 年版《正常分娩临床实践指南》不主张过早上产床，建议胎头拨露时比较安全。

②消毒：先清洁会阴部，用消毒棉球蘸温水清洗会阴部，顺序是小阴唇-大阴唇-阴阜-大腿内上 1/3-会阴及肛门周围。然后用消毒棉球蘸聚维酮碘溶液消毒会阴部，顺序同前。

③分娩体位：鼓励孕妇选择自己感觉舒适的体位分娩，如侧卧、俯卧、半坐卧位、站位、蹲位、坐位等。

④接产步骤：在接产前应对产妇及胎儿做初步评估，接生时个体化指导产妇用力，并用手控制胎头娩出的速度，同时左手轻压胎头枕部，协助胎头俯屈，使胎头双顶径缓慢娩出，此时若娩出过快则可能出现会阴撕裂。当胎头枕部在耻骨弓下露出时，让产妇在宫缩间歇时稍向下屏气，左手协助胎头仰伸，使胎头缓慢娩出，清理胎儿口鼻黏液。胎头娩出后，不应急于娩出胎肩，应等待胎头自然完成外旋转复位，使胎肩旋转至骨盆出口前后径。再次宫缩时，接产者右手托住会阴，左手将胎儿颈部向下牵拉胎头，使前肩从耻骨弓下顺势娩出，然后托住胎颈向上，使后肩从会阴前缘缓慢娩出（图 9-15）。双肩娩出后保护会阴的右手放松，双手协助胎体娩出。胎儿娩出后注意计量产后失血量。

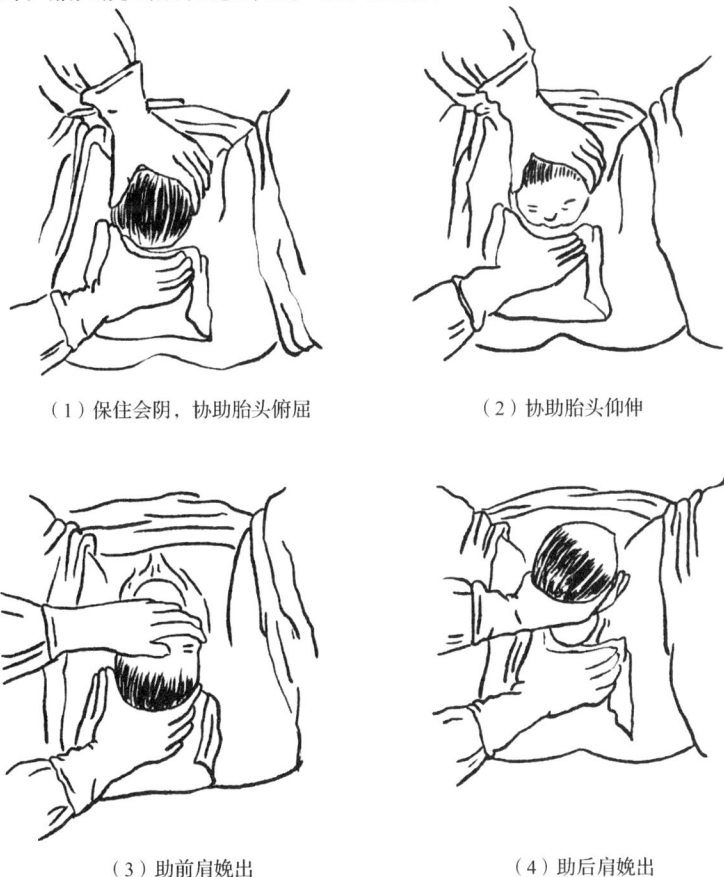

（1）保住会阴，协助胎头俯屈　　　　　（2）协助胎头仰伸

（3）助前肩娩出　　　　　（4）助后肩娩出

图 9-15　接产步骤

⑤防止会阴严重撕裂伤:经阴道分娩的孕妇不推荐常规行会阴切开术,当出现下列情况时可行会阴切开术:会阴过紧或胎儿过大、估计分娩时会阴撕裂不可避免者或母婴有特殊情况急需结束分娩者。

⑥会阴后-侧切开术步骤:多为左侧,接产者于宫缩时以左手示、中指伸入阴道内撑起左侧阴道壁,右手用剪刀自会阴后联合中线向左、后方 45°剪开会阴,长约 5cm。

⑦预防产后出血:于胎儿前肩娩出后给产妇注射 10~20U 缩宫素。

【案例分析】

2.患者宫口开 4cm、先露棘平,属于第一产程潜伏期。已进入产程 20h,宫口 4cm,诊断潜伏期延长,宫缩间歇变长、强度减弱,考虑继发性宫缩乏力引起产程异常。潜伏期延长虽不是剖宫产指征,但患者产程进展缓慢,疲劳明显,予地西泮针 10mg 肌注,营造安静环境,帮助患者休息。充分休息后再次评估宫缩、胎心、宫口开大等情况,如仍宫缩乏力,予小剂量缩宫素加强宫缩,密切关注产程进展及胎心情况。

(三)第三产程

第三产程为胎盘娩出期,是指从胎儿娩出后至胎盘胎膜娩出,即胎盘剥离和娩出的全过程,需 5~15min,不应超过 30min。

1. 临床表现

(1)胎盘剥离征象:①宫体变硬呈球形,胎盘剥离后下降至子宫下段,下段被扩张,宫体呈狭长形并被推向上,宫底升高达脐上(图 9-16);②阴道口外露的脐带延长:剥离的胎盘降至子宫下段,阴道口外露的一段脐带自行延长;③脐带不再回缩:接产者用手掌尺侧在产妇耻骨联合上方轻压子宫下段时,宫体上升,但外露的脐带不回缩;④阴道少量流血。

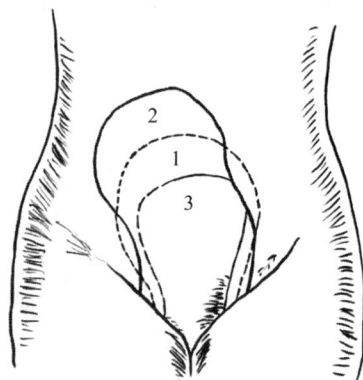

1.胎盘剥离开始;2.胎盘降至子宫下段;3.胎盘娩出后

图 9-16　胎盘剥离时子宫形状

(2)胎盘、胎膜娩出:胎盘娩出有母体面娩出和胎儿面娩出两种方式。母体面娩出式的特点是先有较多阴道流血,后胎盘娩出。胎儿面娩出式的特点是先胎盘娩出,随后见少量阴道流血。以胎儿面的娩出方式多见。

2. 产程观察

(1)产程监测:包括宫缩、出血、胎盘剥离征象,并及时计时。

(2)母体情况:生命体征、阴道流血、宫缩、心理和情感状态、急危征象。

3. 产程处理

(1)新生儿处理

①清理呼吸道:胎儿娩出后,立即彻底擦干,并予抚触(轻轻抚摸新生儿背部或轻弹足底),注意保暖。若口鼻分泌物量多或有气道梗阻可用洗耳球或吸管清理口鼻腔分泌物,但是避免过度用力吸引。

②断脐:对于不需要复苏的正常足月儿和早产儿推荐延迟脐带结扎,至少至新生儿出生

后 60s,或等待脐带血管搏动停止后。但对于窒息需要复苏的新生儿则应立即断脐。对于有条件的医疗机构建议常规行脐动脉血血气分析。

③阿普加(Apgar)评分:评估并记录新生儿 1 分钟、5 分钟、10 分钟 Apgar 评分,每 15min 监测新生儿体温和呼吸。当羊水胎粪污染时,应评估新生儿有无活力,若新生儿有活力,继续初步复苏;若新生儿无活力,应在 20s 内完成气管插管,并用胎粪吸引管吸引胎粪。

表 9-5　新生儿 Apgar 评分

体　征	评　分		
	0 分	1 分	2 分
心率(次/min)	0	<100	≥100
呼吸	0	浅慢,不规则	佳,哭声响亮
肌张力	松弛	四肢稍屈曲	四肢屈曲,活动好
喉反射	无反射	有些动作	咳嗽、恶心
皮肤颜色	全身苍白	躯干红,四肢青紫	全身粉红

(2)协助胎盘娩出:胎儿前肩娩出后静脉滴注缩宫素(10～20U 缩宫素稀释于 250～500ml 生理盐水中),控制性牵拉脐带,当胎盘娩至阴道口时,接产者双手捧住胎盘,向一个方向旋转并缓慢向外牵拉,协助胎盘胎膜完整剥离排出(图 9-17)。

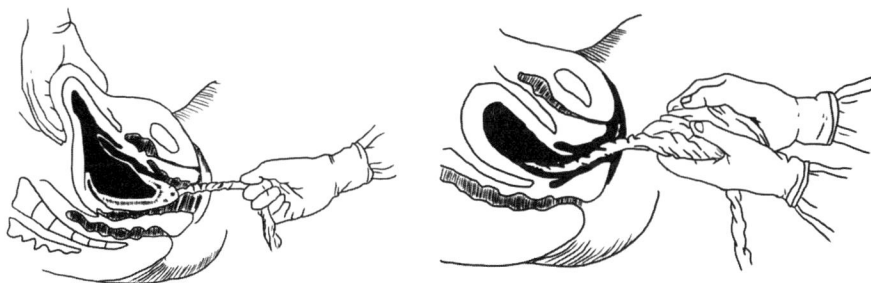

图 9-17　协助胎盘胎膜娩出

(3)手取胎盘术:胎儿娩出 30min 后胎盘未娩出,或虽未超过 30min,但胎盘未完全剥离而出血多时,应手取胎盘。如果发现宫颈内口较紧,可予哌替啶 100mg 及阿托品 0.5mg 注射。术者再次消毒阴道外阴,将一手手指并拢呈圆锥状伸入宫腔,手掌面对胎盘母体面,手指并拢以手掌尺侧缓慢将胎盘从边缘开始逐渐剥离,此时,另一手在腹部按压宫底(图 9-18)。胎盘取出后立即注射缩宫素。

(4)检查胎盘、胎膜:铺平胎盘,先检查胎盘母体面胎盘小叶有无缺损,然后提起胎盘检查胎膜完整性。及时发现副胎盘(succenturiate placenta)(图 9-19)。

(5)促进子宫收缩:胎盘胎膜排出后,按摩子宫以促进子宫收缩,减少产后出血。若出血量>250ml,参照"产后出血"原则处理。

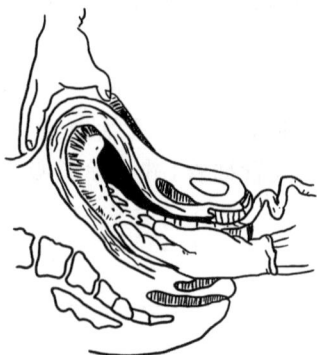

图 9-18 手取胎盘

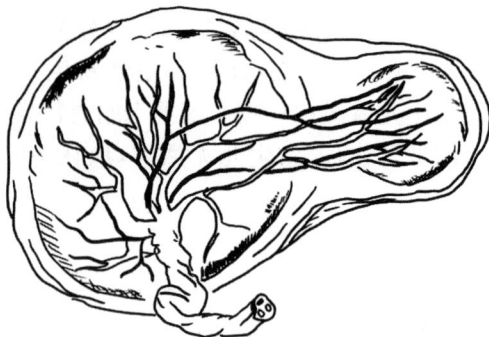

图 9-19 副胎盘

（6）检查软产道：应仔细检查会阴、小阴唇内侧、尿道口周围、阴道、阴道穹隆及子宫颈有无裂伤。若有裂伤，应立即缝合。

（7）产后一般情况：产后应在分娩室观察 2h。每 15～30min 观察子宫收缩和阴道流血，观察有无会阴及阴道血肿。出生 2h 内，尽量保持母婴皮肤接触，母婴皮肤接触至少 90min，完成第 1 次母乳喂养。

【课堂小结】

1. 分娩发动后，应观察及记录产程的进展。

2. 缓慢但有进展的潜伏期延长不作为剖宫产术的指征，活跃期停滞可作为剖宫产术的指征；第二产程监测胎儿宫内状态，评估产力、胎先露下降；第三产程监测宫缩、检查胎盘和软产道，准确估计出血量，及早识别产后出血。

3. 建议对不需要复苏的正常足月儿延迟脐带结扎，至少新生儿出生后 60s。评估并记录新生儿出生后 Apgar 评分。

【课后思考】

1. 怎么诊断潜伏期延长、活跃期停滞？

2. 子宫收缩乏力致产程延长要怎样处理？

3. 患者女，26 岁，0-0-0-0，因"停经 40 周，阵发性下腹痛 5h"入院。既往月经规律，定期产检，无异常，骨盆测量正常，宫高 34cm，腹围 90cm。入院予椎管内镇痛。3h 前宫口开全，现查体：生命体征平稳，先露＋2cm，胎膜破，羊水轻度黄染。胎心率正常，宫缩持续 30s，间歇 3～4min。问：该产妇的产程特点是什么？接下来要怎样处理？

【知识拓展】

剖宫产术后再次妊娠阴道试产

随着国家生育政策的变化，以及既往的高剖宫产率，导致剖宫产后再次妊娠的产妇人数逐年增加。剖宫产术后再次妊娠阴道试产（trial of labor after cesarean delivery，TOLAC）为妇女提供了剖宫产后阴道分娩（vaginal birth after cesarean delivery，VBAC）的可能性，打破了"一次剖宫产、永远剖宫产"的定律。

(一)TOLAC 适应证

TOLAC 的孕妇成功阴道分娩率为 60%～80%，有 1 次子宫下段横切口剖宫产史的多数孕妇都符合 TOLAC 的要求。根据我国 2016 年"剖宫产术后再次妊娠阴道分娩管理的专家共识"，开展 TOLAC 的适应证如下：

1.孕妇及其家属有阴道分娩意愿，是 TOLAC 的必要条件。

2.医疗机构有抢救 VBAC 并发症的条件及相应的应急预案。

3.既往有 1 次子宫下段横切口剖宫产史，除剖宫产切口外子宫无其他手术瘢痕，且前次剖宫产手术顺利，切口无延裂，如期恢复，无晚期产后出血、产后感染等。

4.本次妊娠情况：本次分娩间隔前次≥18 个月；B 超提示子宫前壁下段肌层连续；胎儿头位，估计体重不超过 4000g；不存在前次剖宫产指征，也无其他剖宫产指征。

(二)TOLAC 禁忌证

子宫破裂是导致母儿发病率增加的最主要因素。有子宫破裂风险及本次妊娠阴道分娩禁忌者不应进行 TOLAC，其禁忌证如下：

1.前次子宫手术创伤严重、本次妊娠 TOLAC 子宫破裂高风险孕妇，如古典剖宫产、T 形切口剖宫产、子宫破裂病史等。

2.存在一般的阴道分娩禁忌者，如前置胎盘、肩先露、骨产道异常、活动性生殖道疱疹等。

3.医疗单位不具备施行紧急剖宫产的条件。

(三)TOLAC 产程管理

严格把控适应证及禁忌证，建立完善的管理制度、规范的诊疗行为，制定高效的应急预案，产程中严密监测，确保母儿安全。

1.产程发动后，做好紧急剖宫产的术前准备。

2.持续电子胎心监护，观察胎心率变化，判断胎儿宫内状态。注意产妇主诉，监测生命体征变化，子宫下段是否存在压痛、血尿等情况，早期识别子宫破裂征象。一旦发现胎心异常、先兆子宫破裂或子宫破裂等征象时应实施紧急剖宫产。

3.密切监测产程。若产程进展缓慢，需要缩宫素静脉滴注加强宫缩时，尽量使用小剂量。

4.当产程进展缓慢，特别是产程停滞或胎头下降停滞时，可放宽剖宫产指征。

5.第二产程时间不宜过长，应适当缩短第二产程，必要时可行阴道手术助产。

第五节　分娩镇痛

【案例 9-4】

患者，女，30 岁，0-0-0-0，因"停经 38 周，规律宫缩 1h"入院。患者精神紧张，生命体征平稳，各项检查均未见明显异常。现患者诉疼痛难忍，要求剖宫产终止妊娠。

讨论

该患者是否可以进行分娩镇痛？

分娩镇痛(obstetric analgesia)是为了对母儿的结局影响最小的同时,最大程度地降低产妇疼痛。其原则是:安全、自愿,对产程、产妇、胎儿影响小,药物起效快、作用可靠、给药简便,有创镇痛需麻醉医师实施并全程监护。

大量研究表明,任何分娩镇痛方法都不会增加剖宫产风险,故产妇自临产至第二产程均可进行分娩镇痛,具体的方式、药物及剂量应由患者自身情况、禁忌证及医疗条件决定。

分娩镇痛的主要方式如下。

一、非药物镇痛

精神紧张与分娩疼痛有着密切关系,可以先尝试通过以下方式平稳孕妇情绪、缓解疼痛:

(1)环境舒适:提供家庭式分娩环境、空间大小适宜、保障活动及隐私。

(2)陪伴分娩:配偶及家属陪伴、助产士指导,提供情感支持、教育、鼓励等。

(3)正确进行深呼吸与放松。

(4)抚触按摩。

(5)适当活动、改变体位、使用分娩球等。

(6)物理疗法:冷敷或热敷、经皮电刺激等。

二、全身阿片类药物

常用阿片类药物有芬太尼、瑞芬太尼、纳布啡、吗啡、布托诺啡等(表 9-6),通过肌注、静脉或患者自控性给药(patient-controlled analgesia,PCA)。镇静作用明显,但镇痛效果有限,而且会引起产妇恶心、胎心异常、新生儿呼吸抑制等不良反应。不建议使用哌替啶,因其代谢产物具有毒性、在新生儿体内半衰期长、纳洛酮不能拮抗。

禁忌证:呼吸系统疾病(如支气管哮喘、慢性阻塞性肺疾病、肺源性心脏病等)、已出现发绀或呼吸抑制、肝功能不全、重症肌无力、药物成瘾、药物过敏、对阿片类药物特别敏感者禁用。

表 9-6　分娩镇痛常用阿片类药物

药物	剂量及用药方式	起效时间	持续时间	母体半衰期
芬太尼	静注 50～100μg/h;或 PCA,负荷剂量 50μg,每 10～12min 给药 10～25μg	2～4min	30～60min	3h
瑞芬太尼	PCA,每 2min 0.15～0.5μg/kg	20～90s	3～4min	9～10min
纳布啡	静注、肌注、皮下注射,10～20mg	静注 2～3min,肌注或皮下注射 15min	2～4h	2～5h
吗啡	静注 2～5mg,肌注 5～10mg	静注 10min,肌注 30min	1～3h	2h
布托啡诺	静注或肌注,1～2mg	静注 5～10min,肌注30～60min	4～6h	2～5h

三、椎管内麻醉镇痛

椎管内麻醉镇痛包括蛛网膜下腔麻醉、硬膜外麻醉或腰硬联合麻醉。产妇临产后只要有镇痛需求即可实施，不再以宫口扩张大小作为依据。优点：麻醉平面、用药剂量易控制，镇痛时间长。缺点：麻醉平面过高时会引起呼吸抑制，局麻药的毒性反应、过敏反应，麻醉后头痛、神经损伤等。实施硬膜外麻醉者，正常的第二产程（从宫口开全到胎儿娩出）时间会相对延长，即初产妇≤4h，经产妇≤3h。

实施椎管内麻醉镇痛前需对产妇进行评估，内容包括：

（1）病史：现病史、既往史、麻醉手术史、药物过敏史、是否服用抗凝药物、合并症等。

（2）体格检查：生命体征，全身情况，是否存在困难气道、脊椎间隙异常、穿刺部位感染或占位、全身感染、颅内高压等禁忌证。

（3）实验室检查：血常规、凝血功能，合并症相关检查。

【案例分析 9-4】

该患者为初产妇，精神紧张，首先应对其进行安抚，缓解紧张情绪，若患者仍要求分娩镇痛，可告知风险、排除禁忌后予全身阿片类药物或椎管内麻醉镇痛，同时密切关注产程及母儿情况。

分娩镇痛蛛网膜下腔麻醉常用药物见表 9-7，硬膜外麻醉常用药物见表 9-8。

表 9-7　分娩镇痛蛛网膜下腔麻醉常用药物

单次阿片类药物	单次局麻药	联合用药
舒芬太尼 2.5～7μg	罗哌卡因 2.5～3.0mg	罗哌卡因 2.5mg＋舒芬太尼 2.5μg 或芬太尼 12.5μg
芬太尼 15～25μg	布比卡因 2.0～2.5mg	布比卡因 2.0mg＋舒芬太尼 2.5μg 或芬太尼 12.5μg

表 9-8　分娩镇痛硬膜外麻醉常用药物

药　物	首剂量（ml/次）	维持量（ml/h）	自控量（ml/次）
0.0625%～0.15%罗哌卡因＋芬太尼 1～2μg/ml 或舒芬太尼 0.4～0.6μg/ml	6～15	6～15	8～10
0.04%～0.125%布比卡因＋芬太尼 1～2μg/ml 或舒芬太尼 0.4～0.6μg/ml	6～15	6～15	8～10

【课堂小结】

主要方式	非药物镇痛、全身阿片类药物、椎管内麻醉镇痛

麻醉前评估	病史、体格检查、实验室检查

【课后思考】

1. 分娩镇痛的主要方式有哪些？
2. 在椎管内麻醉前需要进行哪些评估？

【知识拓展】

水中分娩

　　水中分娩是近年来新出现的一种自然分娩方式，孕妇临产后在充满温水的分娩浴缸内，在医护人员的指导下进行待产和分娩。与传统分娩方式相比，水中分娩可以缩短产程，避免滞产，减轻分娩疼痛，减少会阴裂伤、盆底器官脱垂等，但可能存在感染、产后出血等风险。因相关证据仍不充足，目前建议水中待产，但不推荐水中分娩。

第十章　异常分娩

第一节　产力异常

　　产力指将胎儿及其附属物从子宫逼出的力量,包括子宫收缩力(简称宫缩)、腹压和肛提肌的收缩力。其中,宫缩是临产后的主要产力,贯穿于分娩的全过程,具有节律性、对称性、极性及缩复作用的特点。在分娩过程中,任何原因引发以上宫缩特点的异常均称子宫收缩力异常,又称产力异常(abnormal uterine action)。产力异常与难产密不可分,临床上产力异常主要包括子宫收缩乏力(简称宫缩乏力)和子宫收缩过强(简称宫缩过强)两种,其分类如图 10-1 所示。

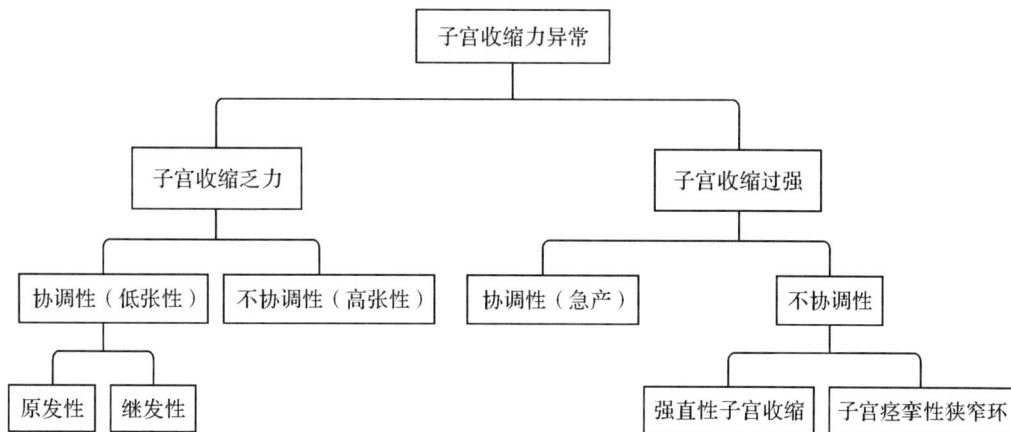

图 10-1　子宫收缩力异常分类

一、宫缩乏力

(一)病因

子宫收缩功能取决于子宫肌层、孕妇的精神因素及产妇的激素调节系统三个方面,其病因主要有以下几个方面。

1.子宫肌源性因素

子宫肌纤维过度拉伸(如羊水过多、双胎、巨大儿等)、子宫畸形(如双角子宫、纵隔子宫)、子宫肌瘤(尤其是肌壁间、子宫下段的肌瘤)、子宫肌纤维变性(如多次妊娠分娩、刮宫)等,都可影响子宫肌纤维正常收缩能力,导致宫缩乏力。

2.精神因素

产妇对分娩的恐惧,情绪焦虑、紧张,干扰了中枢神经系统的功能,影响子宫的收缩,可导致原发性宫缩乏力。

3.内分泌因素

分娩启动后,胎先露衔接异常或胎先露部下降受阻不能紧贴压迫子宫下段及宫颈,使产妇体内雌激素、缩宫素、前列腺素等合成或释放不足,缩宫素受体减少,子宫对宫缩物质的敏感性降低等,均可引起宫缩乏力。

4.其他

临产后使用大量解痉剂、镇痛剂、麻醉剂等,使子宫收缩抑制而出现乏力。

(二)临床表现

宫缩乏力导致产程延长,孕妇精神、体力消耗大,严重者出现脱水、酸中毒、低钾血症,使手术产率增加。包括协调性宫缩乏力和不协调性宫缩乏力,其表现也各不相同(表10-1)。

表 10-1 宫缩乏力临床表现

宫缩乏力	发生时间	宫缩特点	症状	对胎儿的影响	对产程的影响
协调性	活跃期或第二产程多见	有正常的节律性、对称性、极性,但收缩力弱	阵发性腹痛,但程度较轻	胎儿窘迫发生晚,程度轻	延缓产程
不协调性	潜伏期多见	无正常的节律性、对称性,极性倒置,子宫收缩不协调,宫缩间歇子宫壁不能完全放松	持续性腹痛,程度较重	易发生胎儿窘迫	延缓产程

1.协调性宫缩乏力

协调性宫缩乏力又称低张性宫缩乏力(hypotonic uterine inertia)。其特点:宫缩节律性、对称性、极性正常,但收缩力弱,持续时间短,间歇期长且不规律(宫缩<2 次/10min)。宫缩高峰时,宫体隆起不明显,按压宫底部可见凹陷。根据乏力发生时期分为原发性宫缩乏力和继发性宫缩乏力,前者从产程一开始就出现子宫收缩力低下,导致产程延长;后者在产程一开始宫缩正常,进入活跃期后期或第二产程时子宫收缩力减弱,常见于中骨盆与骨盆出口平面狭窄,胎先露部下降受阻,持续性枕后位或枕横位等。

2.不协调性宫缩乏力

不协调性宫缩乏力也称高张性宫缩乏力(hypertonic uterine inertia)。其特点:宫缩失去正常的节律性、对称性,极性倒置,宫缩兴奋点来自子宫下段一处或多处,收缩波自下而上,小而不规律,不能产生向下的合力,但频率高,节律不协调,宫缩间歇子宫也不能完全放松,这类宫缩使宫口不能如期扩张、先露不能如期下降,为无效宫缩。产妇往往存在胎位异常、头盆不称。产妇自觉下腹疼痛明显,拒按,持续性,情绪烦躁。可导致胎盘血流循环障碍,出现胎儿窘迫。产科检查:下腹部压痛,胎位不清,胎心不规律,潜伏期延长。

> **【案例分析10-1】**
> 　1.患者孕39周,足月临产,宫口开5cm,产程进入活跃期,4h产程无进展,宫缩间歇6~7min,持续10余秒,强度弱,考虑继发性宫缩乏力,引起活跃期停滞。

(三)处理

1.协调性宫缩乏力

一旦出现,首先应寻找发生宫缩乏力的原因,检查是否有头盆不称情况或胎位异常。如有头盆不称、胎位异常(高直后位、前不均倾、肩先露等),考虑不能经阴道分娩者,应及时行剖宫产术。确认无头盆不称或胎位异常,估计能经阴道分娩者,应加强宫缩。

(1)一般处理

缓解产妇紧张、焦虑情绪,鼓励进食,补充营养及水分,指导休息及排便,必要时可补液。产妇疲劳时可适当给予镇静剂,地西泮(安定)10mg或哌替啶(杜冷丁)100mg肌注,充分休息后宫缩可增强,可鉴别宫缩乏力与假临产,镇静休息后假临产者的宫缩消失。

(2)宫缩乏力的处理

1)第一产程:

①人工破膜:宫口≥3cm,胎头已衔接而产程缓慢者,可行人工破膜。胎头可直接紧贴子宫下段及宫颈内口,引起反射性子宫收缩,加速产程进展。

②药物:缩宫素静滴。从小剂量开始,一般2.5U缩宫素加入5%葡萄糖或0.9%生理盐水500mL中,起始剂量从8滴/min开始,间隔20min增加8滴,直至出现有效宫缩。有效宫缩指10min内出现3次宫缩,每次宫缩持续30~60s,伴有子宫颈的缩短和宫口扩张。对于缩宫素不敏感者,可酌情加大缩宫素剂量。使用期间,一定要有有经验的医护人员进行缩宫素的观察及调节,严密监测宫缩、胎心、心率、血压等情况,出现子宫过度收缩或胎心改变时及时调整缩宫素剂量或停用。

2)第二产程:宫口开全1h,产程无进展者,应重新评估骨盆及胎方位情况,无头盆不称、胎位异常者,可予缩宫素加强宫缩,同时指导产妇用力。

3)第三产程:胎肩娩出后,立即予10~20U缩宫素静滴,预防产后出血。对于破膜时间长、产程长或阴道助产者,建议给予抗生素预防感染。

2.不协调性宫缩乏力

可予哌替啶(杜冷丁)100mg或地西泮(安定)10mg肌注,产妇充分休息后,多能恢复协调性。对伴有头盆不称、胎儿窘迫者禁用。如不协调性宫缩乏力经处理后不能恢复或伴有胎儿窘迫或头盆不称者,及时行剖宫产终止妊娠。

宫缩乏力处理流程如图 10-2 所示。

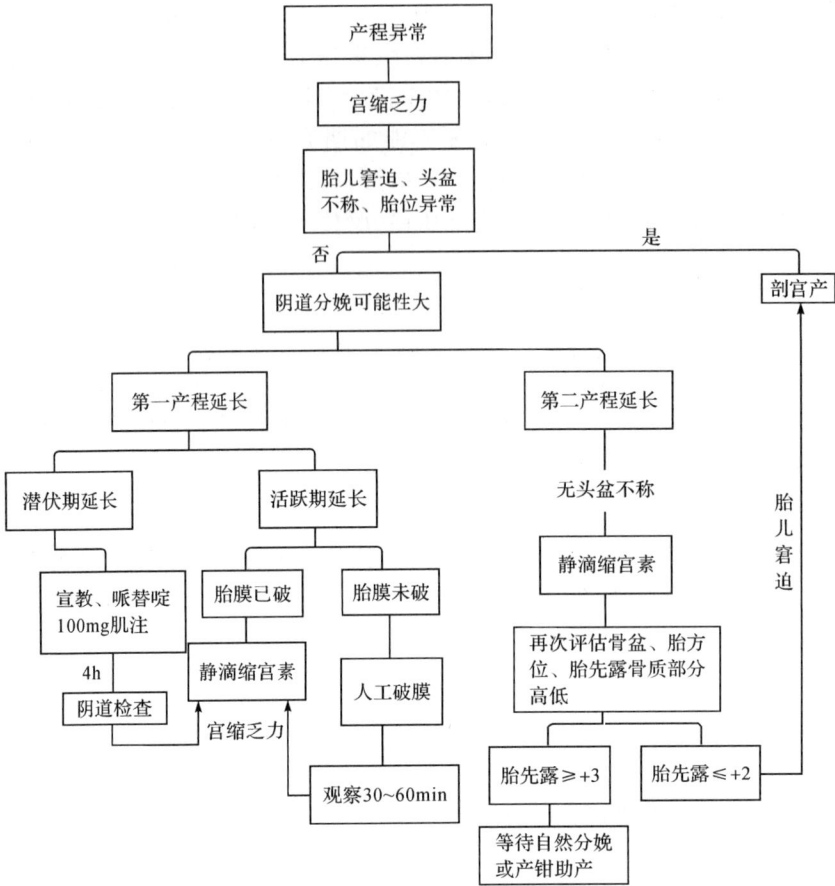

图 10-2　宫缩乏力处理流程

【案例分析】

2.患者宫口≥3cm,胎头已衔接而产程缓慢者,行胎心率监测、阴道检查,若无头盆不称、胎儿窘迫、胎先露异常,可行人工破膜。人工破膜后监测宫缩、胎心情况,若宫缩持续不改善,可予 2.5U 缩宫素加入 5% 葡萄糖或 0.9% 生理盐水 500ml 加强宫缩。

二、宫缩过强

(一)协调性宫缩过强

1.对产妇及胎儿的影响

协调性宫缩过强指其节律性、对称性和极性均正常,仅子宫收缩力过强、过频,10min 内宫缩≥5 次,产程短,易引起产道损伤,甚至子宫破裂。宫缩过强过频,使胎盘血流减少,易发生胎儿窘迫、新生儿窒息甚至死亡。总产程<3h 分娩者,称为急产(precipitate delivery)。

2.处理

宫缩过强者,做好接产准备,以防急产。临产后不予人工破膜、灌肠等加强宫缩的操作。

(二)不协调性宫缩过强

不协调性宫缩过强包括强直性子宫收缩(tetanic contraction of uterus)和子宫痉挛性狭窄环(constriction ring of uterus)两种。

强直性子宫收缩几乎都是外界因素引起,如缩宫素使用不当、临产后发生分娩梗阻,子宫强烈收缩,失去节律性。产妇持续性腹痛、拒按,胎位扪不清,胎心听不清。合并产道梗阻时,可出现病理性缩复环(图 10-3)。

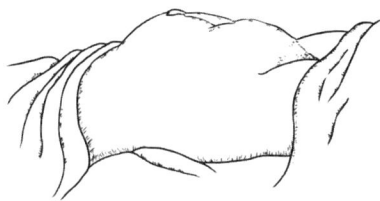

图 10-3　病理性缩复环

子宫痉挛性狭窄环主要是子宫局部肌肉呈痉挛性不协调性收缩,子宫上下段交界处或围绕胎体狭窄处而形成环形狭窄,此环宫缩时不上升(图 10-4)。

不协调性宫缩过强多因产妇过度紧张或阴道检查过多、手法过重,或缩宫素使用不当导致。临床表现为宫口不扩大,胎头不下降,出现梗阻。产妇表现出烦躁不安,持续性腹痛,胎心时快时慢。

一旦发现强直性子宫收缩,应停止阴道操作,停止使用缩宫素,并给予宫缩抑制剂。若宫缩恢复正常,可行阴道分娩。若不能恢复,出现病理性缩复环、胎儿窘迫,则应及时行剖宫产术终止妊娠。

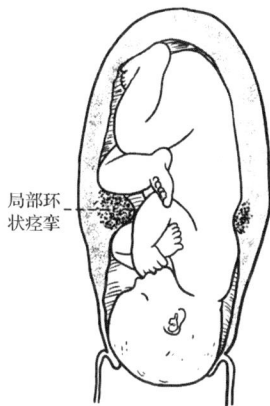

局部环状痉挛

图 10-4　子宫痉挛性狭窄环

【课堂小结】

1.子宫收缩力异常包括子宫收缩乏力和子宫收缩过强,其中又分为协调性和不协调性。

2.子宫收缩乏力可导致产程延长,子宫收缩过强可导致产程进展过快。

3.出现子宫收缩力异常,应首先寻找病因,评估有无头盆不称、胎位异常、胎儿窘迫等。

4.一旦发现强直性子宫收缩,应停止阴道操作,停止使用缩宫素,出现病理性缩复环、胎儿窘迫立即行剖宫产终止妊娠。

【课后思考】

1.子宫收缩力异常包括哪些类型?

2.子宫收缩乏力致产程延长要怎样处理?

3.患者,女,26 岁,初产,因"停经 39 周,阵发性下腹痛 10h"入院。既往月经规律,不定期产检。入院检查:生命体征平稳,宫高 34cm,腹围 90cm,宫口开 4cm,先露＋1cm,胎膜未破。胎心监护未及减速,宫缩持续 30s,间歇 7~8min。问:该产妇的产程特点是什么? 引起的原因是什么? 接下来要怎样处理?

【视频资源】

10-1　协调性宫缩乏力

学习笔记:

_____

_____

_____

【知识拓展】

人工破膜

人工破膜(artificial rupture of membranes,ARM)俗称"破水术",即人为地刺破羊膜囊从而干预产程的进展。ARM 是一项古老的产科实用技术,已有百年历史,曾经被看作是产程干预的必需措施而广泛应用。随着近年关于产程的大数据研究,达成共识,ARM 这一侵入性手术不再作为必需的产程干预措施。

现阶段 ARM 目的主要为加速产程的进展、评估羊水的性状以及调整胎方位等,临床上主要用于引产、缩短产程(催产)、联合手转胎头术调整胎方位等三个方面。ARM 适用于宫颈已成熟、头盆相称、胎头已衔接,凡有头盆不称、产道阻塞、胎位不正、宫颈不成熟及胎盘功能严重减退者不能使用。

其操作流程为:听胎心,常规消毒,产妇仰卧位,操作者手持穿刺针,以食指和中指夹持针身及针尾部,并护住针尖以防划伤阴道,触及前羊膜囊后确认先露部,无脐带,推进针尾端,使针尖前移并刺破胎膜,操作过程中注意动作轻柔,以防副损伤的发生。

破膜时机应选在两次宫缩之间。破膜过程中应防止羊水流出过快导致脐带脱垂,防止宫腔压力骤降导致胎盘早剥等,不宜同时进行人工剥膜,防止宫缩时羊水进入血液循环导致羊水栓塞。破膜后注意预防感染,减少阴道检查次数,若破膜超过 12h 未分娩,予抗生素预防感染。破膜前、后应持续监测胎心率,注意羊水量及性状,有不明原因的胎儿宫内窘迫应阴道检查排除脐带脱垂。

大部分的脐带脱垂发生在胎膜破裂后的数分钟内,若脐带脱垂诊断成立,短期内不能经阴道分娩,立即行剖宫产术。

第二节 产道异常

【案例 10-2】

患者,女性,28 岁,初产妇,因"停经 39 周,下腹痛 4h"入院。平素月经规律,未规范产检。4h 前开始下腹痛,伴少量阴道流血,无阴道流液,胎动如常,产妇便意感明显。既往体健。产科查体:宫高 34cm,腹围 93cm,先露头,已衔接。宫缩持续 30s,间歇 4～5min,强度中等,胎心监护正常。宫口 3cm,宫颈前唇水肿,胎方位不清,先露棘下 1cm,胎膜未破。骨盆外测量:髂棘间径 23cm,髂嵴间径 25cm,骶耻外径 18.5cm,坐骨结节间径 7.5cm,出口后矢状径 6.5cm;骨盆内测量:骶骨曲度可,坐骨棘间径 9cm,骶棘韧带宽度可容 2 指。

讨论

1. 考虑的诊断是什么?

2. 下一步怎么处理?

产道是胎儿娩出的通道,在分娩三大因素中占重要地位,对胎儿是否能阴道分娩具有决定性作用。产道异常包括骨产道(骨盆)及软产道(子宫下段、宫颈、阴道)异常,以骨产道异常多见。

一、骨产道异常

骨盆径线过短或形态异常,致使骨盆腔小于胎先露部可通过的限度,使胎先露部下降、内旋转等受阻,影响产程进展,称为狭窄骨盆(contracted pelvis)。狭窄骨盆可以是一个径线或几个径线同时过短,也可以是一个平面或几个平面同时狭窄。当一个径线狭窄时,要观察同一个平面其他经线的大小,再结合整个骨盆腔大小与形态综合评估、准确判断。

(一)狭窄骨盆的分类

骨盆三个平面狭窄的分级见表 10-2。

表 10-2 骨盆三个平面狭窄的分级

特点	骨盆入口平面狭窄	中骨盆平面狭窄	骨盆出口平面狭窄		
	扁平型骨盆多见	男型骨盆及类人猿型骨盆多见	常与中骨盆平面狭窄相伴行,男型骨盆多见		
判断标志	对角径	坐骨棘间径	坐骨棘间径＋中骨盆后矢状径	坐骨结节间径	坐骨结节间径＋出口后矢状径
Ⅰ级(临界性)	11.5cm	10.0cm	13.5cm	7.5cm	15.0cm
Ⅱ级(相对性)	10.0～11.0cm	8.5～9.5cm	12.0～13.0cm	6.0～7.0cm	12.0～14.0cm
Ⅲ级(绝对性)	≤9.5cm	≤8.0cm	≤11.5cm	≤5.5cm	≤11.0cm

骨盆三个平面均狭窄称均小骨盆(generally contracted pelvis),其骨盆形状正常,属女性骨盆,骨盆三个平面各径线可较正常值缩短 2cm 及以上,多见于身材矮小、匀称的妇女。

畸形骨盆是指骨盆失去正常形态及对称性,如跛行及脊柱侧凸所致的偏斜骨盆、骨软化症骨盆、骨折所致的畸形骨盆,影响分娩。

(二)临床表现

1. 骨盆入口平面狭窄

初产妇多呈尖腹,经产妇呈悬垂腹。临产前可出现胎头衔接受阻、临产后胎头迟迟不入盆,检查胎头跨耻征阳性,胎位异常如臀先露、面先露或肩先露的发生率增加,脐带脱垂发生率亦增加。骨盆入口平面狭窄而致相对头盆不称时,常见潜伏期及活跃期早期延长,胎头不能紧贴宫颈内口诱发反射性宫缩,易出现继发性宫缩乏力。因产道梗阻,产妇可出现下腹压痛、耻骨联合分离、宫颈水肿,甚至病理性缩复环、血尿等先兆子宫破裂表现。

2. 骨盆入口平面以下狭窄

中骨盆与出口平面的狭窄常同时存在,可引起胎头向后方旋转,出现枕后位衔接,易发生持续性枕后位或横位,导致第二产程延长及胎头下降减缓或停滞。胎头滞留,压迫膀胱和直肠,产妇易发生产时、产后排尿困难,严重者可发生尿瘘或粪瘘。中骨盆严重狭窄,而宫缩又较强时,可发生先兆子宫破裂及子宫破裂,增加手术率。胎头容易发生变形,出现较大产瘤,严重者头皮血肿、颅内出血、胎儿宫内窘迫等。

(三)诊断

在分娩过程中,骨盆是不变的因素,因此在估计阴道分娩的可能性时,骨盆是首先考虑的一个重要因素。首次产前检查应常规进行骨盆外测量,了解骨盆大小,产前再次评估骨盆有无异常,有无头盆不称,决定分娩方式。

1. 病史

详询既往分娩史,以及可能引起骨盆发育异常的病史,如佝偻病、脊髓灰质炎、结核以及外伤史等。

2. 一般体格检查

注意观察孕妇的体形、步态,若身高≤145cm 易合并均小骨盆;有无尖腹及悬垂腹等;步态有无跛行,有无脊柱及髋关节畸形,米氏菱形窝是否对称等。

3. 腹部检查

观察腹部形态,尖腹及悬垂腹提示骨盆入口平面狭窄可能。测宫高、腹围、四步触诊法以及胎儿超声检查评估胎先露、胎方位、胎儿大小、先露是否衔接等。在正常情况下,初孕妇在预产期前 2 周、经产妇临产后胎头应入盆。临产后需评估头盆关系,行胎头跨耻征检查。检查方法:孕妇排空膀胱,仰卧,两腿伸直,检查者一手放在耻骨联合上方,另一手将胎头向骨盆腔方向轻推,如胎头低于耻骨联合平面,称为跨耻征阴性,表示胎头已衔接入盆,头盆相称;若胎头与耻骨联合在同一平面,称为跨耻征可疑阳性,表示可疑头盆不称;若胎头高于耻骨联合平面,称为跨耻征阳性,表示头盆不称(cephalopelvic disproportion,CPD),提示骨盆狭窄可能。头盆是否相称还与骨盆倾斜度、胎方位相关,需要试产观察产程进展后方可最后诊断。

4. 骨盆测量

X 线检查精确测量骨盆狭窄,但对母儿不利,现已不用。主要通过产科检查来评估,包括各骨盆平面径线,耻骨弓形态、高度及角度。骨盆狭窄诊断标准见上述"骨盆三个平面狭窄的分级"表。

【案例分析 10-2】

1. 患者孕 39 周,规律宫缩伴宫颈消退、宫口开大,说明进入产程。骨盆测量的数据中,骨盆入口平面的三个径线均正常,但在中骨盆以及骨盆出口平面测量中,坐骨棘间径 9cm,其正常值是 10cm,骶棘韧带宽带可容 2 指,正常可容 3 指。坐骨结节间径 7.5cm,正常值为 8.5～9.5cm,出口后矢状径 6.5cm,那么坐骨结节间径＋出口后矢状径＝14cm,正常值为 15cm,可诊断中骨盆平面和出口骨盆平面狭窄。

(四)处理原则

全面检查,明确骨盆狭窄的类别和程度,了解胎位、胎儿大小、胎心、产力强弱、宫颈扩张程度、胎先露下降程度、是否有胎膜早破等,结合产妇年龄、产次、既往分娩史进行综合判断,以决定分娩方式。

1. 骨盆入口平面狭窄的处理

骨盆入口狭窄是分娩开始后胎儿面临的第一关,分娩方式依据入口前后径的狭窄程度和胎儿的大小而定。

（1）绝对性骨盆入口狭窄，足月活胎不能经阴道分娩，应行剖宫产术终止妊娠。

（2）临界性骨盆入口狭窄大多数可阴道分娩；相对性骨盆入口狭窄，若胎儿大小适宜，产力、胎位、胎心均正常，可严密监护下阴道试产。入口骨盆狭窄阴道的试产可等到宫口开大 4cm 以上。试产时应密切观察宫缩、胎心及胎头下降情况，如宫口渐开大，胎儿头衔接，即为试产成功。在试产过程中，如果出现宫缩乏力，可予缩宫素加强宫缩。若宫缩良好，胎头仍不下降，停留在坐骨棘水平以上、宫口扩张迟缓或停滞者，表明试产失败，应及时行剖宫产术结束分娩。

2.中骨盆平面狭窄的处理

高度狭窄者或宫口开全大于 1h 但胎头双顶径未达到坐骨棘水平者，宜行剖宫产术终止妊娠。宫口开全，胎头双顶径达坐骨棘水平或更低，产瘤不大，胎头变形不明显，可经阴道分娩或阴道助产。

3.骨盆出口平面狭窄的处理

坐骨结节间径＋出口后矢状径＜15cm，需行剖宫产术结束分娩。两者之和＞15cm 时，胎头可经出口后三角分娩。

4.均小骨盆的处理

胎儿不大，头盆相称，可以试产，反之则应及时行剖宫产术。

5.畸形骨盆的处理

根据畸形骨盆的种类、狭窄程度、胎儿大小、产力等情况综合分析。如果畸形严重，头盆不称明显者，应行剖宫产术。

骨产道异常处理流程如图 10-5 所示。

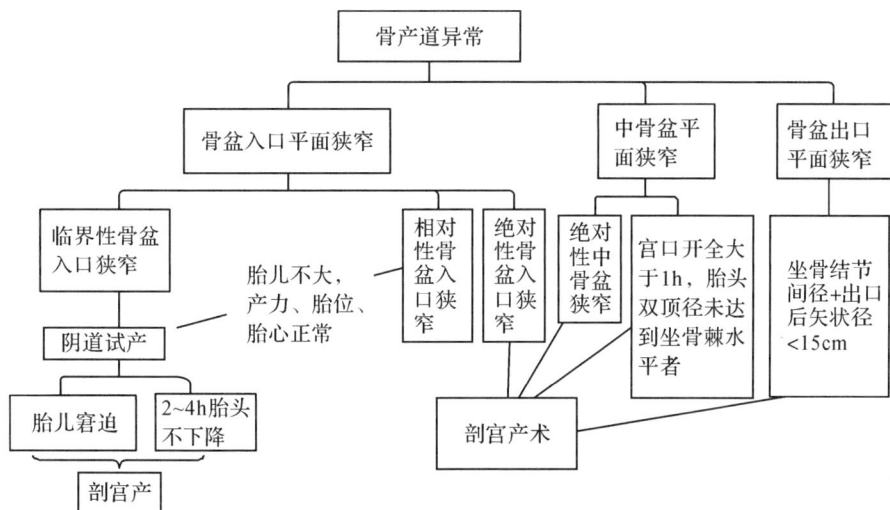

图 10-5　骨产道异常处理流程

二、软产道异常

软产道包括子宫下段、宫颈、阴道及骨盆软组织。软产道异常可引起难产,但远比骨产道异常引起的难产少见。

1.阴道异常

阴道异常主要包括阴道横隔、阴道纵隔、阴道瘢痕性狭窄及阴道肿瘤等。

(1)阴道横隔:横隔多位于阴道中上段,常有一小孔,易被误认为宫颈外口。阴道横隔可以影响胎先露部下降。当横隔阻碍胎头下降时,可在直视下切开,分娩后再切除并缝合残端。如横隔高且坚厚,阻碍胎先露部的下降,使产程停滞,需行剖宫产术终止妊娠。

(2)阴道纵隔:阴道纵隔若伴有双子宫、双宫颈,位于一侧子宫内的胎儿分娩多无阻碍。若阴道纵隔发生于单宫颈,如果纵隔阻挡先露部下降,可行切开,产后修剪并缝合残端,有时纵隔薄可自行断裂,分娩无阻碍,产后处理残端。

(3)阴道瘢痕性狭窄:若狭窄轻、位置低可行会阴侧切,经阴道分娩;若狭窄重、位置高、范围广或生殖道瘘修补术后等,应行剖宫产术结束分娩。

(4)阴道包块:若阴道壁囊性肿瘤较大,阻碍胎先露部下降,可穿刺抽出囊液,产后再处理。若阴道内肿瘤阻碍胎先露部下降,不能经阴道处理者应行剖宫产术,原有病变待产后处理。若尖锐湿疣面积广阻碍分娩,且易发生阴道裂伤及感染、新生儿喉乳头状瘤,应行剖宫产术结束分娩。

2.宫颈异常

宫颈异常有宫颈粘连和瘢痕、宫颈水肿、宫颈肿瘤、宫颈坚韧等。

(1)宫颈粘连和瘢痕:多见于宫颈操作或感染。轻度粘连,可分离粘连后经阴道分娩;若严重粘连,应行剖宫产术终止妊娠。

(2)宫颈水肿:多见于梗阻性难产。宫口未开全时过早使用腹压,使宫颈前唇长时间在胎头和耻骨联合之间受压引起水肿,可予0.5%利多卡因宫颈多点注射,宫口近开全时,可用手指将水肿的宫颈前唇上推。若无效,则行剖宫产术。

(3)宫颈肿瘤:影响胎先露部下降的较大宫颈肌瘤或宫颈癌,应行剖宫产术,根据肿瘤病情产时或产后作相应处理。

(4)宫颈坚韧:予0.5%利多卡因宫颈多点注射,若宫口仍不扩张,应行剖宫产术。

3.子宫异常

子宫畸形如双子宫、双角子宫、子宫纵隔等,临产后严密观察产程,适当放宽剖宫产手术指征。瘢痕子宫需参考前次剖宫产术指征、式式、术后有无感染、此次妊娠与前次剖宫产术间隔时间,以及此次妊娠胎儿大小、胎位、产力、产道情况等综合分析评估后,决定是否可经阴道分娩,加强产程监护,适当放宽剖宫产术指征。

4.盆腔肿瘤

盆腔肿瘤包块子宫肌瘤、输卵管卵巢肿瘤等,若阻碍先露部衔接及下降,需行剖宫产术终止妊娠。

【课堂小结】

1.产道异常包括骨产道异常和软产道异常,以骨产道异常多见。

2.骨产道异常包括骨盆入口平面狭窄、中骨盆平面狭窄、骨盆出口平面狭窄、均小骨盆以及畸形骨盆。狭窄骨盆可引起产程延长及停滞。腹部检查结合骨盆测量,明确骨盆狭窄的类别和程度,结合胎儿因素及既往分娩情况,决定分娩方式。

3.软产道异常不能解除时,应行剖宫产术终止妊娠。

【课后思考】

1.产道异常包括哪些类型?

2.怎样判断骨盆入口平面狭窄、中骨盆平面狭窄、骨盆出口平面狭窄?

3.什么情况下,骨产道异常可以阴道试产?

4.孕妇,25岁,初产,停经39周,评估胎儿大小3700g,头位,先露高浮。胎心监护正常,骶耻外径17cm,对角径10cm。问:该孕妇属于什么平面的骨盆狭窄? 应该诊断为哪种类型骨盆? 应采取的分娩方式是什么?

第三节 胎位异常

【案例10-3】

患者,女性,30岁,经产妇,4年前平产一胎,活婴,体重3800g,产程顺利,产后恢复可。因"停经38周,下腹痛伴阴道流液6h"入院,平素月经规律,不定期产检,停经36周B超提示臀位。6h前下腹阵痛,规律,持续20~30s,间歇4~5min,强度中,伴有少量阴道流液,胎动如常。入院查体:生命体征平稳,宫高32cm,腹围94cm,宫底部可及胎头。阴道查宫口开2cm,先露臀,棘上3cm,胎膜破,羊水清,阴道内未及脐带。既往体健。

讨论

1.考虑的诊断是什么,需进一步完善哪些相关检查?

2.该产妇选择什么分娩方式,产程中应注意什么?

胎儿位置异常称为胎位异常,包括臀先露、肩先露以及以胎头为先露的难产(头位难产)。头位难产是最常见的胎位异常。

一、臀先露

臀先露(breech presentation)指以胎儿的臀部或足为先露(图10-6),占总分娩数的3%~4%。臀先露分为单臀先露(腿直臀先露)、完全臀先露(混合臀先露)和不完全臀先露。其发生围产儿不良结局的风险高于头位。

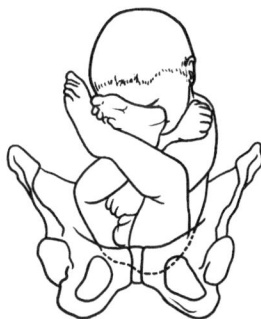

图10-6 臀先露

(一)病因

1.胎儿发育因素

晚期流产儿、早产儿比足月产儿臀位发生率高,胎儿畸形如无脑儿、脑积水以及低出生体重儿臀位的发生较正常儿高,表明小孕龄、胎儿畸形、胎龄越小、低出生体重儿是臀先露的高危因素。

2.胎儿活动空间因素

羊水过多、子宫松弛等胎儿在宫内的活动空间大,会引起胎儿活动频繁导致臀位。另外,羊水过少、子宫畸形、前置胎盘、骨盆狭窄、盆腔肿瘤等所致宫腔容积小,限制胎儿在宫内活动而易导致臀位。

(二)诊断

臀先露根据胎儿下肢与臀部之间的关系分为单臀、混合臀(先露为胎儿臀部及双足)和足先露。通过腹部检查、阴道监测以及胎儿超声可以诊断,臀先露是产前最容易诊断的一种异常胎位。

1.腹部检查

腹部四步触诊可以在宫底部触及圆而硬、有浮球感的胎头,腹部一侧触及胎背、一侧触及胎儿肢体,胎心多在脐上听得最响亮,耻骨联合上方可触及圆而软、形状不规则、活动度不大的臀部。

2.阴道检查

临产宫口扩张后,经阴道检查可以触及胎臀的一些特征,如肛门、坐骨结节、骶骨等。

3.B超检查

B超检查是临床上诊断臀位最理想的方法,可明确臀位的分类、先露。

(三)阴道分娩机制

臀先露以骶骨为指示点,阴道分娩先后分三步:胎臀娩出、胎肩娩出及胎头娩出。下面以骶左前位为例进行介绍。

1.胎臀娩出

臀先露常在临产后开始进入骨盆,胎臀以粗隆间径衔接于骨盆右斜径,逐渐下降。前臀下降较快,当其到达骨盆底遇到阻碍时,内旋转和侧屈,前臀顺时针旋转45°,到达耻骨联合,胎儿股骨大粗隆间径与母体骨盆出口前后径一致。然后胎臀继续下降,胎体侧曲适应产道,娩出后臀。随后胎体稍伸直,娩出前臀。

2.胎肩娩出

胎臀娩出后,胎体向左外轻度旋转,胎背转向前方,双肩衔接于骨盆右斜径,然后胎肩快速下降,到达骨盆底后,前肩向右旋转45°,转至耻骨弓下,使双肩径与骨盆出口前后径一致,同时胎体侧屈,后肩及后上肢娩出,随后前肩及前上肢从耻骨弓下娩出。

3.胎头娩出

当胎肩降至会阴后,胎头的矢状缝进入骨盆左斜径或横径,然后下降,同时俯屈并向左前方45°内旋转,使枕骨朝向耻骨联合,当枕骨下凹抵达耻骨弓时,以此处为支点,胎头继续俯屈,使颏、面及额部相继娩出,随后枕骨娩出。

(四)预后

臀位产妇发生早产、胎膜早破、脐带脱垂、胎儿生长受限风险较头位高。另外,由于胎儿的臀部小于头部,头部较硬且难以变形,造成胎儿娩出困难,增加臀位分娩难度,手术产率增加。

(五)孕期管理

妊娠30周前,臀位多能自行转为头位,不需处理。若妊娠30周后仍是臀位,应积极采取各种方法,予以矫正。目前国内应用的方法有以下几种:

1.胸膝卧位

孕妇排空膀胱,松解裤带,胸膝卧位,每日早晚各1次,每次15min,1周后复查。胸膝卧位可使胎臀退出盆腔,胎儿借助重心改变来完成转位。孕 30～34 周为最佳时间,有心脏病及骨盆狭窄等不宜使用此方法。

2.艾灸至阴穴

孕妇取坐位或平卧,同时悬灸双侧至阴穴(足小趾外侧趾甲旁 0.1 寸),每日 1～2 次,每次 15min,1 周为 1 个疗程。

3.外倒转术

外倒转术即操作者向孕妇腹壁施压,向前或向后旋转胎儿,使胎儿由臀位或横位转为头位的方法。该操作存在如胎膜早破、早产、脐带绕颈、胎盘早剥、胎儿母体输血综合征等风险,但发生率较低,仍然是临床上一种相对安全有效的方法,一般建议 36 周后实施为宜。

【案例分析 10-3】

1.患者经产妇,平产一胎,重 3800g。规律宫缩,阴道查:宫口开 2cm。孕 36 周 B 超及入院时腹部检查均提示臀位临产。应行胎心监护,了解胎心情况。复查 B 超确定具体臀先露位置。

(六)分娩管理

1.分娩方式

临产初期结合产妇全身情况、产道情况、胎儿体重、胎儿状况、臀先露类型以及有无并发症等选择合适的分娩方式。目前,国内外较多学者认为剖宫产对臀位新生儿是比较安全的分娩方式,适宜的病例也可阴道试产。

剖宫产指征:①产道异常;②胎儿估计体重>3.5kg 或胎头双顶径>9.5cm;③胎头仰伸位;④足先露、脐带先露;⑤高龄初产;⑥既往有难产史、胎儿窘迫、妊娠合并症等其他阴道试产禁忌证者。

2.阴道分娩管理

(1)第一产程:第一产程管理遵照头位阴道分娩。尽可能推迟胎膜破裂时间,除非有明确的指征,否则不行人工破膜,可减少脐带受压及脐带脱垂风险。一旦破膜,立即听胎心,阴道检查,确认有无脐带脱垂。一般不主张使用缩宫剂,除非出现明显产程停滞。多需用"堵"的方式使宫口充分扩张。即使阴道口看到胎足,宫口往往仅开 4～5cm。当宫缩时助产士戴无菌手套用无菌巾堵住阴道口,阻止胎臀娩出,使宫颈和阴道充分扩张(图 10-7)。同时,密切监测胎心。如果产程进展缓慢需考虑剖宫产术终止妊娠。

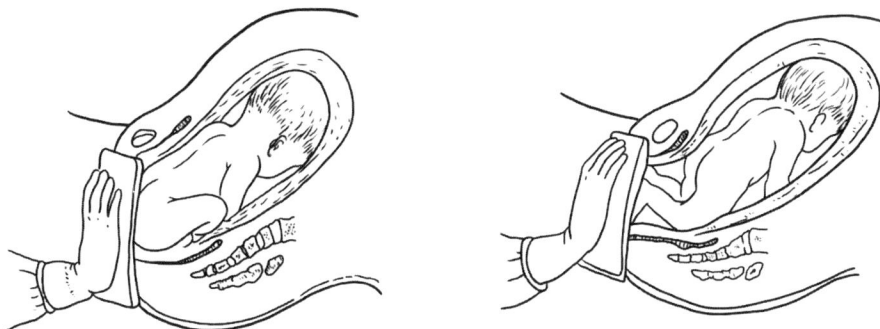

(A) 完全臀先露　　　　　(B) 不完全臀先露

图 10-7 臀先露堵臀法

（2）第二产程：第二产程必须由高年资助产士或产科医师完成，做好随时抢救新生儿或紧急剖宫产的准备。接生前导尿排空膀胱。初产妇、会阴条件不好的经产妇或拟产钳助产者，行会阴侧切术。胎儿娩出有三种方式：①自然分娩：胎儿自然娩出，较少见。②臀助产术：在产妇宫缩时娩出胎臀及下肢，接生者用无菌巾裹住娩出部分，避免冷空气刺激引起胎儿呼吸而吸入羊水及黏液。通过滑脱法助娩双肩。右手上提胎儿双足，胎体侧屈后肩露于会阴前缘，左手示指和中指顺着后肩滑至胎儿肘关节，使胎儿上肢紧贴胸部，"洗脸式"娩出胎儿手臂、后肩，向下侧伸胎体使前肩由耻骨弓下娩出。胎体骑跨在术者左前臂上，左手中指伸入胎儿口中，示指及环指扶于两侧上颌骨，右手压低胎头助其俯屈，示指和环指置于胎儿锁骨上，以枕骨为支点娩出胎头。③臀牵引术：胎儿全部由助产者牵引娩出，容易导致母体及胎儿的创伤，现已禁用。

（3）第三产程：做好新生儿复苏准备，预防产后出血。

【案例分析 10-3】

2. 该经产妇，平产一胎，3800g。产程顺利，现已临产，宫口开2cm，评估胎儿体重3000g 左右，若 B 超提示单臀先露，继续予阴道试产，严密监测产程进展、关注胎心变化。第一产程中，采用"堵"的方式使宫口充分扩张。第二产程予臀助产术。如产程进展困难及时行剖宫产术终止妊娠。第三产程积极预防产后出血。

臀先露处理流程如图 10-8 所示。

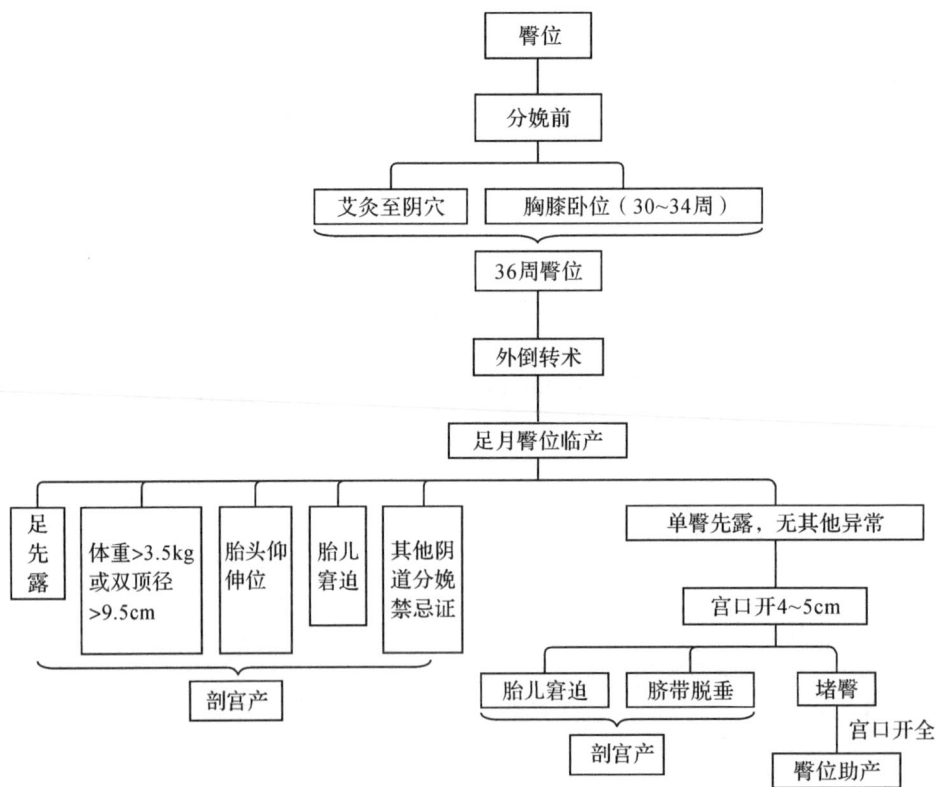

图 10-8 臀先露处理流程

二、头位难产

头先露是胎头不以枕前位俯屈通过产道,称为胎头位置异常,有以下几种情况:胎头衔接异常,如胎头高直位;内旋转发生阻碍,如持续性枕后位及枕横位;胎头姿势异常,如胎头仰伸呈前顶先露、额先露(图 10-9)及面先露;胎头侧屈呈不均倾位。胎头位置异常使胎头下降受阻、宫颈扩张延缓或阻滞,致产程延长、母儿损伤、手术产率增加。

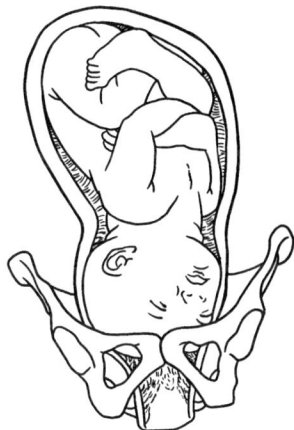

图 10-9　额先露

(一)持续性枕后位、枕横位

若胎头以枕后位或枕横位衔接,双顶径达中骨盆平面完成内旋转动作。大多数枕后位或枕横位可自行转至枕前位,胎头得以最小径线通过骨盆最窄平面而经阴道自然分娩。若经充分试产,胎儿枕部仍位于产妇骨盆后方或侧方,不能转向前方,引起分娩困难,称为持续性枕后位(persistent occiput posterior position)或持续性枕横位(persistent occiput transverse position)。

1. 病因

持续性枕后位、枕横位发生原因较多,其中以骨盆异常多见。以男性与类人猿型骨盆为主,该类骨盆因入口平面前窄后宽,胎头容易经枕后位或枕横位衔接。这些类型骨盆多伴有中骨盆狭窄,阻碍胎头内旋转,导致持续性枕后位、枕横位。扁平骨盆、均小骨盆容易使胎头以枕横位衔接,伴俯屈不良、内旋转困难而形成持续性枕横位。

另外,子宫收缩乏力、前置胎盘、胎儿过大或过小等引起胎儿俯屈及内旋转不良,导致衔接过程中径线变长,造成持续性枕后位、枕横位。

2. 诊断

(1)临床表现:胎头枕横位或枕后位衔接导致俯屈不良、下降延缓,宫颈不能有效扩张,不能反射性刺激内源性缩宫素释放,使宫缩出现乏力,产程延长。枕后位枕部压迫直肠,产妇会有便意感,过早使用腹压,致胎头紧压宫颈而出现宫颈前唇水肿。

(2)腹部检查:前腹壁触及胎儿肢体,胎背偏向母体后方/侧方,在胎儿肢体侧易闻及胎心。

(3)阴道检查:阴道检查是诊断持续性枕后位、枕横位的主要手段。宫颈部分扩张或开全时,若为枕后位,阴道检查感到盆腔后部空虚,胎头矢状缝位于骨盆斜径上,前囟在骨盆右前方,后囟在骨盆左后方则为枕左后位,反之为枕右后位[图 10-10(A)];胎头矢状缝位于骨盆横径上,后囟在骨盆左侧方,则为枕左横位,反之为枕右横位[图 10-10(B)]。当胎头水肿、颅骨重叠、囟门触不清时,根据胎儿耳廓及耳屏位置和方向判定胎位,若耳廓朝向骨盆后方,即可诊断为枕后位,若耳廓朝向骨盆侧方,则为枕横位。

(4)B超检查:B超检查是诊断枕后位的重要辅助手段,通过检查胎头枕部及眼眶的方位可明确诊断。

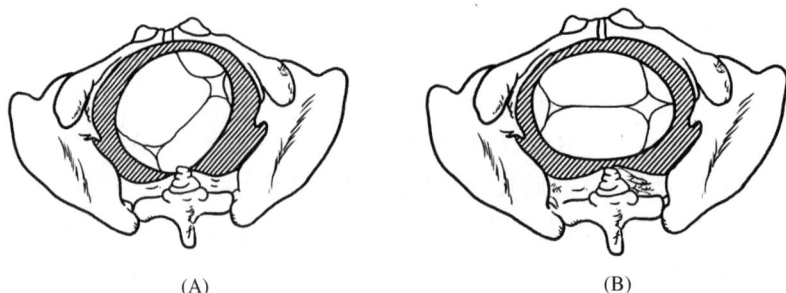

(A)　　　　　　　　　　　　　　　　(B)

图 10-10　枕右后位(A)及枕右横位(B)

3.分娩机制

(1)枕后位:左或右的枕后位在内旋转时向后旋转45°,使胎儿矢状缝与母体骨盆前后径相一致,变成正枕后位(图 10-11),其分娩方式如下:

①胎头俯屈较好:胎头继续下降至前囟抵达耻骨弓下时,以前囟为支点,胎头继续俯屈,使顶部及枕部自会阴前缘娩出。随后胎头仰伸,再由耻骨联合下娩出额、鼻、口、颏。此种分娩方式为枕后位经阴道助娩最常见的方式。

②胎头俯屈不良:鼻根出现在耻骨联合下缘时,以鼻根为支点,胎头先俯屈,从会阴前缘娩出前囟、顶及枕部,随后胎头仰伸,从耻骨联合下娩出额、口、颏部。因胎头以较大的枕额周径旋转,故胎儿娩出更加困难,除少数胎儿小、产力好的以正枕后位自然娩出,多需手术助产。

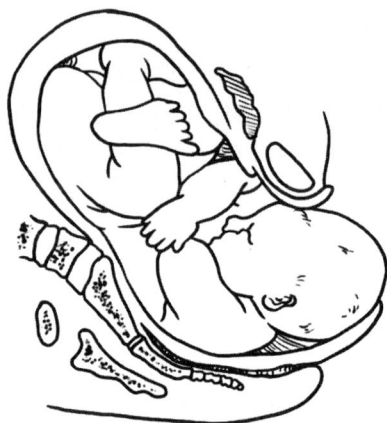

图 10-11　枕后位

(2)枕横位:部分枕横位于下降过程中无内旋转动作,或枕后位仅向前旋转 45°成为持续性枕横位。持续性枕横位虽能经阴道分娩,但多数需用手或行胎头吸引术将胎头转成枕前位娩出。

4.产程管理

产程遵照正常分娩管理。当第一产程、第二产程中出现产程异常时,应及时查找原因,如胎儿不大、无头盆不称、胎儿窘迫,可试产。需对胎头位置进行持续性干预,尽可能避免胎头位置异常的发生。

(1)第一产程:潜伏期及活跃期延长,应详细检查骨盆情况,排除头盆不称可能。产程中严密监测胎心,潜伏期保证产妇充分休息,产妇向胎儿肢体侧卧或站立,避免长时间平卧。宫缩乏力时可予缩宫素加强宫缩。活跃期因胎头压迫,产妇有便意感,避免过早屏气用力。若产程处理效果不佳需及时手术终止妊娠。

(2)第二产程:第二产程中若出现胎头下降延缓或停滞,应及时查找原因,确定胎方位。若 S≥+3cm(双顶径在坐骨棘以下),行徒手旋转胎头将枕部转向前方,或借助工具(胎头吸引器、产钳)旋转胎头后经阴道助产,需行较大的会阴侧切,以防会阴部裂伤。若胎头位置高、胎心有变化,应及时行剖宫产术结束妊娠。

（3）第三产程：做好抢救新生儿复苏准备，预防产后出血，必要时抗感染治疗。

（二）其他类型的胎头位置异常

若胎头以枕横位姿势入盆，在下降过程中受到某种因素干扰，胎头以前顶骨先入盆，此即前不均倾位（图10-12）。胎头以不屈不伸的姿态进入骨盆入口平面，即胎头的矢状缝落在骨盆入口平面，胎头高直位，包括高直后位（胎儿枕骨向后靠近骶岬）和高直前位（胎儿枕骨向前靠近耻骨联合，图10-13）。胎头以极度仰伸的姿势通过产道，使胎儿枕部接触胎背，以颜面为先露，称面先露（图10-14）。其中，一旦发现高直后位、前不均倾位、颏后位，行剖宫产术终止妊娠。

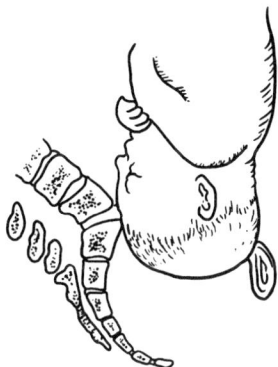

图 10-12　高直前位

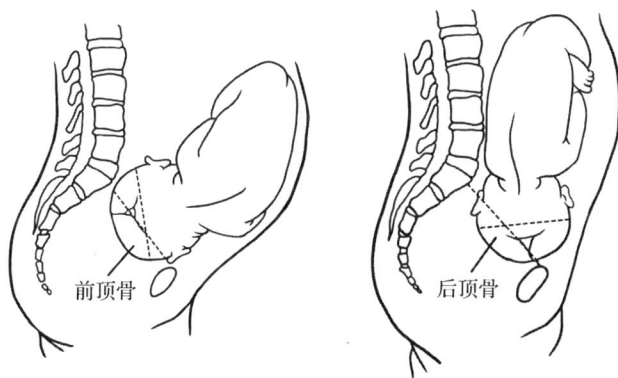

图 10-13　前不均倾位

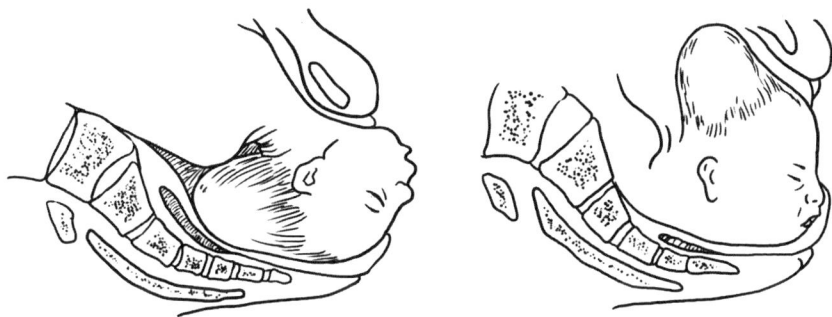

图 10-14　面先露

头位难产处理流程如图10-15所示。

【课堂小结】

1. 臀位根据先露类型、胎儿大小、骨盆大小等决定分娩方式，足先露需行剖宫产术终止妊娠。臀位分娩中，堵臀至关重要。

2. 头位难产多种因素中，持续性枕后位及枕横位最为常见。当胎头下降缓慢、停滞时，应积极查明原因，避免胎头长时间受压。一旦发现高直后位、前不均倾位、颏后位，行剖宫产术终止妊娠。

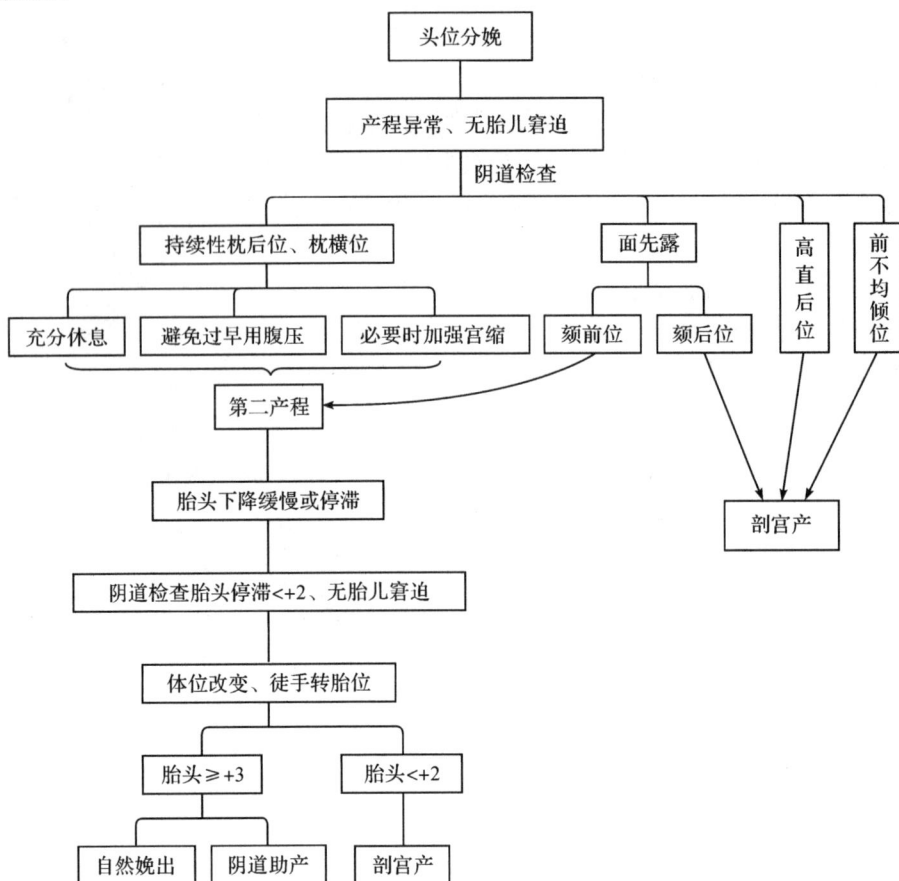

图 10-15　头位难产处理流程

【课后思考】

1.臀位剖宫产的指征是什么?

2.头位难产中,什么胎位需要剖宫产?

3.患者,女,26 岁,初产,因"停经 40 周,阵发性下腹痛 12h"入院。既往月经规律,定期产检,骨盆测量正常。12h 前开始下腹阵痛,伴少量阴道流血,无阴道流液。查体:宫高 37cm,腹围 100cm。宫口开 5cm,先露棘平,大囟位于 3 点、小囟位于 9 点,宫颈前唇稍水肿,矢状缝向后靠近骶岬,盆腔后部空虚。胎膜未破,胎心率正常,宫缩持续 30s,间歇 3～4min。问:该产妇的产程特点是什么? 接下来该怎样处理?

【视频资源】

10-2　胎位异常:
臀先露

学习笔记:

_____

_____

_____

【知识拓展】

阴道手术助产

阴道手术助产（operative vaginal delivery）是指在第二产程中，术者利用产钳或胎头吸引器帮助产妇快速娩出胎儿的过程，是处理难产的重要手段，可减少中转剖宫产率。根据胎头位置将助产产钳分为出口产钳、低位产钳、中位产钳和高位产钳。中位产钳风险较大，技术要求高，容易失败，只在紧急情况下使用；高位产钳临床上已废弃。

阴道手术助产的适应证包括：①第二产程延长；②明确或可疑的胎儿窘迫；③母体因素需缩短第二产程，如合并心脏病、重症肌无力、有自主反射障碍的脊椎损伤、增殖性视网膜病或体力耗竭等。

阴道手术助产的禁忌证包括：①宫口未开全、胎头未衔接；②胎头位置或胎方位未知；③非纵产式或面先露；④头盆不称；⑤胎儿成骨不全；⑥胎儿凝血功能障碍（如血友病、同种免疫性血小板减少症等）。

阴道手术助产的器械包括产钳和胎头吸引器。术者可根据分娩时的情况、操作者的经验和习惯个体化选择。

操作前应详细评估产妇和胎儿的各项信息，与产妇及家属沟通助产流程、风险以及替代方案，并签署规范的知情同意书。开放静脉通路，并准备新生儿复苏。阴道助产前，予镇痛，行左侧会阴切开术。胎儿、胎盘娩出后，依次检查子宫颈、阴道有无裂伤以及会阴切口，然后逐层缝合。当胎头下降困难时，应立即放弃阴道助产，并快速做好准备改由替代方案终止妊娠。

第四节　肩难产

【案例 10-4】

患者，苏某某，女，37 岁，身高 155cm，体重 76kg，1-0-1-1，2002 年 12 月平产一男活婴，体重 3400g。因"停经 40^{+1} 周，阴道流液 2h"于 2016 年 11 月 2 日 13:00 入院。末次月经 2016 年 1 月 25 日，孕期不定期产检，停经 27^+ 周。75g OGTT 提示"餐后 1h 血糖 11.0mmol/L"，嘱饮食控制，孕期体重增加 15kg。入院查宫高 39cm，腹围 107cm，先露头，未衔接，胎膜已破，羊水清。产科 B 超：LOA，双顶径 9.2cm，股骨长 6.95cm，胎盘后壁为主，Ⅱ级，羊水指数 16.3cm，胎心率 128 次/min，规则，脐动脉 S/D 2.1，RI 0.52。入院诊断：①孕 3 产 1 孕 40^+ 周，LOA；②胎膜早破；③妊娠期糖尿病；④巨大儿待定。

讨论

在分娩过程中需要注意什么？

胎头娩出后,胎儿前肩被嵌顿在耻骨联合上方,用常规助产方法不能娩出胎儿双肩,称为肩难产(shoulder dystocia)。肩难产的发生率与胎儿的体重成正比,但超过50%的肩难产发生于正常体重的新生儿。肩难产是一种产科急症,无法准确预测和预防,并可导致严重不良妊娠结局。

一、高危因素

肩难产高危因素如图 10-16 所示。

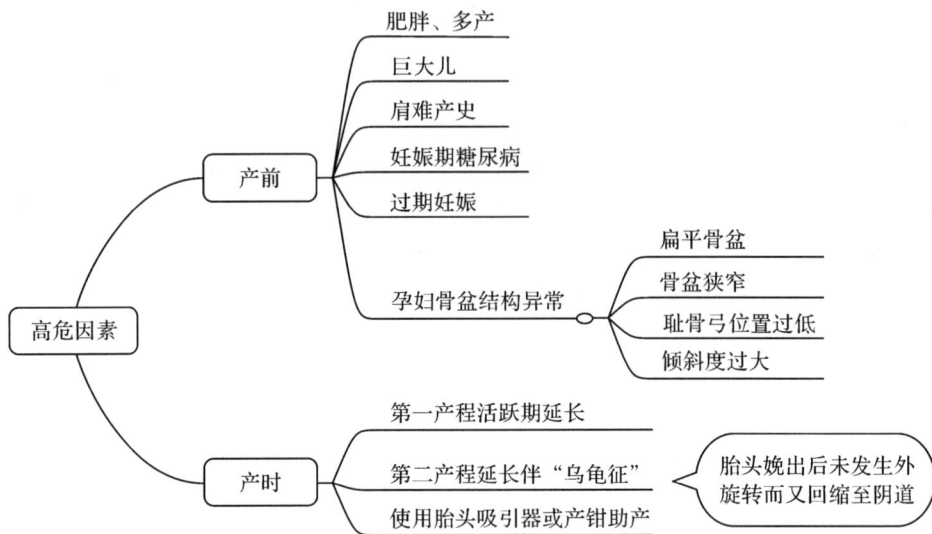

图 10-16　肩难产高危因素

二、对母儿影响

肩难产对母儿的影响如图 10-17 所示。

三、诊断

胎头娩出后,胎颈回缩,胎儿颏部紧压会阴,胎肩娩出受阻,除外胎儿畸形,即可诊断为肩难产。

【案例分析 10-4】

　　肩难产的发生与胎儿体重密切相关,胎儿体重 2500～4000g 时,肩难产发生率为 0.3%～1.0%,体重 4000～4500g 时发生率为 3%～12%,体重 ≥4500g 时发生率 8.4%～14.6%。巨大儿是肩难产的独立危险因素。该患者肥胖,宫高 39cm,腹围 107cm,估计胎儿体重大于 4000g,合并妊娠期糖尿病,存在肩难产风险,建议剖宫产分娩。

　　患者高危因素有肥胖(体重 76kg,身高 155cm,BMI 31.6kg/m^2)、妊娠期糖尿病、孕妇高龄且孕期未行正规产检、巨大儿。

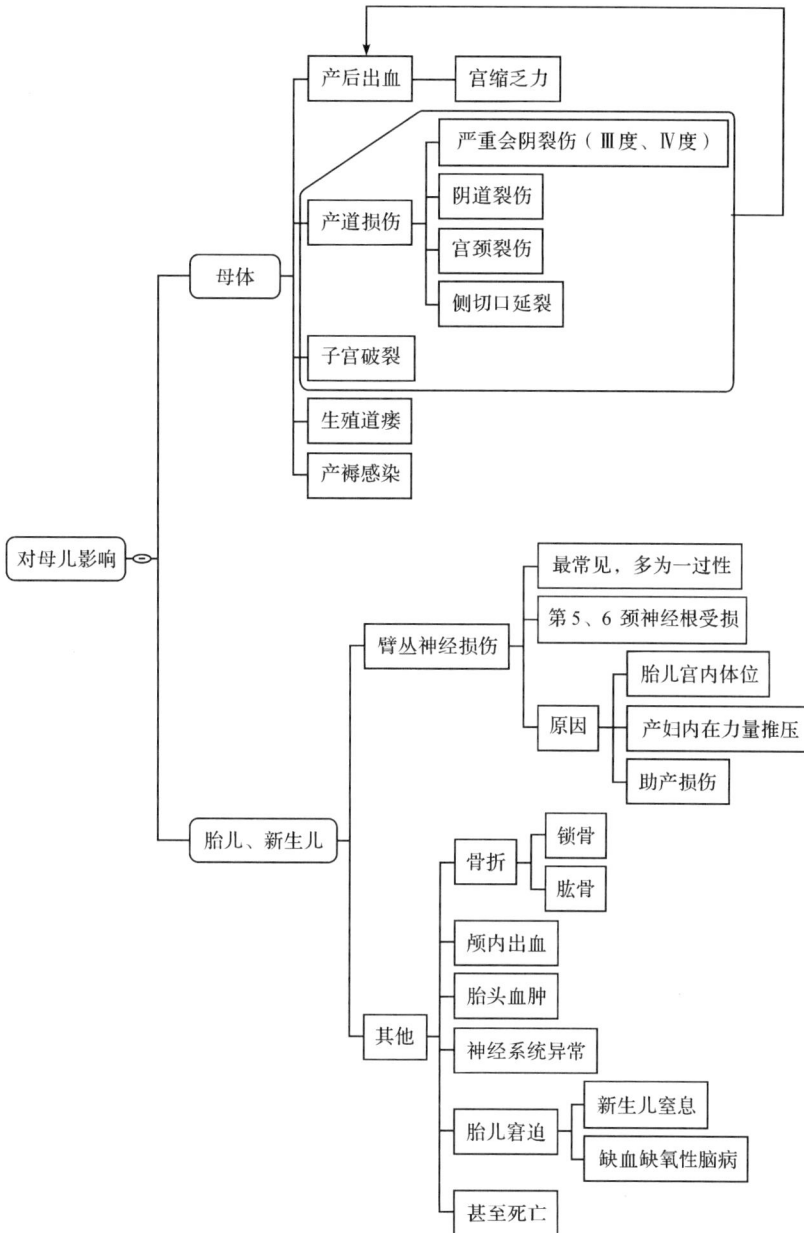

图 10-17 肩难产对母儿的影响

四、处理

由于肩难产无法预测，所有产科医生必须熟练掌握其处理原则及方法。缩短胎头与胎体娩出的时间间隔，是新生儿能否存活的关键。

1.请求援助

立即呼叫有经验的产科医生、助产士、麻醉科医生和儿科医生到场援助。清理胎儿口鼻。嘱产妇不要屏气用力；医护人员不要按压宫底。做好新生儿复苏抢救准备。

2.会阴切开

行会阴切开或扩大切口，以增加阴道内手术操作空间。

3. 屈大腿法(McRoberts 法)——首选方法

让产妇双腿极度屈曲贴近腹部和双手抱膝,减小骨盆倾斜度,使腰骶部前凹变直,骶骨位置相对后移,骶尾关节稍增宽,有助于嵌顿耻骨联合上方的前肩自然松解。如此法失败需要采取其他方法时,可以继续保持此操作,同时联合其他操作。

4. 耻骨上加压法

在产妇耻骨联合上方触及胎儿前肩,向后下加压,以缩小胎儿双肩径,同时助产者向下、向后缓慢牵引胎头,使嵌顿的前肩娩出(图 10-18)。

屈大腿法结合耻骨上加压法成功率达 50% 以上。

5. 旋肩法

(1)Woods 旋转法:助产者以示、中指伸入阴道,紧贴胎儿后肩背部,将后肩向侧上旋转,助产者协助将胎头同方向旋转,当后肩逐渐旋转至前肩位置时娩出。

(2)Rubin 法:助产者将一只手放在阴道胎儿前肩后部,使前肩内收并旋转至入口斜线。通过旋肩法,成功率达 95% 以上。

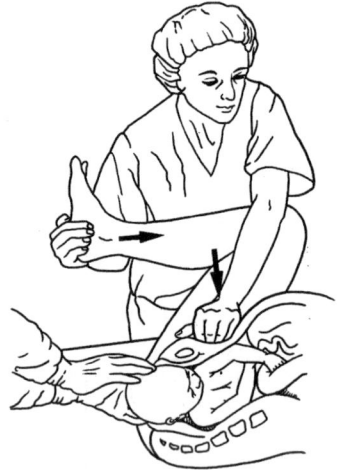

图 10-18　屈大腿法结合耻骨上加压法

6. 牵后臂娩后肩法

助产者的手沿骶骨伸入阴道,握住胎儿后上肢,使其肘关节屈曲于胸前,抓住胎儿手,以洗脸的方式娩出后臂,协助后肩娩出。胎背在左侧用右手,胎背在右侧用左手。

7. 四肢着地法

产妇翻转至双手和双膝着地,靠重力作用或这种方法产生的骨盆径线的改变可能会解除胎肩嵌塞状态。在使用上述操作方法时,也可考虑使用四肢着地法。

当上述方法均无效时,还可采取以下极端方法,但下述方法可能造成母儿严重并发症,预后不良,需严格谨慎使用。

8. 胎头复位法(Zavanelli 法)

将胎头还原至枕前位或枕后位,使胎头俯屈并回纳入阴道,立即行剖宫产术分娩。

9. 锁骨切断法

用剪刀或其他利器切断胎儿锁骨,主要用于死胎的肩难产分娩。

10. 耻骨联合切开法

适用于以上方法均无效时,母亲并发症多。

11. 术后注意事项

(1)新生儿交由儿科医生处理,需进行全面系统的检查,必要时进行新生儿复苏。

(2)完整记录肩难产的相关医疗文书,包括临床表现、处理方法、胎头娩出时间、胎儿娩出时间、新生儿出生时状况、并发症等。

(3)与产妇及家属进行充分、及时的沟通,告知本次分娩情况、相应处理以及后续注意事项等。

五、预防

1. 加强营养指导教育,鼓励孕前及妊娠期锻炼,控制体重。

2. 糖尿病患者注意运动、饮食控制与治疗,降低巨大儿和肩难产风险。

3. 糖尿病孕妇,估计胎儿体重>4000g,建议行剖宫产术分娩。非糖尿病孕妇,胎儿体重>4000g,可阴道试产,但需注意产程情况,适当放宽剖宫产指征。

4. 助产人员应加强模拟训练,加强团队沟通协助能力,掌握肩难产处理手法,降低肩难产母儿并发症的发生率。

【课堂小结】

1. 肩难产的发生与胎儿的体重成正比,超过 50% 的肩难产发生于正常体重的新生儿。肩难产属于产科急症,无法预测和预防。

2. 肩难产对母儿的影响主要有产后出血、严重会阴裂伤(Ⅲ度、Ⅳ度)、新生儿臂丛神经损伤和锁骨骨折。

3. 处理肩难产的首选方法为屈大腿法(McRoberts 法)。

4. 肩难产诊治流程如下:

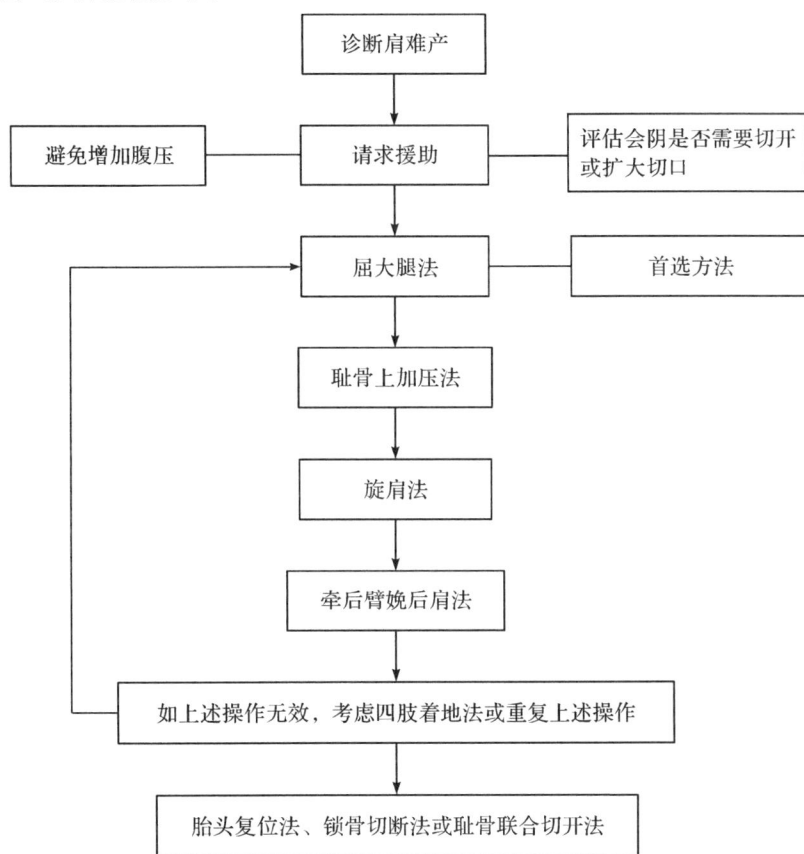

肩难产诊治流程

【课后思考】

1. 肩难产的高危因素有哪些?

2. 肩难产对母儿有哪些并发症?

3. 如何处理肩难产?

第十一章 分娩并发症

第一节 产后出血

产后出血(postpartum hemorrhage,PPH)是指胎儿娩出后 24h 内,阴道分娩者失血量 ≥500ml、剖宫产分娩者失血量≥1000ml。产后出血是分娩期严重并发症,也是导致我国孕产妇死亡的首要因素。

一、病因

四大原因:子宫收缩乏力、胎盘因素、软产道损伤和凝血功能障碍(图 11-1)。

四大原因可单独存在,也可合并存在,有时互为因果、相互影响,每种原因又包括各种病因和高危因素。

有危险因素者,发生产后出血的危险性更大。需特别注意的是,有些产妇(如妊娠合并贫血、妊娠期高血压疾病、慢性肾功能不全、脱水或身材矮小等),虽然出血量未达到产后出血的诊断标准,但因自身血容量不足,失血耐受能力差,仍可能导致严重的病理生理改变。

二、临床表现

主要临床表现为阴道流血、严重贫血及失血性休克。

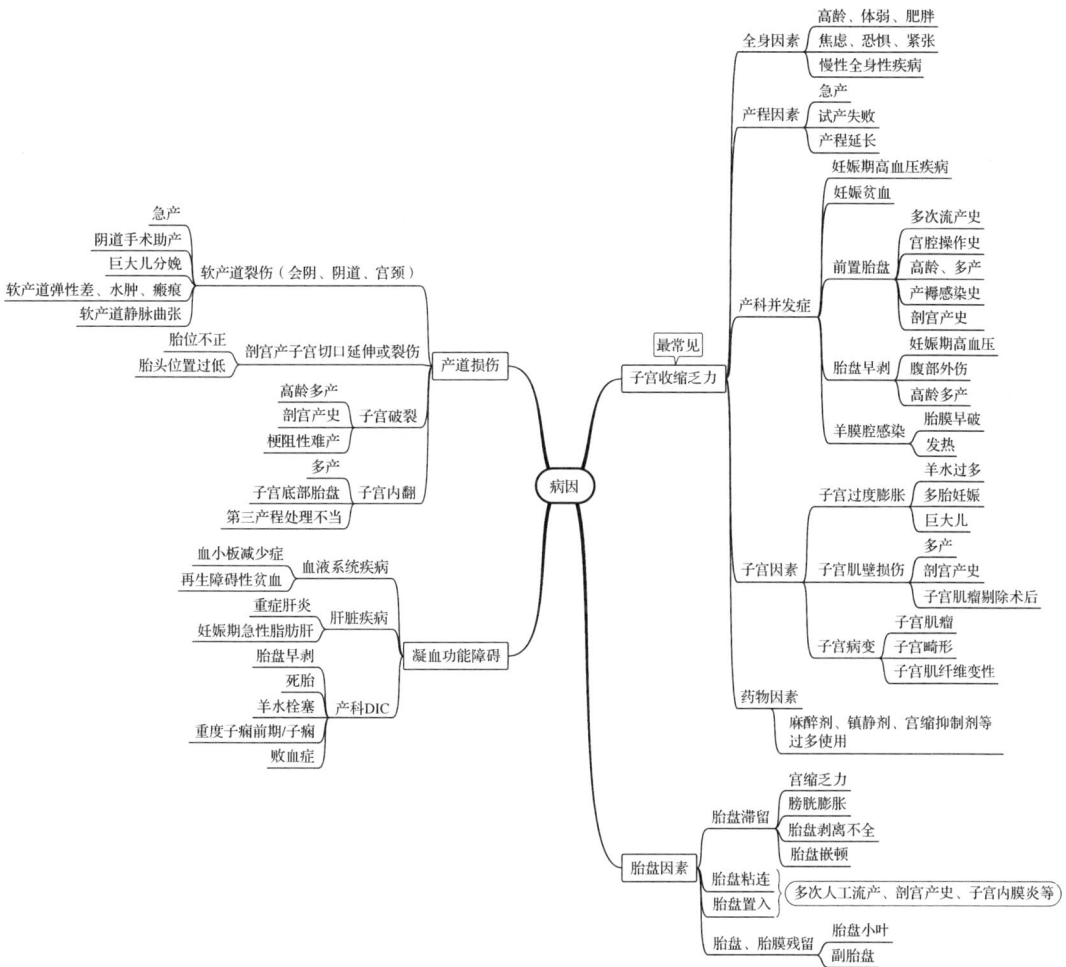

图 11-1　产后出血病因

【子宫收缩乏力（最常见）】
- 全身因素：高龄、体弱、肥胖；焦虑、恐惧、紧张；慢性全身性疾病
- 产程因素：急产；试产失败；产程延长
- 产科并发症：妊娠期高血压疾病；妊娠贫血；前置胎盘（多次流产史、宫腔操作史、高龄、多产、产褥感染史、剖宫产史）；胎盘早剥（妊娠期高血压、腹部外伤、高龄多产）；羊膜腔感染（胎膜早破、发热）
- 子宫因素：子宫过度膨胀（羊水过多、多胎妊娠、巨大儿）；子宫肌壁损伤（多产、剖宫产史、子宫肌瘤剔除术后）；子宫病变（子宫肌瘤、子宫畸形、子宫肌纤维变性）
- 药物因素：麻醉剂、镇静剂、宫缩抑制剂等过多使用

【胎盘因素】
- 胎盘滞留：宫缩乏力、膀胱膨胀、胎盘剥离不全、胎盘嵌顿
- 胎盘粘连/胎盘植入：多次人工流产、剖宫产史、子宫内膜炎等
- 胎盘、胎膜残留：胎盘小叶、副胎盘

【产道损伤】
- 软产道裂伤（会阴、阴道、宫颈）：急产、阴道手术助产、巨大儿分娩、软产道弹性差、水肿、瘢痕、软产道静脉曲张
- 剖宫产子宫切口延伸或裂伤：胎位不正、胎头位置过低
- 子宫破裂：高龄多产、剖宫产史、梗阻性难产
- 子宫内翻：多产、子宫底部胎盘、第三产程处理不当

【凝血功能障碍】
- 血液系统疾病：血小板减少症、再生障碍性贫血
- 肝脏疾病：重症肝炎、妊娠期急性脂肪肝
- 产科DIC：胎盘早剥、死胎、羊水栓塞、重度子痫前期/子痫、败血症

1.阴道流血

70%发生在分娩后 2h,不同原因导致的产后出血临床表现各异。

（1）宫缩乏力:常发生在胎盘娩出后,阴道流血量多或中等,血液颜色较暗红,触诊子宫质地较软。

（2）产道损伤:阴道流血常在胎儿娩出后立即出现,色鲜红,伴有会阴部或盆腔疼痛,仔细检查生殖道可发现损伤部位。

（3）胎盘因素:指胎盘剥离障碍（如胎盘粘连、胎盘植入等）,辅助牵拉脐带仍无法剥离,常在胎儿娩出数分钟后出现阴道流血,色暗红。胎盘胎膜残留发生于胎盘娩出后,检查胎盘见有缺损。

（4）凝血功能障碍:胎儿或胎盘娩出后阴道持续出血,会阴切口或穿刺点持续渗血,血液不凝、止血困难,可伴有身体其他出血灶。血小板计数、凝血功能等检查可发现异常。

（5）产后阴道流血量不多,但产妇有严重失血的临床表现,要考虑是否有隐性出血（如宫腔积血、产道血肿）、缓慢的持续性少量出血/渗血等,应仔细检查子宫收缩情况,有无产道损伤、血肿形成。

(6)剖宫产者主要表现为胎盘剥离面出血、渗血,子宫切口出血等。

2.休克症状

患者出现头晕、面色苍白、烦躁不安、皮肤湿冷、脉搏细数、血压下降、呼吸心率加快等。

三、诊断

根据出血量即可诊断。PPH 诊断的关键在于准确评估失血量、积极寻找病因。

1.准确评估失血量

常用方法有:

(1)目测法:极易低估实际失血量。若使用此法,宜将目测估计值的 2 倍作为实际出血量来指导临床处理。

(2)称重法:失血量(ml)=[胎儿娩出后接血敷料湿重(g)-接血前敷料干重(g)]/1.05(血液比重,g/ml)。分娩时因羊水浸湿敷料,无法准确估计。产后显性出血者可采用此法准确计量。

(3)容积法:断脐后迅速置一弯盘或便盆于产妇臀下收集血液,放入量杯测量。剖宫产中可予吸尽羊水后更换负压瓶。

(4)面积法:根据血液浸湿纱布的面积大致估计失血量。一般 10cm×10cm、15cm×15cm 纱布浸湿后含血量分别为 10ml、15ml。该法受纱布的质地、吸水能力以及浸湿范围、程度等因素影响。

(5)休克指数(shock index,SI)法:SI=脉率/收缩压(mmHg)。该法用于无法客观测量产后出血者,如外院转诊、院外分娩以及隐匿性 PPH 的失血量估计(表 11-1),根据休克指数以及患者的症状、体征,可快速做出诊断。

表 11-1 休克指数与估计失血量

休克指数(SI)	估计失血量(ml)	估计失血量占血容量的比例(%)
<0.9	<500	<20
1.0	1000	20
1.5	1500	30
≥2.0	≥2500	≥50

(6)血红蛋白(Hb)测定:Hb 每下降 10g/L≈失血量 400~500ml。在产后出血早期,由于血液浓缩,Hb 常不能准确反映实际出血量。大量补液、DIC 患者,Hb 值也不能准确反映实际出血量。

(7)根据产妇一般情况、症状、体征、尿量估计失血量:如产妇出现面色苍白、心率加快、少尿,失血量可能超过 20%;血压下降出现休克症状,出血量则超过 30%。

2.寻找出血原因

根据阴道流血发生的时间、量与胎儿、胎盘之间的关系,能初步判断产后出血的病因。应注意四大病因或单独存在,或共存,或互为因果。

【案例分析 11-1】

1.患者阴道分娩后出血量已达 500ml,提示发生产后出血。患者巨大儿分娩(高危因素),分娩后近 6h 出现产后出血,子宫质软,按压宫底见凝血块排出,首先考虑子宫肌纤维过度伸展影响子宫收缩,宫缩乏力性出血可能性大。同时应排除产道损伤、胎盘胎膜部分残留等导致的出血。

分娩后 2h 内是产后出血高危期,产后 2h 虽无异常,但仍不能疏忽大意,特别是对于有产后出血高危因素者,回病房后仍需加强管理,注意产妇主诉,密切监测生命体征、阴道流血、子宫收缩等情况,做到异常情况早期识别,以免错失最佳干预时间。

四、处理

处理原则:针对病因迅速止血,纠正休克,防治感染。

1.一般处理

呼叫抢救小组;备血,做好输血准备;快速建立双静脉通道,补充血容量;保持气道通畅,必要时给氧;严密监测出血量、生命体征,必要时留置尿管,记录尿量,评估肾脏灌注情况;进行实验室检查(血常规、凝血功能、肝肾功能、血气分析等)并动态监测。

2.针对病因的处理

加强宫缩,缝合产道裂伤,处理胎盘因素,纠正凝血功能障碍。

(1)子宫收缩乏力:应排除其他原因导致的产后出血,遵循"先简单后复杂,先无创后有创"的原则,按如图 11-2 所示步骤治疗。

√ **物理治疗**

★按摩子宫或压迫子宫

治疗前排空膀胱,可留置导尿。可采用经腹按摩、经腹经阴道联合按压。按摩时间以子宫恢复正常收缩状态并能维持为止。应配合应用宫缩剂。

√ **药物治疗**

★宫缩剂

☆缩宫素:预防和治疗产后出血的一线药物。

　• 预防产后出血:阴道分娩者:胎肩娩出后,缩宫素 10U 肌注。

　　　　　　　　　　剖宫产者:胎儿娩出后,缩宫素 10U 子宫肌层注射。

　• 治疗产后出血:缩宫素 20U＋NS 500ml 静脉滴注维持。

　　注:大剂量应用时可引起高血压、水中毒等。24h 总量不超过 60U。

☆卡贝缩宫素:100μg 缓慢静推或肌注。哮喘者禁用。

☆麦角新碱:0.2mg 肌注或静推。国内暂无生产。

☆前列腺素类药物:治疗产后出血的二线药物。

　• 卡前列素氨丁三醇(欣母沛):250μg 深部肌内注射或子宫肌层注射。

　• 米索前列醇:200～600μg 顿服或舌下含服或直肠给药。

　• 卡前列甲酯栓:1mg 直肠或阴道给药。

　　注:心血管疾病、青光眼、哮喘及严重过敏体质者禁用前列腺素类药物。

★**止血剂**：如宫缩剂止血失败，或出血可能与创伤相关，可考虑使用止血药物。

　☆**氨甲环酸**：具有抗纤维蛋白溶解作用。

　　　常用方法：氨甲环酸 1g＋平衡液 500ml 静脉滴注。

　☆**重组活性凝血因子Ⅶa(rFⅦa)**：加速凝血酶生成以促进凝血。

　　　　　常用方法：rFⅦa 40～60μg 静脉注射。

√**手术治疗**

　★**宫腔填塞**

　　☆**宫腔纱布填塞**：适于剖宫产术中使用。

　　　填塞须压紧宫腔，不留空隙；剖宫产术中缝合切口时，应注意避免缝到纱条。

　　☆**宫腔球囊填塞**：适于阴道分娩后、剖宫产术中使用。

　　　宫腔填塞术后需应用宫缩剂，监测生命体征、尿量，密切观察阴道流血量、宫底高度。动态监测血常规、凝血功能等。术后应用广谱抗生素预防感染。填塞 24～48h 后取出，配合应用宫缩剂、按摩宫底。

　★**子宫压迫缝合术**

　　　适用于宫缩乏力、胎盘因素和凝血功能异常产后出血，经子宫按摩和注射宫缩剂无效并有可能切除子宫者。常用 B-Lynch 缝合法、Cho 四边形缝合法等。

　★**盆腔血管结扎**

　　　适用于难治性产后出血，尤其是剖宫产术中子宫收缩乏力或胎盘因素产后出血，经宫缩剂和按摩子宫无效，或子宫切口撕裂而局部止血困难者。包括子宫动脉结扎和髂内动脉结扎。

　★**经导管动脉栓塞术(TAE)**：有 DSA 条件的医院可使用

　　适应证：生命体征稳定，经保守治疗无效的各种难治性产后出血。

　　禁忌证：生命体征不稳定，DIC，严重的心肝肾等脏器损伤，严重的凝血功能障碍，对造影剂过敏者。

　★**子宫切除术**

　　　适用于经上述各种方法无效者。一般为子宫次全切除术，如中央型前置胎盘或部分胎盘植入宫颈者行子宫全切除术。

图 11-2　子宫收缩乏力的治疗

（2）产道损伤

1）产后常规检查会阴、阴道、宫颈，及时查明损伤部位、有无出血点，逐层缝合，彻底止血；注意预防感染。

2）缝合时应在裂伤口顶端 0.5cm 外处进针，注意恢复解剖结构。

3）外阴、阴道血肿：大的血肿（＞3cm）应立即切开，清除积血，缝扎出血点，纱条填塞压迫 12～24h；小的血肿可期待治疗或冷敷、压迫等。

4）宫颈裂伤延及子宫下段、子宫动脉，形成阔韧带血肿、腹膜后血肿，应行剖腹探查。

5）子宫内翻：立即还纳，还纳困难者可给予宫缩抑制药物（硫酸镁、利托君等）或在麻醉下进行，还纳后固定子宫正常解剖位置，使用宫缩剂。如经阴道还纳失败，需紧急剖腹探查，行经腹子宫还纳术。

6）子宫破裂：立即行手术修补或子宫切除术。

（3）胎盘因素

1）胎盘滞留伴出血：行宫腔检查，如胎盘已剥离，应立即取出；如胎盘粘连未剥离或剥离不全，立即行人工剥离胎盘术，并按摩子宫、使用宫缩剂。注意手法正确、轻柔，切忌强行牵拉或撕扯，以防发生子宫穿孔、子宫内翻。

2）胎盘残留：产后常规检查胎盘，如有缺失，应探查宫腔，清除宫腔残留。注意动作轻柔，避免子宫穿孔。

3)胎盘植入：

①保守治疗：适用于产妇一般情况良好、植入面积小、子宫收缩好、出血少者。包括保守手术治疗（如子宫局部楔形切除、盆腔血管结扎）、药物保守治疗（如使用米非司酮、甲氨蝶呤，中药益气化瘀、消癥杀胚）、栓塞治疗（如经导管动脉栓塞术）等。

②切除子宫：如保守治疗无效，植入面积广泛或穿透性植入，出血量大，危及生命，应切除子宫。

4)凶险性前置胎盘：指附着于子宫下段剖宫产瘢痕处的前置胎盘，常合并有胎盘植入，出血量大，甚至凶猛。如保守治疗（如局部缝扎或楔形切除、血管结扎、压迫缝合、子宫动脉栓塞等）无法有效止血，应及时切除子宫。

(4)凝血功能异常：补充凝血因子，维持正常凝血功能，防止发生 DIC。常用血液制品包括新鲜冰冻血浆、冷沉淀、血小板及凝血酶原复合物、纤维蛋白原等。

3. 输血治疗

根据出血量、临床表现、血止情况及继续出血风险等综合判断是否需要输血。若 Hb<60g/L需输血，出血凶猛或继续出血风险大可放宽指征至 80g/L。常给予成分输血：红细胞悬液、凝血因子（如新鲜冰冻血浆、冷沉淀、血小板、纤维蛋白原等）。

产科大量输血方案(massive transfusion protocol，MTP)：推荐方案为红细胞：血浆：血小板以 1∶1∶1 的比例输入。

【案例分析 11-1】

2.患者产后出血诊断明确，应迅速查明病因，针对病因积极止血，同时启动紧急抢救程序：呼叫抢救小组；备血，做好输血准备；快速建立双静脉通道，补充血容量；保持气道通畅，吸氧；查血常规、凝血功能、肝肾功能、电解质、血气分析；医患沟通。

检查产道见裂伤缝合可，无活动性出血、无血肿；探查宫腔有小血凝块、无胎盘胎膜残留，子宫收缩差，证实出血原因：宫缩乏力。患者产巨大儿，子宫肌纤维过度膨胀影响子宫收缩，导致出血，出血积聚宫腔内，又影响子宫收缩。出血积聚宫腔内，掩盖了病情，影响产后出血的早期识别。

因宫缩乏力，立即予按摩子宫、缩宫素20U＋NS 500ml 静脉滴注维持，子宫收缩有所好转，但仍有持续中量阴道流血，予欣母沛250μg 子宫体注射，宫底脐下 1 指，质硬，出血量少。继续观察生命体征、阴道流血、子宫收缩等情况。

【课堂小结】

1.产后出血是我国孕产妇死亡的首位原因。

2.子宫收缩乏力是最常见的产后出血原因。

3.产后出血处理原则：针对病因迅速止血、补充血容量、纠正休克、防治感染。

4.产后出血治疗流程（见下页）。

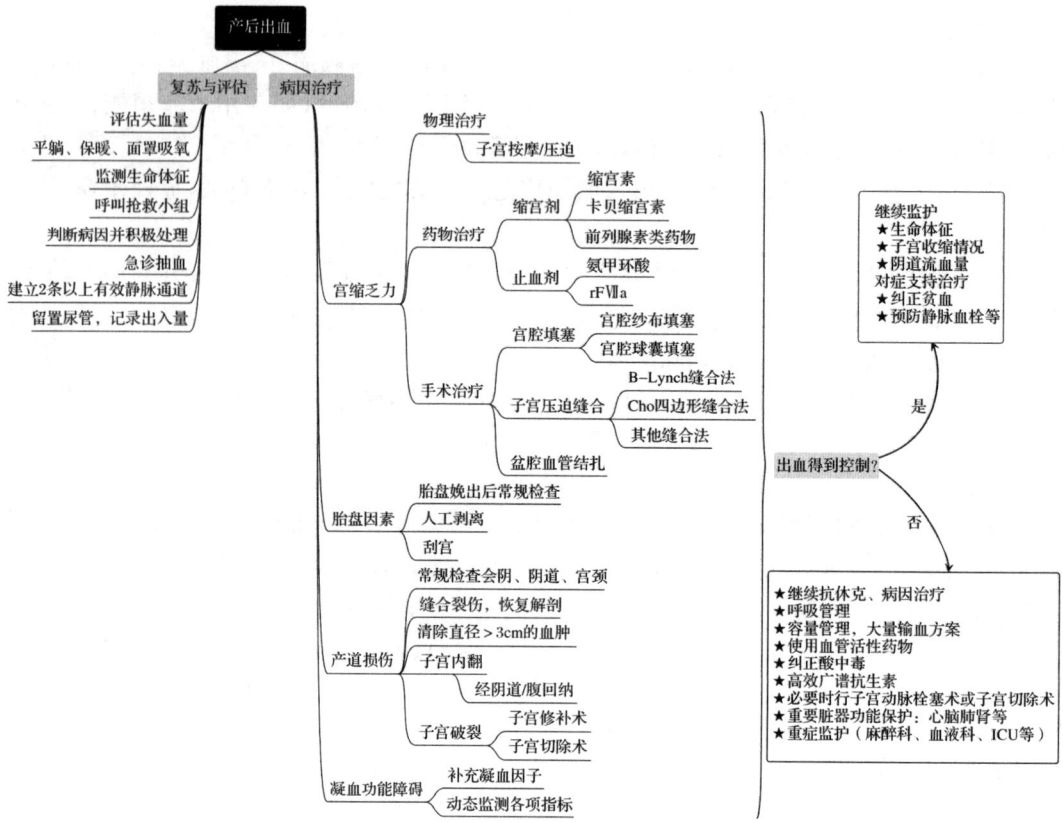

产后出血治疗流程

【课后思考】

1.产后出血的定义、病因。

2.产后出血的临床表现及诊断。

3.产后出血的处理原则。

4.李某,女,30 岁,G_5P_1,因"停经 40 周,阵发性腹痛 2h"入院。入院后产程经过顺利,在会阴侧切下助娩一男活婴,体重 3800g,新生儿 1 分钟、5 分钟 Apgar 评分均为 10 分,胎肩娩出后予缩宫素 10U 肌注。胎儿娩出后 15min 未见胎盘娩出迹象,出现一过性阴道流血,量多,约 650ml。

请问:可能的诊断是什么? 如何处理?

【视频资源】

11-1　宫缩乏力
之产后出血

学习笔记:

_____

_____

_____

第二节　羊水栓塞

【案例 11-2】

患者,王某某,女,34 岁,1-0-1-1,"停经 38 周,腹痛 2h"入院。定期产检,无异常发现。产科 B 超:双顶径 8.8cm,股骨长 6.4cm,胎盘后壁 Ⅱ 级,羊水指数 10.3cm,胎心规则,脐动脉 S/D 1.8。入院诊断:孕 3 产 1,孕 38 周,LOA,先兆临产。当日宫口开 4cm 时发现宫缩乏力,予宫缩间歇期行人工破膜术,见羊水清,量约 300ml。破膜后 5min 患者突发寒战、呛咳、呼吸急促、烦躁不安,手按胸口痛苦状。

讨论

1. 可能的诊断是什么?

2. 接下来如何处理?

羊水栓塞(amniotic fluid embolism,AFE)指羊水有形成分进入母体血循环,引起肺动脉高压、低氧血症、呼吸衰竭、循环衰竭、弥散性血管内凝血(DIC)、多器官功能衰竭甚至猝死等一系列严重并发症。羊水栓塞是产科特有的罕见危急重症,也是导致孕产妇死亡的重要原因。羊水栓塞发病急骤、病情凶险、不可预测、难以预防、致死率高、临床表现复杂。

一、病因

高危因素:手术产(剖宫产、阴道助产)、急产、催产素引产、胎盘异常(胎盘早剥、前置胎盘、胎盘植入等)、宫颈裂伤、子宫破裂、妊娠期高血压疾病、羊水过多、多胎妊娠、腹部外伤、高龄初产、经产妇等(图 11-3)。

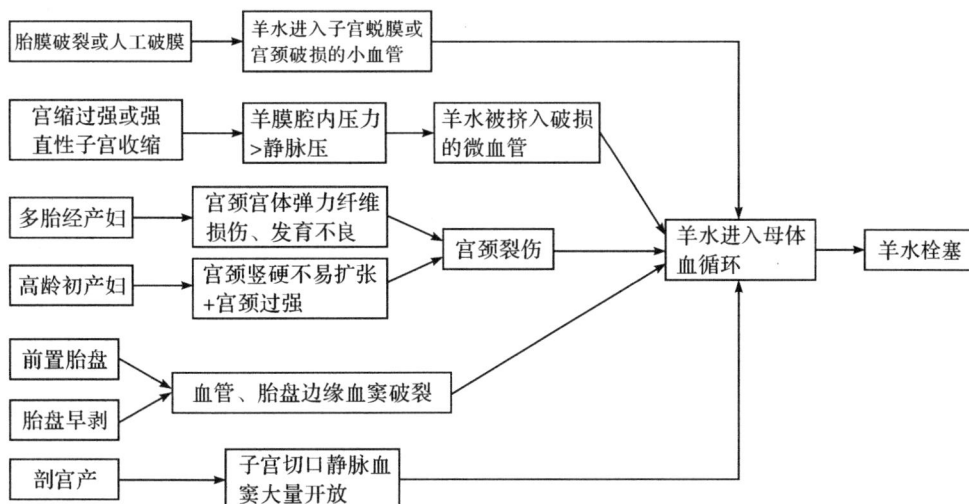

图 11-3　羊水栓塞病因

二、病理生理变化

发病机制尚不明确,目前认为,当母胎屏障破坏时,羊水成分进入母体循环,一方面引起机械性阻塞,另一方面母体将对胎儿抗原和羊水成分发生免疫反应,当胎儿的异体抗原激活母体的炎症介质时,发生炎症、免疫等"瀑布样"级联反应,从而发生类似全身炎症反应综合征,引起肺动脉高压、肺水肿、严重低氧血症、呼吸衰竭、循环衰竭、心搏骤停及孕产妇严重出血、DIC、多器官功能衰竭等。

三、临床表现

临床表现个体差异性大,多发生于分娩过程中、产后短时间内。极少一部分发生于妊娠早、中期流产。

1. 典型羊水栓塞

羊水栓塞三联征:突发的低氧血症、低血压和凝血功能障碍。

(1)先兆症状:非特异性,表现为寒战、烦躁不安、呛咳、呼吸急促、胸痛、喘憋、头晕、乏力、心慌、恶心、呕吐、麻木、针刺样感觉、焦虑和濒死感等,胎儿窘迫等。

(2)心肺功能衰竭、休克:突发的发绀、胸闷、气急等呼吸困难、心动过速、血压下降、抽搐、意识丧失、昏迷,甚至猝死等。严重者,产妇一声惊叫或一个哈欠后,心肺骤停而死亡。

(3)凝血功能障碍:阴道大量流血,血液不凝,创面出血渗血、全身皮肤黏膜出血、针眼渗血、血尿、呕血、便血等。

(4)急性肾功能衰竭等脏器受损:除心脏外,肾脏是最常受损器官,出现少尿、无尿和尿毒症表现。

2. 不典型羊水栓塞

临床表现不典型,多以产后出血、DIC 为首发表现,伴或不伴呼吸循环症状或症状较轻。

【案例分析 11-2】

1. 患者产程中突发寒战、呛咳、呼吸急促、烦躁不安,手按胸口痛苦状,明显低氧血症、肺动脉高压表现,符合羊水栓塞早期表现,立即按羊水栓塞处理。

四、诊断

诊断标准未统一。以临床表现为主的排他性诊断。分娩期及产后短时间内,突发出现急性呼吸循环衰竭、凝血功能障碍、DIC,上述表现不能用其他原因解释。实验室检查、病理及尸检仅用于辅助诊断,即使找到羊水有形物质而临床表现不支持,不能诊断羊水栓塞。

五、鉴别诊断

羊水栓塞是排他性诊断,需与以下疾病相鉴别,如肺栓塞、子痫抽搐、充血性心衰、脑血管意外、癫痫、癔症、产后出血等(表 11-2)。羊水栓塞时早期即出现 DIC、休克,发生大量产后出血,休克与出血量不成正比,使用子宫收缩剂难以奏效。

表 11-2　羊水栓塞鉴别诊断

	羊水栓塞	子痫抽搐	充血性心衰	脑血管意外	癫痫	癔症	肺栓塞
病史	可无	血压高,蛋白尿	心脏病	高血压	惊厥史	抽搐史	心脏病、静脉血栓史、手术创伤
诱因	发生在产程中破膜后、产后短时间内	围产期均可发生,有妊高征病史	有加重心脏负荷诱因,发作前有心慌	血压很高,头痛,头昏	精神因素	精神因素	多胎、高龄、肥胖、长期卧床,血液高凝
主要症状	发病急,突发呼吸困难、发绀、抽搐	突然抽搐、青紫	突然心慌气短,不能平卧,咳粉红色泡沫痰,无抽搐	突然昏迷、偏瘫,无青紫、抽搐	抽搐、青紫、意识丧失	抽搐,无青紫	突发胸痛、呼吸困难、濒死感、发绀
体征	血压下降甚至消失,DIC,血液不凝,出血不止,肾衰	血压高,蛋白尿,浮肿,严重者合并DIC	血压正常,心率快,无出血倾向,无肾衰	血压很高,肺(一),无DIC	血压正常或稍高,意识丧失,肺(一),无DIC,无肾衰	血压正常,意识存在,肺(一),无DIC,无肾衰	低血压,肢端湿冷,不直接发生DIC;抗凝及溶栓治疗有效
DIC检查	PLT↓,FIB↓,PT↑	严重者合并DIC,同羊水栓塞	正常	正常	正常	正常	D-二聚体高,PLT、FIB、PT可正常
找到羊水有形成分	有	无	无	无	无	无	无

六、治疗

一旦怀疑羊水栓塞,立即多学科协作按羊水栓塞急救,分秒必争。目前无特效药物治疗,强调生命支持、对症治疗和保护器官功能。

1.呼吸支持治疗

立即保持气道通畅,正压高浓度给氧,尽早实施面罩吸氧、气管插管、气管切开或人工辅助呼吸,维持氧供,避免呼吸心搏骤停。当突发心搏骤停时,应立即进行高质量的心肺复苏。

2.循环支持治疗

(1)液体复苏:以晶体液为基础,常用林格液,注意控制液体入量,防止发生心衰、肺水肿。

(2)维持血流动力学稳定:AFE初始阶段主要表现为肺动脉高压和右心衰。治疗首选多巴酚丁胺、磷酸二酯酶(米力农)抑制剂,两者兼有强心、扩张肺动脉的作用(图 11-4)。针对低血压,应使用去甲肾上腺素或血管升压素等药物维持血压。

```
1.升压药物
  ★首选:去甲肾上腺素 0.05～3.3μg/(kg·min)静脉泵入
  ★次选:多巴胺 10～20mg 加入葡萄糖溶液中静脉滴注,根据血压情况调整剂量
   注:多巴胺有致恶性心律失常副作用
2.强心药物
  ★多巴酚丁胺 2.5～5.0μg/(kg·min)静脉泵入
  ★磷酸二酯酶(米力农)0.25～0.75μg/(kg·min)静脉泵入
```

图 11-4　升压、强心药物

(3)解除肺动脉高压:推荐选择特异性舒张肺血管平滑肌的药物,改善肺血流低灌注,预防右心衰所致的呼吸循环衰竭(图 11-5)。

```
 1. 磷酸二酯酶-5(PDE5)抑制剂
    ★西地那非(万艾可)20mg,3 次/d,口服或通过鼻饲/胃管
    ★伐地那非(艾力达)5mg,2 次/d,口服
 2. 磷酸二酯酶-3(PDE3)抑制剂
    ★磷酸二酯酶(米力农)0.25～0.75μg/(kg·min),静注、静脉泵入
     注:常见副作用是全身性低血压
 3. 前列环素类
    ★环前列腺素 10～50ng/(kg·min)吸入
    ★伊洛前列素(万他维)10～20μg/次,吸入,6～9 次/d
    ★曲前列尼尔,起始剂量 1～2ng/(kg·min)静脉泵入,逐步增加直至达到效果
 4. 一氧化氮 5～40ppm 吸入
 5. 盐酸罂粟碱,首次用量 30～90mg＋5％～10％ GS 250～500ml,静滴(总量<300mg/d)
 6. 阿托品 1～2mg ＋ 5％～10％ GS 10ml,每 15～30min 静脉注射 1 次,直至患者面部潮红或症状好
转为止。注:心率在 120/min 以上慎用
 7. 氨茶碱 250mg＋5％～10％ GS 20ml,缓慢静注。必要时可重复使用
 8. 酚妥拉明 5～10mg＋10％ GS 100ml,以 0.3mg/min 的速度静滴
```

图 11-5　解除肺动脉高压药物

(4)应用糖皮质激素:出现羊水栓塞的前驱症状,改善缺氧的同时,立即使用大剂量糖皮质激素抗过敏、解痉(图 11-6)。

```
 1.地塞米松 20mg 静脉推注,再予 20mg 静脉滴注
 2.氢化可的松 500～1000mg/d,静脉滴注
 3.甲泼尼龙 80～160mg/d,静脉滴注
```

图 11-6　糖皮质激素药物

(5)心脏生命支持:如出现 AFE 相关心搏骤停,即刻进行标准的基础心脏生命支持(basic cardiac life support,BCLS)和高级心脏生命支持(advanced cardiac life support,ACLS)等及时、高质量的心肺复苏。

(6)新的循环支持:初步复苏干预无效,可考虑应用体外膜肺氧合(extra-corporeal membrane oxygenation,ECMO)、主动脉内球囊反搏等。

3.处理凝血功能障碍

(1)尽早评价凝血功能状态,积极处理产后出血,尽早使用大量输血方案,即1∶1∶1的红细胞、血浆、血小板。

(2)补充凝血因子:及时输注新鲜血或血浆、纤维蛋白原等。同时进行抗纤溶治疗,如静脉输注氨甲环酸等。

(3)临床上对于肝素治疗AFE引起的DIC具有争议。由于AFE进展迅速,难以掌握何时是DIC的高凝阶段,使用肝素治疗弊大于利,因此不常规推荐肝素治疗,除非有早期高凝状态的依据。

4.产科处理

立即终止妊娠,可考虑紧急剖宫产术,若发生产后大出血,经积极处理仍不能奏效者,应果断行子宫切除术。

5.迅速全面监测

严密监测血压、呼吸、心率、尿量、凝血功能、电解质、肝肾功能、动脉血气分析、血氧饱和度、心电图、中心静脉压、心排血量等。超声心动图和肺动脉导管是监测血流动力学的较好方法。

6.器官功能受损的对症支持治疗

心肺复苏后,继续监测心肝肾等脏器功能,给予适当的呼吸循环等对症支持治疗,包括神经系统保护、亚低温治疗、稳定血流动力学、血液透析和(或)滤过的应用、抗感染、肝脏功能的支持、胃肠功能的维护、微循环的监测与改善、免疫调节与抗氧化治疗等。

【案例分析11-2】

2.结合患者诱发因素(人工破膜)、临床表现,考虑羊水栓塞,立即通知抢救小组实施抢救。

给予面罩吸氧、开通3路静脉通路、心电监护、抽血化验(血常规、凝血功能、肝肾功能、血交叉、备血等),留置导尿,立即予甲强龙40mg静推。

患者心率120次/min,呼吸30次/min,指脉氧75%,血压80/55mmHg,口唇发绀,立即予罂粟碱30mg+10%葡萄糖250ml静滴,去甲肾上腺素2mg+0.9%生理盐水20ml静推。医患沟通,告知病情。患者宫口开5cm,短时间内不能经阴道分娩,立即行剖宫产术。

经上述处理后,患者烦躁症状减轻,血压100/65mmHg,呼吸26次/min,心率100次/min,指脉氧90%。手术顺利,术中出血约300ml,术后转ICU监护。

【课堂小结】

1.羊水栓塞典型临床表现是突发的低氧血症、低血压和凝血功能障碍。

2.羊水栓塞诊断是以临床表现为主的排他性诊断。找到羊水有形物质而临床表现不支持,不能诊断羊水栓塞。

3.治疗措施主要采取生命支持、对症治疗和保护器官功能。

4.羊水栓塞抢救流程(见下页)。

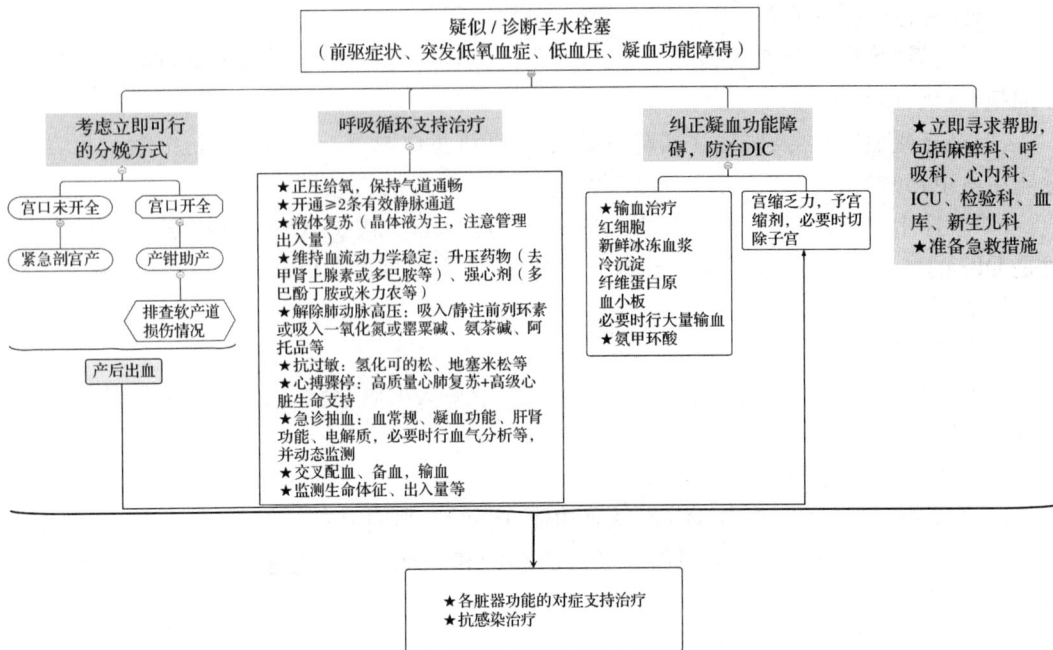

羊水栓塞抢救流程

【课后思考】

1. 羊水栓塞的典型临床表现有哪些?

2. 羊水栓塞需与哪些疾病相鉴别?

3. 羊水栓塞主要的治疗措施有哪些?

4. 吴某,女,31 岁,2-0-1-2,2008 年平产,2010 年剖宫产。因"停经 40 周,阴道流液 1h,阵发性腹痛半小时"于 2016 年 9 月 16 日入院。患者平素月经规律,末次月经 2015 年 12 月 8 日,定期产检未见明显异常。1h 前无明显诱因下出现阴道流液,量中等,色清,半小时后感下腹阵痛,无明显规律性。入院查体:T 37℃,P 80 次/min,R 20 次/min,BP 100/70mmHg。神志清,精神可,心肺听诊未见明显异常,胎心率 140 次/min,胎方位 LSA,宫高 34cm,腹围 101cm,宫缩间歇 5~6min,持续 20s,宫口开 2cm,先露足,棘上 1cm,胎膜已破,羊水清。辅助检查:9 月 15 日产科 B 超:LSA,双顶径 9.3cm,股骨长 6.8cm,胎盘后壁为主Ⅲ级,羊水指数 6.0cm,胎心规则,胎动可及。因足先露立即予术前准备,行剖宫产术。剖宫产术中,胎儿娩出后患者突感胸闷、胸痛,监护显示血压 80/55mmHg,心率 130 次/min。

请问:吴某考虑什么诊断? 接下来应该怎样治疗?

【视频资源】

11-2　羊水栓塞

学习笔记:

_____

_____

_____

第三节　子宫破裂

子宫破裂(rupture of uterus)是指子宫体部或子宫下段发生破裂。子宫破裂在妊娠各期均可发生，但常见于分娩期或妊娠晚期。子宫破裂为产科严重并发症之一，发生率低，但一旦发生直接导致孕产妇及围产儿严重不良结局，如孕产妇大出血、休克、感染、子宫切除甚至死亡，新生儿窒息、围产儿死亡、脑瘫等。子宫破裂分类见图 11-7。

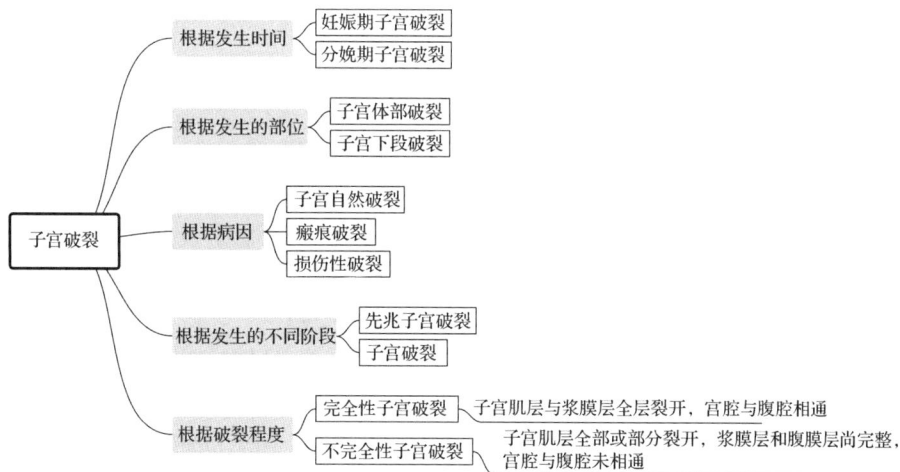

图 11-7　子宫破裂分类

一、病因

发生子宫破裂的高危因素有难产、高龄多产、子宫畸形、子宫手术史或子宫损伤史(表11-3)。

表 11-3　子宫破裂病因

本次妊娠前子宫手术、损伤或异常	本次妊娠期间的子宫损伤或异常
1. 子宫手术史(瘢痕子宫)	1. 先露部下降受阻→梗阻性难产
剖宫产术	骨盆狭窄
既往修复的子宫破裂	头盆不称
子宫肌瘤剔除术创面接近/穿过子宫内膜	软产道梗阻
输卵管间质部切除术	胎位异常(如横位)
子宫成形术	巨大儿、双胎妊娠
宫角切除术	胎儿畸形(如脑积水)
2. 子宫损伤	2. 子宫收缩剂使用不当→强直性宫缩
多次刮宫操作	3. 分娩时手术损伤
子宫穿孔史	内转胎位术
多次分娩史	产钳助产、困难产钳
3. 子宫发育异常	胎头吸引术
子宫畸形	臀牵引术
	困难的手取胎盘术
	分娩时暴力压腹助产
	4. 其他
	胎盘置入或穿透、孕期腹部外伤

二、临床表现

子宫破裂可分为先兆子宫破裂和子宫破裂两个阶段,通常发生破裂的过程是渐进性的,即先发生先兆子宫破裂,再发展为子宫破裂,但有时先兆阶段短暂或不明显,不易被发现。因引起子宫破裂的原因不同,子宫破裂的时间、部位、范围、内出血量及胎儿和胎盘情况等不同,临床表现也不尽相同。

1. 先兆子宫破裂:见于产程长、梗阻性难产因素的孕产妇。

主要临床表现:子宫病理缩复环形成、下腹部压痛、胎心率异常和排尿困难、血尿。

(1)病理缩复环(pathologic retraction ring):临产过程中,当胎儿先露部下降受阻时,强有力的宫缩使子宫下段变薄、拉长,而宫体更加增厚变短,于两者间形成明显的环状凹陷。腹部检查上下段交界处可见此环状凹陷,凹陷随产程进展可逐渐上升达脐平或脐上(图 11-8)。

（2）强直性或痉挛性子宫收缩，下段膨隆，压痛明显。产妇自诉下腹疼痛剧烈难忍，产妇烦躁不安、大声喊叫、脉搏呼吸加快。因胎先露部位紧压膀胱使之充血，产妇出现排尿困难，血尿。

（3）宫缩过强、过频，胎儿、胎盘受压，供血受阻，胎心率异常（加快、减慢、听不清）。

此时期若不立即处理，子宫将在病理缩复环及其下方发生破裂。

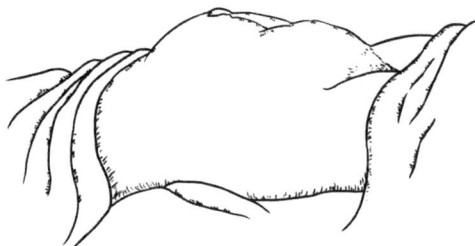

图 11-8　先兆子宫破裂时腹部外形

2.子宫破裂：根据破裂程度，可分为完全性子宫破裂和不完全性子宫破裂。

（1）完全性子宫破裂：指子宫全层破裂，宫腔与腹腔相通。

常发生于瞬间，产妇突感撕裂样剧烈腹痛，子宫收缩骤停，疼痛稍缓解，后又出现全腹持续性疼痛，较剧。伴面色苍白、呼吸急促、脉搏细数、血压下降等休克征象。查体：全腹压痛及反跳痛，腹壁下扪及胎体，子宫缩小位于胎儿侧方，胎心消失。阴道检查可有鲜血流出，量或多或少，胎先露部上升、消失，开大的宫口缩小，若破口位置较低，可扪及破裂口。如已确诊为子宫破裂，则不必再经阴道检查子宫破裂口。

（2）不完全性子宫破裂：指子宫肌层全部或部分破裂，浆膜层完整，宫腔与腹腔不相通。

多见于子宫下段剖宫产切口瘢痕裂开，缺乏明显的症状与体征，又称"安静状态"破裂，常在剖宫产术中发现，或在产后宫腔探查时发现。腹部检查，在子宫不全破裂处有压痛。若破裂发生在子宫侧壁阔韧带两叶之间，可形成阔韧带内血肿，此时在宫体一侧可触及逐渐增大且有压痛的包块。若破裂口累及子宫动脉，可致急性大出血。胎心音多不规则，胎心监测提示胎儿窘迫。

【案例分析 11-3】

1.患者既往有剖宫产史，高危妊娠，本次妊娠后未行任何产检。现孕 7$^+$ 月，于家中自行分娩，早产、急产，正常分娩后可有阵发性宫缩痛，能耐受，阴道流血不多。该患者阴道分娩后仍觉腹部疼痛难忍，持续性，阴道大量流血，色红，伴发热、休克征象，可能的诊断有：子宫破裂，产后出血、伴感染，子宫内翻等。患者脐平处触及宫底轮廓、质硬，暂可排除子宫内翻。瘢痕子宫，家中经阴道分娩，结合症状、体征，考虑子宫破裂可能性大。患者休克指数 1.55，失血量约为 30%～50%，产后出血诊断明确，需进一步明确产后出血原因：①子宫收缩乏力，患者宫底平脐，质硬，但不能排除子宫下段收缩差。②胎盘因素：患者家中分娩，胎盘胎膜残留不能排除。③软产道裂伤：检查会阴、阴道无裂伤，但宫颈位置高，暴露不清，宫颈裂伤不能排除。④凝血功能障碍：患者孕期未行产检，不能排除。

【案例分析 11-3】

2. 综合患者情况，需进一步完善相关检查以明确诊断，如血常规、凝血功能、肝肾功能、血气分析，超声检查等。查血常规：WBC 13.3×10^9/L，NE％ 90％，RBC 3.30 $\times10^{12}$/L，Hb 82g/L，HCT 0.25，PLT 322×10^9/L；D-二聚体 3.42mg/L；血气和血氧分析：pH（T）7.246，PCO_2（T）45mmHg，PO_2（T）434.0mmHg，HCO_3^- 18.8mmol/L，ABE －7.3mmol/L，LAC 1.5mmol/L，PO_2/FiO_2 483mmHg。超声：产后子宫，子宫前位，体积增大，宫腔内未见异常回声，宫颈及子宫左侧见不均质回声光团，大小约 $14cm\times9cm$，内见少量无回声暗区。影像诊断：宫颈及子宫左侧不均质回声光团，瘢痕子宫破裂？

三、诊断

典型的子宫破裂根据病理性缩复环、血尿、下腹压痛、撕裂样疼痛等临床表现较易诊断。子宫切口瘢痕破裂，症状体征不明显，诊断较困难，应结合前次剖宫产史、子宫下段压痛、胎心异常、胎先露上升、宫颈口回缩、腹壁下触及胎体等综合判断，超声、MRI 可显示胎儿、胎盘与子宫的关系，确定子宫破裂部位。

四、鉴别诊断

需与以下疾病相鉴别：胎盘早剥、难产并发宫内感染、妊娠临产合并急性胰腺炎等（表11-4）。

表 11-4　子宫破裂鉴别诊断

	胎盘早剥	难产并发宫内感染	妊娠临产合并急性胰腺炎	先兆子宫破裂	子宫破裂
发病相关因素	常伴有妊娠期高血压疾病或外伤史	有产程长、多次阴道检查或胎膜早破等病史	多于进食高脂饮食、饱餐后发作	有梗阻性难产、多产、子宫收缩剂使用不当、子宫手术、损伤史	有梗阻性难产、多产、子宫收缩剂使用不当、子宫手术、损伤史
腹痛	发病急，腹痛剧烈	腹痛较剧	左上腹亦疼痛，可放射至腰背肩部	强烈子宫收缩，烦躁不安	突发腹部撕裂样剧痛
阴道流血	以内出血为主，阴道流血与贫血程度不成正比	无特殊变化	无特殊变化	少量阴道流血，可出现血尿	阴道流血或多或少
子宫	呈板状硬，有压痛，胎心率改变或消失，胎位不清	有压痛，胎位清楚，胎心率有或无改变	可呈板状腹	病理性缩复环，子宫下段有压痛，胎位尚清楚	腹壁下扪及胎体，子宫缩小位于胎儿侧方，胎心消失
休克征象	重度者有	尚无	重症者有	尚无	有
阴道检查	无特殊变化	无特殊变化	无特殊变化	无特殊变化	胎先露部上升、消失，宫口回缩

续表

	胎盘早剥	难产并发宫内感染	妊娠临产合并急性胰腺炎	先兆子宫破裂	子宫破裂
超声检查	胎儿在子宫内，见胎盘后血肿或胎盘明显增厚	子宫无缩小，胎儿在宫腔内	无特殊变化	尚无特殊变化	子宫缩小，胎儿在腹腔
胎盘检查	有血凝块	无特殊变化	无特殊变化	无特殊变化	无特殊变化
胰酶	无特殊变化	无特殊变化	血清、尿淀粉酶升高	无特殊变化	无特殊变化

五、治疗

(一)治疗原则

1. 先兆子宫破裂

立即抑制宫缩，尽快剖宫产，防止子宫破裂。

2. 子宫破裂

抗休克并即刻手术，无论胎儿是否存活。根据产妇全身状态、子宫破裂的程度与部位、距离破裂的时间、有无合并严重感染等决定手术方式。

(二)常规治疗

1. 一般治疗

监测生命体征、吸氧、建立静脉通道(至少2路)，积极输液、输血补充血容量，予抗生素预防感染，进行必要的实验室检查(如血常规、凝血功能、肝肾功能、血气分析等)并动态监测。

2. 常规治疗

(1)先兆子宫破裂:发现先兆子宫破裂，应立即抑制子宫收缩，吸入或静脉全身麻醉、肌内注射哌替啶100mg，并尽快行剖宫产术。

如处理及时，可保母婴安全，并避免发展到子宫破裂。

(2)子宫破裂:一旦确诊，尽快手术。

1)若子宫破口边缘整齐、距破裂时间短、无明显感染，行子宫破口修补术。

2)若子宫破口大、边缘不整齐、有明显感染，行子宫次全切术。

3)若子宫破口大、裂伤累及宫颈，行子宫全切术。

4)术中除注意子宫破裂的部位外，还应仔细检查膀胱、输尿管、宫颈和阴道，如有损伤，应同时行修补术。

5)手术前后应用大剂量有效广谱抗生素防治感染。

6)休克者，立即就地抢救，避免因搬运而加重病情。若必须转院，应在大量输液输血、纠正休克下腹部包扎转运。

【案例分析 11-3】

3.结合患者病史、症状、体征及辅助检查,考虑子宫破裂、产后出血、失血性休克,治疗抗休克的同时立即行剖腹探查术。术中见腹腔内游离暗红色血液约 300ml,左侧膀胱反折腹膜见一 0.8cm 破口,见鲜红色血液涌出;子宫增大,子宫原瘢痕处破裂,约 8cm 长,向左侧达圆韧带处,并延续向上方纵行裂开约 3cm,向下方至宫颈全层裂开,活动性出血,组织结构不清;左侧盆壁、左侧阔韧带内、膀胱子宫间的疏松组织间隙内有大量积血。

患者 31 岁,有生育要求,强烈要求保留子宫,术中评估后行子宫破裂修补术＋宫颈阴道壁裂伤修补术。术中予输血等对症处理。术后转 ICU,予抗感染、促进子宫收缩、输血、补液等对症处理。术后 8 天出院,恢复可。

【课堂小结】

1.子宫破裂常见原因:子宫手术史(瘢痕子宫)及先露部下降受阻。

2.主要临床表现为腹痛、病理性缩复环及胎心率异常。

3.处理原则:一旦确诊,即刻手术。

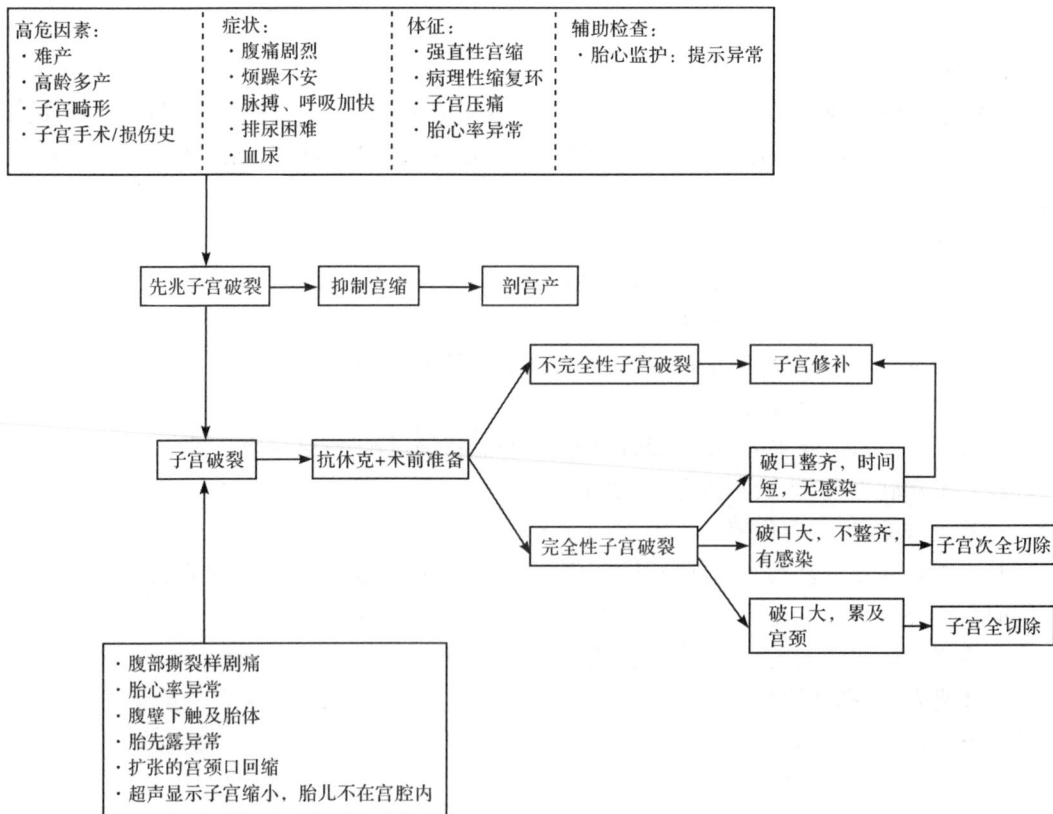

4.子宫破裂诊治流程如下:

高危因素:	症状:	体征:	辅助检查:
·难产 ·高龄多产 ·子宫畸形 ·子宫手术/损伤史	·腹痛剧烈 ·烦躁不安 ·脉搏、呼吸加快 ·排尿困难 ·血尿	·强直性宫缩 ·病理性缩复环 ·子宫压痛 ·胎心率异常	·胎心监护:提示异常

先兆子宫破裂 → 抑制宫缩 → 剖宫产

子宫破裂 → 抗休克+术前准备

不完全性子宫破裂 → 子宫修补

完全性子宫破裂:
- 破口整齐,时间短,无感染
- 破口大,不整齐,有感染 → 子宫次全切除
- 破口大,累及宫颈 → 子宫全切除

·腹部撕裂样剧痛
·胎心率异常
·腹壁下触及胎体
·胎先露异常
·扩张的宫颈口回缩
·超声显示子宫缩小,胎儿不在宫腔内

子宫破裂诊治流程

【课后思考】

1. 子宫破裂的病因有哪些?

2. 子宫破裂的临床表现有哪些?

3. 子宫破裂的处理原则是什么?

【视频资源】

11-3　子宫破裂

学习笔记:

_____

_____

_____

【知识拓展】

剖宫产后阴道分娩

随着我国"二孩、三孩"政策的落地,既往高剖宫率遗留的大量瘢痕子宫面临再次妊娠和分娩方式选择的问题。据文献报道,剖宫产后阴道分娩(vaginal birth after cesarean, VBAC)成功率为 $60\%\sim80\%$,发生子宫破裂风险为 $0.2\%\sim0.5\%$。

对于瘢痕子宫再妊娠孕妇有阴道分娩意愿者,须在充分评估、具备阴道分娩适应证、规范的产时管理、具备相应的应急预案的前提下提供 VBAC。

(一)剖宫产后阴道试产适应证

1. 孕妇及家属有阴道分娩意愿。

2. 医疗机构具备抢救 VBAC 并发症的条件及相应的应急预案。

3. 既往剖宫产史 1 次,且前次剖宫产为子宫下段横切口,切口愈合良好,无感染。

4. 子宫无其他瘢痕,无子宫破裂史。

5. 骨盆正常,胎儿为头位,估计胎儿体重 $<4000g$。

6. 超声检查子宫下段肌层连续。

(二)剖宫产后阴道试产禁忌证

1. 医疗机构不具备施行紧急剖宫产的条件。

2. 既往有 2 次及以上子宫手术史、子宫破裂史。

3. 前次剖宫产术式为古典式剖宫产、子宫下段纵切口或 T 形切口。

4. 前次剖宫产子宫切口感染、愈合不良等。

5. 估计胎儿体重 $\geqslant4000g$。

6. 有阴道试产禁忌证,如内外科合并症或产科并发症。

(三)加强围生期管理

加强产程管理,提供一对一护理监护、持续电子胎心监护。注意产妇主诉,监测生命体征变化、子宫下段是否存在压痛、血尿等情况。一旦发现先兆子宫破裂或子宫破裂征象,应迅速启动院内急救绿色通道及急救预案,保障母儿安全。产后密切观察产妇主诉、生命体征、子宫收缩、阴道流血等情况。

第十二章　产褥期保健

第一节　正常产褥

【案例 12-1】

　　小张,女,30 岁,初为人母的她经历了 10 余个小时终于成功分娩了一个大胖小子,有 8 斤重。看着宝宝甜甜的脸庞,再辛苦也是值得的。在病房内,主任医师正在进行查房。

讨论

　　1.对于阴道分娩后的产妇,作为医生,查房时进行哪些重要的体格检查?

　　2.小张分娩了 8 斤重的新生儿,为巨大儿,此时,又有哪些情况需要格外关注?

　　产褥期(puerperium)通常为 6 周,是从胎盘娩出至产妇全身各器官(除乳腺外)恢复至正常未孕状态的时期。

一、母体变化

(一)生殖系统的变化

产褥期变化最大的是生殖系统,其中以子宫的变化为最大。

1.子宫体

子宫在胎盘娩出后,由于雌激素水平急剧下降,逐渐恢复至未孕状态的全过程称为子宫复旧(involution of uterus),一般为 6 周,主要表现为子宫体肌纤维缩复和子宫内膜的再生,以及子宫血管变化、子宫下段和宫颈的复原等。

(1)子宫体肌纤维缩复:胎盘娩出后,子宫体积、重量均发生变化,宫体逐渐缩小,于产后 1 周子宫缩小至约妊娠 12 周大小,于产后 6 周恢复至妊娠前大小,子宫重量也逐渐减轻,分娩结束时约为 1000g,产后 1 周时约为 500g,产后 2 周时约为 300g,产后 6 周恢复至 50~70g。

子宫复旧不是肌细胞数目减少,而是肌浆中的蛋白质被分解排出,被分解的蛋白质及其代谢产物通过肾脏排出体外,使细胞质减少致肌细胞缩小。

(2)子宫内膜再生:胎盘、胎膜从蜕膜剥离、娩出后,遗留的蜕膜分为 2 层,表层发生变性、坏死、脱落,自阴道排出,为恶露的一部分;接近肌层的子宫内膜基底层逐渐再生新的功能层,内膜缓慢修复,于产后第 3 周,宫腔表面除胎盘附着部位外,均由新生内膜覆盖,至产后 6 周胎盘附着部位内膜可完成修复。

（3）子宫血管变化：胎盘娩出后，由于子宫收缩，胎盘附着面的面积立即缩小为原来的一半。子宫复旧导致开放的子宫螺旋动脉和静脉窦压缩变窄，数小时后血管内形成血栓，出血量逐渐减少直至停止。在新生内膜修复期间，如果出现胎盘附着面复旧不良、血栓脱落，可致晚期产后出血。

2. 子宫下段及宫颈

产后子宫下段肌纤维缩复，逐渐恢复为非孕时的子宫峡部。胎盘娩出后的宫颈外口松软，如袖口状，于产后 2～3 日宫口仍可容纳 2 指，产后 1 周宫颈内口关闭，宫颈管复原，至产后 4 周宫颈恢复至非孕时形态。但宫颈外口在分娩时常发生轻度裂伤，故初产妇的宫颈外口产前为圆形（未产型），产后变为"一"字形横裂（已产型）。

3. 阴道、外阴

分娩时，为了让胎儿能通过产道分娩，阴道黏膜皱襞过度伸展、减少甚至消失，阴道腔扩大，阴道黏膜及周围组织水肿，因此，分娩后阴道壁松弛、肌张力低。产褥期，阴道壁肌张力逐渐恢复，阴道腔逐渐缩小，阴道黏膜皱襞约在产后 3 周重新显现，但产褥期结束时阴道仍不能完全恢复至未孕时的紧张度。

会阴部血液循环丰富，分娩后外阴轻度水肿，于产后 2～3 日内逐渐消退。若有轻度撕裂或会阴侧切缝合，多于产后 3～4 日内愈合。

4. 盆底组织

产褥期应避免过早进行重体力劳动，这是因为在分娩过程中，胎儿先露部长时间的压迫会使盆底肌肉和筋膜过度伸展而弹性降低，而且分娩常伴有盆底肌纤维的部分撕裂。产褥期，要坚持产后康复锻炼，使盆底肌尽可能在产褥期内即恢复至接近未孕状态。盆腔器官脱垂的主要原因是妊娠、分娩使盆腔筋膜、韧带和肌肉因过度牵拉而削弱其支撑力量，而且产后过早参加重体力劳动会影响盆底组织的恢复。

（二）乳房的变化

产褥期乳房的主要变化是泌乳。妊娠期孕妇体内雌激素、孕激素、胎盘生乳素升高，使乳腺发育、乳腺体积增大，具备泌乳的能力。分娩后，雌、孕激素及胎盘生乳素水平急剧下降，解除催乳素抑制因子的抑制，在催乳素作用下开始泌乳。

婴儿吸吮乳头时，下丘脑分泌的多巴胺及其他催乳素抑制因子受到抑制，使腺垂体脉冲式释放催乳素，促进乳汁分泌。吸吮乳头还反射性地引起神经垂体释放缩宫素，使乳腺腺泡周围的肌上皮收缩，形成喷乳反射。婴儿不断地吸吮、排空乳房可保持乳腺不断泌乳，此外，产妇的营养、睡眠、情绪和健康状况是影响泌乳的重要因素。我国提倡母乳喂养，对母儿均有很大的益处。

（三）全身其他系统的变化

1. 血液及循环系统的变化

产褥早期血液处于高凝状态，有利于胎盘剥离创面形成血栓，减少产后出血量，纤维蛋白原、凝血酶、凝血酶原于产后 2～4 周内降至正常。白细胞总数于产褥早期较高，可达 $(15\sim30)\times10^9$/L，一般 1～2 周恢复正常，淋巴细胞稍减少，中性粒细胞增多，血小板数量增多，血红蛋白水平于产后 1 周回升，血沉于产后 3～4 周降至正常。

胎盘剥离后，子宫胎盘血液循环终止，子宫缩复，大量血液从子宫涌入母体血液循环，而且妊娠期潴留的组织间液也回吸收进入母体血液循环，特别是产后72h内，产妇循环血量增加15%~25%，应注意预防心力衰竭的发生。循环血量于产后2~3周恢复至未孕状态。

2. 消化系统的变化

产褥早期活动减少，而且胃肠蠕动及肌张力减弱，食欲欠佳，容易消化不良，加之腹肌及盆底肌松弛，容易便秘。

3. 泌尿系统的变化

妊娠期体内潴留的水分在产后主要经肾脏排出，故产后1周内尿量增多。妊娠期发生的肾盂及输尿管扩张于产后2~8周恢复正常。在产褥期容易发生尿潴留，是由于膀胱肌张力降低，对膀胱内压的敏感性降低，常多发生于产后24h内，其发生的相关因素包括外阴切口疼痛、产程中会阴部压迫时间长、器械助产、区域阻滞麻醉等。

4. 生殖内分泌系统的变化

产后雌、孕激素水平急剧下降，至产后1周时恢复至未妊娠水平。胎盘生乳素于产后6h已不能测出。产后催乳素水平、月经复潮及排卵时间均受哺乳影响。不哺乳产妇的催乳素于产后2周降至非妊娠时水平，常在产后10周左右恢复排卵，产后6~10周恢复月经。哺乳产妇的催乳素在吸吮乳汁时明显增高，平均在产后4~6个月恢复排卵，恢复月经时间较非哺乳产妇延迟，但往往首次月经来潮前多有排卵，有受孕可能，故哺乳期产妇需注意避孕。

5. 腹壁的变化

妊娠期，腹壁皮肤因增大的子宫影响而使部分弹力纤维断裂，腹直肌出现不同程度分离，产后腹壁明显松弛，腹壁紧张度需在产后6~8周恢复。妊娠期出现的下腹正中线色素沉着在产后逐渐消退，初产妇腹壁紫红色妊娠纹变成银白色妊娠纹。

二、临床表现

1. 生命体征

产后生命体征平稳。体温、脉搏、血压大多在正常范围内，但产后24h内体温可略升高，一般不超过38℃，可能与产程延长致过度疲劳有关。产后3~4日可出现泌乳热（breast fever），这是因为乳房血管、淋巴管极度充盈，乳房胀大而使体温升高，一般持续4~16h体温即下降，不属病态，但需排除其他原因引起的发热，尤其是感染因素。由于产后腹压降低，膈肌下降，妊娠期的胸式呼吸变为胸腹式呼吸，因此产后呼吸深慢，每分钟14~16次。

2. 子宫复旧

当胎盘娩出后，子宫收缩，圆而质硬，宫底在脐下一指，产后第1日略上升至脐平，以后每日下降1~2cm，至产后1周可在耻骨联合上方触及，于产后10日子宫降至骨盆腔内，腹部检查触不到宫底。

3. 产后宫缩痛

于产后1~2日出现产后宫缩痛，持续2~3日自然消失，是产褥早期因子宫收缩引起下腹部阵发性剧烈疼痛，多见于经产妇。哺乳促进缩宫素分泌增多，使疼痛加重，一般不需特殊用药。

4. 恶露

产后随子宫蜕膜脱落，含有血液、坏死蜕膜等组织经阴道排出，称为恶露（lochia）。恶露因其颜色、内容物及时间不同可分为以下几种(表 12-1)：

(1)血性恶露(lochia rubra)：含大量血液，色鲜红，量多，有时有小血块，镜下见多量红细胞、坏死蜕膜及少量胎膜。血性恶露持续 3～4 日，出血逐渐减少，浆液增加，转变为浆液恶露。

(2)浆液恶露(lochia serosa)：含多量浆液，色淡红，镜下见较多坏死蜕膜组织、宫腔渗出液、宫颈黏液，少量红细胞及白细胞，且有细菌。浆液恶露持续约 10 日，之后浆液逐渐减少，白细胞增多，变为白色恶露，

(3)白色恶露(lochia alba)：含大量白细胞，色泽较白，质黏稠，镜下见大量白细胞、坏死蜕膜组织、表皮细胞及细菌等。白色恶露约持续 3 周后干净。

正常恶露有血腥味，但无臭味，持续 4～6 周，总量为 250～500ml。当子宫复旧不全(uterus subinvolution)或宫腔内残留部分胎盘、胎膜或合并感染时，恶露增多，血性恶露持续时间延长并有臭味。

表 12-1　恶露分类

	血性恶露	浆液恶露	白色恶露
临床表现	色鲜红，量多，可有小血块	色淡红，含少量血液	色泽较白、质黏稠
镜下表现	见多量红细胞、坏死蜕膜及少量胎膜	见较多坏死蜕膜组织、宫腔渗出液、宫颈黏液，少量红细胞及白细胞，且有细菌	大量白细胞、坏死蜕膜组织、表皮细胞及细菌等
出现时间	产后最初 3～4 日	产后第 4 天起，持续 10 日	产后 2 周起，持续 3 周

5.褥汗

产后皮肤排泄功能旺盛，排出大量汗液，以夜间睡眠和初醒时更明显，不属病态，1 周后好转。注意补充水分，防止脱水及中暑。

【案例分析 12-1】

1.产褥期查房需要关注的体格检查有：

①观察生命体征，产后体温多在正常范围，但产后 24h 内由于疲劳等体温可略升高，不超过 38℃；产后 3～4 日出现泌乳热，不超过 38.5℃，不属于病态，但需排除感染等因素。

②检查乳头是否凹陷，泌乳是否通畅，乳房是否有硬结、肿胀等。

③腹部检查关注子宫复旧情况。手测子宫底高度，产后第 1 日略上升至脐平，以后每日下降 1～2cm，至产后 1 周可在耻骨联合上方触及，于产后 10 日子宫降至骨盆腔内，腹部检查触不到宫底。子宫收缩良好，质硬，无压痛。

④观察恶露情况，血性恶露持续 3～4 日，色红，无异味，之后出血逐渐减少，浆液增加，转变为浆液恶露。

⑤检查会阴，如有会阴裂伤或会阴侧切，观察伤口愈合情况，是否有红肿、渗液等。

产后记录							
日期	产后	乳腺			子宫底	恶露		会阴
	天数	泌乳量	乳头	肿胀	高度	质　　量		

2. 小张分娩了 8 斤重的新生儿，为巨大儿，易致产程延长、宫缩乏力、产后出血、感染等并发症，查房时重点观察子宫复旧情况、阴道流血量，以及是否有尿潴留等情况。

三、产褥期处理和保健

(一)产褥期处理

1. 产后 2h

产后 2h 内极易发生严重并发症，如产后出血、子痫、产后心力衰竭等，故分娩后必须在产房内严密观察，包括产妇的生命体征、子宫收缩情况及阴道出血量，并注意宫底高度、膀胱是否充盈等。此外，还应协助产妇首次哺乳。若产后 2h 一切正常，可将产妇连同新生儿送回病房观察。

建议用计量方法评估阴道出血量的变化，如计量型产褥垫，尤其是产后出血的高危孕产妇。如果发现子宫收缩乏力，阴道出血多，应按摩子宫并同时使用子宫收缩剂；如果阴道出血量少，但发现子宫收缩不良、质软、宫底上升，提示宫腔内有可能积血，应挤压宫底排出积血，并持续给予子宫收缩剂；如果产妇自觉肛门坠胀，多提示阴道后壁血肿的可能，应进行肛查或阴道-肛门联合检查，一旦确诊，及时处理。

2. 饮食

产后 1h 可让产妇进流食或清淡半流食，之后可进普通饮食。准备富有营养、足够热量和水分的食物。如需哺乳，应多进食蛋白质、热量丰富的食物，并适当补充维生素、铁剂和钙剂，推荐补充铁剂 3 个月。

3. 排尿与排便

产后 5 日内尿量明显增多，应鼓励产妇尽早自行排尿。产后 4h 内应让产妇排尿。若排尿困难，要鼓励产妇起床排尿，消除怕排尿引起疼痛的顾虑，此外，可选用以下方法：①用热水熏洗外阴，用温开水冲洗尿道外口周围诱导排尿。热敷下腹部，按摩膀胱，刺激膀胱肌收缩。②针刺关元、气海、三阴交、阴陵泉等穴位。③肌内注射 1mg 甲硫酸新斯的明，兴奋膀胱逼尿肌促其排尿，但注射此药前要排除其用药禁忌。上述方法均无效时应予留置导尿。

产褥期容易发生便秘，应鼓励产妇多吃蔬菜及早日下床活动，若发生便秘，可口服缓泻剂、使用开塞露等。

4. 观察子宫复旧及恶露

应于每日同一时间嘱产妇排尿后用手测宫底高度，以了解子宫复旧情况，并观察恶露数量、颜色及气味。若红色恶露增多且持续时间延长，考虑子宫复旧不良时，应及时给予子宫收缩剂。若恶露有臭味且有子宫压痛，考虑合并感染时，查血常规、C-反应蛋白、宫腔分泌物培养，并予广谱抗生素控制感染。

5.会阴处理

每日检查会阴,嘱保持会阴部清洁及干燥,选用对外阴无刺激的消毒液擦洗外阴,如聚维酮碘,每日 2～3 次。会阴部有水肿者,可局部进行湿热敷,产后 24h 后可用红外线照射外阴。会阴部有缝线者,每日检查切口有无红肿、硬结及分泌物。若伤口感染,应提前拆线引流或行扩创处理,并定时换药。

6.观察情绪变化

产褥期,特别是产后 3～10 日,部分产妇情绪不稳定,表现为轻度抑郁,家人及医生可给予精神关怀、鼓励、安慰,帮助缓解妊娠及分娩后的精神疲惫,分担照顾新生儿。抑郁严重者,应尽早到心理科就诊及干预。

7.乳房护理

详见本章第二节"母乳喂养"。

8.预防产褥中暑

产褥中暑常由于旧风俗习惯要求关门闭窗,使身体处于高温、高湿状态,导致体温调节中枢功能障碍所致。

(二)产褥期保健

产褥期保健指为分娩后至产后 42 天的妇女和婴儿提供规范、系统和连续的医疗保健服务,包括住院期间保健、产后访视和产后 42 天健康检查。

1.住院期间产妇保健

(1)正常分娩的产妇至少住院观察 24h。

(2)加强产后 24h 监护,及时发现产后出血。

(3)观察体温、脉搏、心率等生命体征,观察腹部或会阴伤口、大小便状况等。

(4)创造良好的休养环境,做好清洁卫生指导。

(5)加强膳食和营养指导。

(6)提供母乳喂养的条件,开展知识和技能指导。

(7)心理卫生指导,注意产妇心理健康。

(8)加强对妊娠合并症和并发症的产后病情监测。

(9)做好生殖器官恢复和产后避孕指导。

(10)进行盆底康复和适宜运动指导与宣教。

(11)产妇出院时,进行全面的健康评估,对有合并症及并发症者,应转交当地医疗保健机构实施高危管理。

2.产后访视

基层医疗卫生机构在收到分娩医院转来的产妇分娩信息后,应于产妇出院后 3～7 天、14～28 天分别到产妇家中进行产后访视,出现母婴异常情况应适当增加访视次数或指情况导及时就医。

产妇访视内容包括:①了解分娩情况、孕产期有无异常及诊治过程;②询问一般情况,观察精神状态、面色和恶露情况;③监测体温、血压、脉搏,检查子宫复旧、伤口愈合情况及乳房有无异常,了解大小便情况;④提供清洁卫生、膳食营养、生殖器官恢复及避孕方法等保健指导;⑤进行心理卫生指导,关注产后抑郁、焦虑等心理问题;⑥进行盆底康复和适宜的运动指导与宣教;⑦督促产后 42 天进行母婴健康检查。

3.产后 42 天健康检查

产妇应于产后 42 天携婴儿到分娩医院或居住地所属卫生服务中心/乡镇卫生院进行产后 42 天健康检查,如母婴出现异常情况应及时就医。

产妇健康检查内容包括:①了解产褥期基本情况;②测量体重、血压,进行盆腔检查,了解子宫复旧及伤口愈合情况;③对孕期有合并症和并发症者,进行相关检查,提出诊疗意见;④提供喂养、营养、心理、卫生及避孕方法等指导;⑤进行盆底功能评估与适宜运动指导与宣教;⑥进行血尿常规检查,根据产妇情况可进行盆腔超声等检查。

4.产褥期卫生指导与保健重点内容

(1)休养环境:产妇和新生儿应母婴同室,休养环境需安静、舒适、整洁,经常通风,保持空气清新,温度和湿度适宜;产妇的穿着随气候及居住环境的温度、湿度变化进行调整,要减少探访人员,以免污染空气和影响产妇休息。

(2)个人卫生:产妇注意保持皮肤清洁舒适,勤擦身,宜淋浴、勤换内衣,产后 6 周内避免盆浴;保持外阴和伤口清洁,每天两次用温开水清洗外阴,勤换卫生巾及内裤。保持口腔清洁,早晚刷牙,餐后漱口,预防口腔疾病。

(3)休息与活动:产妇应调整生活节律,保证充足的睡眠和休息;尽早适当活动,活动应循序渐进,逐渐适应,注意劳逸结合。

(4)产后性生活:产后 42 天健康检查无异常可恢复性生活,注意性卫生,预防生殖道感染,提供个体化指导。如果产妇有侧切伤口疼痛、产褥感染、产后出血或产后抑郁等,要推迟性生活的时间。

如果产后不哺乳,排卵可出现在产后 4 周左右,即在第 1 次月经前。产后第 1 次性生活就要采取避孕措施。

【课堂小结】

1.产褥期通常为 6 周,指从胎盘娩出至产妇全身各器官除乳腺外恢复至正常未孕状态所需的一段时期。

2.子宫复旧是产褥期母体重要的变化。子宫于产后 10 日内降入骨盆腔内,产后 6 周恢复至未孕状态。

3.产后 2h 内是产后严重并发症的高发时期,如产后出血、心力衰竭、羊水栓塞、产后子痫等,应留在产房内严密观察。

4.产褥期保健(见下页)。

【课后思考】

1.作为妇产科医生,我们如何对产妇们进行产褥期健康宣教?

2.什么是恶露?如何判断恶露是否正常?

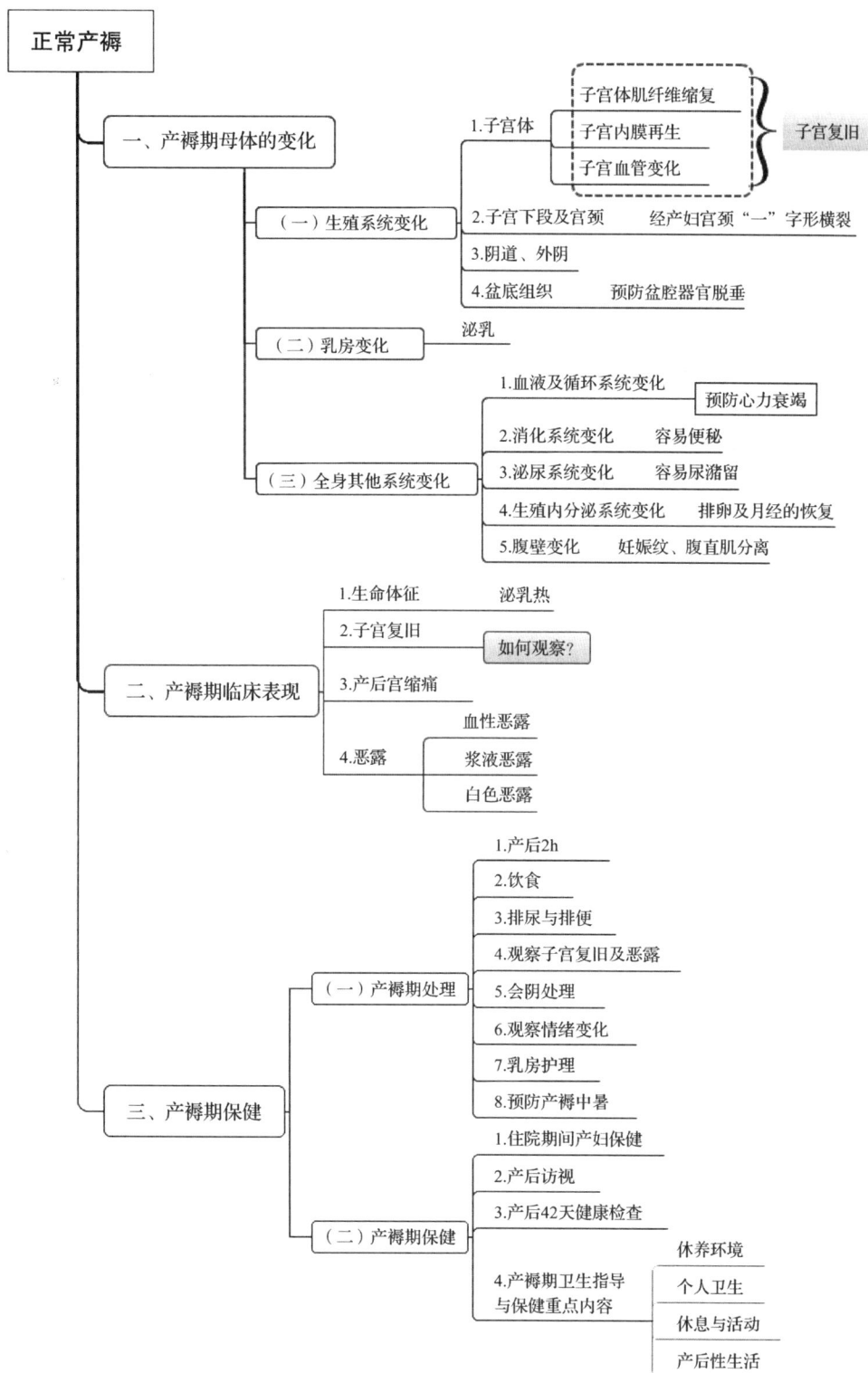

正常产褥

一、产褥期母体的变化

（一）生殖系统变化

1.子宫体
- 子宫体肌纤维缩复
- 子宫内膜再生
- 子宫血管变化
} 子宫复旧

2.子宫下段及宫颈　　经产妇宫颈"一"字形横裂

3.阴道、外阴

4.盆底组织　　预防盆腔器官脱垂

（二）乳房变化　　泌乳

（三）全身其他系统变化

1.血液及循环系统变化　　预防心力衰竭

2.消化系统变化　　容易便秘

3.泌尿系统变化　　容易尿潴留

4.生殖内分泌系统变化　　排卵及月经的恢复

5.腹壁变化　　妊娠纹、腹直肌分离

二、产褥期临床表现

1.生命体征　　泌乳热

2.子宫复旧　　如何观察？

3.产后宫缩痛

4.恶露
- 血性恶露
- 浆液恶露
- 白色恶露

三、产褥期保健

（一）产褥期处理

1.产后2h

2.饮食

3.排尿与排便

4.观察子宫复旧及恶露

5.会阴处理

6.观察情绪变化

7.乳房护理

8.预防产褥中暑

（二）产褥期保健

1.住院期间产妇保健

2.产后访视

3.产后42天健康检查

4.产褥期卫生指导与保健重点内容
- 休养环境
- 个人卫生
- 休息与活动
- 产后性生活

产褥期保健

【视频资源】

12-1 产褥期
临床表现

学习笔记：

_____

_____

_____

【知识拓展】

产褥中暑

在产褥期间，由于室内高温、高湿、通风不良的环境，产妇体内余热不能及时散发，引起以体温调节障碍为特征的急性热病，称为产褥中暑。本病多发生在夏季，发病急骤，病情发展迅速，若处理不当可发生严重后遗症，甚至死亡。

1. 先驱症状：全身软弱、疲乏、头昏、头痛、恶心、呕吐、胸闷、心悸、口渴、出汗较多。

2. 轻度症状：体温急骤升高至38℃或以上，面色潮红，出汗停止，皮肤干热，汗疹布满全身，心率加快，呼吸急促。

3. 重度症状：体温常在40℃以上，有时高达41～42℃，并持续不下降，继而出现意识不清、谵妄、昏睡、抽搐、昏迷等中枢神经系统症状，脉搏细数、心率更快、呼吸更急促，常伴呕吐、腹痛、腹泻。查体见面色苍白，血压下降，瞳孔缩小、对光反射消失，肌腱反射消失，皮肤灼热、干燥，常见出血点。若不抢救，常在数小时内出现呼吸、循环衰竭而死亡。

4. 治疗原则：一经确诊，积极抢救。立即改变高温、高湿和不通风的环境，将产妇放置在阴凉通风处，迅速降温，及时补充水和氯化钠，纠正酸中毒和休克。

5. 预防：加强防暑知识和产后卫生保健的宣传，破除旧观念，居室通风，衣服适宜。此外，要让产妇了解中暑先兆症状，一旦察觉有症状，能自行对症应急处理，如尽快饮用含食盐的凉开水，同时服用避暑药（如十滴水）。若有呕吐和腹泻，可口服藿香正气丸1～2丸。

第二节 母乳喂养

【案例12-2】

小林，女，27岁，产后2天，乳房胀痛半天，新生儿黄疸升高1h。新生儿足月平产，出生体重3400g，产后1分钟、5分钟Apgar评分均为10分。产妇产后未哺乳，奶粉喂养，新生儿大便每天1次，稍干，1h前经皮黄疸14mg/dl，之前黄疸正常。查血常规正常，母婴均为A型血。

讨论

就新生儿喂养有什么建议？该建议对母亲有何益处？

母乳喂养是指用母亲自身的乳汁喂养婴儿。世界卫生组织及联合国儿童基金会建议，产后 1h 内开始母乳喂养，出生后 6 个月坚持纯母乳喂养，之后至婴儿 2 岁或更长时间持续母乳喂养并适当添加补充食品。

一、母乳喂养的益处

1. 母乳喂养对子代的益处

（1）母乳营养丰富，蛋白质、脂肪、糖三大营养素比例适当，可以提供新生儿（婴儿）生长发育所需的营养。母乳容易吸收，促进肠道发育，提供最早的免疫物质，增强子代免疫能力。

（2）加深母子感情，促进子代神经系统发育，减少子代成年后代谢疾病的发生。

（3）促进婴儿口腔及颜面部的发育。

2. 对母亲的益处

（1）促进子宫收缩，减少产后出血，加速子宫恢复。

（2）调节生育，推迟月经复潮及排卵时间。

（3）帮助形体恢复，每天可多消耗至少 500kcal 的热量。

（4）降低乳腺癌、卵巢癌发病率。

二、母乳喂养的方法

1. 产前乳房保养

孕妇怀孕后应注意乳头清洁，每日用清水清洗乳头，如有乳头干裂，可涂抹甘油等保湿。建议着宽松内衣以利于乳腺腺管发育，如有乳头内陷等应尽早就医矫正。

2. 产后正确喂养

产后 1h 内给新生儿开奶，建议多吮吸，按需哺乳，按时喂养。哺乳时应帮助新生儿将母亲乳头和乳晕的大部分一起含入（图 12-1），手托扶乳房，避免留有空隙，也注意防止将新生儿鼻子堵住造成窒息。让新生儿吸空一侧乳房后，再吸吮另一侧乳房。哺乳前后注意清洁乳头，可以涂抹少量乳汁于乳头表面，防止乳头皲裂。佩戴合适的棉质乳罩。每次哺乳后应将新生儿竖直抱起，轻拍背部，排出胃内空气以防吐奶。

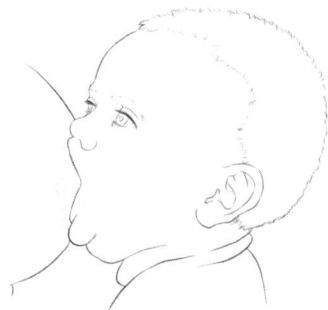

图 12-1　母乳喂养婴儿吮吸

哺乳时尽可能选择母婴双方均舒适的体位，建议的体位有摇篮式、怀抱式、橄榄式、母亲卧式。

（1）摇篮式：用左侧乳房哺乳的时候，用左侧的前臂和手支撑孩子的头部和身体，另外一只手承托乳房，并将乳头送入婴儿的口中。适合大多数婴儿。

（2）怀抱式（交叉式）：用左侧乳房喂孩子，用左手支撑乳房，用右手手掌支撑婴儿的颈部。适合早产儿或吮吸困难的婴儿。

（3）橄榄式：将婴儿置于沙发或椅子上，使婴儿处于母亲的一侧手臂与身体之间并紧贴母亲身体，婴儿的头部靠近母亲的胸部，母亲用手掌支撑婴儿的头部和肩膀。然后在婴儿头部下面垫一个枕头,使婴儿能接触到母亲的乳头。适合吃奶有困难的婴儿。

(4)母亲卧式:母亲头枕在枕头上,婴儿侧躺在母亲的一方,嘴与母亲的乳头呈一直线,下半身紧贴母亲,母亲用手托住乳房,将乳头送入婴儿口中。适合母子夜间哺乳。

3.注意事项

(1)乳胀:及时排空乳汁,可使用吸奶器,否则多余乳汁容易堵塞乳腺腺管,引起疼痛、感染。哺乳前湿热敷 3～5min,按摩乳房。

(2)乳汁不足:树立信心,指导正确哺乳方法,按需哺乳,调节饮食,增加液体摄入。

(3)回奶:产后不能哺乳应尽早回奶。停止哺乳,辅以药物:①炒麦芽 120g,水煎后分 3 次温服或生麦芽 60～90g,水煎当茶饮,连服 3～5 日;②芒硝 250g,分装于两个纱布袋内,敷于两侧乳房,湿硬时更换;③维生素 B_6 200mg,每日 3 次,连服 3～5 日。甾体激素、溴隐亭等回奶药物不推荐作为一线药物。

(4)判断母乳充足标准:每日满意的母乳喂养 8 次左右;婴儿每天排尿 5～6 次,排便 2～4 次;婴儿体重增长、睡眠良好。

(5)多余母乳可储存备用。母乳储存条件见表 12-2。

表 12-2　母乳储存条件

母乳	储存条件	备　注
新鲜母乳	25～37℃可以保存 4h,15～25℃可保存 8h	不能保存在 37℃以上的环境中
冷藏母乳	冷藏室 2～4℃条件下可保存 24h	
冷冻母乳	冷冻室(−18℃)可保存 3 个月	从冰箱冷冻室取出的母乳,应先置于冷藏室解冻,使用前用 37～40℃温水加热(也可以使用温奶器快速加热),不宜采用微波炉或煮沸方法加热

【案例分析 12-2】

1. 新生儿出生健康,黄疸正常,产后人工喂养,大便次数少,大便干,伴有黄疸升高,考虑新生儿对奶粉消化不佳,肠肝循环增加,致使新生儿病理性黄疸。母乳可促进新生儿胃肠道发育,利于其对乳汁的消化、吸收和利用,并可增强免疫力,对新生儿病理性黄疸有极大益处,故建议母乳喂养。

2. 母乳喂养对母婴双方、家庭、整个社会均有许多益处,值得全人类大力倡导。母亲若无哺乳禁忌,建议母乳喂养至孩子 2 周岁。

三、母乳喂养禁忌

(1)母亲患传染病急性期。

(2)母亲患严重器官功能障碍性疾病。

(3)母亲产后患严重心理障碍和精神疾病。

(4)婴儿患有乳糖不耐受症。

(5)母亲服用对婴儿有影响的特殊药物。

【课堂小结】

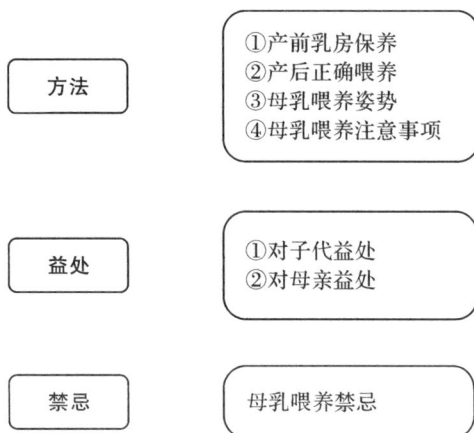

| 方法 | ①产前乳房保养
②产后正确喂养
③母乳喂养姿势
④母乳喂养注意事项 |

| 益处 | ①对子代益处
②对母亲益处 |

| 禁忌 | 母乳喂养禁忌 |

【课后思考】

1. 母乳喂养的注意事项有哪些?

2. 母乳喂养对母婴双方的益处有哪些?

3. 母乳喂养的禁忌是什么?

4. 小李,女性,29 岁,剖宫产术后第 3 天。产后第 1 天开奶,自觉奶水少,新生儿需添加奶粉喂养。今晨开始乳房胀痛,乳房局部有硬块,乳房无红肿,无发热畏寒等不适,吸奶器仅吸出少量奶水,色黄,质稠。

请问:小李乳房胀痛最可能的原因是什么? 下一步如何处理?

【知识拓展】

母乳喂养用药原则

最困扰母亲的问题之一就是辨别服用哪些药物不能母乳喂养。母乳喂养用药原则:①尽量不使用药物,必须使用时,应首先选择对婴儿影响最小的药物;②应选用作用时间短的药物,尽量减少药物的积累;③应在哺乳时或哺乳后马上应用,避开在血(乳)中药物浓度高峰时哺乳;④如果必须应用对婴儿有害的药物,应暂时中断母乳喂养。常用药物对母乳喂养的影响见表 12-3。

表 12-3　常用药物对母乳喂养的影响

低剂量可正常母乳喂养药物	母乳喂养禁用药物
1. 抗生素(青霉素类、头孢类、红霉素、呋喃妥英); 2. 免疫抑制剂(硫唑嘌呤、泼尼松); 3. 降压药(β 受体阻滞剂、肼屈嗪、呋塞米、洋地黄类); 4. 抗结核药(利福平); 5. 甲状腺用药(丙硫氧嘧啶、左甲状腺素钠片); 6. 胰岛素; 7. 抗癫痫药; 8. 麻醉药(异丙酚、硫喷妥钠、依托咪酯、氯胺酮、七氟醚、异氟醚、地氟醚、氧化亚氮、氟烷); 9. 镇静剂(咪达唑仑、单剂地西泮); 10. 止痛药(对乙酰氨基酚、布洛芬、双氯芬酸、萘普生、塞来昔布、帕瑞昔布、吗啡双氢可待因、哌替啶、瑞芬太尼、芬太尼、阿芬太尼); 11. 止吐药(恩丹司琼、格拉司琼、环克利嗪、丙氯拉嗪、地塞米松、甲氧氯普胺、多潘立酮)。	1. 抗生素(四环素、甲硝唑——服用后禁止哺乳 12h); 2. 抗寄生虫药(氯喹、伯氨喹、乙胺嘧啶、奎宁); 3. 降压药(噻嗪类); 4. 抗结核药(链霉素); 5. 麦角胺; 6. 阿司匹林; 7. 溴隐亭; 8. 止痛药(可待因); 9. 抗癌药; 10. 放射性药物(I^{125}、I^{131}); 11. 锂; 12. 避孕药。

第三节　产褥感染

【案例 12-3】

　　患者李某某,女,32 岁,G_1P_1。因"平产后 10 天,发热伴腹痛 1 天"就诊。患者 10 天前于外院平产分娩一男活婴,体重 3000g,产时顺利,产后 3 天出院,母乳喂养。1 天前感腹部坠痛不适,伴畏寒、发热,自测体温 38.5℃,恶露量中,色红,有异味。无鼻塞、流涕、咳嗽、咳痰,无尿频、尿急、尿痛。

　　查体:T 38.0℃,P 92 次/min,R 20 次/min,BP 100/58mmHg。心肺听诊无异常,双侧乳房软,泌乳畅,无触痛、硬结。腹软,下腹压痛、反跳痛,耻骨联合上 2 指可及宫底,压痛(十),双下肢无水肿。妇科检查:会阴侧切口愈合可;阴道畅,血性分泌物,有异味;宫颈口闭,见血液流出;子宫增大如孕 2^+ 月大小,质略软,压痛(十);双侧附件未及明显包块及增厚,右侧轻压痛。

　　辅助检查:血常规 WBC 10.5×10^9/L,NE% 79.7%,Hb 89g/L;CRP 79.11mg/L;D-二聚体 2.86mg/L;FIB 4.35g/L。B 超:产后子宫,前位,外形饱满,大小约 11.1cm×8.9cm×7.5cm,肌层回声分布尚均匀,宫腔面回声增粗,内膜毛糙,单层内膜厚约 0.4cm,毛糙,宫腔线可见分离,分离约 0.65cm;CDFI 未见明显血流信号。两卵巢大小正常,未见异常回声。直肠子宫陷凹未见液性暗区。

　　讨论

　　1. 可能是什么疾病?

　　2. 如何处理?

产褥感染(puerperal infection)指分娩及产褥期,病原体侵袭生殖道引起局部或全身感染。产褥感染发病率约为6%,是导致孕产妇死亡的四大原因之一。产褥病率(puerperal morbidity)是指分娩24h后的10日内,用口表每日测量4次体温,每次间隔4h,有2次达到或超过38℃。造成产褥病率的原因以产褥感染为主,但也包括产后生殖道以外的其他感染与发热,如泌尿系感染、乳腺炎、上呼吸道感染等。

一、病因

1.诱因
机体对病原体入侵的反应取决于病原体种类、毒力、数量及机体防御能力。产褥感染病因如图12-2所示。

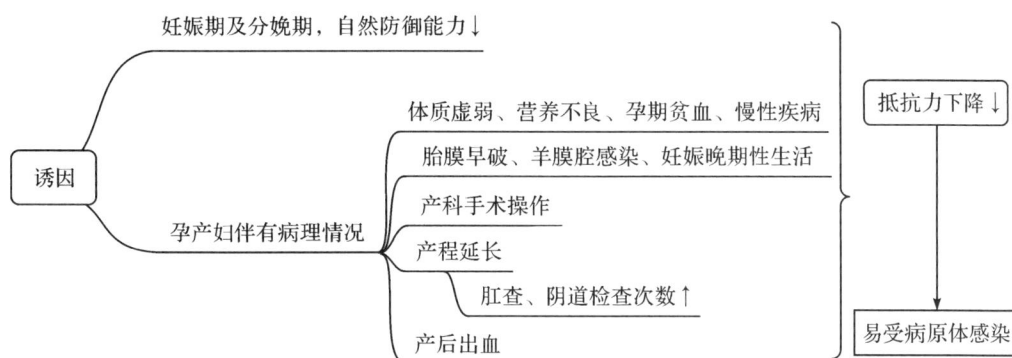

图12-2 产褥感染诱因

2.病原体种类
引起产褥感染的病原体种类如图12-3所示。

3.感染途径
(1)内源性感染(更重要):正常孕妇生殖道或其他部位寄生病原体,在抵抗力下降和(或)病原体数量、毒力增加等时发生感染。

(2)外源性感染:外界病原体进入产道。被污染衣物、用具、各种手术器械、产妇临产前性生活、医务人员消毒不严等造成感染。

二、病理及临床表现

产褥感染三大主要症状:发热、疼痛、异常恶露。因感染部位、程度、扩散范围等不同,临床表现各异(表12-4)。

三、诊断

1.询问病史
详细询问病史及分娩经过,排除导致产褥期发热的其他疾病。

2.仔细检查
仔细检查腹部、盆腔及会阴伤口,确定感染部位和严重程度。

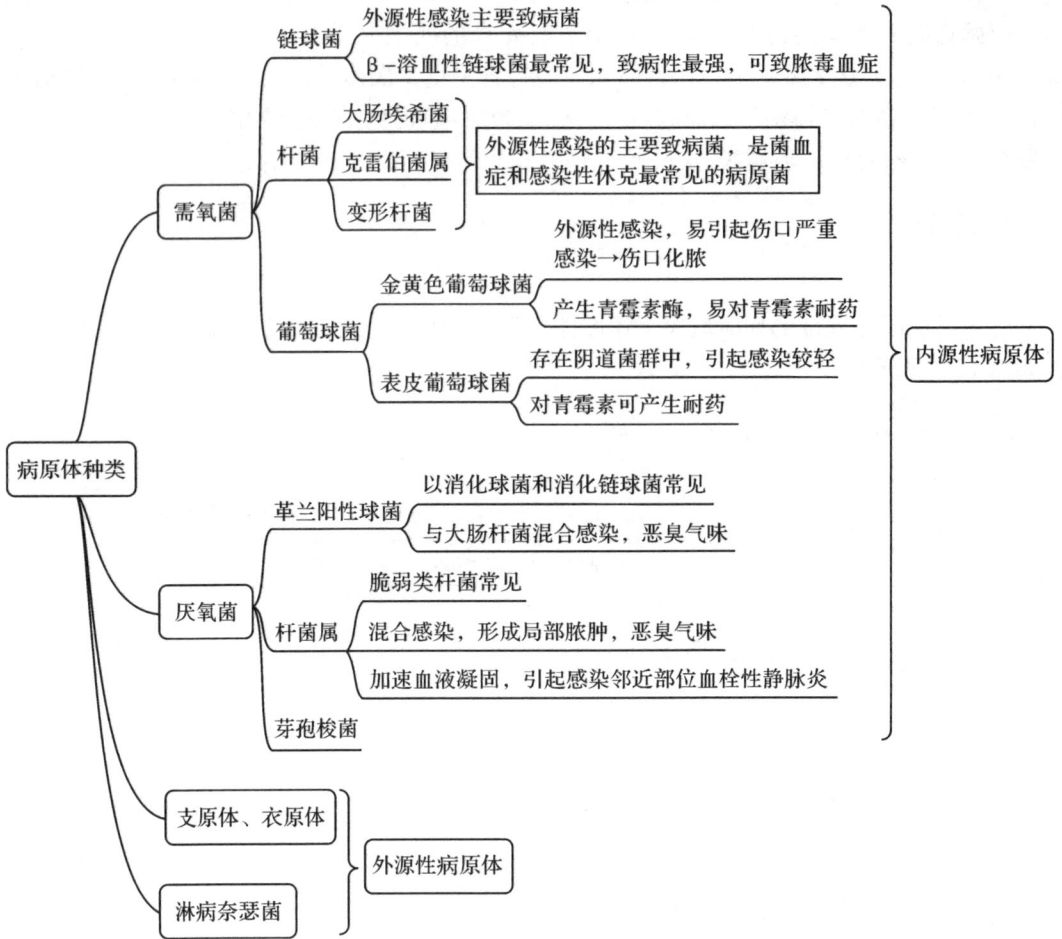

图 12-3　产褥感染病原体种类

3.辅助检查

血常规、CRP 等炎性指标高;凝血功能、D-二聚体可协助诊断血栓性静脉炎;超声、CT、MRI 等对炎性包块、脓肿可定位、定性。

4.确定病原体

病原体培养;血培养和厌氧菌培养;病原体抗原和特异抗体检测等。

【案例分析 12-3】

1.患者产褥期出现发热、腹痛、异常恶露,首先考虑产褥感染。患者未使用药物,无呼吸道、泌尿道感染症状,乳房软,可排除药物热、呼吸道感染、泌尿系统感染、乳腺炎等疾病。下腹部压痛、反跳痛,子宫质地偏软,有压痛,右侧附件压痛;恶露量中,色红,有异味;Hb 89g/L。初步诊断:产褥感染(子宫感染),子宫复旧不全,中度贫血。

诱因:患者产后、贫血,机体免疫力低下,病原体乘机侵入而发病。

表 12-4 产褥感染临床表现

感染部位	病理	症状	体征
急性外阴、阴道、宫颈炎（葡萄球菌、大肠埃希菌为主）	会阴裂伤/会阴切口感染	局部灼热、疼痛、下坠,坐位困难,可有低热,尿频、尿痛,脓性分泌物	局部红肿、触痛,硬结,伤口裂开,脓液流出
	阴道裂伤及挫伤	局部灼热、疼痛,分泌物↑,可有畏寒发热	黏膜充血、水肿、溃疡、脓性分泌物↑,严重者尿瘘,或阴道粘连→闭锁
	宫颈裂伤	脓性分泌物↑,可有畏寒发热	黏膜充血、水肿、溃疡、脓性分泌物↑
子宫感染（急性子宫内膜炎、子宫肌炎）	上行感染,侵及子宫蜕膜层、肌层。两者常伴发	腹痛,恶露量多,有臭味,可伴高热、寒战、头痛、心率↑等全身感染症状	发热,下腹压痛,子宫复旧不良,宫颈口大量脓性分泌物,有臭味,子宫压痛明显
急性盆腔结缔组织炎、急性输卵管炎	病原体沿子宫、宫旁淋巴和血行达宫旁组织、输卵管	下腹痛、肛门坠胀,子宫复旧不良,可伴高热、寒战、头痛等全身感染症状	下腹明显压痛、反跳痛、肌紧张;宫旁一侧或两侧组织增厚,压痛,可触及炎性包块;严重者侵及整个盆腔形成"冰冻骨盆"
急性盆腔腹膜炎及弥漫性腹膜炎	上述炎症继续扩散至子宫浆膜	全身中毒症状明显,高热、恶心、呕吐、腹胀、腹泻、里急后重、排尿困难	下腹部明显压痛、反跳痛
血栓性静脉炎（最严重）	盆腔内血栓性静脉炎(厌氧菌为主)	腹痛,多为单侧,产后1～2周多见,寒战、高热反复发作,持续数周	盆腔感染体征
	下肢血栓性静脉炎	弛张热,下肢持续性疼痛、水肿	局部静脉压痛或触及硬索状;"股白肿"
脓毒血症	病原体进入血循环	持续高热、寒战、全身明显中毒症状,可危及生命	中毒性休克,血培养
剖宫产术后腹部伤口感染	腹部伤口感染	伤口疼痛,裂开,脓性分泌物,可伴高热、寒战等全身感染症状	伤口红肿热痛,伤口裂开,脓液流出
剖宫产术后子宫切口感染	子宫切口感染	同子宫感染	同子宫感染

四、鉴别诊断

需与其他产褥期发热如上呼吸道感染、泌尿系统感染、急性乳腺炎、药物热等相鉴别(表12-5)。

表 12-5　产褥感染鉴别诊断

	上呼吸道感染	泌尿系统感染	急性乳腺炎	药物热
发生部位	上呼吸道	泌尿道	乳腺	常见于应用青霉素、头孢菌素产妇
临床表现	多见于剖宫产术后,发热(产后 24h 常见)、鼻塞、流涕、咽痛、咳嗽、咳痰、胸痛等;肺部可有湿啰音	腰痛,尿频尿急尿痛,肾区叩击痛	乳房红、肿、热、痛;泌乳不畅;有硬结;脓肿者局部有波动感;排空乳汁体温恢复正常	非特异性体温升高,无阳性体征
辅助检查	胸片	尿常规:WBC↑、RBC↑,有脓细胞;尿培养(+)	形成脓肿者,超声可协助诊断	WBC 正常

五、处理

原则上应给予广谱、足量、有效抗生素。根据药敏试验,确定病原体种类,及时调整抗生素治疗方案。

1. 支持疗法

注意休息,加强营养,纠正贫血,增强抵抗力。高热者,物理或药物降温,注意补液维持水、电解质平衡。取半卧位,以利于引流、恶露排出,使炎症局限于盆腔。

2. 局部治疗

若伤口感染、坏死、裂开,予局部清创、缝合;脓肿者切开引流。胎盘、胎膜残留者,在有效抗感染的同时,清除宫腔残留物。血栓性静脉炎者,抬高固定患肢,限制活动。

3. 抗生素应用

病原体未确定前,经验性选用广谱高效抗生素。再根据药敏试验结果,及时调整抗生素治疗方案。

4. 抗凝治疗

对于血栓性静脉炎,应用大量抗生素的同时加用肝素、尿激酶等溶栓药,还可口服阿司匹林、中药活血化瘀等。用药期间注意监测凝血功能。

5. 手术治疗

感染严重者,经积极治疗无效,应及时行子宫切除术清除感染源。

【案例分析 12-3】

2. 处理:①物理降温;半卧位,利于炎症局限于盆腔;纠正贫血,增强抵抗力。②抗感染治疗:选择联合用药,涵盖需氧菌、厌氧菌,头孢曲松钠 250mg＋NS 100ml 静滴,qd,联合甲硝唑注射液 100ml q12h 静滴。治疗的同时行分泌物培养＋药敏试验,根据结果及时调整抗生素种类、剂量。③患者子宫复旧不全,予缩宫素 10U＋NS 250ml 静滴,bid,促进子宫收缩。

甲硝唑可通过乳汁分泌,用药期间暂停哺乳。嘱咐患者注意卫生保健,增强体质,排空乳房。治疗期间需密切观察患者生命体征、腹痛、恶露等情况,如抗生素应用 24～72h 后症状无改善,需进一步检查,寻找病因。

【课堂小结】

1.发热、疼痛、异常恶露为产褥感染的三大主要症状。

2.产后发热者,应首先考虑产褥感染,同时需排除引起产褥发热的其他疾病,如急性乳腺炎、上呼吸道感染、泌尿道感染、药物热等。

3.产褥感染是指生殖道病原体感染,根据感染发生部位,分为急性外阴、阴道、宫颈炎,子宫感染,急性盆腔结缔组织炎和急性输卵管炎,急性盆腔腹膜炎及弥漫性腹膜炎,血栓静脉炎,脓毒血症,剖宫产术后腹部伤口感染,剖宫产术后子宫切口感染。

4.治疗原则:给予广谱、足量、有效抗生素;根据药敏试验,确定病原体种类,及时调整抗生素治疗方案。

【课后思考】

1.什么是产褥感染?

2.产褥感染的主要临床症状有哪些?

3.产褥感染的病理变化及临床表现有哪些?

4.产褥感染需与哪些疾病进行鉴别?

5.李某,2-0-1-2,因"剖宫产术后 12 天,发热伴阴道流血量多、下腹疼痛 2 天"就诊。查体:T 38.9℃,BP 120/60mmHg,P 101 次/min,神志清,精神软,心肺未见明显异常,双侧乳房软,无疼痛、硬结,泌乳可。腹软,腹部明显压痛、反跳痛,腹部切口无红肿、硬结、渗出,双下肢无水肿。妇科检查:外阴阴性;阴道通畅,黏膜充血,血性分泌物,有异味;宫颈口闭:举痛可疑;子宫前位,增大如孕 2^+ 月大小,质偏软,压痛明显;双侧附件压痛明显。

请问:可能的诊断是什么? 造成的原因可能是什么? 需进行哪些检查? 如何治疗?

【视频资源】

12-2　产褥感染

学习笔记:

_____

_____

_____

第四节　晚期产后出血

【案例 12-4】

陈某,女,37 岁,G_5P_2。因"剖宫产术后 11 天,阴道流血 6h"于 2017 年 2 月 19 日收住入院。因"瘢痕子宫、巨大儿"行剖宫产术,娩一女活婴,体重 4100g。6h 前无明显诱因下出现阴道流血量多,约为平素月经量的 2 倍。

体格检查:T 37.2℃,P 97 次/min,R 18 次/min,BP 98/72mmHg。双侧乳房软,腹软,无压痛及反跳痛,腹部切口愈合佳,宫底脐下 4 指,无压痛。消毒后妇科检查:外阴血染,阴道畅,中量鲜红色血液,无异味,宫口闭,子宫前位,增大如孕 4⁻月大小,无压痛。双侧附件未及包块、增厚,无压痛。

辅助检查:血常规 WBC $14.3×10^9$/L ,NE% 89.7%,RBC $3.18×10^{12}$/L,Hb 96g/L,HCT 0.31;D-二聚体 2.73mg/L。B 超:子宫大小约 12.3cm×9.2cm×8.1cm,宫腔内探及偏强不均回声团块,大小约 11.2cm×4.7cm,CDFI 未见血流信号入内。两卵巢未见异常回声。影像诊断:产后子宫,宫内异常回声。

讨论

1. 考虑什么诊断?

2. 如何处理?

晚期产后出血(late postpartum hemorrhage)是指分娩 24h 后,在产褥期内发生的子宫大量出血,以产后 1～2 周发病多见,亦有迟至产后 2 月发病。晚期产后出血常合并感染,严重者导致失血性休克,甚至危及生命,是产褥期常见的并发症。

一、病因及临床特点

引起晚期产后出血的病因不同,其起病时间、临床表现亦不同(表 12-6)。各病因常合并存在,或互为因果,如妊娠物残留、剖宫产切口愈合不良可致子宫感染,伴有子宫复旧不全;子宫肿瘤影响子宫平滑肌收缩,出现子宫复旧不全。

表 12-6　晚期产后出血的病因及临床特点

病因	具体内容	临床特点
妊娠物残留	胎盘、胎膜、蜕膜残留,胎盘植入	多发生在产后 1～2 周,血性恶露时间延长,反复阴道流血或突然大量阴道流血,宫口松
子宫复旧不全	胎盘附着部位复旧不全	多发生在产后 2～3 周,突发大量阴道流血,子宫软且体积大于相应产褥阶段子宫,宫口松
感染	子宫内膜炎(最常见)、子宫肌炎	恶露异味,伴盆腔痛、发热等感染征象
	盆腹腔感染、产褥期败血症	感染的局部、全身相应症状及体征

续表

病因	具体内容	临床特点
剖宫产切口愈合不良	剖宫产切口感染、溃疡、裂开	多发生在剖宫产术后 3～4 周,突然发生的无痛性大量新鲜阴道流血,并反复发作
生殖道血肿	外阴血肿、阴道血肿	外阴局部紫蓝色肿胀,触痛,可有直肠压迫症状
	阔韧带/腹膜后血肿	全身情况差,可引起失血性休克或腹腔内出血症状
子宫血管异常	子宫动静脉畸形、假性动脉瘤	无痛性的间歇性、不规则阴道流血或突发的大出血
其他	子宫及子宫颈肿瘤,妊娠滋养细胞肿瘤,胎盘部位超常反应,全身性疾病,如血液系统疾病、肝脏疾病所致凝血功能障碍等	

中华医学会围产医学分会:晚期产后出血诊治专家共识,2019。

二、诊断

1. 病史

详细询问病史,包括孕产次、分娩方式、分娩经过、胎儿大小、胎盘是否完整、有无不良分娩史、产后恶露变化等。剖宫产者,还应了解剖宫产指征、术式、术中有无特殊情况及术后恢复情况等。

2. 临床表现

(1) 阴道流血:因病因不同,阴道流血发生时间、形式及量亦不同。可反复多次少量出血,也可突然大量出血,甚至出现失血性休克。生殖道血肿者,外出血不明显,可有直肠压迫症状。

(2)腹痛和发热:常并发感染,伴恶露增多,有恶臭味。

(3)全身症状:贫血貌,失血性休克症状。

(4)体征:子宫复旧不良者,子宫大而软,轮廓不清,宫颈口松弛,有时可见残留组织和血凝块,并发感染者子宫有压痛。软产道血肿者,局部见紫蓝色肿物,张力大,有波动感、触痛。

3. 辅助检查

(1)血常规、C-反应蛋白、凝血功能:红细胞及血红蛋白值可确定有无贫血及贫血程度;白细胞及中性粒细胞、C-反应蛋白了解有无感染及程度。

(2)血 β-hCG:有助于排除胎盘残留及妊娠滋养细胞肿瘤。

(3)B 超:了解子宫大小、形态、宫腔有无残留、剖宫产切口愈合情况及宫旁有无包块等。

(4)CT、MRI:怀疑妊娠滋养细胞肿瘤时,CT、MRI 对肺部、脑部等转移灶有诊断意义。

(5)数字减影血管造影(DSA):用于高度怀疑子宫血管异常者,可同时行血管栓塞术。

(6)病原体培养和药敏试验:宫腔分泌物培养＋药物敏感试验,有助于确定病原体种类,指导抗生素应用。

(7)病理检查:宫腔刮出物或子宫切除标本均应送病理检查。

①胎盘残留:镜下见到绒毛,而无胎盘附着部位的血管病变。

②蜕膜残留:镜下见坏死蜕膜,混以纤维素、玻璃样变性的蜕膜细胞和红细胞等,而无绒毛。

③胎盘附着部位复旧不全:镜下见蜕膜或子宫肌层内有壁厚、玻璃样变性的血管,管腔扩大,血管内栓塞不完全,而无胎盘组织。

【案例分析 12-4】

1.患者产褥期出现阴道大量流血,首先考虑晚期产后出血。目前对于晚期产后出血的出血量无明确界定,通常是指出血量超过产妇既往自身的月经量,即可诊断。该患者阴道流血约为平素月经量 2 倍,可诊断。

三、治疗

晚期产后出血应针对出血原因对症处理,具体方法见表 12-7。

表 12-7　针对出血原因处理

病因	处理
妊娠物残留	1.保守治疗:阴道流血量不多、病灶小、无明显血流信号、无感染征象,可给予宫缩剂促进子宫收缩,并密切观察。 2.清宫术:病灶大或血流信号丰富者,在输液、备血等条件下清宫,必要时分次清宫。 ①刮出物送病理检查以明确病因; ②术前术后应用广谱抗生素和子宫收缩剂; ③剖宫产术后行刮宫术需谨慎,如必须,应由资深医生在超声引导下实施。 3.子宫切除术:胎盘植入经保守治疗无效或植入面积广泛或穿透性植入,出血量大,危及生命,应切除子宫。
子宫复旧不全	1.使用子宫收缩剂促进子宫复旧。 2.对症支持、抗感染治疗。 3.去除其他合并晚期产后出血的病因。
感染	1.同子宫复旧不全。 2.确定病原体,选择高效广谱抗生素。
剖宫产术后切口愈合不良	1.保守治疗:一般情况良好,流血量少者,给予子宫收缩剂、抗生素等。 2.手术治疗:阴道流血量多者,行剖腹探查术。 ①子宫修补术:适用于子宫切口周围组织坏死范围小、炎症反应轻、血供良好,患者有生育要求者,予清创、缝合及髂内动脉、子宫动脉结扎止血; ②子宫切除术:适用于子宫切口周围组织坏死范围大、感染严重者; ③若行子宫次全切除,确保保留的宫颈残端组织新鲜。 术后给予足量、高效、广谱抗生素。
生殖道血肿	1.保守治疗:适用于血肿小、无增大趋势者。给予镇痛、冰敷、压迫、止血和抗生素预防感染。 2.手术治疗: ①血肿清除:外阴、阴道血肿较大、症状明显或伴有活动性出血者,应切开、清除积血,缝扎止血点; ②剖腹探查术:阔韧带/腹膜后血肿,应立即行剖腹探查术。
子宫血管异常	1.忌行刮宫术。 2.保守治疗:适用于血流动力学稳定、未破裂、无明显症状、出血量少者。 3.子宫动脉栓塞术:持续大量出血或保守治疗失败者。 4.子宫切除术:上述治疗失败,持续大出血者。
妊娠滋养细胞肿瘤	以化疗为主、手术和放疗为辅的综合治疗。

续表

病因	处理
子宫及子宫颈肿瘤	1.良性肿瘤,以宫缩剂促进子宫收缩、支持治疗等保守治疗为主。 2.若保守治疗失败,行手术去除病灶。 3.高度怀疑恶性肿瘤者,按恶性肿瘤的诊疗原则处理。
凝血功能障碍	1.积极治疗原发疾病。 2.补充凝血因子,改善凝血功能。

失血性休克抢救流程如下:

(1)评估出血量,平躺、保暖,呼叫抢救小组。

(2)监测生命体征、出入量。

(3)面罩吸氧,保持气道通畅。

(4)急诊抽血:血常规、凝血功能、肝肾功能、电解质、交叉配血等,动态监测化验指标。

(5)快速建立2条以上有效静脉通道,补充血容量。

(6)纠正低血压,血压低时应用升压药。

(7)维持灌注,保证尿量,防治肾衰。

(8)纠正酸中毒。

(9)必要时强心,保护心脏。

(10)针对病因积极处理。

(11)使用广谱抗生素预防感染。

(12)做好抢救记录。

【案例分析12-4】

2.对于晚期产后出血者,首先需监测生命体征,评估失血量,了解有无失血性休克,结合患者一般情况、生命体征,该患者暂无失血性休克征象。治疗先做一般处理,如吸氧、补液、备血、予缩宫素促进子宫收缩等对症支持。同时需积极寻找病因,针对病因做相应处理。

对于剖宫产术后出现的晚期产后出血,病因首先需考虑子宫切口愈合不良和子宫复旧不全。超声未提示子宫切口异常、宫旁无异常,暂可排除子宫切口愈合不良、阔韧带/腹膜后血肿。在正常情况下,分娩后子宫逐渐恢复至孕前大小,于产后10日下降至骨盆腔内,腹部检查触及不到子宫。产后恶露经历血性(持续约3～4天)→浆液(持续约10天)→白色(持续约3周)。该患者剖宫产术后11天,阴道流血量多、色红,宫底位于脐下4指,考虑子宫复旧不全。患者2次剖宫产史、巨大儿、合并子宫肌瘤,影响子宫平滑肌缩复。

患者分娩方式为剖宫产术,可排除软产道血肿引起的出血。妊娠滋养细胞肿瘤者,超声多提示子宫肌层异常回声,该患者B超提示子宫前壁肌层见一枚低回声团块,大小约为2.6cm×2.2cm,考虑子宫肌瘤,可做血hCG检查以进一步明确。手术中胎盘胎膜完整,B超提示宫腔内偏强不均回声团块,大小约11.2cm×4.7cm,未见血流信号入内,首先考虑子宫复旧不全导致的宫腔积血,但妊娠物残留不能完全排除,可查血hCG鉴别之。

　　综合患者情况，可先保守治疗，予缩宫素促进子宫收缩、抗生素预防感染、纠正贫血等对症处理。治疗中严密监测生命体征、阴道流血、子宫复旧等情况，必要时需清除宫腔内积血。

【课堂小结】

　　1.晚期产后出血的病因有妊娠物残留（胎盘、胎膜、蜕膜残留）、子宫复旧不全、感染、剖宫产切口愈合不良、生殖道血肿、子宫血管异常、子宫/子宫颈肿瘤、凝血功能障碍等。

　　2.晚期产后出血的主要临床表现为产褥期阴道流血，常合并感染，严重者导致失血性休克。

　　3.临床处理：预防为主，针对病因做相应处理，必要时手术治疗。

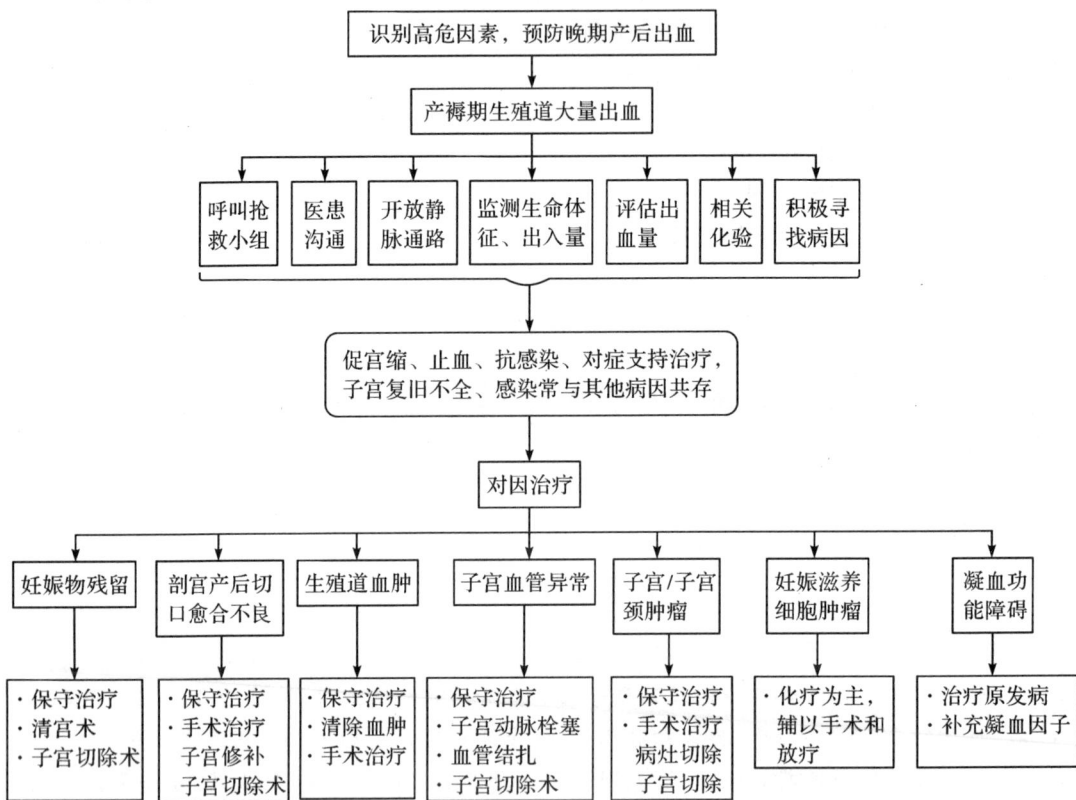

　　4.晚期产后出血防治流程如下：

晚期产后出血防治流程

【课后思考】

　　1.晚期产后出血的原因有哪些？

　　2.晚期产后出血的临床表现有哪些？

　　3.晚期产后出血诊断依据有哪些？

　　4.患者，女，1-0-1-1，因"平产后21天，腹痛1周，阴道流血1天"就诊。患者21天前经阴道分娩一男活婴,体重 3200g,1 分钟、5 分钟 Apgar 评分均为 10 分,胎盘胎膜自娩完整,会阴Ⅰ°裂伤,常规缝合,产时顺利,产时及产后 2h 出血约 220ml。产后 3 天常规出院。出院后恶露量少,无异味,乳房无胀痛。1 周前无明显诱因下出现下腹痛,不剧,自认为宫缩痛,未予重视。1h 前无明显诱因下出现阴道流血,量多,约为平素月经量的 1.5 倍,色鲜红,夹血块,伴腹坠痛,无头晕、乏力,无腹泻、肛门坠胀,无畏寒、发热等不适。体格检查:T 37.5℃,P 95 次/min,R 20 次/min,BP 128/62mmHg。神志清,精神可,心肺听诊未见明显异常,双侧乳房软,无肿块、硬结,泌乳畅。腹软,无压痛及反跳痛,耻骨联合上未及宫底。妇科检查:外阴已产式,切口无红肿、渗出、硬结;阴道畅,中量鲜红色血液,无异味;宫口 闭;子宫 前位,饱满,有压痛。双侧附件未及明显包块及增厚,无压痛。

请问:可能的诊断是什么? 病因可能是什么? 需进行哪些检查? 如何治疗?

【视频资源】

12-3　晚期产后出血

学习笔记:

_____

_____

_____

第五节　产褥期抑郁症

【案例 12-5】

小徐,女,26 岁,因"产后 10 天,情绪改变 3 天"来院就诊。患者 10 天前平产,近 3 天开始失眠,抗拒亲近孩子并拒绝哺乳,常常独自落泪,对之前喜欢的小说、电视剧都提不起兴趣。整个产程顺利,患者产后恢复可,平素体健。

讨论

1.可能的诊断是什么?

2.如何帮助小徐?

产褥期抑郁症(postpartum depression)是指女性在产褥期出现的与分娩相关的情绪障碍,包括明显的功能障碍、抑郁情绪、丧失对新生儿的兴趣或过度担心新生儿等一系列症状。产褥期抑郁症影响对新生儿的喂养和照顾,严重时甚至有自杀及杀婴倾向,导致家庭及社会不和谐,其发病率为 15%~30%。产褥期抑郁症于产后 4 周内发病,多数患者产后 3~6 个月可自行恢复,严重时也可持续 1~2 年,再次妊娠复发率可达 20%。

一、病因

(1)遗传因素:产褥期抑郁症患者有明显家族聚集现象。

(2)分娩因素:分娩时的异常状况如难产、产后大出血、感染以及胎儿死产、畸形等均会导致产妇生理和心理上的应激增强,诱发产褥期抑郁症。

(3)内分泌因素与心理因素:分娩后,产妇会经历激素水平的快速变化,如体内的雌激素、孕酮和内啡肽急剧下降,同时分娩后产妇的焦虑、压力、疲劳、易怒和失眠状况也会加重。若夫妻感情不和、缺少丈夫及家人的关怀与帮助,也会增加产妇抑郁心理。

(4)个性因素:好强、固执、过于追求完美的人也是产褥期抑郁症的高危人群。

二、临床表现

(1)情绪改变:包括极度悲伤、情绪不稳定、焦虑、强迫、易怒、压抑等,于夜间加重。

(2)生理改变:表现为失眠、过度睡眠、容易疲倦,常因食欲下降而导致体重减轻。抑郁的情绪也会影响免疫系统,可能导致消化性溃疡、头痛、哮喘等心身疾病的发生。

(3)认知改变:注意力不集中、思维迟钝、反应缓慢、容易健忘。感觉不知所措、内疚感或无价值感、兴趣丧失、快感缺乏。

(4)行为改变:莫名落泪、不愿运动、不愿社交,甚至采取酗酒、吸毒等消极的生活方式。对婴儿过度依恋或缺乏依恋,有自杀甚至杀婴想法。

三、诊断

目前尚无统一诊断标准,较为权威的是美国精神病学会在《精神疾病的诊断与统计手册》(1994年)中制定的诊断标准,即在产后4周内出现下列症状的5条或5条以上(其中第1条和第2条是必须具备的),且持续2周以上,患者自感痛苦或患者的社会功能已经受到严重影响。症状包括:

(1)情绪抑郁。
(2)对全部或者多数活动缺乏兴趣或愉悦。
(3)体重明显下降或增加。
(4)失眠或者过度睡眠。
(5)精神运动性兴奋或阻滞。
(6)疲劳或乏力。
(7)遇事皆感毫无意义或自罪感。
(8)思维能力减退或注意力不集中。
(9)反复出现自杀的想法。

【案例分析12-5】

1.患者产后2周内起病,出现失眠、情绪抑郁、对事物缺乏兴趣、拒绝亲近孩子甚至拒绝哺乳并独自落泪,考虑为产褥期抑郁症。

产妇产后生理、心理均发生巨大变化,此时更应关注其情绪改变,如有情绪上的明显变化应及时疏导并就医,避免造成更严重的伤害。

四、鉴别诊断

需排除器质性疾病引起的身心疾病和服药引起的抑郁。

五、处理

1. 心理治疗

心理治疗为重要的治疗措施。

(1)心理支持：医护人员及家属对患者进行合理的劝导、鼓励、同情、安慰、支持以及理解和保证等，消除患者的不良情绪。

(2)心理咨询：纾解致病的心理因素，如夫妻感情不和、胎儿畸形、死产、重男轻女等，与家属沟通并取得配合。

(3)生活指导：指导健康的生活方式，如规律饮食、适当活动、早睡早起、戒烟、戒酒等。

(4)音乐疗法：大脑边缘系统和脑干网状结构对人体内脏及躯体功能起主要调节作用，而音乐对这些神经结构能产生直接或间接的影响，帮助调整情绪。

2. 药物治疗

药物治疗适用于中重度抑郁症及心理治疗无效患者。

(1)5-羟色胺再吸收抑制剂：①氟西汀：每日 20mg，顿服或分 2 次口服，根据病情可加量，最多每日不可超过 80mg。②帕罗西汀：每日 20mg，顿服，连续用药 3 周后根据病情可加量或减量，最大剂量 50mg，一次调整 10mg，间隔不小于 1 周。不宜骤然停药。肝肾功能不全者慎用。③曲舍林：每日 50mg，顿服，与食物同服，数周后可加量至每日 100～200mg。若长期服用，应取最低有效剂量。最大剂量(150～200mg)不得连续应用 8 周以上。

(2)三环类抗抑郁药：如阿米替林，每日 50mg，分 2 次口服，后逐渐增量至 150～300mg，分 3 次口服。维持量每日 50～150mg，最高量不得超过 300mg/d。

(3)中药治疗：中医认为，产褥期抑郁症的病因病机有产后思虑过度、产后元气受损、素性忧虑等，治疗办法为安神定志，虚者补益心神，实者镇惊开窍。心脾两虚者可用甘麦大枣汤合归脾汤加味，肝郁气结者可用逍遥散加味，瘀阻气逆者可用癫狂梦醒汤加味。

3. 物理疗法

(1)颅微电流刺激：通过微电流刺激大脑，能够直接调节大脑分泌有助于改善抑郁情绪的神经递质和激素，如 5-羟色胺、去甲肾上腺素等，同时增强神经细胞活动的兴奋性，整体上缓解抑郁情绪。

(2)电休克治疗：对于自杀观念强烈者可用电休克疗法，待病情稳定后再用药物巩固。

(3)中医穴位按摩：可放松患者身体，缓解患者疲劳，帮助排解抑郁情绪。

【案例分析 12-5】

2. 产后抑郁症的处理主要分为心理治疗、药物治疗和物理治疗，其中最为重要的是心理疗法，可以多与患者进行沟通，及时纾解抑郁情绪，劝说其尝试亲近婴儿，建议母乳喂养亲密母婴关系，辅以按摩等帮助放松身心，必要时药物治疗。

患者症状缓解后仍需关注情绪改变，帮助适应新角色。再次妊娠时应注意预防复发，产前及时普及分娩知识，帮助缓解恐惧心理，避免不良刺激的发生，分娩过程中给予更多关爱，产后及时筛查。

产褥期抑郁症是影响产妇、家庭及社会的严重疾病，需要结合大家的力量共同战胜。

六、预防

1.加强围产期保健

利用孕妇学校等多种渠道普及有关妊娠、分娩常识,减轻孕妇对妊娠、分娩的紧张、恐惧心理,完善自我保健。

2.密切观察

对有精神疾病家族史和不良分娩结局的孕妇,应定期密切观察,避免一切不良刺激,给予更多的关爱、指导。

3.分娩关爱

分娩过程中医护人员要耐心,多给予鼓励、关怀,尤其对产程长、精神压力大的产妇,应耐心沟通,及时缓解其紧张情绪。

4.早期筛查诊断

产后及时进行自我问卷调查,如爱丁堡产后抑郁量表(EPDS),可帮助早期发现和诊断产褥期抑郁症,方便采取及时有效的治疗措施。

【课堂小结】

病因	①遗传因素;②分娩因素;③内分泌因素与心理因素;④个性因素
诊断	美国精神病学会在《精神疾病的诊断与统计手册》(1994年)中制定的诊断标准
处理	①心理治疗(心理支持、心理咨询、生活指导、音乐疗法); ②药物治疗(5-羟色胺再吸收抑制剂、三环类抗抑郁药、中药治疗); ③物理治疗(颅微电流刺激、电休克治疗、中医穴位按摩)
预防	①加强围产期保健;②密切观察;③分娩关爱;④早期筛查诊断

【课后思考】

1.产褥期抑郁症的病因有哪些?

2.产褥期抑郁症的诊断标准是什么?

3.产褥期抑郁症治疗的常用药物有哪些?

4.小钱,女,26岁,产后1周,自杀未遂送医。患者1周前因"胎盘早剥"孕33周剖宫产分娩2男婴,其中1个出生时已死亡,存活新生儿于重症监护室观察治疗,病情稳定。产妇今晨被家属发现于家中浴缸自溺,救起后送医。患者产后因担忧孩子常整夜无法入睡,常常独自落泪,对任何事物都缺乏兴趣。

请问:小钱最可能的诊断是什么? 如何处理?

【知识拓展】

爱丁堡产后抑郁量表

爱丁堡产后抑郁量表(EPDS)由英国爱丁堡大学设计,专门用于产后女性,是应用最广泛的自评量表,用于初级保健筛查。此表包括 10 项内容,于产后 6 周内进行填写,总分≥13分可提示有抑郁障碍,但不能评估病情的严重程度。内容如下:

1. 在过去的 7 天里,我可以微笑,看见事情好的一面
   像往常一样(0 分)
   比以前少(1 分)
   现在比以前少得多(2 分)
   根本不能(3 分)

2. 在过去的 7 天里,我寻找快乐的事情
   像往常一样(0 分)
   比以前稍有减少(1 分)
   比以前明显减少(2 分)
   根本不(3 分)

3. 在过去的 7 天里,当发生故障时,我无缘无故地责备自己
   从不(0 分)
   偶尔(1 分)
   有时是这样的(2 分)
   大多数情况是这样的(3 分)

4. 在过去的 7 天里,我无缘无故地焦虑
   根本不(0 分)
   很少(1 分)
   有时,时常(2 分)
   经常(3 分)

5. 在过去的 7 天里,我没有缘由地恐惧或惊慌
   根本不(0 分)
   偶尔(1 分)
   有时(2 分)
   相当多(3 分)

6. 在过去的 7 天里,当有事情降临于我时
   我像以往一样应对问题(0 分)
   多数情况我能很好地处理问题(1 分)
   有时我不能像以往一样处理问题(2 分)
   大多数情况下我不能应对(3 分)

7. 在过去的 7 天里,我因睡眠障碍而不快
   根本不(0 分)
   偶尔(1 分)
   经常(2 分)

大多数情况(3分)

8.在过去的7天里,我觉得悲惨和不幸

根本不(0分)

偶尔(1分)

经常(2分)

大多数情况(3分)

9.在过去的7天里,我感到不快而哭泣

根本不(0分)

偶尔(1分)

经常(2分)

大多数情况(3分)

10.在过去的7天里,我曾有自伤的想法

根本不(0分)

偶尔(1分)

经常(2分)

大多数情况(3分)

参考文献

[1] American College of Obstetricians and Gynecologists' Committee on Practice Bulletins—Obstetrics. ACOG Practice Bulletin No. 209：Obstetric Analgesia and Anesthesia[J]. Obstet Gynecol,2019,133(3)：e208-e225.

[2] Cunningham F G, Leveno K J, Bloom S L, et al. Williams Obstetrics[M]. 23rd ed. New York：McGraw-Hill Medical Publishing Division，2010.

[3] Jain V,Bos H,Bujold E. Guideline No. 402：diagnosis and management of placenta previa[J]. J Obstet Gynaecol Can,2020,42(7)：906-917.

[4] Queensland Clinical Guidelines. Preterm labour and birth. Guideline No. MN20. 6-V9-R25. Queensland Health. June 2020.

[5] 曹泽毅. 中华妇产科学[M]. 3 版. 北京：人民卫生出版社,2014.

[6] 尚红,王毓三,申子瑜. 全国临床检验操作规程[M]. 4 版. 北京：人民卫生出版社,2015.

[7] 沈铿,马丁. 妇产科学[M]. 3 版. 北京：人民卫生出版社,2015.

[8] 谢幸,孔北华,段涛. 妇产科学[M]. 9 版. 北京：人民卫生出版社,2018.

[9] 杨慧霞,狄文. 妇产科学[M]. 北京：人民卫生出版社,2015.

[10] 章锦曼,阮强,张宁,等. TORCH 感染筛查、诊断与干预原则和工作流程专家共识[J]. 中国实用妇科与产科杂志,2016,32(6):535-540.

[11] 中华人民共和国国家卫生和计划生育委员会. 临床常用生化检验项目参考区间：第 5 部分血清尿素、肌酐：WS/T 404.5—2015[S]. 北京：中国标准出版社,2015.

[12] 中华人民共和国国家卫生和计划生育委员会. 临床常用生化检验项目参考区间：第 6 部分血清总钙、无机磷、镁、铁：WS/T 404.6—2015[S]. 北京：中国标准出版社,2015.

[13] 中华人民共和国国家卫生和计划生育委员会. 临床常用生化检验项目参考区间：第 7 部分血清乳酸脱氢酶、肌酸激酶：WS/T 404.7—2015[S]. 北京：中国标准出版社,2015.

[14] 中华人民共和国国家卫生和计划生育委员会. 临床常用生化检验项目参考区间：第 8 部分血清淀粉酶：WS/T 404.8—2015[S]. 北京：中国标准出版社,2015.

[15] 中华人民共和国卫生部. 临床常用生化检验项目参考区间：第 1 部分 血清丙氨酸氨基转移酶、天门冬氨酸氨基转移酶、碱性磷酸酶和 γ-谷氨酰基转移酶：WS/T 404.1—2012[S]. 北京：中国标准出版社,2012.

[16] 中华人民共和国卫生部. 临床常用生化检验项目参考区间：第 2 部分 血清总蛋白、白蛋白：WS/T 404.2—2012[S]. 北京：中国标准出版社,2012.

[17] 中华人民共和国卫生部. 临床常用生化检验项目参考区间：第 3 部分 血清钾、钠、氯：WS/T 404.3—2012[S]. 北京：中国标准出版社,2012.

[18] 中华人民共和国卫生部. 血细胞分析参考区间：WS/T 405—2012[S]. 北京：中国标准出版社,2012.

[19]中华人民共和国卫生部.孕产期保健工作管理办法.2011.

[20]中华人民共和国卫生部.孕产期保健工作规范.2011.

[21]中华医学会妇产科学分会产科学组,中华医学会围产医学分会.乙型肝炎病毒母婴传播预防临床指南(2020)[J].临床肝胆病杂志,2020,36(7):1474-1481.

[22]中华医学会妇产科学分会产科学组.剖宫产术后再次妊娠阴道分娩管理的专家共识(2016)[J].中华妇产科杂志,2016,51(8):561-564.

[23]中华医学会妇产科学分会产科学组.前置胎盘的诊断与处理指南(2020)[J].中华妇产科杂志,2020,55(1):3-8.

[24]中华医学会妇产科学分会产科学组.妊娠剧吐的诊断及临床处理专家共识(2015)[J].中华妇产科杂志,2015,50(11):801-804.

[25]中华医学会妇产科学分会产科学组.胎盘早剥的临床诊断与处理规范(第1版)[J].中华妇产科杂志,2012,47(12):957-958.

[26]中华医学会妇产科学分会产科学组.羊水栓塞临床诊断与处理专家共识(2018)[J].中华妇产科杂志,2018,53(12):831-835.

[27]中华医学会妇产科学分会产科学组.早产临床诊断与治疗指南(2014)[J].中华妇产科杂志,2014,49(7):481-485.

[28]中华医学会妇产科学分会妊娠期高血压疾病学组.妊娠期高血压疾病诊治指南(2020)[J].中华妇产科杂志,2020,55(4):227-238.

[29]中华医学会计划生育学分会.早期妊娠稽留流产治疗专家共识[J].中国实用妇科与产科杂志,2020,36(1):70-73.

[30]中华医学会内分泌学分会,中华医学会围产医学分会.妊娠和产后甲状腺疾病诊治指南:第2版[J].中华围产医学杂志,2019,22(8):505-539.

[31]中华医学会围产医学分会,中华医学会妇产科学分会产科学组.胎盘植入诊治指南(2015)[J].中华妇产科杂志,2015,50(12):970-972.

[32]中华医学会围产医学分会.晚期产后出血诊治专家共识[J].中国实用妇科与产科杂志,2019,35(9):1008-1013.

[33]中华医学会心血管病学分会女性心脏健康学组,中华医学会心血管病学分会高血压学组.妊娠期高血压疾病血压管理专家共识(2019)[J].中华心血管病杂志,2020,48(3):195-204.

附录

附录一　孕产期常用的实验室检查项目参考值

检查项目	参考值	检查项目	参考值
1.血液			
（1）一般检查：			
红细胞计数（RBC）		白细胞计数（WBC）	
新生儿	$(6.0\sim7.0)\times10^{12}/L$	新生儿	$(15\sim22)\times10^9/L$
成人（女）	$(3.8\sim5.1)\times10^{12}/L$	成人（女）	$(3.5\sim9.5)\times10^9/L$
血红蛋白（Hb）		孕产妇	$(6\sim20)\times10^9/L$
新生儿	$180\sim190g/L$	白细胞分类	
成人（女）	$115\sim150g/L$	中性粒细胞（Neut％）	$40\sim75\%$
孕妇	$100\sim130g/L$	嗜酸性粒细胞（Eos％）	$0.4\%\sim8\%$
平均红细胞容积（MCV）	$82\sim100fl$	嗜碱性粒细胞（Baso％）	$0\sim1\%$
平均红细胞血红蛋白量	$27\sim34pg$	淋巴细胞（Lymph％）	$20\%\sim50\%$
（MCH）		单核细胞（Mono％）	$3\%\sim10\%$
平均红细胞血红蛋白浓度	$316\sim354g/L$	中性粒细胞绝对值	$(1.8\sim6.3)\times10^9/L$
（MCHC）		（Neut♯）	
血细胞比容（HCT）		嗜酸性粒细胞绝对值	$(0.02\sim0.52)\times10^9/L$
成人（女）	$0.35\sim0.45$	（Eos♯）	
孕妇	$0.31\sim0.34$	嗜碱性粒细胞绝对值	$(0\sim0.06)\times10^9/L$
网织红细胞比例（Ret）		（Baso♯）	
新生儿～3月龄婴儿	$0.03\sim0.06$	淋巴细胞绝对值（Lymph♯）	$(1.1\sim3.2)\times10^9/L$
儿童	$0.005\sim0.015$	单核细胞绝对值（Mono♯）	$(0.1\sim0.6)\times10^9/l$
成人（女）	$0.005\sim0.015$	血小板计数（PLT）	
		仪器法,静脉血	$(125\sim350)\times10^9/L$
（2）凝血功能和纤溶检测：			
活化部分凝血活酶时间（APTT）		D-二聚体（免疫比浊法）	
仪器（磁珠法）	$28\sim40s$	成人（女）	$<0.5mg/L$
凝血酶原时间（PT）		孕妇	
仪器（磁珠法）	$11.5\sim14.3s$	妊娠$\leqslant13$周	$\leqslant0.64mg/L$
凝血酶原时间比值（PIR）	$0.82\sim1.15$	妊娠$14\sim27$周	$\leqslant2.30mg/L$
国际标准化比值（INR）	$1.0\sim2.0$	妊娠$\geqslant28$周	$\leqslant3.14mg/L$
凝血酶时间（TT）		纤维蛋白降解产物（FDP）	$<5mg/L$
仪器（磁珠法）	$13.51\sim8.5s$	纤维蛋白原（FIB）	$2\sim4g/L$

续表

检查项目	参考值	检查项目	参考值
(3)电解质及其他无机物：			
钾		离子钙	
间接离子选择电极法		新生儿	1.07～1.27mmol/L
新生儿	3.5～5.1mmol/L	成人	1.10～1.34mmol/L
成人	3.5～5.3mmol/L	镁	0.75～1.02mmol/L
钠			(月经期稍高)
间接离子选择电极法		铁	
新生儿	134～146mmol/L	新生儿	18～45μmol/L
成人	137～147mmol/L	成人(女)	7.8～32.2μmol/L
氯			
间接离子选择电极法	99～110mmol/L		
(4)有机化合物(代谢物)检查：			
胆红素总量		甘油三酯	0.25～1.71mmol/L
出生1～2日			(理想范围<1.7mmol/L)
早产儿	<137μmol/L	总胆固醇	3.49～5.55mmol/L
足月儿	<103μmol/L		(理想范围<5.18mmol/L)
出生3～5日		高密度脂蛋白胆固醇	1.29～1.55mmol/L
早产儿	<274μmol/L		(理想范围>1.04mmol/L)
足月儿	<205μmol/L	低密度脂蛋白胆固醇	2.07～3.10mmol/L
成人	3.4～20.5μmol/L		(理想范围<3.37mmol/L)
直接胆红素	0～6.84μmol/L	肌酐	
总胆汁酸		苦味酸法/酶法	
循环酶法	0～10μmol	成人(女,20～59岁)	41～73μmol/L
甘胆酸		尿素	
化学发光法	0～270μg/dl	成人(女,20～59岁)	2.6～7.5mmol/L
放射免疫法	0～261μg/dl	尿酸	
总蛋白		尿酸酶紫外法	
早产儿	36～60g/L	成人(女)	155～357μmol/L
足月儿	46～70g/L	葡萄糖(空腹)	
成人	65～85g/L	新生儿	2.0～5.5mmol/L
白蛋白	40～55g/L	成人	3.9～6.1mmol/L
球蛋白	20～40g/L	孕妇	3.6～5.1mmol/L
白蛋白/球蛋白比值	1.2:1～2.4:1	75g口服葡萄糖耐量试验(OGTT)	
C-反应蛋白	0～5mg/L	孕24～28周GDM筛查	
铁蛋白		空腹血糖	<5.1mmol/L
新生儿	25～200μg/L	1小时血糖	<10.0mmol/L
成人(女)	12～150μg/L	2小时血糖	<8.5mmol/L
叶酸		糖化血红蛋白	3.6%～6.0%
CLIA法			
血清叶酸	>11.81nmol/L		
红细胞叶酸	>537nmol/L		
维生素B$_{12}$			
CLIA法	133～675pmol/L		

检查项目	参考值	检查项目	参考值
(5)血液气体、酸碱分析及临床酶学检验:			
酸碱度 pH,37℃	7.35～7.45	天冬氨酸转氨酶	
氧分压(动脉血)	10.64～13.30kPa	连续监测法	
	(80～100mmHg)	成人(女)	13～35U/L
二氧化碳分压(动脉血)	4.65～5.98kPa	碱性磷酸酶	
	(35～45mmHg)	速率法	
实际碳酸氢盐	21～28mmol/L	女(20～49 岁)	35～100U/L
标准碳酸氢盐	21～25mmol/L	女(50～79 岁)	50～135U/L
氧饱和度	91.9%～99%	谷氨酸转氨酶	
丙氨酸转氨酶		成人(女)	7～45U/L
连续监测法		肌酸激酶	40～200U/L
成人(女)	7～40U/L	血淀粉酶	35～135U/L

2. 尿液

(1)尿液物理性状及一般检查:

比重		尿液有形成分(全自动仪器)	
新生儿	1.002～1.004	白细胞	0～11 个/μl
成人	1.003～1.030	红细胞	0～9 个/μl
尿量(24 小时)	1500～2000ml	上皮细胞	0～11.9 个/μl
酸碱度(pH)	4.5～8.0	尿沉渣显微镜下检查	
酮体定性	阴性	白细胞	0～3/HP
		红细胞	0～1/HP
		上皮细胞	0～少量/LP
		透明管型	0～偶见/LP

(2)尿液生化检查:

尿糖定量		尿蛋白定量	
新生儿	<1.11mmol/L	成人(24 小时)	20～80mg
成人(24 小时)	0.56～5.00mmol/L		

3. 内分泌功能测定

(1)下丘脑-垂体:

促甲状腺激素(TSH)		促甲状腺激素释放激素(TRH)	
CLIA 法			14～168pmol/L
成人	0.34～5.60mU/L	促肾上腺皮质激素(ACTH)	
孕妇		上午 8 时	2.2～17.6pmol/L
Abbott 试剂		下午 4 时	1.1～8.8pmol/L
孕早期	0.03～3.60mU/L	缩宫素	<3.2mU/L
孕中期	0.27～3.80mU/L	生长激素(GH)	
孕晚期	0.28～5.07mU/L	新生儿	0.71～1.88nmol/L
		成人(女)	<0.47nmol/L

续表

检查项目	参考值	检查项目	参考值
DPC 试剂		催乳素(PRL)	
孕早期	0.13～3.93mU/L	ECLIA 法	
孕中期	0.26～3.50mU/L	未怀孕	4.79～23.3μg/L
孕晚期	0.42～3.85mU/L	卵泡刺激素(FSH)	
Bayer 试剂		ECLIA 法	
孕早期	0.03～4.51mU/L	卵泡期	3.5～12.5U/L
孕中期	0.05～4.50mU/L	排卵期	4.7～21.5U/L
孕晚期	0.47～4.54mU/L	黄体期	1.7～7.7U/L
ECLIA 法		绝经期	25.8～134.8U/L
成人	0.27～4.20mU/L	黄体生成素(LH)	
孕妇		ECLIA 法	
Roche 试剂		卵泡期	2.4～12.6U/L
孕早期	0.05～5.17mU/L	排卵期	14.0～95.6U/L
孕中期	0.39～5.22mU/L	黄体期	1.0～11.4U/L
孕晚期	0.60～6.84mU/L	绝经期	7.7～58.5U/L

(2)甲状腺：

检查项目	参考值	检查项目	参考值
总三碘甲状腺原氨酸(TT_3)		游离甲状腺素(FT_4)	
CLIA 法		CLIA 法	
成人	0.89～2.44nmol/L	成人	9.0～19.1pmol/L
ECLIA 法		孕妇	
成人	1.3～3.1nmol/L	Abbott 试剂	
游离三碘甲状腺原氨酸(FT_3)		孕早期	11.49～18.84pmol/L
CLIA 法		孕中期	9.74～17.15pmol/L
成人	2.62～5.70pmol/L	孕晚期	9.63～18.33pmol/L
ECLIA 法		DPC 试剂	
新生儿	3.0～8.1pmol/L	孕早期	12.00～23.34pmol/L
成人	3.1～6.8pmol/L	孕中期	11.20～21.46pmol/L
总甲状腺素(TT_4)		孕晚期	9.80～18.20pmol/L
CLIA 法		Bayer 试剂	
新生儿	129～271nmol/L	孕早期	11.80～21.00pmol/L
孕 5 月	79～227nmol/L	孕中期	10.60～17.60pmol/L
成人(女)	62.7～150.8nmol/L	孕晚期	9.20～16.70pmol/L
ECLIA 法		ECLIA 法	
成人	66～181nmol/L	成人	12～22pmol/L
甲状腺球蛋白		孕妇	
CLIA 法	1.15～130.77μg/L	Roche 试剂	
ECLIA 法	1.4～78μg/L	孕早期	12.91～22.35pmol/L
甲状腺球蛋白抗体(CLIA 法)		孕中期	9.81～17.26pmol/L
	<4U/ml	孕晚期	9.12～15.71pmol/L
甲状腺过氧化物酶抗体(CLIA 法)			
	<9U/ml		

检查项目	参考值	检查项目	参考值
(3)性激素：			
雌二醇		孕酮	
CLIA 法		成人(女)	
成人(女)		CLIA 法	
卵泡中期*	99.1～447.7pmol/L	卵泡中期	0.99～4.83nmol/L
黄体中期**	179.8～1068.0pmol/L	黄体中期	16.4～59.0nmol/L
排卵期	348.7～1589.1pmol/L	绝经期	0.25～2.48nmol/L
绝经后	73.4～146.8pmol/L	妊娠女性前 3 个月	15.0～161.4nmol/L
注：*范围为从 LH 峰值(0 天)的－7±1 天；		ECLIA 法	
**范围为从 LH 峰值(0 天)的＋7±1 天。		卵泡期	0.64～4.77nmol/L
CLIA 法		排卵期	2.54～9.54nmol/L
ECLIA 法		黄体期	5.41～85.9nmol/L
女孩	22～99pmol/L	绝经期	0.32～2.54nmol/L
成人(女)		睾酮	
卵泡期	46～609pmol/L	CLIA 法	
排卵期	315～1828pmol/L	成人(女)	0.30～2.60nmol/L
黄体期	161～774pmol/L	ECLIA 法	
绝经后	＜18.35～200pmol/L	成人(女)	
妊娠女性前 3 个月	789～1578pmol/L	20～49 岁	0.29～1.67nmol/L
游离雌三醇		≥50 岁	0.10～1.42nmol/L
成人(女)	＜7nmol/L		
孕 24～28 周	104～594nmol/L		
孕 29～32 周	139～763nmol/L		
孕 33～36 周	208～972nmol/L		
孕 37～40 周	278～1215nmol/L		
(4)胎盘激素：			
人绒毛膜促性腺激素		胎盘生乳素(血清)	
未孕女性		成人(女)	＜0.5mg/L
绝经前	0～5.3U/L	孕 22 周	1.0～3.8mg/L
绝经后	0～8.3U/L	孕 30 周	2.8～5.8mg/L
妊娠女性		孕 42 周	4.8～12.0mg/L
孕 7～10 日	＞5.0U/L		
孕 30 日	＞100U/L		
孕 8～10 周	50000～100000U/L		
4. 羊水			
羊水量		卵磷脂/鞘磷脂比值	
足月妊娠	0.80～1.0L	早期妊娠	＜1∶1
雌三醇		足月妊娠	＞2∶1
早期妊娠	＜0.35μmol/L	胆红素	
足月妊娠	＞2.1μmol/L	早期妊娠	＜1.28μmol/L
		足月妊娠	＜0.43μmol/L
5. 血压			
收缩压	90～139mmHg		
舒张压	60～89mmHg		
脉压	30～40mmHg		

附录二　英中文术语索引

eclampsia/慢性高血压伴发子痫前期

cleavage/卵裂

clinical chorioamnionitis,CCAM/临床型绒毛膜羊
膜炎

clitoris/阴蒂

complete abortion/完全流产

complete placenta previa/完全性前置胎盘

concealed abruption/隐性剥离

congenital coarctation of the aorta/主动脉缩窄

congenital heart disease/先天性心脏病

congenital pulmonary valve stenosis/肺动脉瓣狭窄

conjugate vera/真结合径

constriction ring of uterus/子宫痉挛性狭窄环

contracted pelvis/狭窄骨盆

contraction-associated protein,CAP/收缩相关蛋白

cord entanglement/脐带缠绕

corpus albicans/白体

corpus luteum/黄体

corpus uteri/子宫体

Couvelaire uterus/库弗莱尔子宫

crowning of head/胎头着冠

crown-rump length,CRL/头臀长度

cytomegalo virus,CMV/巨细胞病毒

D

decidua/蜕膜

deep venous thrombosis,DVT/深部静脉血栓

descent/下降

diagonal conjugate,DC/对角径

disseminated intravascular coagulation,DIC/弥散性
血管内凝血

dizygotic twin/双卵双胎

docosahexaenoic acid,DHA/二十二碳六烯酸

Duchenne muscular dystrophy,DMD/进行性假肥
大性肌营养不良

E

early blastocyst/早期囊胚

early-onset disease,EOD/早发性疾病

Ebstein syndrome/埃布斯坦综合征

ectopic pregnancy/异位妊娠

electronic fetal monitoring,EFM/电子胎心监护

engagement/衔接

estimated fetal weight,EFW/估计胎儿体重

estrogen/雌激素

excessively long cord/脐带过长

excessively short cord/脐带过短

expected date of confinement,EDC/推算及核对预
产期

extension/仰伸

external genitalia/外生殖器

external orifice of urethra/尿道外口

external rotation/外旋转

F

fallopian tube/输卵管

false labor/假临产

femur length,FL/股骨长

fertilization/受精

fetal attitude/胎姿势

fetal death/死胎

fetal distress/胎儿窘迫

fetal growth restriction,FGR/胎儿生长受限

fetal heart rate,FHR/胎心率

fetal lie/胎产式

fetal period/胎儿期

fetal position/胎方位

fetal presentation/胎先露

fimbria portion/伞部

first rimester/早期妊娠

first stage of labor/第一产程

flexion/俯屈

fluorescence in situ hybridization,FISH/荧光原位
杂交技术

fluorescent treponemal antibody-absorbed,FTA-
ABS/荧光螺旋体抗体吸附试验

follicle-stimulating hormone,FSH/卵泡刺激素

four maneuvers of leopold/四步触诊法

free erythrocyte protoporphyrin,FEP/红细胞游离
原卟啉

G

generally contracted pelvis/均小骨盆

gestational diabetes mellitus,GDM/妊娠期糖尿病

M

macrosomia/巨大胎儿

major vestibular gland/前庭大腺

Marfan syndrome/马方综合征

marginal placenta previa/边缘性前置胎盘

massive transfusion protocol, MTP/大量输血方案

mean corpuscular hemoglobin concentration, MCHC/平均红细胞血红蛋白浓度

mean corpuscular hemoglobin, MCH/平均红细胞血红蛋白含量

mean corpuscular volume, MCV/平均红细胞体积

melanocyte-stimulating hormone, MSH/促黑素细胞刺激激素

menarche/月经初潮

menopausal hormone therapy, MHT/绝经激素治疗

menopausal transition period/绝经过渡期

menstrual cycle/月经周期

menstrual period/经期

menstruation/月经

methotrexate, MTX/甲氨蝶呤

mid-plane of pelvis/中骨盆平面

missed abortion/稽留流产

mixed type/混合性出血

monozygotic twin/单卵双胎

mons pubis/阴阜

Montgomery's tubercles/蒙氏结节

morning sickness/早孕反应

morula/桑葚胚

multiple of the median, MOM/人群中位数的倍数

multiple pregnancy/多胎妊娠

N

necrotising enterocolitis, NEC/坏死性小肠结肠炎

neonatal period/新生儿期

neural tube defects, NTDs/神经管畸形

none-stress test, NST/无应激试验

noninvasive prenatal test, NIPT/无创产前检测技术

nuchal translucency, NT/胎儿颈项透明层

O

obstetric analgesia/分娩镇痛

obstetrics/产科学

occipitofrontal diameter/枕额径

occipitomental diameter/枕颏径

oligohydramnios/羊水过少

oocyte corona cumulus complex, OCCC/卵冠丘复合体

operative vaginal delivery/阴道手术助产

os coccyx/尾骨

os coxae/髋骨

os ilium/髂骨

os ischium/坐骨

os pubis/耻骨

os sacrum/骶骨

ovarian cycle/卵巢周期

ovarian pregnancy/卵巢妊娠

ovary/卵巢

overt hypothyroidism/临床甲减

ovulation/排卵

oxytocin challenge test, OCT/缩宫素激惹试验

P

partial placenta previa/部分性前置胎盘

patent ductus arteriosus/动脉导管未闭

pathologic retraction ring/病理缩复环

patient-controlled analgesia, PCA/自控性给药

pelvic diaphragm/盆膈

pelvic floor/骨盆底

pelvic inlet plane/骨盆入口平面

pelvic outlet plane/骨盆出口平面

percutaneous balloon mitral valvuloplasty, PBMV/经皮二尖瓣球囊扩张成形术

percutaneous balloon pulmonary valvuloplasty, PBPV/经皮肺动脉瓣球囊扩张成形术

percutaneous umbilical blood sampling, PUBS/经皮脐血穿刺术

perineum/会阴

pernicious placenta previa/凶险性前置胎盘

persistent occiput posterior position/持续性枕后位

persistent occiput transverse position/持续性枕横位

phenylketonuria, PKU/苯丙酮尿症

phosphatidyl glycerol, PG/磷脂酰甘油

placenta previa/前置胎盘

placental abruption/胎盘早剥

placental alpha macroglobulin-1, PAMG-1/胎盘 α 微球蛋白-1

placental growth factor, PLGF/胎盘生长因子

platypelloid type/扁平型

polyhydramnios/羊水过多

postterm pregnancy, PP/过期妊娠

posterior sagittal diameter of outlet/出口后矢状径

postmenopausal period/绝经后期

postpartum depression/产褥期抑郁症

postpartum hemorrhage, PPH/产后出血

precipitate delivery/ 急产

pre-conception care, PCC/孕前保健

pre-eclampsia-eclampsia/子痫前期-子痫

pregestational diabetes mellitus, PGDM/孕前糖尿病

pregnancy test/妊娠试验

pregnancy-associated plasma protein-A, PAPP-A/妊娠相关蛋白 A

preimplantation genetic diagnosis, PGD/胚胎植入前遗传学诊断

premature rupture of membranes, PROM/胎膜早破

prenatal diagnosis/产前诊断

prenatal screening/产前筛查

preovulatory follicle/排卵前卵泡

presentation of umbilical cord/脐带先露

preterm birth/早产

preterm delivery for maternal or fetal indications/治疗性早产

preterm premature rupture of membranes, PPROM/未足月胎膜早破

progesterone/孕激素

prolactin, PRL/催乳素

prolapse of umbilical cord/脐带脱垂

proliferative phase/增殖期

prostaglandin E_2, PGE_2/前列腺素 E_2

prostaglandin F2 alpha, $PGF_{2\alpha}$/前列腺素 $F_{2\alpha}$

prothrombin time, PT/凝血酶原时间

pubic symphysis/耻骨联合

puerperal infection/ 产褥感染

puerperal morbidity/产褥病率

puerperium/产褥期

R

rapid plasma reagin test, RPR/快速血浆反应素试验

reactive oxygen species, ROS/活性氧

rectum/直肠

recurrent spontaneous abortion, RSA/复发性流产

red blood corpuscle/红细胞

relaxin/松弛素

renal plasma flow, RPF/肾血浆流量

respiratory distress syndrome, RDS/新生儿呼吸窘迫综合征

restitution/复位

Rett syndrome/雷特综合征

revealed abruption/显性剥离

round ligament/圆韧带

rubella virus, RV/风疹病毒

rupture of uterus/子宫破裂

S

sacrococcygeal joint/骶尾关节

sacroiliac joint/骶髂关节

sacrosciatic ligaments/骶结节韧带

sacrospinous ligament/骶棘韧带

second stage of labor/第二产程

second trimester/ 中期妊娠

secretory phase/分泌期

selective intrauterine growth retardation, sIUGR/选择性胎儿生长受限

septic abortion/流产合并感染

serum ferritin, SF/血清铁蛋白

sex-determining region of the Y chromosome, SRY/Y 染色体编码的性决定区

sexual maturity/性成熟期

Sheehan syndrome/希恩综合征

shock index, SI/休克指数

shoulder dystocia/肩难产

show/见红

single umbilical artery/单脐动脉

small for gestation age, SGA/小于孕龄儿

Society of Obstetricians and Gynecologists of Canada,SOGC/加拿大妇产科医师学会

soluble fms-like tyrosine kinase-1,sFlt-1/可溶性 fms 样酪氨酸激酶-1

soluble intercellular adhesion molecule-1,sICAM-1/ 可溶性细胞间黏附分子-1

soluble transferring receptor,sTfR/可溶性转铁蛋 白受体

spinal muscular atrophy,SMA/脊髓性肌萎缩

spontaneous abortion,SA/自然流产

spontaneous preterm birth/自发性早产

still birth/死胎

striae gravidarum/妊娠纹

subclinical hypothyroidism/亚临床甲减

suboccipitobregmatic diameter/枕下前囟径

succenturiate placenta/副胎盘

supine hypotensive syndrome/低血压综合征

syphilis/梅毒

T

tetanic contraction of uterus/强直性子宫收缩

third stage of labor/第三产程

third trimester/晚期妊娠

threatened abortion/先兆流产

threatened labor/先兆临产

thyroid peroxidase antibody,TPOAb/甲状腺过氧 化物酶抗体

thyroid-stimulating hormone,TSH/促甲状腺激素

thyroxine,T_4/甲状腺素

thyroxine-binding globulin,TBG/甲状腺素结合球 蛋白

torsion of cord/脐带扭转

total iron blinding capacity,TIBC/总铁结合力

toxoplasma,TOX/弓形虫

transferrin saturation,TS/转铁蛋白饱和度

transferrin,Tf/转铁蛋白

transverse lie/横产式

transverse outlet,TO/出口横径

treponema pallidum/苍白密螺旋体

treponema pallidum particle assay,TP-PA/梅毒螺 旋体被动颗粒凝集试验

trial of labor after cesarean delivery,TOLAC/剖 宫产术后再次妊娠阴道试产

triiodothyronine,T_3/三碘甲状腺原氨酸

true decidua/真蜕膜

tubal pregnancy/输卵管妊娠

Turner syndrome/特纳综合征

twin pregnancy/双胎妊娠

twin to twin transfusion syndrome,TTTS/双胎输 血综合征

U

unconjugated estriol,uE_3/游离雌三醇

ureter/输尿管

urethra/尿道

urinary bladder/膀胱

uterine artery embolization,UAE/子宫动脉栓塞术

uteroplacental apoplexy/子宫胎盘卒中

uterus/子宫

uterus subinvolution/子宫复旧不全

V

vagina/阴道

vaginal birth after cesarean delivery,VBAC/剖宫产 后阴道分娩

vaginal bulb/前庭球

vaginal orifice/阴道口

vaginal vestibule/阴道前庭

vasa previa/前置血管

vascular endothelial growth factor,VEGF/血管内 皮生长因子

velamentous placenta/帆状胎盘

velo-cardiofacial syndrome/腭心面综合征

venereal disease research laboratory/性病研究实验 室试验

ventricular septal defect/室间隔缺损

vermiform appendix/阑尾

W

whole exome sequencing,WES/全外显子测序

Williams syndrome/威廉姆斯综合征

Wolf-Hirschhorn syndrome/4p 部分单体综合征

Z

zona reaction/透明带反应

zygote/受精卵